临床典型肝病诊疗

主　编　王明民　郇述玲　王珍丽

U0257231

中国海洋大学出版社
·青岛·

图书在版编目(CIP)数据

临床典型肝病诊疗 / 王明民，郇述玲，王珍丽主编
. —青岛：中国海洋大学出版社，2020.11
ISBN 978-7-5670-2669-8

Ⅰ.①临… Ⅱ.①王…②郇…③王… Ⅲ.①肝疾病
—诊疗 Ⅳ.①R575

中国版本图书馆 CIP 数据核字(2020)第 234285 号

出版发行	中国海洋大学出版社			
社　　址	青岛市香港东路 23 号	邮政编码	266071
出 版 人	杨立敏			
网　　址	http://pub.ouc.edu.cn			
电子信箱	369839221@qq.com			
订购电话	0532—82032573(传真)			
策划编辑	韩玉堂	电　　话	0532—85902349
责任编辑	韩玉堂			
印　　制	青岛国彩印刷股份有限公司			
版　　次	2020 年 12 月第 1 版			
印　　次	2020 年 12 月第 1 次印刷			
成品尺寸	185 mm×260 mm			
印　　张	19.5			
字　　数	456 千			
印　　数	1～1000			
定　　价	99.00 元			

如发现印装质量问题,请致电 0532—58700168,由印刷厂负责调换。

《临床典型肝病诊疗》编委会

主　编: 王明民　郇述玲　王珍丽

副主编: 段建平　苟　卫　王庆溪　李一莹　柳富会

编　委: 曲乃方　袁有斌　马保凤　刘晓明　郭　娜

　　　　范　妮　陈振娟　孙明忠　刘　涛　韩祎迪

　　　　范晓萍　李　玮　厉海妮　吴安城　张朋垒

　　　　范天利　马艳丽　董玉虹　戴仲秋　支晓丽

　　　　陈　鹏　赵文革　王千钧　赵　玮　李金金

　　　　王莉莉　伍广鑫　王义成　苗艳艳　闫兆平

　　　　金　红　顾义海　张迎春　徐成振　孙海英

　　　　陈晓黎　闫秀萍　王　慧　李广浩　于　耀

前　言

　　青岛市第六人民医院位于山东省青岛市市北区抚顺路9号，始建于1906年，是一所集临床、教学、科研、预防、保健于一体的三级专科医院，是青岛市医保和新农合及商业保险定点医院，是全国中医防治传染病临床基地、全国肝胆病防治技术示范基地、全国乙肝母婴零传播工程项目医院、老挝国家友谊医院技术合作医院。在这所百年医院里，活跃着一支医术精湛、精益求精、勤奋工作、善于总结的医疗队伍，他们每天都在记录着自己的治病救人的故事。出版一本属于青岛市第六人民医院自己医师编写的《临床典型肝病诊疗》一直以来都是我们强烈的愿望。因此，我们的一支医师骨干团队组成了编委会，精选了43个本院经治的典型肝病案例，认真梳理病例资料，查找相关文献，反复修改提炼，撰写了诊疗体会，和大家分享我们的诊疗经验，为临床医师提供借鉴。

　　书中每一个病例分为患者基本信息，主诉，现病史、体格检查与辅助检查，诊断与鉴别诊断，诊疗经过，诊疗体会，科主任点评，参考文献八个部分。每一位撰稿医师精心记述每一个病例从入院到出院甚至后续诊疗的经过。临床医师收集的现病史、体格检查、辅助检查、诊断与鉴别诊断、治疗经过等病例资料，在诊疗过程中做出的决定及其依据，在诊疗过程中的切身体会，科室主任对整个诊疗过程进行点评。相信每一个典型的病例都能为临床医师在工作中提供诊疗参考和指导。

　　在本书编撰过程中得到了各位临床科室主任的大力支持，在此表示衷心的感谢！由于我们的临床工作繁忙等方面的原因，书中可能存在个别不当之处，敬请各位读者批评指正。

王明民

2020 年 9 月

目　录

脐带间充质干细胞治疗失代偿肝硬化一例

一、患者基本信息

患者于某某,男,55 岁,汉族,已婚,职员,于 2019 年 1 月 4 日入院。

二、主诉

反复乏力 5 年,间断性意识不清半年余。

三、现病史、体格检查、辅助检查

现病史:患者 5 年前因糖尿病就诊 B 超检查提示肝硬化。自觉乏力倦怠,四肢懒动,休息后可缓解;无畏寒、发热,无心慌、心悸,无头痛、头晕,无恶心、呕吐,无皮肤瘙痒,未在意未行系统诊治。后未定期监测肝功能。半年余前食用大量鱼肉出现反应迟钝,神志不清,时有烦躁,视物不清,呕吐胃内容物;无发热,无心慌、心悸,无头痛、头晕,无皮肤瘙痒,曾就诊于青岛某医院消化科,诊断"①肝性脑病;②肝硬化失代偿期;③慢性肝衰竭"。给予保肝、抗肝昏迷等综合治疗后神志转清,病情好转后出院。后肝性脑病反复发作,多次保肝对症治疗,疗效不稳定。近日感乏力再次出现,尿黄,食欲下降,无恶心、呕吐,无发热、畏寒,无胸闷、憋气,无心慌、心悸。患者自发病以来,精神状态基本正常,食欲正常,夜间睡眠不佳。小便色黄,长期服用乳果糖,大便平均 1 次/天,无黑便血便,体重近期无明显减轻。为求进一步诊疗,门诊医生以"肝硬化"收住我科。

患者否认乙肝接触史,否认有脑炎、结核等传染病接触史,无不洁饮食及注射史,无输血史,无疫区疫水接触史。既往糖尿病病史 5 年,长期应用胰岛素控制血糖,血糖控制不佳;吸烟史 30 余年,每日 20 支;饮酒史 30 余年,平均每日啤酒 2 瓶,现已戒酒。父亲生前有糖尿病史,否认其他家族疾病史及遗传性疾病史。

体格检查:体温 36.3℃,脉搏 70 次/分钟,呼吸 18 次/分钟,血压 135/75 mmHg[①]。患者中年男性,发育正常,营养中等,自主体位,意识清,问答流利,查体合作。全身皮肤黏膜无黄染,无出血点,可见肝掌,胸前可见数枚蜘蛛痣。周身浅表淋巴结未触及肿大。头颅无畸形,眼睑无水肿,结膜无充血,巩膜轻度黄染,两侧瞳孔正常大小等圆,对光反射灵敏。耳鼻无异常分泌物,口唇无发绀,伸舌居中,咽无充血,扁桃体不大。颈对称,无颈静脉怒张及颈动脉异常搏动,颈软无抵抗,气管居中,甲状腺不大。胸廓对称无畸形,胸骨无压痛,双侧乳房未见异常。呼吸动度一致,语颤均等。两肺叩清音,肝肺相对浊音界

---

① 临床上仍习惯用毫米汞柱作为某些压力单位,1 kPa＝7.5 mmHg。全书同。

位于右侧锁骨中线第Ⅴ肋间。两肺呼吸音清,未闻及干湿啰音。心前区无隆起,心尖冲动无弥散,心前区未及震颤,心界不大,心率70次/分钟,律整,各瓣膜听诊未闻及杂音。周围血管征阴性。腹平坦,无腹壁静脉曲张,触软,全腹无明显压痛及反跳痛,肝脏肋下、剑突下均未触及,莫菲氏征阴性,肝区叩痛,肾区无叩痛,移动性浊音阴性,肠鸣音无亢进。肛门外生殖器未查。脊柱四肢无畸形,关节活动无受限,双下肢无水肿。双侧肱二、三头肌腱反射及跟、膝腱反射均存在,不亢进。双侧Babinski氏征、Kernig氏征均阴性。

辅助检查:2018年1月18日在本院做生化检查。总胆红素(TBIL)51.5 μmol/L,直接胆红素(DBIL)16.7 μmol/L,间接胆红素(IBIL)34.8 μmol/L,谷丙转氨酶(ALT)71 U/L,谷草/谷丙0.6,谷氨酰基转移酶103 U/L,白蛋白(ALB)38.3 g/L,前白蛋白102 mg/L,总胆汁酸130 μmol/L,胆碱酯酶3 875 U/L,葡萄糖14.2 mmol/L。

2018年10月24日在本院做B超检查:肝硬化,脾静脉扩张,胆囊结石(多发)。

四、诊断与鉴别诊断

(一)诊断

1. 肝炎后肝硬化失代偿期
2. 酒精性肝硬化
3. 2型糖尿病
4. 胆囊结石

(二)鉴别诊断

1. 相关嗜肝病毒引起的肝病:相关嗜肝病毒感染引起肝脏损伤,可有乏力、食欲不振、肝区不适、尿黄、恶心等症状,化验肝功异常,根据原发病的临床特点和病原学、血清学检查结果进行鉴别。入院后完善相关病毒学指标检查,甲、丙、丁、戊、庚肝,EB及巨细胞抗体检查,以明确是否合并相关嗜肝病毒感染。

2. 原发性胆汁性肝硬化:绝大多数见于中年女性,起病隐匿,早期症状较轻,乏力和皮肤瘙痒为本病最常见的首发症状,可伴有脂肪泻和脂溶性维生素吸收障碍,夜盲症、骨质疏松、出血倾向、黄瘤。肝功能检查以直接胆红素升高为主,血清胆固醇可有增高,ALP、GGT比正常增高2～6倍,ALP、IgM和AMA、AMA-M2有助于早期诊断,B超或CT排除肝外梗阻。

3. 药物性肝病:此类患者近3月内有长期大量应用一种或多种药物的病史,且可疑药物的给药到肝损伤出现的时间间隔多为1～12周。该患者既往无长期大量服用肝损伤药物病史,可以排除。

4. 心源性肝硬化:慢性充血性心力衰竭、缩窄性心包炎、肝静脉和(或)下腔静脉阻塞,可致肝脏长期淤血,肝细胞缺氧、坏死,结缔组织增生,最终变成淤血性(心源性)肝硬化。该患者可排除。

五、诊疗经过

入院后完善相关检查。生化:总胆红素57.4 μmol/L,直接胆红素15.5 μmol/L,间接胆红素 41.9 μmol/L，谷丙转氨酶 68 U/L，谷草转氨酶 41 U/L，谷草/谷丙 0.6，谷氨酰基转移酶 97 U/L，白蛋白 39.8 g/L，前白蛋白 96 mg/L，总胆汁酸 118 μmol/L，高密度脂蛋白胆固醇 2.08 mmol/L，胆碱酯酶 3 716 U/L，葡萄糖 10.9 mmol/L，尿酸 111 μmol/L，视黄醇结合蛋白 8 mg/L；血分析：白细胞 4.71×10^9/L，红细胞 4.14×10^{12}/L，血红蛋白 149.00 g/L，平均血红蛋白量 36.00 pg，血小板 53.00×10^9/L，单核细胞比率 10.80%；血凝：凝血酶原时间 14.5 s，凝血酶原活度 62.0%，凝血酶原比率 1.39，国际标准化比值 1.38，PT 延长，PTA 偏低，异常考虑与肝脏合成凝血因子不足有关；癌胚抗原 12.190 ng/mL，胰岛素 19.20 μU/mL，异常考虑与肝脏炎症有关。确诊为：①酒精性肝硬化失代偿期；②2型糖尿病；③胆囊结石。给予腺苷蛋氨酸、硫普罗宁、乳果糖、瑞甘、诺和锐等保肝、退黄、润肠通便、预防肝性脑病等对症支持治疗，给予促肝细胞生长素对症治疗；患者肝硬化失代偿期，肝功异常明显，内科保守治疗效果不理想，按治疗计划于 2019 年 1 月 31 日行脐带血间充质干细胞移植术，过程顺利，术后安返病房，加强护理及监测，嘱给予心电、血氧饱和度、血氧监测，吸氧 PRN，留陪人，嘱右下肢制动 6 h，暂禁饮 4 h，术后恢复顺利。

2019 年 9 月复查：AFP-L 3%：<0.5%，AFP 2.500 ng/mL 在正常范围；血分析：白细胞 6.21×10^9/L，红细胞 3.77×10^{12}/L，血红蛋白 134.00 g/L，红细胞平均体积 101.90 fL，平均血红蛋白量 35.50 pg，血小板 76.00×10^9/L，单核细胞比率 11.90%，嗜酸性粒细胞比率 8.40%，嗜酸性粒细胞数 0.52×10^9/L，血小板偏低，考虑与脾功能亢进有关；生化：总胆红素 34.8 μmol/L，直接胆红素 10.6 μmol/L，间接胆红素 24.2 μmol/L，谷丙转氨酶 54 U/L，谷草转氨酶 31 U/L，谷草/谷丙 0.6，总蛋白 59.5 g/L，白蛋白 34.0 g/L，前白蛋白 95 mg/L，总胆汁酸 100 μmol/L，葡萄糖 9.0 mmol/L，血氨 30.0 μmol/L，胆红素略高，转氨酶尚可，血糖高，肾功电解质可，血氨正常；血凝：凝血酶原时间 13.3 s，凝血酶原活度 70.0%，凝血酶原比率 1.28，国际标准化比值 1.27，PT 时间延长，PTA 低，凝血机制异常；腹部 B 超示：肝硬化，不均匀脂肪肝（轻微），胆囊结石（多发），脾静脉扩张。目前一般情况尚可，既往经常出现的肝性脑病未再发作，血糖控制较前好转，自觉症状减轻。

六、诊疗体会

肝硬化失代偿期发展为慢性肝衰竭常见，病情发展快，病死率高。治疗原则：依据不同发展时期予以保肝、对症、支持等综合治疗为基础，其主要原因是行使功能的成熟肝细胞数量不足以完成基本生理需要，因而出现严重的合成、分解、解毒、生物转化等功能障碍，及时补充肝细胞、修复肝损伤是治疗的根本方法。肝硬化的不良转归通常是慢性肝衰竭，肝移植是有效的治疗手段，但肝移植手术风险高、肝源有限，多数患者不能得到有效的救治。因此，干细胞移植成为最有希望的治疗方向。干细胞种类很多，如何选择，众家各持己见。间充质干细胞（mesenchymal stem cell，MSC）是中胚层来源的具有自我更新和多向分化能力的一类成体干细胞，主要来源于骨髓、脐带、脂肪等结缔组织，经低温冻存和传代培养后仍具有干细胞潜能，间充质干细胞可对其所在的微环境做出响应，分泌大量的外泌体/细胞因子来调节免疫异常、促进损伤组织修复等。

正是因间充质干细胞是来源于发育早期中胚层的一类多能干细胞，具有高增殖、多分化潜能的特性,属于成体干细胞的一种。由于间充质干细胞能够被诱导分化为肝细胞,同时间充质干细胞具有调节免疫反应、促进血管新生等功能,在肝硬化的治疗中显示了广阔的应用前景。不仅如此,在新冠肺炎重症治疗上也有突出例证。新冠肺炎危重患者的治疗难点就在于没有特效药以及免疫系统失调,而干细胞则通过调节提高机体免疫能力,减少病毒对人体多器官造成的损害。同时,干细胞可有效减少激素的使用,避免股骨头坏死等后遗症的发生,有助于提高患者在治愈后的生存质量。李兰娟院士也曾在采访中多次提到浙江使用干细胞治疗 H7N9 患者时效果显著,这次新冠肺炎也可以配合使用。"尽管医院已经积极使用了各种治疗方法,患者的病情总体上得到了控制,但是下一步如何取得更好的治疗效果,成为摆在我们面前的最大难题。对于新冠肺炎危重患者的救治,我们不能墨守成规,必须大胆创新。"娄底市中心医院院长、主任医师李红辉在介绍使用干细胞治疗的初衷时如是说道。2020 年 3 月 2 日习近平总书记指出,要采取恢复期血浆、干细胞、单克隆抗体等先进治疗方式,提升重症、危重症救治水平。

间充质干细胞由于其体外扩增迅速、低免疫原性、遗传背景稳定等特点,同时避免了胚胎干细胞的免疫排斥、伦理学争论等方面的问题,被认为在细胞治疗组织工程等领域具有广泛的临床应用前景。目前已有大量研究证实间充质干细胞能够阻止或减缓肝硬化进展。

骨髓间充质干细胞能够在体内外分化为肝细胞,相比骨髓造血干细胞,骨髓间充质干细胞分化为肝细胞的能力更强。在骨髓间充质干细胞治疗肝硬化过程中,激素可能发挥一定的作用,因为雌二醇预处理能够促进骨髓间充质干细胞增殖并降低 H_2O_2 诱导的凋亡,进而提高骨髓间充质干细胞治疗肝硬化的疗效。另外,骨髓间充质干细胞治疗肝硬化可能与抑制肝星状细胞(HSC)的增殖有关,并且骨髓间充质干细胞可能通过增加基质金属蛋白酶 1 的产生,抑制肝星状细胞中基质金属蛋白酶 1 和 2 的表达,从而起到抗纤维化的作用。随后进一步深入研究发现骨髓间充质干细胞也可能通过干扰转化生长因子-β/Smad 信号转导通路,诱导肝星状细胞的凋亡,从而阻止肝纤维化的进展。

相比于骨髓间充质干细胞,围生期间充质干细胞如脐血间充质干细胞、脐带间充质干细胞和胎盘间充质干细胞,来源广泛、对供者无痛苦、免疫原性低的特点越来越受到国内外学者的重视。脐血中分离的有核细胞在体外培养时加入生长因子和分化因子,培养 21 天后有 50% 的细胞表达白蛋白,并且这些表达白蛋白的细胞能够在体外增殖;另外,在肝损伤免疫缺陷小鼠体内,脐血细胞能够在肝脏定植并分化为功能性肝细胞,因此,脐血细胞可以作为肝脏前体细胞的来源。将未分类的人脐血单核细胞输入到免疫缺陷小鼠体内,发现肝脏内移植的脐血单核细胞并不与小鼠肝细胞融合,可以独自分化为成熟的肝细胞,再次证明移植的脐血干细胞能够在体内通过转分化机制分化为肝细胞。

脐带外包被羊膜,内含黏液性的结缔组织,该结缔组织内有脐动脉和脐静脉。血管周围被黏蛋白样组织所包裹,后者被称为华通氏胶(Wharton's jelly),它富含透明质酸,形成了成纤维细胞周围的水凝胶结构。目前的研究显示,脐带组织中的间充质干细胞主要分布在两个位置:脐带血管周和华通氏胶。利用肝细胞生长因子和碱性成纤维细胞生长因子刺激人脐带间充质干细胞,间充质干细胞呈现出高分化特性,分化的间充质干细胞在形态上具有肝细胞样特征,同时在基因和蛋白水平表达肝细胞特有的标记,发挥分泌白蛋白、摄取低密度脂蛋白和产生尿素的功能。分化的间充质干细胞不表达主要组织相容性复合体类抗原,不会诱导淋巴细胞增殖。

胎盘间充质干细胞包括胎盘羊膜间充质干细胞、绒毛膜间充质干细胞和底蜕膜间充质干细胞。对于胎盘间充质干细胞的分离培养,历史并不长,最早报道于 2004 年。与骨髓间充质干细胞类似,胎盘间充质干细胞也可以被用于组织修复,并具备免疫调节功能。目前,还未见到胎盘间充质干细胞治疗肝硬化的临床研究报道,但已发表的动物实验结果表明,胎盘间充质干细胞对肝硬化具有治疗作用。

干细胞是一类具有自我复制和分化能力的细胞。大量研究表明[1-2],骨髓干细胞能够分化为肝细胞,参与细胞再生,参与肝功能的修复和重构[3-4]。Theise 等[5]报道,骨髓细胞在体内不但能分化为肝细胞,而且能分化为胆管细胞。国内外已有多项临床实验应用外周血干细胞[6-7]治疗失代偿期肝硬化并取得良好疗效,而经动员后获得的单个核细胞主要为骨髓中含多种组分的外周血干细胞。

间充质干细胞是干细胞家族的重要成员,因具有多向分化潜能、造血支持、免疫调控和自我复制等特点而日益受到人们的关注。研究表明间充质干细胞具有强大的旁分泌作用,其在微环境中分泌一系列的细胞因子和信号分子[8],减轻免疫炎症反应,抑制凋亡,抑制肝酶释放,促进肝细胞再生,从而促进肝组织重建、肝功能恢复[9]。Lanman Xu 等[10]发现间充质干细胞能显著增加患者血清中抑制炎症反应的调节性 T 细胞(Treg)的水平,同时降低促进炎症反应的 Th17 细胞的水平,进而上调 Treg/Th17 比值,抑制肝硬化炎症反应。更进一步,在 mRNA 水平,Treg 相关转录因子(Foxp3)表达上调,Th17 相关转录因子(RORγt)表达下调。另外,在间充质干细胞输注的早期阶段,血清中具有抑制炎症反应功能的转化生长因子 β(TGF-β)的水平显著升高,而具有促进炎症反应功能的白介素-17、肿瘤坏死因子 α 和白介素-6 显著下降。

国外学者在应用间充质干细胞治疗失代偿期肝硬化的 Ⅰ、Ⅱ 期临床试验中取得良好疗效,并且未发生不良反应和严重并发症[11-13]。

七、科主任点评

本研究采用的供体干细胞是脐带间充质干细胞。骨髓间充质干细胞受年龄限制,年龄过大则影响其数量及质量,脐带间充质干细胞不受年龄限制且制作技术较成熟,但在功效上却异曲同工。本研究观察的病例中,移植后无排斥反应,不必考虑组织相容性抗原的配型问题,具有良好应用前景。且于移植 2 周始全身及局部表现、肝脏功能逐渐恢复,3 个月以后逐渐趋于稳定并进入良性循环,48 周结果更趋满意,部分病例在超声形态学描述中已由原来的典型肝硬化表现变为早期肝硬化甚至慢肝表现。当然,干细胞在肝脏内的修复机制还需进一步研究。

本研究初步探讨了干细胞移植对肝衰竭的治疗作用,同时对其血糖水平降低亦产生明显的作用,不存在免疫排斥反应,价格低廉,疗效满意,有利于推广应用,具有良好前景。研究将为肝病治疗打开崭新途径,结果令人鼓舞,为干细胞的进一步治疗研究打下基础。

参考文献:

[1] Schwartz R E, Reyes M, Koodie L, et al. Multipotent adult progenitor cells from bone marrow differentiate into functional hepatocyte-like cells[J]. J Clin Invest, 2002, 109: 1 291-1 302.

[2] Lee K D, Kuo T K, Whang Peng J, et al. In vitro hepatic differentiation of human mesenchymal stem cells[J]. Hepatology, 2004, 40:1 275-1 284.

[3] Oh S H, Miyazaki M, Kouchi H, et al. Hepatocyte growth factor iduces differentiation of adult rat bone marrow cells into a hepatocyte lineage in vitro[J]. Biochem Biophys Res Commun, 2000, 279, 500-504.

[4] 姚鹏,詹轶群,许望翔,等.细胞因子在体外对大鼠肝干细胞的影响[J].中华肝脏病杂志,2003,11: 33-36.

[5] Theise N D, Badve S, Saxena R, et al. Derivation of hepatocytes from bone morrow cells in mice after radiationinduced myeloablation[J]. Hepatology, 2000, 31: 235-240.

[6] N Levicar, M Pai, N A Habib. Long-term clinical results of autologous infusion of mobilized adult bone marrow derived CD34+ cells in patients with chronic liver disease[J]. Cell Prolif, 2008, 41 (Suppl. 1): 115-125.

[7] Y Han, L Yan, G Han. Controlled trials in hepatitis B virus-related decompensate liver cirrhosis: peripheral blood monocyte transplant versus granulocyte- colony-stimulating factor mobilization therapy[J]. Cytotherapy, 2008, 10(4): 390-396.

[8] Dorshkind K. Regulation of hemopoiesis by bone marrow stromal cells and their products[J]. Annu Rev Immunol, 1990, 8:111-137.

[9] Haynesworth S E, Baber M A, Caplan AI. Cytokine expression by human marrow derived mesenchymal progenitor cells in vitro: effects of dexa-methasone and IL-1 alpha[J]. J Cell Physiol 1996,166:585-592.

[10] Lanman Xu, Yuewen Gong, Benfu Wang, et al. Randomized trial of autologous bone marrow mesenchymal stem cells transplantation for hepatitis B virus cirrhosis: Regulation of T reg/ T h17 cells[J]. Journal of Gastroenterology and Hepatology J,2014,29(8):1 620-1 628.

[11] Daan van Poll, Biju Parekkadan, etc. Mesenchymal stem cell-derived molecules directly modulate hepatocellular death and regeneration in vitro and in vivo[J]. Hepatology 2008, 47:1 634-1 643.

[12] Mehdi Mohamadnejad M D, Kamran Alimoghaddam M D, etc. Phase 1 trial of autologous bone marrow mesenchymal stem cell transplantation in patients with decompensated liver cirrhosis[J]. Arch Iranian Med, 2007, 10(4): 459-466.

[13] Pedram Kharazihaa, Per M Hellstrom, Babak Noorinayer. Improvement of liver function in liver cirrhosis patients after autologous mesenchymal stem cell injection: a phase I-II clinical trial[J]. Eur J Gastroenterol Hepatol, 2009, 21:1 199-1 205.

（曲乃方）

一例黄疸患者诊疗体会

一、患者基本信息

患者孙某,男性,39 岁,汉族,已婚,职员,于 2018 年 5 月 16 日入院。

二、主诉

发现 HBsAg 阳性 20 余年,尿黄、乏力、纳差 20 天。

三、现病史、体格检查、辅助检查

现病史:患者 20 余年前查体发现 HBsAg 阳性,当时肝功正常,未诊治,此后间断复查肝功,自述均正常。患者 20 天前劳累后出现小便发黄,食欲下降,乏力明显,偶感恶心、呕吐,呕吐物为胃内容物,无呕血、黑便及陶土样便,进食后腹胀明显。1 周前就诊于某三甲医院,2018 年 5 月 9 日查肝功:ALT 829.8 U/L,AST 434.3 U/L,TBIL 54.6 μmol/L,DBIL 25.6 μmol/L,GGT 219.3 U/L,PTA 88.9%,以"慢性乙型病毒性肝炎"收入院治疗。入院后查 HBV-DNA 9.84E+06 IU/mL,给予保肝、降酶、退黄、恩替卡韦抗病毒等对症支持治疗,患者胆红素、转氨酶持续上升,PTA 持续下降,乏力、腹胀继续加重,小便颜色逐渐加深至浓茶色,住院期间给予间断输注血浆改善凝血功能。2018 年 5 月 16 日查肝功:ALT 1 942.5 U/L,AST 1 244.6 U/L,TBIL 412.0 μmol/L,DBIL 266.8 μmol/L,ALB 31.5 g/L,GGT 75.8 U/L,PTA 49.8%,诊断为"慢加急性肝衰竭(ACLF)",为进一步系统诊治,就诊于我院,门诊以"慢加急性肝衰竭"收住院。

患者偶尔饮酒,否认有乙肝接触史,否认有其他慢性疾病史。

体格检查:中年男性,神志清,慢肝面容,全身皮肤黏膜可见黄染,未见出血点,可见肝掌,未见蜘蛛痣,腹膨隆,腹软,全腹无压痛及反跳痛,Murphy 征(一),肝脾肋下未扪及,肝区叩痛阳性,肾区无叩痛,无移动性浊音,双下肢无水肿。

四、诊断与鉴别诊断

(一)诊断

慢加急性肝衰竭。

诊断依据:①发现 HBsAg 阳性 20 余年,尿黄、乏力、纳差 20 天。1 周前于某三甲医院诊断为慢性乙型病毒性肝炎、慢加急性肝衰竭。②青年男性,慢性病程,急性发病。③查体:全身皮肤黏膜可见黄染,未见出血点,可见肝掌,未见蜘蛛痣;腹膨隆,腹软,全腹无压痛及反跳痛,Murphy 征(一),肝脾肋下未扪及,肝区叩痛阳性,肾区无叩痛,无移动性浊音,双下肢无水肿。④辅助检查:HBV-DNA 阳性,胆红素明显升高,PTA 低,凝血功能差。

(二)鉴别诊断

1. 药物性肝损害:近期有使用伤肝药物的病史,如治疗结核药物异烟肼、利福平、吡嗪酰胺等,某些降糖、降血脂类药物,某些中草药等,肝功异常多以 AST 升高为主,可出现乏力、腹胀、食欲下降、黄疸等症状,甚至出现腹水、肝功能衰竭。该患者近期无服用伤肝药物病史,故可以排除该病。

2. 酒精性肝病:有长期饮酒史,一般超过 5 年,男性每日酒精摄入量≥40 g,女性每日酒精摄入量≥20 g,或 2 周内有大量饮酒史,折合酒精量>80 g/d,均可能出现酒精性肝病,化验肝功异常,并可出现乏力、食欲下降、恶心、腹胀等症状。该患者无饮酒史,故可以排除。

3. 自身免疫性肝炎:主要有原发性胆汁性肝硬化(PBC)和自身免疫性肝病。PBC 主要累及肝内胆管,自身免疫性肝病主要破坏肝细胞。该病多见于女性,常伴发热、关节疼痛等。可行自身抗体以及肝脏穿刺病理检查等进一步明确与排除。

4. 急性肝功能衰竭:急性起病,2 周内出现Ⅱ度及以上肝性脑病(按Ⅳ度分类法划分)并有以下表现者:①极度乏力,有明显厌食、腹胀、恶心、呕吐等严重消化道症状;②短期内黄疸进行性加深;③出血倾向明显,血浆 PTA≤40%(或国际标准化比值≥1.5),且排除其他原因;④肝脏进行性缩小。

5. 慢性肝衰竭:为在肝硬化的基础上,肝功能进行性减退导致的以腹水或门静脉高压、凝血功能障碍和肝性脑病等为主要表现的慢性肝功能失代偿。

6. 相关嗜肝病毒引起的肝病:相关嗜肝病毒感染引起肝脏损伤,可有乏力、食欲不振、肝区不适、尿黄、恶心等症状,化验肝功异常,根据原发病的临床特点和病原学、血清学检查结果进行鉴别。入院后完善相关病毒学指标检查,甲、丙、丁、戊、庚肝,EB 及巨细胞抗体检查,以明确是否合并相关嗜肝病毒感染。

五、诊治经过

完善血、尿、便三大常规及生化组合、B 超、HBV-DNA 等相关化验检查。给予恩替卡韦分散片抗病毒治疗,并应用腺苷蛋氨酸、熊去氧胆酸软胶囊、舒肝宁、天晴甘美、谷胱甘肽、六合氨基酸以保肝、降酶、退黄疸及对症治疗。患者食欲差,存在营养风险,给予补充维生素等。患者消化道症状明显,给予奥美拉唑钠以抑酸保护胃黏膜,美常安以调节肠道菌群。患者低蛋白血症,静脉补充白蛋白,嘱其进食优质蛋白食物。患者凝血机制差,输注血浆以补充外源性凝血因子。多次行人工肝治疗。防治出血、肝性脑病、电解质紊乱、感染、脑水肿等并发症。经过上述治疗,患者肝功恢复正常,PTA 正常,自觉症状改善,于 2018 年 8 月 17 日病情好转出院。

六、诊疗体会

当肝脏受到多种因素(如病毒、酒精、药物等)引起严重损害时,会造成肝细胞大量坏死,导致肝脏的代谢解毒、生物转化、免疫和防御等功能发生严重障碍或失代偿,进一步出现以凝血机制障碍和黄疸、腹水、肝性脑病等为主要表现的一组临床症候群,称之为肝衰竭。

慢加急性(亚急性)肝功能衰竭是在慢性肝病基础上,由各种诱因引起以急性黄疸加深、凝血功能障碍为肝衰竭表现的综合征,可合并包括肝性脑病、腹水、电解质紊乱、感染、肝肾综合征、肝肺综合征等并发症,以及肝外器官功能衰竭。患者黄疸迅速加深,血清 TBIL≥10×ULN 或每日上升≥17.1 μmol/L;有出血表现,PTA≤40%(或 INR≥1.5)。根据不同慢性肝病基础分为 3 型。A 型:在慢性非肝硬化肝病基础上发生的慢加急性肝衰竭;B 型:在代偿期肝硬化基础上发生的慢加急性肝衰竭,通常在 4 周内发生;C 型:在失代偿期肝硬化基础上发生的慢加急性肝衰竭。

目前肝衰竭的内科治疗尚缺乏特效药物和手段。原则上强调早期诊断、早期治疗,采取相应的病因治疗和综合治疗措施,并积极防治并发症。肝衰竭诊断明确后,应动态评估病情、加强监护和治疗。

患者本次发病后,病情急剧恶化,总胆红素居高不下,PTA 低,在抗病毒、保肝、退黄疸、降酶的同时,积极进行人工肝治疗,患者总胆红素逐渐降至正常,PTA 逐渐增高恢复。

七、科主任点评

亚太地区肝脏研究协会将慢加急性肝衰竭定义为:在代偿性肝硬化或非肝硬化慢性肝病基础上的急性直接肝脏损伤(嗜肝性病毒感染、活动性饮酒或药物诱导肝损伤)所导致的肝衰竭[1,2]。欧洲肝病研究协会慢性肝病研究中心将其定义为肝硬化患者由急性诱因(如细菌感染、上消化道出血等)引发的以急性失代偿、器官衰竭和短期死亡率高为特点的临床综合征[3]。不同基础肝病与不同急性诱因导致的病变存在着患者群体的差异。因此,慢加急性肝衰竭(ACLF)仍缺乏全球统一的定义和诊断标准,但人们倾向于把 ACLF 当成一个完整的临床综合征来考虑。

1. 一般支持治疗

(1)卧床休息,减少体力消耗,减轻肝脏负担,病情稳定后加强适当运动。

(2)加强病情监护:评估神经状态,监测血压、心率、呼吸频率、血氧饱和度,记录体重、腹围变化、24 h 尿量、排便次数,性状等;建议完善病因及病情,评估相关实验室检查,包括 PT/INR、纤维蛋白原、乳酸脱氢酶、肝功能、血脂、电解质、血肌酐、尿素氮、血氨、动脉血气和乳酸、内毒素、嗜肝病毒标志物、铜蓝蛋白、自身免疫性肝病相关抗体检测、球蛋白谱、脂肪酶、淀粉酶、血培养、痰或呼吸道分泌物培养,尿培养;进行腹部超声波(肝、胆、脾、胰、肾、腹水)、胸片、心电图等物理诊断检查,定期监测评估[1]。有条件单位可完成血栓弹力图、凝血因子Ⅴ、凝血因子Ⅷ、人类白细胞抗原(HLA)分型等。

(3)推荐肠内营养,包括高碳水化合物、低脂、适量蛋白饮食。进食不足者,每日静脉补给热量、液体、维生素及微量元素,推荐夜间加餐补充能量。

(4)积极纠正低蛋白血症,补充白蛋白或新鲜血浆,并酌情补充凝血因子。

(5)进行血气监测,注意纠正水电解质及酸碱平衡紊乱,特别要注意纠正低钠、低氯、低镁、低钾血症。

(6)注意消毒隔离,加强口腔护理、肺部及肠道管理,预防医院内感染发生。

2. 对症治疗

临床上应加强对症治疗。

3. 护肝药物治疗的应用

推荐应用抗炎护肝药物、肝细胞膜保护剂、解毒保肝药物以及利胆药物。不同护肝药物分别通过抑制炎症反应、解毒、免疫调节、清除活性氧、调节能量代谢、改善肝细胞膜稳定性、完整性及流动性等途径,减轻肝脏组织损害,促进肝细胞修复和再生,减轻肝内胆汁淤积,改善肝功能。

4. 微生态调节治疗

肝衰竭患者存在肠道微生态失衡,益生菌减少,肠道有害菌增加[2],而应用肠道微生态制剂可改善肝衰竭患者预后。建议应用肠道微生态调节剂、乳果糖或拉克替醇,以减少肠道细菌易位或内毒素血症[3]。有报道粪便菌群移植(faecal microbiota transplantation,FMT)作为一种治疗肝衰竭尤其是肝性脑病的新思路,可能优于单用益生菌[4],可加强研究。

5. 免疫调节剂的应用

肾上腺皮质激素在肝衰竭治疗中的应用尚存在不同意见。非病毒感染性肝衰竭,如自身免疫性肝炎及急性酒精中毒(重症酒精性肝炎)等,可考虑肾上腺皮质激素治疗(甲泼尼龙,(1.0~1.5) mg/(kg·d),治疗中需密切监测,及时评估疗效与并发症。其他原因所致的肝衰竭前期或早期,若病情发展迅速且无严重感染、出血等并发症者,可酌情短期使用。

胸腺肽 α_1 单独或联合乌司他丁治疗肝病合并感染患者可能有助于降低 28 d 病死率。胸腺肽 α_1 用于慢性肝衰竭、肝硬化合并自发性腹膜炎、肝硬化患者,有助于降低病死率和继发感染发生率。对肝衰竭合并感染患者建议早期应用。

6. 病因治疗

肝衰竭病因对指导治疗及判断预后具有重要价值,包括发病原因及诱因两类。对其尚不明确者应积极寻找病因以期达到正确处理的目的[5]。去除诱因如重叠感染、各种应激状态、饮酒、劳累、药物影响、出血等。针对不同病因治疗。

(1)肝炎病毒感染:对 HBV-DNA 阳性的肝衰竭患者,不论其检测出的 HBV-DNA 载量高低,建议立即使用核苷(酸)类药物抗病毒治疗。在肝衰竭前、早、中期开始抗病毒治疗,疗效相对较好;对慢加急性肝衰竭的有关研究指出,早期快速降低 HBV-DNA 载量是治疗的关键[6],若 HBV-DNA 载量在 2 周内能下降 2 次方,患者存活率可提高[7]。抗病毒药物应选择快速强效的核苷(酸)类药物。建议优先使用核苷类似物,如恩替卡韦、替诺福韦。HCV-RNA 阳性的肝衰竭患者,可根据肝衰竭发展情况选择抗病毒时机及药物治疗。若 MELD 评分<18,可在移植术前尽快开始抗病毒治疗,部分患者经治疗后可从移植列表中退出;若 MELD 评分≥18,可先行移植术,术后再行抗病毒治疗。如果等待移植时间超过 6 个月,可在移植术前行抗病毒治疗。所有移植术后 HCV 再感染患者应在移植术后早期开始治疗,理想的情况是患者稳定后(通常为移植术后前 3 个月)尽早开

始,因为移植术后进展期肝病患者 12 周持续病毒学应答(SVR)会降低[8]。抗病毒治疗首选无干扰素的直接抗病毒药物(direct-acting antiviral agents,DAAs)治疗方案,并根据 HCV 基因型、患者耐受情况等进行个体化治疗。蛋白酶抑制剂是失代偿期肝硬化患者的禁忌证[9]。在治疗过程中应定期监测血液学指标和 HCV-RNA,以及不良反应等[10]。甲型、戊型病毒性肝炎引起的急性肝衰竭,目前尚未证明病毒特异性治疗有效。

其他病毒感染:确诊或疑似疱疹病毒或水痘-带状疱疹病毒感染导致急性肝衰竭的患者,应使用阿昔洛韦(5~10 mg/kg,1 次/8 小时,静脉滴注)治疗,且危重者可考虑进行肝移植。

(2)药物性肝损伤:因药物肝毒性所致急性肝衰竭,应停用所有可疑的药物。追溯过去 6 个月服用的处方药、某些中草药、非处方药、膳食补充剂的详细信息(包括服用数量和最后一次服用的时间)。尽可能确定非处方药的成分。已有研究证明,N-乙酰半胱氨酸(NAC)对药物性肝损伤所致急性肝衰竭有效[11]。其中,确诊或疑似对乙酰氨基酚(APAP)过量引起的急性肝衰竭患者,如摄入 APAP 在 4 h 内,在给予 NAC 之前应先口服活性肽。摄入大量 APAP 患者,血清药物浓度或转氨酶升高提示即将或已经发生了肝损伤,应立即给予 NAC。怀疑 APAP 中毒的急性肝衰竭患者也可应用 NAC,必要时进行人工肝治疗。在非 APAP 引起的急性肝衰竭患者中,NAC 能改善轻度肝性脑病的急性肝衰竭成人患者的预后。确诊或疑似毒蕈中毒的急性肝衰竭患者,考虑应用青霉素 G 和水飞蓟宾。

(3)急性妊娠期脂肪肝/HELLP 综合征导致的肝衰竭:建议立即终止妊娠,如果终止妊娠后病情仍继续进展,需考虑人工肝和肝移植治疗。

(4)肝豆状核变性:采用血浆置换、白蛋白透析、血液滤过,以及各种血液净化方法组合的人工肝支持治疗,可以在较短时间内改善病情。

7. 并发症的内科综合治疗

1)脑水肿

(1)有颅内压增高者,给予甘露醇 0.5~1.0 g/kg 或者高渗盐水治疗;

(2)襻利尿剂,一般选用呋塞米,可与渗透性脱水剂交替使用;

(3)应用人血白蛋白,特别是肝硬化白蛋白偏低的患者,提高胶体渗透压,可能有助于降低颅内压,减轻脑水肿症状;

(4)人工肝支持治疗;

(5)肾上腺皮质激素不推荐用于控制颅内高压;

(6)对于存在难以控制的颅内高压急性肝衰竭患者可考虑应用轻度低温疗法和吲哚美辛,后者只能用于大脑高血流灌注的情况下。

2)肝性脑病

(1)去除诱因,如严重感染、出血及电解质紊乱等。

(2)调整蛋白质摄入及营养支持,一般情况下蛋白质摄入量维持在(1.2~1.5) g/(kg·d),Ⅲ度以上肝性脑病者蛋白质摄入量为(0.5~1.2) g/(kg·d),营养支持能量摄入在危重期推荐(104.7~146.5) kJ/(kg·d),病情稳定后推荐(146.5~167.4) kJ/(kg·d)。一旦病情改善,可给予标准饮食。告知患者在白天少食多餐,夜间也加餐复合碳水化合物,仅严重蛋白质不耐受患者需要补充支链氨基酸(BCAA)。

(3)应用乳果糖或拉克替醇,口服或高位灌肠,可酸化肠道,促进氨的排出,调节微生态,减少肠源性毒素吸收。

(4)视患者电解质和酸碱平衡情况酌情选择精氨酸、门冬氨酸鸟氨酸等降氨药物。

(5)酌情使用 BCAA 或 BCAA 与精氨酸混合制剂以纠正氨基酸缺失。

(6)Ⅲ度以上的肝性脑病患者建议气管插管。

(7)抽搐患者可酌情使用半衰期短的苯妥英或苯二氮䓬类镇静药,不推荐预防用药(Ⅲ)。

(8)人工肝支持治疗。

(9)对于早期肝性脑病要转移至安静的环境中,并密切评估其病情变化,防止病情进展恶化。

(10)常规评估患者的颅内压,轻度体温降低、吲哚美辛可以考虑应用于难控制的颅内高压患者。

4)感染

(1)推荐常规进行血液和体液的病原学检测。

(2)除肝移植前围手术期患者外,不推荐常规预防性使用抗感染药物。

(3)一旦出现感染征象,应首先根据经验选择抗感染药物,并及时根据病原学检测及药敏试验结果调整用药。

(4)应用广谱抗感染药物,联合应用多个抗感染药物,以及应用糖皮质激素类药物等治疗时,应注意防治继发真菌感染。

5)低钠血症及顽固性腹水

低钠血症是常见并发症。而低钠血症、顽固性腹水与急性肾损伤(AKI)等并发症相互关联。水钠潴留所致稀释性低钠血症是其常见原因,托伐普坦作为精氨酸加压素 V2 受体阻滞剂,可通过选择性阻断集合管主细胞 V2 受体,促进自由水的排泄,已成为治疗低钠血症及顽固性腹水的新措施。对顽固性腹水患者:①推荐螺内酯联合呋塞米起始联用,应答差者,可应用托伐普坦;②特利加压素每次 1～2 mg,1 次/12 小时;③腹腔穿刺放腹水;④输注白蛋白。

6)急性肾衰竭(AKI)及肝肾综合征

防止 AKI 的发生:纠正低血容量,积极控制感染,避免肾毒性药物,需用静脉造影剂的检查者需权衡利弊后选择。AKI 早期治疗:①减少或停用利尿治疗,停用可能肾损伤药物,血管扩张剂或非甾体消炎药;②扩充血容量可使用晶体或白蛋白或血浆;③怀疑细菌感染时应早期控制感染。后期治疗:停用利尿剂或按照 1 g/(kg·d)剂量连续 2 d 静脉使用白蛋白扩充血容量,无效者需考虑是否有肝肾综合征,可使用血管收缩剂(特利加压素或去甲肾上腺素),不符合者按照其他 AKI 类型处理(如肾性 AKI 或肾后性 AKI)。

7)肝肾综合征治疗

(1)可用特利加压素(1 mg/(4～6 h))联合白蛋白(20～40 g/d),治疗 3 d 血肌酐下降<25%,特利加压素可逐步增加至 2 mg/4 h。若有效,疗程7～14 d;若无效,停用特利加压素。

(2)去甲肾上腺素(0.5～3.0 mg/h)联合白蛋白(10～20 g/L)对 1 型或 2 型肝肾综合征有与特利加压素类似效果。

8)出血

(1)常规推荐预防性使用 H_2 受体阻滞剂或质子泵抑制剂。

(2)对门静脉高压性出血患者,为降低门静脉压力,首选生长抑素类似物或特利加压素,也可使用垂体后叶素(或联合应用硝酸酯类药物);食管胃底静脉曲张所致出血者可用三腔管压迫止血;或行内镜下套扎、硬化剂注射或组织黏合剂治疗止血;可行介入治疗,如经颈静脉肝内门体支架分流术(TIPS)。

(3)对弥漫性血管内凝血患者,可给予新鲜血浆、凝血酶原复合物和纤维蛋白原等补充凝血因子,血小板显著减少者可输注血小板,可酌情给予小剂量低分子肝素或普通肝素,对有纤溶亢进证据者可应用氨甲环酸或氨甲苯酸等抗纤溶药物。

(4)在明确维生素 K_1 缺乏后可短期使用维生素 K_1(5～10 mg)。

9)肝肺综合征

PaO_2<80 mmHg(1 mmHg=0.133 kPa)时给予氧疗,通过鼻导管或面罩给予低流量氧(2～4 L/min),对于氧气量需要增加的患者,可以加压面罩给氧或者气管插管。

8. 非生物型人工肝支持治疗

人工肝是治疗肝衰竭的有效方法之一,其治疗机制是基于肝细胞的强大再生能力,通过一个体外的机械、理化和生物装置,清除各种有害物质,补充必需物质,改善内环境,暂时替代衰竭肝脏的部分功能,为肝细胞再生及肝功能恢复创造条件或等待机会进行肝移植。

人工肝支持系统分为非生物型、生物型和混合型三种。非生物型人工肝已在临床广泛应用并被证明确有一定疗效。根据病情不同进行不同组合治疗的李氏非生物型人工肝系统地应用和发展了血浆置换(plasma exchange,PE)/选择性血浆置换(Fractional PE,FPE)、血浆(血液)灌流(plasma-or-hemoperfusion,PP/HP)/特异性胆红素吸附、血液滤过(hemofiltration,HF)、血液透析(hemodialysis,HD)等经典方法。组合式人工肝常用模式包括血浆透析滤过(plasmadiafiltration,PDF)、血浆置换联合血液滤过(plasma exchange with hemofiltration,PERT)、配对血浆置换吸附滤过(coupled plasma exchange filtration adsorption,CPEFA)、双重血浆分子吸附系统(double plasma molecules adsorption system,DP-MAS)、其他还有分子吸附再循环系统(molecular absorbent recycling system,MARS)、连续白蛋白净化治疗(continuous albumin purification system,CAPS)、成分血浆分离吸附(fractional plasma separation and absorption,FPSA)等。推荐人工肝治疗肝衰竭方案采用联合治疗方法为宜,选择个体化治疗,注意操作的规范化。

1)适应证

(1)各种原因引起的肝衰竭前、早、中期,PTA 介于 20%～40%为宜;晚期肝衰竭患者也可进行治疗,但并发症多见,治疗风险大,临床医生应权衡利弊,慎重进行治疗,同时积极寻求肝移植机会。

(2)终末期肝病肝移植术前等待肝源、肝移植术后排异反应、移植肝无功能期的患者。

(3)严重胆汁淤积性肝病,经内科治疗效果欠佳者;各种原因引起的严重高胆红素血症者。

2)相对禁忌证

(1)严重活动性出血或弥散性血管内凝血者;

(2)对治疗过程中所用血制品或药品如血浆、肝素和鱼精蛋白等高度过敏者;

(3)循环功能衰竭者;

(4)心脑梗死非稳定期者;

(5)妊娠晚期。

3)并发症

人工肝治疗的并发症有出血、凝血、低血压、继发感染、过敏反应、失衡综合征、高枸橼酸盐血症等。需要在人工肝治疗前充分评估并预防并发症的发生,在人工肝治疗中和治疗后严密观察并发症。随着人工肝技术的发展,并发症发生率逐渐下降,一旦出现,可根据具体情况给予相应处理。

9. 肝移植

肝移植是治疗各种原因所致的中晚期肝功能衰竭的最有效方法之一,适用于经积极内科综合治疗和/或人工肝治疗疗效欠佳,不能通过上述方法好转或恢复者。

1)适应证

(1)对于急性/亚急性肝衰竭、慢性肝功能衰竭患者,MELD 评分是评估肝移植的主要参考指标,MELD 评分在 15~40 分是肝移植的最佳适应证。

(2)对于慢加急性肝衰竭,经过积极的内科综合治疗及人工肝治疗后分级为 2~3 级的患者,如 CLIF-C 评分<64 分,建议 28 d 内尽早行肝移植。

(3)对于合并肝癌患者,应符合肿瘤无大血管侵犯;肿瘤累计直径≤8 cm 或肿瘤累计直径>8 cm、术前 AFP≤400 ng/mL 且组织学分级为高/中分化。

2)禁忌证

(1)4 个及以上器官功能衰竭(肝、肾、肺、循环、脑);

(2)脑水肿并发脑疝;

(3)循环功能衰竭,需要 2 种及以上血管活性物质维持,且对血管活性物质剂量增加无明显反应;

(4)肺动脉高压,平均肺动脉压力(mPAP)>50 mmHg;

(5)严重的呼吸功能衰竭,需要最大程度的通气支持[吸入氧浓度(FiO_2)≥0.8,高呼气末正压通气(PEEP)]或者需要体外膜肺氧合(ECMO)支持;

(6)持续严重的感染,细菌或真菌引起的败血症,感染性休克,严重的细菌或真菌性腹膜炎,组织侵袭性真菌感染,活动性肺结核;

（7）持续的重症胰腺炎或坏死性胰腺炎；

（8）营养不良及肌肉萎缩引起的严重的虚弱状态需谨慎评估肝移植。

参考文献：

［1］ Rockey D C, Seeff L B, Rochon J, et al.Causality assessment in Drug-Induced liver injury using a structured expert opinion process：comparison to the Roussel-Uclaf causality assessment method［J］. Hepatology, 2010, 51(6)：2 117-2 126.

［2］ Jindal A, Kumar M, Sarin S K.Management of acute hepatitis B and reactivation of hepatitis B［J］. Liver International, 2013, 33(1, SI)：164-175.

［3］ Sun L J, Yu J W, Zhao Y H, et al.Influential factors of prognosis in lamivudine treatment for patients with acute-on-chronic hepatitis B liver failure［J］. J Gastroenterol Hepatol, 2010, 25(3)：583-590.

［4］ European Association for the Study of the Liver.EASL recommendations on treatment of hepatitis C 2018［J］. DOI：10.1016/j.jhep, 2018, 69(2)：461-511.

［5］ Smilkstein M J, Knapp G L, Kulig K W, et al.Efficacy of oral N-acetylcysteine in the treatment of acetaminophen overdose.Analysis of the National multicenter study（1976to 1985）［J］. N Engl J Med, 1988, 319(24)：1 557-1 562.

［6］ Keays R, Harrison P M, Wendon J A, et al.Intravenous acetylcysteine in paracetamol induced fulminant hepatic failure：a prospective controlled trial［J］. BMJ, 1991, 303(6809)：1 026-1 029.

［7］ Lee W M, Hynan L S, Rossaro L, et al.Intravenous N-acetylcysteine improves transplant-free survival in early stage non-acetaminophen acute liver failure［J］. Gastroenterology, 2009, 137(3)：856-864.

［8］ Hruby K, Csomos G, Fuhrmann M, et al.Chemotherapy of amanita-phalloides poisoning with intravenous silibinin［J］. Hum Toxicol, 1983, 2(2)：183-195.

［9］ Broussard C N, Aggarwal A, Lacey S R, et al.Mushroom poisoning-From diarrhea to liver transplantation［J］. American Journal of Gastroenterology, 2001, 96(11)：3 193-3 196.

［10］ Enjalbert F, Rapior S, Nouguier-SouléJ, et al. Treatment of amatoxin poisoning：20-year retrospective analysis［J］. J Toxicol Clin Toxicol, 2002, 40(6)：715-757.

［11］ Canalese J, Gimson A E, Davis C, et al.Controlled trial of dexamethasone and mannitol for the cerebral oedema of fulminant hepatic failure［J］. Gut, 1982, 23(7)：625-629.

（袁有斌）

慢性乙型病毒性肝炎并妊娠期患者抗病毒治疗体会

一、患者基本信息

患者方某,女性,31岁,已婚,汉族,职员。2019年9月9日入院。

二、主诉

HBsAg 阳性3月余,发现肝功异常1天。

三、现病史、体格检查、化验检查

现病史:患者于3月前查体时发现 HBsAg 阳性,肝功无明显异常,无不适症状。1天前患者于我院查体,乙肝五项示:乙肝表面抗原3 433.39 IU/mL,乙肝 e 抗体 I 阳性,乙肝核心抗体阳性,乙肝病毒 DNA 定量:7.702E+06 IU/mL,肝功:ALT 130 U/L,AST 57 U/L。无明显乏力,无发热、畏寒,无恶心、呕吐,无腹痛、腹泻,无皮肤瘙痒,无异常阴道流血,无胸闷、憋气,无头晕、心悸,为求进一步诊治,门诊医生以"慢性乙型病毒性肝炎、中期妊娠"收住我科。患者自发病以来,精神尚可,食欲尚可,夜间睡眠可。小便色略黄,大便无明显异常,体重近期无明显减轻。

既往史:左臂外伤史3年,文身史2年,9年前行"剖宫产"手术;月经婚育史:适龄结婚,育有1女,孕25周+4天。流行病学史、个人史、家族史无特殊。

体格检查:体温36.7℃,脉搏85次/分钟,呼吸18次/分钟,血压109/79 mmHg。青年女性,发育正常,营养中等,自主体位,查体合作。神志清,精神可,全身皮肤黏膜无黄染,无出血点,可见肝掌,无蜘蛛痣。周身浅表淋巴结未触及肿大。头颅无畸形,眼睑无水肿,结膜无充血,巩膜无明显黄染,两侧瞳孔正大等圆,对光反射灵敏。耳鼻无异常分泌物,双耳听力正常。口唇无发绀,伸舌居中,咽无充血,扁桃体不大。颈对称,无颈静脉怒张及颈动脉异常搏动,颈软无抵抗,气管居中,甲状腺不大。胸廓对称无畸形,胸骨无压痛。呼吸动度一致,语颤均等。两肺叩清音,肝肺相对浊音界位于右侧锁骨中线第 V 肋间。两肺呼吸音清,未闻及干湿啰音。心前区无隆起,心尖冲动无弥散,心前区未及震颤,心界不大,心率85次/分钟,律整,各瓣膜听诊未闻及杂音。腹部膨隆,下腹部可见长约10厘米陈旧性手术瘢痕,触软,无压痛、反跳痛,宫高22厘米,肝脏肋下、剑突下均未触及,脾脏未触及,莫菲氏征阴性,肝区轻度叩痛,肾区无叩痛,移动性浊音阴性,肠鸣音无亢进。肛门外生殖器未查。脊柱四肢无畸形,关节活动无受限,双下肢无水肿。双侧肱二、三头肌腱反射及跟、膝腱反射均存在,不亢进。双侧 Babinski 氏征、Kernig 氏征均阴性。

辅助检查：2019-09-09 乙肝五项：乙肝表面抗原 3 433.39 IU/mL，乙肝 e 抗体 I 阳性，乙肝核心抗体阳性；乙肝病毒 DNA 定量：7.702E＋06 IU/mL；肝功：ALT 130 U/L，AST 57 U/L。腹部 B 超：慢肝实质损害（青岛市第六人民医院）。

四、诊断与鉴别诊断

（一）诊断

1. 慢性乙型病毒性肝炎

2. 孕 24 周

诊断依据：①停经 6 月，HBsAg 阳性 3 月余，发现肝功异常 1 天。②查体：可见肝掌，无蜘蛛痣。腹膨隆，无腹壁静脉曲张，触软，无压痛、反跳痛，宫高 22 厘米，肝脏肋下、剑突下均未触及，脾脏未触及，莫菲氏征阴性，肝区轻度叩痛。③辅助检查。乙肝五项示：乙肝表面抗原 3 433.39 IU/mL，乙肝 e 抗体 I 阳性，乙肝核心抗体 I 阳性，乙肝病毒 DNA 定量：7.702E＋06 IU/mL，肝功：ALT 130 U/L，AST 57 U/L。腹部 B 超：慢肝实质损害。

（二）鉴别诊断

1. **相关嗜肝病毒引起的肝病**：相关嗜肝病毒感染引起肝脏损伤，可有乏力、食欲不振、肝区不适、尿黄、恶心等症状，化验肝功异常，根据原发病的临床特点和病原学、血清学检查结果进行鉴别。入院后完善相关病毒学指标检查，甲、丙、丁、戊、庚肝，EB 及巨细胞抗体检查，以明确是否合并相关嗜肝病毒感染。

2. **自身免疫性肝病**：青、中年女性多见，慢性起病，一般表现为疲劳、上腹部不适、瘙痒、食欲不振等，肝外表现可有持续性发热伴急性、复发性、游走性大关节炎。肝功能检查血清转氨酶升高，γ-球蛋白或 IgG 大于正常上限的 1.5 倍，自身抗体阳性，并排除病毒性肝炎与酒精、药物和化学物质的肝毒性作用及遗传性肝脏疾病可诊断。

3. **妊娠期脂肪肝**：常见妊娠期中晚期，出现全身不适、食欲不振、恶心、呕吐、乏力、腹痛等症状。可有发热、黄疸，肝大并有触痛。严重者可并发急性肝功能衰竭。化验肝功异常，病毒学指标均阴性，此患者可排除。

4. **药物性肝损害**：近期有使用伤肝药物的病史，如治疗结核药物异烟肼、利福平、吡嗪酰胺等，某些降糖、降血脂类药物，某些中草药等，肝功异常多以 AST 升高为主，可出现乏力、腹胀、食欲下降、黄疸等症状，甚至出现腹水、肝功能衰竭。

五、诊治经过

入院后完善相关辅助检查，血、尿、大便常规、肾功、血糖、电解质、血凝六项、免疫组合、自身抗体、心肌酶、病毒性指标、心电图、甲状腺功能等评估患者病情；对患者进行饮食营养上的严格控制，根据患者实际情况制定饮食计划，主要原则是保证患者饮食脂肪含量低、蛋白质摄入充足、碳水化合物充足，倡导患者进行适度的活动，保持良好的休息，定期对病情进行检查；对患者进行科学的心理辅导，孕期患者往往具有较大的心理压力，这就对胎儿的正常发育产生了较大的影响,将病情治疗方案与患者进行沟通,取得患者的信任,使患者积极配合医生的治疗;对患者的电解质情况进行监测,调节好患者的动脉血氨和患者体内的酸碱度水平,防止出现低血糖或者蛋白过低的情况,激发肝细胞活性;采取积极的前期保肝治疗,使用复方甘草酸苷对患者进行治疗,降低由乙肝感染出现的肝细胞和肝功能损伤,配合多烯磷脂酰胆碱及韦瑞德等保肝、抗炎、降酶及抗病毒等治疗,患者肝功好转,HBV-DNA 载量下降至检测线以下。

六、诊疗体会

我国育龄期女性的 HBV 表面抗原携带率为 6.61%[1],2015 年 10 月我国全面开放二胎政策,慢性 HBV 感染者中有生育需求的人数随之增多,因此,乙型肝炎母婴阻断更为重要。2014 年我国对 1～14 岁人群的 HBV 血清学流行情况调查显示 1～4 岁人群 HBsAg 流行率为 0.32%[2],提示我国目前推行的乙肝免疫球蛋白和乙肝疫苗计划接种能有效地实现母婴阻断[3],但高载量 HBV 孕妇所生婴儿仍有 8%～15%预防接种无效,导致 HBV 母婴垂直传播[1,2]。宫内感染是母婴垂直传播的主要途径,而 HBV 载量越高,宫内感染发生率越高[4],多项研究表明分娩时母亲体内 HBV-DNA 载量越高,发生母婴垂直传播的风险就越大[5,6]。对于 HBV-DNA≥10^6 IU/mL 的母亲,随着病毒载量的增高,出生婴儿发生免疫失败的风险增加,而低病毒载量母亲出生婴儿发生免疫失败的概率较低。除了婴儿出生后接受乙肝疫苗＋乙肝免疫球蛋白主动与被动联合免疫,母亲应用核苷(酸)类似物抗病毒治疗,明显降低 HBV 的病毒载量,可以有效地提高阻断 HBV 母婴传播的成功率。2007 年,妊娠 B 类药物替比夫定上市,可以使妊娠期用药的安全性提高,此外,国外已经有大量 HIV 感染女性应用核苷(酸)类似物治疗,获得较多的临床安全性数据。我科对每位就诊的妊娠女性进行严格筛查,对于检出 HBsAg 阳性的孕妇,仔细进行风险评估,针对不同的风险,给予个体化的精准治疗或管理,通过对患者进行系列研究和评估,对于用药指征、何时用药、免疫耐受患者产后如何停药、如何监测孕期用药等问题,都制定了规范的流程,通过对慢性 HBV 感染妊娠女性的个体化精准管理和治疗,加上婴儿出生后接受乙肝疫苗＋乙肝免疫球蛋白主动与被动联合免疫预防措施,随访我科就诊的 HBV 感染女性出生的婴儿近乎实现零感染,阻断 HBV 母婴传播的成功率几乎达到 100%！仅有个别患者由于到诊较晚等,发生阻断失败。

七、科主任点评

中国是乙型肝炎病毒携带者较多的国家,其密集度已经处于较高的一个层次,国民中检验为阳性的概率能够达到 10%,有些地区甚至在 15%左右,慢性乙肝病毒携带者已经超过 1 亿的数量[7,8]。妊娠期孕妇血液容量提高,新陈代谢增加,对营养元素的需要也较多,这就会对肝脏造成较大的负担,同时,胎儿的代谢和排毒也都需要在母体中完成,这就导致孕妇的免疫力、抵抗力下降,容易在妊娠期感染乙肝[9,10]。育龄期及准备妊娠女性均应筛查 HBsAg,对于 HBsAg 阳性者需要检测 HBV-DNA。对于有抗病毒治疗适应证患者,可在妊娠前应用 PegIFNα 治疗,以期在妊娠前 6 个月完成治疗。在治疗期间应采取可靠的避孕措施。若不适合应用 PegIFNα 或治疗失败,可采用替诺福韦酯(TDF)抗病毒治疗。对于妊娠期间首次诊断 CHB 的患者,其治疗适应证同普通 CHB 患者,可使用 TDF 抗病毒治疗。妊娠前或妊娠期间开始服用抗病毒药物的 CHB 孕产妇,产后应继续抗病毒治疗,并根据病毒学应答情况,决定是继续原治疗方案,还是换用其他核苷类药物(NAs)或 PegIFNα 继续治疗。妊娠期合并乙型肝炎患者常伴有血清 ALT 水平升高,还将增加产后出血、胎儿窘迫、新生儿窒息等发生风险[11]。目前,临床上对于乙型肝炎的治疗多以最大限度地抑制或清除 HBV 病毒为主要目标,进而减轻患者肝纤维化,保护其肝功能,避免病情进一步恶化。妊娠过程可以使慢性 HBV 感染的自然史发生改变,至妊娠晚期或产后,由于免疫的重新调整,既往免疫耐受、病情稳定的患者可能发生乙肝病情活动,既往有肝炎活动的患者可能会发生肝病加重;此外,母亲的肝脏疾病可能会影响宫内胎儿的正常发育环境,导致胎儿的患病风险增高,活动性肝炎的母亲发生新生儿早产和低体重儿的风险均显著增加。另一方面,如果慢性 HBV 感染母亲的病毒载量较高,不加以控制的话,婴儿发生 HBV 感染的风险明显增加。有研究分析母婴垂直传播与母亲 HBV 载量的相关性,结果表明发生母婴垂直传播的孕妇 HBV-DNA 均≥10^6 IU/mL[5],高 HBV 载量的孕妇使用核苷(酸)类似物疗效确切,安全性良好[4]。TDF 是目前乙型肝炎抗病毒治疗一线药物,抗病毒作用强,耐药发生率低,被美国食品药品监督管理局(food and drug administration, FDA)列为妊娠 B 级药物[12],并被我国指南推荐为妊娠期抗病毒治疗一线药物[10]。在妊娠中期开始对高 HBV 载量孕妇使用 TDF 进行抗病毒治疗是必要的,能显著降低母亲 HBV 载量,有效防止 HBV 母婴垂直传播。其机制可能是一方面降低 HBV 载量可降低宫内感染发生率,另一方面可能是抗病毒药物通过胎盘对已感染 HBV 的胎儿起到了治疗及预防作用[6,13]。抗病毒治疗期间意外妊娠的患者,若正在服用 TDF,建议继续妊娠;若正在服用恩替卡韦,可不终止妊娠,建议更换为 TDF 继续治疗;若正在接受 IFNα 治疗,建议向孕妇和家属充分告知风险,由其决定是否继续妊娠,若决定继续妊娠则要换用 TDF 治疗。血清 HBV-DNA 高水平是母婴传播的高危因素,妊娠中后期如果 HBV-DNA 定量>2×10^5 IU/mL,建议在与患者充分沟通,在其知情同意的基础上,于妊娠第 24～28 周开始抗病毒治疗,应用 TDF 或替比夫定。应用 TDF 时,母乳喂养不是禁忌证。免疫耐受期口服 NAs 的孕妇,可于产后即刻或服用 1～3 个月停药。停药后 17.2%～62% 的患者可能发生肝炎活动,且多发生在 24 周内,应加强产后监测。可于产后 4～6 周时复查肝生物化学指标及 HBV-DNA,如肝生物化学指标正常,则每 3 个月复查 1 次至产后 6 个月,如果乙型肝炎活动,建议抗病毒治疗。

参考文献:

[1] Han G R, Cao M K, Zhao W, et al. A prospective and open-label study for the efficacy and safety of telbivudine in pregnancy for the prevention of perinatal transmission of hepatitis B virus infection[J]. J Hepatol, 2011, 55(1): 1 215-1 221.

[2] Pan C Q, Zou H B, Chen Y, et al. Cesarean section reduces perinatal transmission of hepatitis B virus infection from hepatitis B surface antigen-positive women to their infants [J]. Clin Gastroenterol Hepatol, 2013, 11(10): 1 349-1 355.

［3］Wong T C，Fung J Y，Lo C M.Prevention of recurrent hepatitis Binfection after liver transplantation［J］. Hepatobiliary Pancreat Dis Int，2013，12(5)：465-472.

［4］朱晓红，陈智娴，庄勋，等.不同干预措施预防乙型肝炎病毒母婴传播的网络 Meta 分析［J/CD］.中华实验和临床感染病杂志(电子版)，2018，12(4)：316-323.

［5］王富珍，郑徽，张国民.中国 2014 年 HBsAg 阳性母亲所生 1～14 岁儿童乙型肝炎血清流行病学特征分析［J］.中华流行病学杂志，2017，38(4)：191-193.

［6］Kuar P，Perez-Del-Pulgar S，Testoni B，et al.Clinical relevance of the study of hepatitis B virus covalently circular DNA［J］.Liver Int，2016，36(1)：72-77.

［7］张宝芳，程明亮，张权，等.贵州地区 HBe Ag 阳性乙型肝炎病毒高载量孕妇母婴阻断的临床研究［J］.中华肝脏病杂志，2018，26(12)：945-950.

［8］汪徐林，邵建国，朱永昌，等.江苏省南通地区 2005 年至 2014 年慢加急性肝功能衰竭流行病学调查分析［J］.中华传染病杂志，2016，34(9)：530-535.

［9］郑徽，崔富强，龚晓红，等.我国育龄期妇女乙型肝炎病毒表面抗原及 e 抗原流行现状分析［J］.中国疫苗和免疫，2010，16(69)：496-499.

［10］陈芳，涂相林，陈川英，等.慢性乙型肝炎患者妊娠全程替比夫定治疗的疗效及母婴阻断的有效性［J］.实用医学杂志，2016，32(4)：636-639.

［11］Ruiz-SANCHO A，Sheodon J，Soriano V.Telbivudine：a new option for the treatment of chronic hepatitis B［J］.Expert Opin Biol Ther，2007，7(5)：751-761.

［12］中华医学会肝病学分会，中华医学会感染病学分会.慢性乙型肝炎防治指南(2015 年版)［J/CD］.中国肝脏病杂志(电子版)，2015，7(3)：1-18.

［13］Jourdain G，Ngo-Giang-Huong N，Harrison L，et al.Tenofovir versus placebo to prevent perinatal transmission of hepatitis B［J］.N Engl JMed，2018，378(10)：911-923.

（马保凤）

一例肝硬化诊疗体会

一、患者基本信息

患者王某，男性，56 岁，汉族，已婚，职员。于 2019 年 5 月 14 日入院。

二、主诉

反复乏力、腹胀、尿黄 6 年，加重伴神志欠清 1 月。

三、现病史、体格检查、辅助检查

现病史：患者于 6 年前无明显诱因出现乏力，倦怠、懒动，右上腹隐痛，小便发黄，似浓茶水样，牙龈出血，偶有鼻出血，时感腹胀，无腹痛腹泻，无恶心呕吐，无发热，无皮肤黏膜明显黄染，无白陶土样大便，无全身皮肤瘙痒，曾到外院及我院就诊，给予保肝、降酶等对症治疗，病情好转出院。出院后上述症状反复发作，间断住院治疗。2 年前患者再次因乏力、腹胀明显，尿黄，双下肢水肿，来我院诊断为"肝硬化"，给予保肝、利尿、退黄疸及对症支持治疗，症状改善，肝功好转，病情好转出院。此后患者因"肝硬化并消化道出血""自发性腹膜炎"，多次住院治疗后好转，6 个月前因"上消化道出血"在外院住院治疗 10 天，出血停止后出院。5 个月前来我院住院治疗，查肝功异常，肾功能衰竭，总胆红素 77.7 μmol/L，白蛋白 25.3 g/L，尿素氮 20.8 mmol/L，肾小球滤过率（EGFR）11.3，肌酐 466 μmol/L，钙 2.05 mmol/L，凝血酶原活度 41.0%。B 超提示：肝硬化，门静脉高压（脾大，腹水，侧支循环形成），胆囊继发改变，胆囊结石。行保肝治疗及对症处理，行连续肾脏替代疗法（CRRT）治疗 3 次，并应用特利加压素等治疗，病情好转后出院，后再次出现上消化道出血数次，分别于两次于外院诊治，具体治疗不详。近 1 月患者自觉上述症状加重，乏力、进食后腹胀，食欲差，无发热，腹部隐痛不适，神志欠清，夜间明显，自觉尿黄，尿量少，自服瑞甘颗粒效果不佳，为求进一步诊治，今来我院，门诊以"肝硬化失代偿期"收入院治疗。

患者已戒酒 2 年，否认有乙肝接触史，否认有其他慢性疾病史。

体格检查：中年男性，神志欠清，慢肝面容，全身皮肤巩膜黄染，可见肝掌及蜘蛛痣，心肺听诊无明显异常。腹膨隆，有压痛，无明显反跳痛，肝脾肋下、剑下未触及，肝区叩痛阳性，莫菲氏征阴性，移动性浊音阳性，双下肢水肿。扑翼样震颤阳性。

辅助检查：血生化，总胆红素 77.7 μmol/L，白蛋白 25.3 g/L，尿素氮 20.8 mmol/L，EGFR 肾小球滤过率 11.3，肌酐 466 μmol/L，钙 2.05 mmol/L，凝血酶原活度 41.0%。B 超提示肝硬化，门静脉高压（脾大，腹水，侧支循环形成），胆囊继发改变，胆囊结石。

四、诊断与鉴别诊断

(一)诊断

1. 肝硬化失代偿期
2. 原发性腹膜炎
3. 胆囊结石伴慢性胆囊炎
4. 门静脉高压性胃肠病
5. 慢性肾衰竭
6. 慢性肝衰竭
7. 肝性脑病

诊断依据:①中年男性,慢性起病,既往有多次消化道出血史。②反复乏力、腹胀、尿黄 6 年,加重伴神志欠清 1 月。③查体:慢性肝病容,全身皮肤巩膜黄染,可见肝掌及蜘蛛痣,心肺听诊无明显异常。腹膨隆,有压痛,无明显反跳痛,肝脾肋下、剑下未触及,肝区叩痛阳性,莫菲氏征阴性,移动性浊音阳性,双下肢水肿。扑翼样震颤阳性。④辅助检查:肝功异常,肾功能衰竭,总胆红素 77.7 μmol/L,白蛋白 25.3 g/L,尿素氮 20.8 mmol/L,EGFR 肾小球滤过率 11.3,肌酐 466 μmol/L,钙 2.05 mmol/L。B 超提示:肝硬化,门静脉高压(脾大,腹水,侧支循环形成),胆囊继发改变,胆囊结石。

(二)鉴别诊断

1. 相关嗜肝病毒引起的肝病:相关嗜肝病毒感染引起肝脏损伤,可有乏力、食欲不振、肝区不适、尿黄、恶心等症状,化验肝功异常,根据原发病的临床特点和病原学、血清学检查结果进行鉴别。入院后完善相关病毒学指标检查,甲、乙、丙、丁、戊、庚肝,EB 及巨细胞抗体检查,以明确是否合并相关嗜肝病毒感染。

2. 自身免疫性肝病:青、中年女性多见,慢性起病,一般表现为疲劳、上腹部不适、瘙痒、食欲不振等,肝外表现可有持续性发热伴急性、复发性、游走性大关节炎。肝功能检查血清转氨酶升高,γ-球蛋白或 IgG 大于正常上限的 1.5 倍,自身抗体阳性,并排除病毒性肝炎与酒精、药物和化学物质的肝毒性作用及遗传性肝脏疾病可诊断。

3. 药物性肝病:此类患者近 3 个月内有长期大量应用一种或多种药物的病史,且可疑药物的给药到肝损伤出现的时间间隔多为 1～12 周,停药后肝功能异常及肝损伤好转,常常数周内完全恢复,如停药后临床表现在几天内消失及转氨酶在 1 周内下降超过 50%,则对诊断非常有意义。该患者既往无长期大量服用肝损伤药物病史,可以排除。

4. 原发性胆汁性肝硬化:绝大多数见于中年女性,起病隐匿,早期症状较轻,乏力和皮肤瘙痒为本病最常见的首发症状,可伴有脂肪泻和脂溶性维生素吸收障碍,夜盲症、骨质疏松、出血倾向、黄瘤。肝功能检查以直接胆红素升高为主,血清胆固醇可有增高,ALP、GGT 比正常增高 2～6 倍,ALP、IgM 和 AMA、AMA-M2 有助于早期诊断,B 超或 CT 排除肝外梗阻。

5. 继发性肝癌:原发于呼吸道、胃肠道、泌尿生殖道、乳房等处的癌灶常转移至肝,大多为多发结节,临床以原发癌表现为主,血清 AFP 检测一般为阴性,但少数继发性肝癌很难与原发性肝癌鉴别。确诊的关键在于病理组织学检查和找到肝外原发癌的证据。

6. 肝脓肿:临床表现为发热、肝区疼痛、压痛明显,肿大肝脏表面平滑无结节。白细胞计数和中性粒细胞升高。多次超声检查可发现脓肿的液性暗区,必要时在超声引导下做诊断性穿刺或药物试验性治疗以明确诊断。

五、诊治经过

患者入院后完善相关检查,明确诊断:①肝硬化失代偿期;②原发性腹膜炎;③胆囊结石伴慢性胆囊炎;④门静脉高压性胃肠病;⑤慢性肾衰竭;⑥慢性肝衰竭;⑦肝性脑病。给予保肝、退黄、利尿、降低门脉压、抗肝性脑病、通便、抗感染治疗及营养支持综合治疗,患者病情好转出院。

六、诊疗体会

肝硬化是各种慢性肝病进展至以肝脏弥漫性纤维化、假小叶形成、肝内外血管增殖为特征的病理阶段,代偿期无明显临床症状,失代偿期以门静脉高压和肝功能严重损伤为特征,患者常因并发腹水、消化道出血、脓毒症、肝性脑病、肝肾综合征和癌变等导致多脏器功能衰竭。治疗方面,除保肝对症外,尚需注意以下治疗。

1. 及时补充白蛋白及血液制品。失代偿期肝硬化患者均有不同程度的低蛋白血症和凝血功能障碍。及时补充白蛋白,可以提升血管内胶体渗透压,减轻水肿和腹水;输注血浆等血液制品,可以纠正凝血功能紊乱,防止出血并发症;二者均可以促进感染部位炎性组织的修复,改善机体抵抗力,必要时还可以使用血小板和重组粒细胞集落刺激因子。

2. 酌情使用类固醇皮质激素。乙肝肝硬化患者可能存在下丘脑-垂体-肾上腺轴损坏,血清皮质醇水平显著下降,在合并感染时肾上腺皮质激素的产生会有所不足,而引起糖皮质激素缺乏的表现[1]。患者出现严重全身炎症反应综合征(SIRS)和脓毒血症表现时,给予 3~5 天类固醇皮质激素,可有效减轻毒性反应,提高机体的应激能力,保护肝功能,在抗菌治疗全面起效前,避免各系统器官功能恶化。

3. 降阶梯选用抗生素,必要时联合用药。细菌感染是慢加急肝功能衰竭(ACLF)最常见的触发因素,可能与机体过度免疫应答、细菌毒素引起的直接组织损伤和毒力因子的作用有关[2]。患者细菌培养阳性率偏低,可能与留取标本时大多已经开始经验性抗菌治疗有关,但从既往阳性标本来看,细菌是以革兰氏阴性杆菌为主的多种菌株。有研究发现住院肝硬化患者的多重耐药感染增加,经验性抗生素治疗要提高抗生素疗效[3]。根据降阶梯抗菌原则,使用三代头孢、莫西沙星、碳青霉烯酶类抗生素,以达到尽快控制感染的目的,是避免器官衰竭和死亡高风险的有力措施。

4. 肝硬化脾功能亢进的患者可能会有白细胞减少的表现,酒精性肝硬化的患者自身就会出现白细胞及中性粒细胞增高的情况。因此,评价患者是否发生感染,需要联合其他指标如 C 反应蛋白、降钙素原等。

七、科主任点评

引起肝硬化的常见病因有乙肝和丙肝病毒感染、酒精性肝病、非酒精性脂肪性肝病、自身免疫性肝病[包括原发性胆汁性肝硬化(原发性胆汁性胆管炎)、自身免疫性肝炎和原发性硬化性胆管炎等]、遗传、代谢性疾病等。遗传、代谢性疾病,主要包括肝豆状核变性,血色病,肝淀粉样变,遗传性高胆红素血症,a_1-抗胰蛋白酶缺乏症,肝性卟啉病等;药物或化学毒物等;寄生虫感染,主要有血吸虫病、华支睾吸虫病等;循环障碍所致,常见的有布-加综合征和右心衰竭;不能明确病因的肝硬化。大多数肝硬化只有一个病因,也有多个病因同时作用,如乙、丙肝重叠感染;乙肝或丙肝患者长期大量饮酒等。此外,在主要病因的基础上,一些协同因素可以促进肝硬化的发展,如肥胖、胰岛素抵抗、某些药物等。肝硬化的形成是一种损伤后的修复反应,发生在慢性肝脏损伤的患者。在这一过程中,肝脏星状细胞活化是中心环节,还包括了正常肝细胞外基质的降解,纤维瘢痕组织的聚集、血管扭曲变形以及细胞因子的释放等。代偿期肝硬化无明显病理生理特征,失代偿期主要出现门静脉高压和肝功能减退两大类病理生理变化。肝硬化时,由于肝纤维化和假小叶的形成,压迫肝内小静脉及肝窦,使血管扭曲、闭塞,肝内血液循环障碍,门静脉回流受阻,是门静脉压升高最主要的原因。同时,门静脉血中去甲肾上腺素、5-羟色胺、血管紧张素等活性物质增加,作用于门静脉肝内小分支和小叶后小静脉壁,使其呈持续性收缩状态。由于肝脏慢性炎症导致肝细胞坏死,而新生的肝细胞又不能完全行使正常功能,故导致肝功能减退,如白蛋白和凝血因子的合成、胆色素的代谢、有害物质的生物转化、雌激素的灭活等受到影响而引起各种临床表现。肝硬化失代偿期腹水是腹腔内液体的产生与吸收失去动态平衡的结果。肝硬化腹水的形成常是几个因素联合作用的结果,门静脉高压是腹水形成的主要原因及始动因素。肾素-血管紧张素-醛固酮系统(renin-angiotensin-aldosterone system,RAAS)失衡及低蛋白血症在腹水的形成中发挥重要作用。肝硬化导致门静脉血回流受阻,门脉系统血管内压增高,毛细血管静脉端静水压增高,水分漏入腹腔。门静脉高压引起脾脏和全身循环改变致使血管紧张素等系统激活,血管活性物质分泌增多或/和活性增强使内脏血管广泛扩张,静脉流入量增加,同时引起小肠毛细血管压力增大和淋巴流量增加,产生水钠潴留[4]。食管等静脉曲张及破裂出血的主要原因是门静脉高压。门静脉高压导致门-体侧支循环形成,由于内脏小血管舒张,门静脉血流阻力增高,门体分流并不能有效减压,门静脉血流阻力仍高于正常肝脏。因而,门静脉压力的增加,一方面是因为门静脉阻力(肝内及侧支循环)增加,另一方面为血容量相对增加所致[5]。肝性脑病的发病机制至今尚未完全阐明,有多种学说从不同角度做出阐述,包括氨中毒学说、炎症反应损伤、氨基酸失衡学说及假性神经递质学说等。其中以氨中毒学说为核心,炎性介质及多种毒性物质共同作用导致脑功能紊乱[6]。失代偿期肝硬化合并腹水患者,由于门静脉压力升高,内脏血管扩张导致循环功能障碍(即内脏血管舒张和心排血量减少)引起的肾血流灌注不足是肝肾综合征发生的主要原因,近年认为循环中炎症介质水平增加也起重要作用[4]。炎症、饮酒、肥胖[7,8,9]及代谢综合征是肝硬化继续进展的常见因素。肥胖肝硬化患者原发性肝癌的风险也显著增加,体重指数增加是肝硬化失代偿的预测因素。肌肉减少性肥胖导致身体损伤和残疾的风险显著高于单独由两种疾病引起的风险,HBV 感染与乙醇(酒精)对肝脏损伤起协同作用,均可加速肝病的进展[10,11]。肝硬化诊断明确后,应尽早开始综合治疗。重视病因治疗,必要时抗炎抗肝纤维化,积极防治并发症,随访中应动态评估病情。若药物治疗欠佳,可考虑胃镜、血液净化(人工肝)、介入治疗,符合指征者进行肝移植前准备。

参考文献:

[1] Zhang J,Yu H W,Li J,et al.Reduced cortisol in the absence of bacterial infection in patients with hepatitis B virus cirrhosis[J]. Genetics & Molecular Research Gmr,2015,14(03):7 957-7 963.

[2] 王振光.高龄慢加急性肝衰竭患者1例抢救体会[J].中国当代医药,2013,20(05):135.

[3] 李育欣,牛春红.住院患者多重耐药菌感染的相关危险因素及预防[J].齐齐哈尔医学院学报,2015(08):1 218-1 219.

[4] Chinese Society of Hepatology,Chinese Medical Association,Xu X,Duan Z,et al.Chinese guidelines on the management of ascites and its related complications in cirrhosis[J].Hepatol Int,2019,13(1):1-21.

[5] 中华医学会肝病学分会,中华医学会消化病学分会,中华医学会消化内镜学分会.肝硬化门静脉高压食管胃静脉曲张出血的防治指南[J].中华内科杂志,2016,55(1):57-72.

[6] 中华医学会肝病学分会.肝硬化肝性脑病诊疗指南[J].中华内科杂志,2018,57(10):705-718.

[7] Berzigotti A,Abraldes J G.Impact of obesity and insulin-resistance on cirrhosis and portal hypertension[J].Gastroenterol Hepatol,2013,36(8):527-533.

[8] Berzigotti A,Albillos A,Villanueva C,et al.Effects of an intensive lifestyle intervention program on portal hypertension in patients with cirrhosis and obesity:The Sport Diet study[J].Hepatology,2017,65(4):1 293-1 305.

[9] Parker R,Kim S J,Im,G Y,et al.Obesity in acute alcoholic hepatitis increases morbidity and mortality[J].E Bio Medicine,2019,45:511-518.

[10] Montano-Loza A J,Angulo P,Meza-Junco J,et al.Sarcopenic obesity and myosteatosis are associated with higher mortality in patients with cirrhosis[J].J Cachexia Sarcopenia Muscle,2016,7(2):126-135.

[11] Hara N,Iwasa M,Sugimoto R,et al.Sarcopenia and sarcopenic obesity are prognostic factors for overall survival in patients with cirrhosis[J].Intern Med,2016,55(8):863-870.

(刘晓明)

一例原发性胆汁性胆管炎诊疗体会

一、患者基本信息

患者刘某，女性，58岁，汉族，已婚，退休，2018年5月25日入院。

二、主诉

反复肝功异常6年，乏力1个月。

三、现病史、查体、化验检查

现病史：患者于6年前查体时发现肝功异常（具体不详），无畏寒、发热，无胸痛、心悸，无头痛、头晕，无恶心、呕吐，无腹痛、腹泻，无咳嗽、咳痰，无皮肤瘙痒，于当地医院查甲、乙、丙、戊型肝炎病毒指标均阴性，门诊给予保肝、降酶等对症支持治疗；后定期复查肝功间断异常，腹部超声提示脂肪肝，未予重视。1个月前患者活动后乏力明显，休息不能缓解，无恶心、呕吐，无发热、畏寒，无头晕、头痛，无腹痛、腹泻，为求进一步诊治，门诊医生以"脂肪肝"收住我科。患者自发病以来，精神尚可，食欲尚可，夜间睡眠可。小便色略黄，大便无明显异常，体重近期无明显减轻。

流行病学史：否认肝病患者接触史，否认有脑炎、结核等传染病接触史，无不洁饮食及注射史，无输血史，无疫区疫水接触史。

既往史：糖尿病史6年，目前服用"格列美脲、阿卡波糖"降糖治疗，自诉空腹控制在6～8 mmol/L；余无特殊。

查体：体温36.3℃，脉搏68次/分钟，呼吸18次/分钟，血压120/70 mmHg。神志清，精神可，可见肝掌，无蜘蛛痣，皮肤巩膜无明显黄染，心肺听诊无明显异常，腹软，无压痛及反跳痛，肝脾肋下未触及，肝区轻度叩痛，Murphy征阴性，移动性浊音阴性，双下肢无水肿。

辅助检查：2016年5月社区医院腹部超声提示：脂肪肝；化验总胆红素10.6 μmol/L、谷丙转氨酶78 U/L、谷草转氨酶49 U/L。

四、诊断与鉴别诊断

初步诊断：①慢性肝炎；②脂肪肝；③药物性肝炎（?）；④自身免疫性肝病（?）；⑤2型糖尿病。

诊断依据：①患者中年女性，反复发作；②因反复肝功异常6年，乏力1月入院；③既往有脂肪肝、糖尿病史，并服用降糖药物；④查体：体温36.3℃，脉搏68次/分钟，呼吸18

次/分钟,血压 120/70 mmHg。可见肝掌,无蜘蛛痣,皮肤巩膜无明显黄染,腹软,无压痛及反跳痛,肝脾肋下未触及,肝区轻度叩痛,Murphy 征阴性,移动性浊音阴性,双下肢无水肿。⑤既往超声提示脂肪肝,转氨酶异常。

鉴别诊断:患者慢性肝病表现,病情反复发作,需要与下列疾病鉴别。①病毒性肝炎:病毒性肝炎是由多种肝炎病毒引起的以肝脏病变为主的一种传染病。临床上以食欲减退、恶心、上腹部不适、肝区痛、乏力为主要表现。部分患者可有黄疸、发热和肝大伴有肝功能损害。有些患者可慢性化,甚至发展成肝硬化,少数可发展为肝癌。在我国主要为慢性乙型或丙型病毒性肝炎,查相关病毒抗原、抗体及核糖核酸可鉴别。②药物性肝炎:可以表现为目前所知任何类型急性或慢性肝脏疾病,其中急性肝损伤约占报告病例数的 90% 以上,少数患者可发生威胁生命的暴发性或重症肝功能衰竭。急性药物型肝炎若为肝细胞型,可表现为肝炎型,亦可表现为脂肪肝型,临床特点为脂肪肝、氮质血症和胰腺炎,还可表现为肝内胆淤型药物性肝炎,包括单纯淤胆型,淤胆伴炎症型肝炎,混合型药物性肝炎既有肝炎型的表现亦有胆汁淤积的表现。慢性药物性肝炎可以有慢性活动性肝炎或脂肪性肝炎、胆汁淤积性肝炎等表现。临床症状可有肝区不适,腹胀,食欲减退,恶心,乏力等。实验室检查,最早最常见的为血清转氨酶增高,亦可发生黄疸,血胆红素增高,其他尚有血碱性磷酸酶、谷氨酰转肽酶增高[1]。③自身免疫性肝病:是因体内免疫功能紊乱引起的一组特殊类型的慢性肝病,包括自身免疫性肝炎(autoimmune hepatitis, AIH)、原发性胆汁性胆管炎(primary biliary cholangitis,PBC)、原发性硬化性胆管炎(primary sclerosing cholangitis, PSC)以及相互重叠的所谓重叠综合征(overlap syndrome)。不同类型的自身免疫性肝病,其人口学特征、临床表现、肝脏的病理改变各有不同。该病具体的发病机制尚不明了,患者多伴有其他自身免疫性疾病,如糖尿病、桥本甲状腺炎等。[2] ④酒精性肝病(alcoholic hepatitis):是由于长期大量饮酒导致的肝脏疾病。初期通常表现为脂肪肝,进而可发展成酒精性肝炎、肝纤维化和肝硬化。其主要临床特征是恶心、呕吐、黄疸,可有肝脏肿大和压痛。并可并发肝功能衰竭和上消化道出血等。

五、诊疗经过

患者于 2018 年 5 月 26 日化验检查结果如下。生化:总胆红素 13.6 μmol/L,谷丙转氨酶 97 U/L,谷草转氨酶 50 U/L,谷草/谷丙 0.5,碱性磷酸酶 267 U/L,谷氨酰基转移酶 277 U/L,白蛋白 40 g/L,前白蛋白 148 mg/L,总胆固醇 6.9 mmol/L,高密度脂蛋白胆固醇 2.52 mmol/L,葡萄糖 12.0 mmol/L,脂蛋白 a 40 mg/dL,免疫球蛋白 G 10.54 g/L,免疫球蛋白 A 2.35 g/L,免疫球蛋白 M 3.07 g/L,补体 C4 0.18 mg/dL,补体 C1q 380 mg/L;肾功、电解质、心肌酶谱无异常;糖化血红蛋白 6 g/L,血红蛋白 87 g/L、糖化血红蛋白% 8.4%;血常规分析:白细胞 3.50×10⁹/L,红细胞 4.40×10¹²/L,血红蛋白 130.00 g/L,血小板 130.00×10⁹/L;自免肝谱定性均阴性;肝纤维化组合正常范围,肿瘤相关物质测定 14 mAU/mL;甲肝抗体阴性;戊肝抗体 IgM 阴性,戊肝抗体 IgG 阴性;庚肝抗体 IgG 阴性;巨细胞抗体 IgM 阴性,EB 抗体 IgM 阴性;乙肝五项:乙肝表面抗原(化学发光)

0.00 IU/mL,乙肝表面抗体 I 0.22 mIU/mL,乙肝 e 抗原 I 0.37 s/co 阴性,乙肝 e 抗体 I 1.88 s/co 阴性,乙肝核心抗体 I 0.79 s/co 阴性,排除常见嗜肝病毒感染;AFP-L 3%:<0.5%,AFP 1.300 ng/mL 正常范围;胸片无异常,血凝六项:PT 10.8 s,PTA 95% 正常范围;腹部超声:慢性肝实质损害。心电图:窦性心律,正常心电图。肝纤维化扫描:CAP 185 dB/m,E 5.9 kPa,符合 F0F1 期。

根据入院化验结果排除常见嗜肝病毒感染,排除脂肪肝,患者有糖尿病且服用降糖药物 6 年,与肝炎反复发作的时间一致,考虑慢性药物性肝损伤可能,而患者中年女性,反复肝功能异常,查自身抗体定性虽然为阴性,但生化指标酶学变化以 AKP、GGT 升高为主,免疫球蛋白以 IgM 升高为主,自身免疫性肝病(尤其是 PBC)可能性大,两者需要进一步鉴别;治疗上给予改善肝细胞炎症、保护肝细胞、降酶、降糖及对症支持治疗,应用甘草酸苷、多烯磷脂酰胆碱、还原性谷胱甘肽等对症治疗,并建议患者停用格列美脲、阿卡波糖,换用胰岛素控制血糖,观察。

2018 年 6 月 7 日复查肝功。总胆红素 13.6 μmol/L,谷丙转氨酶 68 U/L,谷草转氨酶 33 U/L,谷草/谷丙 0.5,碱性磷酸酶 222 U/L,谷氨酰基转移酶 221 U/L,前白蛋白 158 mg/L,总胆汁酸 28 μmol/L,高密度脂蛋白胆固醇 2.11 mmol/L,低密度脂蛋白胆固醇 3.59 mmol/L,葡萄糖 9.7 mmol/L,免疫蛋白 M2.92 g/L,补体 C4 0.16 mg/dL,补体 C1q 364 mg/L;凝血酶原活度 95.0%;血分析:白细胞 3.65×10⁹/L,红细胞 4.22×10¹²/L,血红蛋白 128.00 g/L,血小板 117.00×10⁹/L;化验 ALT、AST、AKP、GGT 指标均有所好转,肝脏炎症活动有所好转,继续巩固治疗。

2018 年 6 月 15 日复查肝功。总胆红素 15.0 μmol/L,直接胆红素 5.2 μmol/L,谷丙转氨酶 163 U/L,谷草转氨酶 75 U/L,谷草/谷丙 0.5,碱性磷酸酶 194 U/L,谷氨酰基转移酶 253 U/L,白蛋白 44.0 g/L,前白蛋白 132 mg/L,总胆固醇 6.6 mmol/L,高密度脂蛋白胆固醇 2.34 mmol/L,低密度脂蛋白胆固醇 3.35 mmol/L,葡萄糖 8.9 mmol/L,脂蛋白 a 342 g/L;化验提示 ALT、AST、GGT 反弹,部分超过入院时数值,血糖较入院时好转。因患者出现病情反复,且停用降糖药物两周余,肝脏炎症并没有随着停药而好转,结合病史、年龄等因素考虑自身免疫性肝病可能性大,查房后建议复查自免肝普,并强烈建议肝穿刺活检明确诊断并评估肝炎、纤维化程度,告知肝穿刺活检的目的、风险、费用等事宜,患者及其家属表示考虑;并调整治疗方案,加强保肝降酶治疗:停注射用复方甘草酸苷(160 mg 静脉点滴,每天 1 次),改用异甘草酸镁(150 mg 静脉点滴,每天 1 次)。

6 月 29 日化验结果:肝功+血糖:谷丙转氨酶 65 U/L、谷草转氨酶 53 U/L、碱性磷酸酶 190 U/L、谷氨酰基转移酶 251 U/L、前白蛋白 164 mg/L、低密度脂蛋白胆固醇 3.42 mmol/L、葡萄糖 10.6 mmol/L、脂蛋白 a 361 g/L;自免肝谱定性:抗核抗体阴性,抗线粒体抗体 M2 测定 1:100 阳性;结果显示强效保肝、降酶治疗后 ALT、AST 下降明显,炎症控制有效,而 AKP、GGT 下降不理想,胆管炎症指标无明显好转,且复查自免肝谱第一次出现抗线粒体抗体 M2 阳性,AMA-M2 阳性在临床上对原发性胆汁性胆管炎或原发性胆汁性肝硬化有诊断价值,建议自免肝谱定量检查。在治疗上给予加用熊去氧胆酸胶囊(优思弗 250 mg,每天 3 次)口服。经过与患者及其家属反复沟通,同意行肝穿刺活检;排除肝穿刺活检禁忌证后,患者于 7 月 6 日肝穿刺活检。

2018 年 7 月 13 日复查。自免肝谱定量:抗核抗体 88.66 U/mL,抗可溶性肝胰抗原抗体 36.39 U/mL,抗线粒体 M2 50.60 U/mL,余项正常范围;肝功＋血脂:总胆红素 9.6 μmol/L,谷丙转氨酶 18 U/L,谷草转氨酶 20 U/L,碱性磷酸酶 144 U/L,谷氨酰基转移酶 173 U/L,白蛋白 42.3 g/L,前白蛋白 174 mg/L,总胆汁酸 22 μmol/L,低密度脂蛋白胆固醇 3.16 mmol/L,葡萄糖 6.6 mmol/L,提示 ALT、AST 正常范围,而 AKP、GGT 及胆汁酸水平均有好转,肝功好转,血糖较前控制可,血分析无异常;肝穿刺病理:①免疫组化化验未提示 HBV 感染证据;②汇管区淋巴细胞核浆细胞聚集,包裹小间叶胆管,汇管区范围有所扩大,无界面炎,与肝组织分解清除;③肝细胞轻度肿胀,无明显水肿变性和脂肪变性,无胆汁淤积;④上述表现并不特异,可见于自身免疫性肝病,如原发性胆汁性胆管炎等,G2S3。免疫组化:CK7(－),HBcAg(－),HBsAg(－),HepPar-1(－),Arg-1(－),CD34(－),IgG4(－),β-catenin(－),CD 8(＋),CD 4(＋),网状纤维染色(＋),Masson(＋);结合患者病理结果及自免肝谱,考虑自身免疫性肝病(原发性胆汁性胆管炎)[2,3],此病女性多见,可发展为肝硬化、肝衰竭,目前患者处于无黄疸期,建议患者长期服用优思弗,并定期复查生化、免疫、自免肝谱、血分析指标,补充维生素及微量元素,尤其是脂溶性维生素及钙剂,预防骨质疏松,观察。

7 月 20 日复查肝功。总胆红素 9.8 μmol/L,谷丙转氨酶 17 U/L,谷草转氨酶 22 U/L,碱性磷酸酶 144 U/L,谷氨酰基转移酶 143 U/L,球蛋白 0.4 g/L,白/球比值 23.8,前白蛋白 187 mg/L;葡萄糖 6.2 mmol/L。患者肝功能正常范围,血糖控制良好,病情好转,带药出院。

六、诊疗体会

原发性胆汁性胆管炎(PBC)是一种自身免疫性疾病,其诊断要点:①以中年女性为主,其主要临床表现为乏力、皮肤瘙痒、黄疸、骨质疏松和脂溶性维生素缺乏,可伴有多种自身免疫性疾病,但也有很多患者没有明显的临床症状。②生化检查:ALP、GGT 升高最常见;ALT、AST 可轻度上升,通常为正常值上限的 2～4 倍。③免疫学检查:免疫球蛋白的升高以 IgM 为主。AMA 阳性是最具诊断价值的实验室检查。AMA 有九种类型,其中以第 2 型(M2)最具特异性。④影像学检查:对所有胆汁淤积患者均应进行肝胆系统的超声检查。超声提示胆管系统正常且 AMA 阳性的患者,不需要进行胆管成像即可诊断 PBC。⑤肝组织活检:AMA 阳性并且具有典型的临床表现和生化异常的患者,肝组织活检对诊断并非必须检查。

需要注意的是[3]:①病因不明的 ALP 和/或 GGT 升高,建议常规检测 AMA 或 AMA-M2;②对 AMA 或 AMA-M2 阳性的患者,肝穿刺活检并非诊断所必需的检查。但是 AMA/AMA-M2 阴性患者,或者临床怀疑合并其他疾病如自身免疫性肝炎、非酒精性脂肪性肝炎,需行肝穿刺活检协助诊断。③PBC 诊断基于 3 条标准:a. 血清 AMA 阳性;b. 血清胆汁淤积、酶升高超过 6 个月;c. 肝脏组织病理提示或支持 PBC。一般符合 2 条标准高度提示 PBC 诊断,符合 3 条标准则可确诊。④肝脏酶学正常的 AMA 阳性者应每年随访胆汁淤积的生物化学指标。

诊断时需要排除其他肝病,如血清 AMA 阴性,需行胆管成像排除原发性硬化性胆管炎。如果患者有难以解释的碱性磷酸酶升高(超声示胆管正常),需警惕 PBC,可进行 AMA 检查,如 AMA 阴性,应进行抗核抗体、SMA 和免疫球蛋白的测定,必要时肝活检组织学检查。AMA 阳性而碱性磷酸酶正常的患者,应随访并每年进行肝功能检查。部分患者具有 PBC 的典型临床症状、生化特征和组织学的所有表现,但 AMA 持续阴性。这些患者常被描述为"自身免疫性胆管炎",需与 AIH 进行鉴别诊断。这些患者血清中可能存在其他自身抗体,如抗 GP-210 抗体、抗 P62 抗体和抗 Sp-100 抗体等,现被认为是 PBC 的亚型。抗 GP-210 抗体阳性的 PBC 预后相对较差。

此患者结合病史、生化及肝穿刺活检组织病理综合分析,最后诊断为原发性胆汁性胆管炎,经过治疗后好转出院。

七、科主任点评

(一)原发性胆汁性胆管炎(PBC)是一种自身免疫性肝脏疾病,好发于 50 岁以上女性,是由于肝内小叶间胆管肉芽肿炎症导致小胆管破坏减少、胆汁淤积,最终出现纤维化、肝硬化甚至肝功能衰竭。

1. 临床特点。临床上可有皮肤瘙痒、上眼内眦部出现黄色瘤,肝功能检查以肝内淤胆为特征,表现为总胆红素升高,直接胆红素升高超过间接胆红素,同时有碱性磷酸酶和谷氨酰转移酶显著升高。血清免疫球蛋白 IgM 显著升高,血清抗核抗体和抗平滑肌抗体阳性。

2. 自然病史。临床上 PBC 自然病史大致可分为四期[4]。第一阶段为临床前期:AMA 阳性,但生物化学指标无明显异常。第二阶段为无症状期:主要表现为生物化学指标异常,但没有明显临床症状。第三阶段为症状期:患者出现乏力、皮肤瘙痒等临床症状;从症状出现起,一般生存时间为 5~8 年[5]。有症状患者的门静脉高压相关并发症 10 年内发生率为 10%~20%,高于无症状患者。当患者出现食管胃底静脉曲张后,3 年的生存率仅为 59%,第一次出血后 3 年生存率约 46%[6]。第四阶段为失代偿期:患者出现消化道出血、腹水、肝性脑病等临床表现。此阶段以胆红素进行性升高为特点,当胆红素达到 34.2 μmol/L 时,平均生存时间为 4 年;达到 102.6 μmol/L 时,则标志着患者进入终末阶段,平均生存时间仅为 2 年。

3. 肝组织学检查。AMA 阳性并且具有典型临床表现和生物化学异常的患者,肝活组织检查对诊断并非必须。但是,对于 AMA 阴性者,或者转氨酶异常升高的患者,需行肝穿刺活组织病理学检查,以除外 AIH、非酒精性脂肪性肝炎等疾病。此外,肝组织病理学检查有助于疾病的分期及预后的判断。PBC 的基本病理改变为肝内<100 μm 的小胆管的非化脓性破坏性炎症,导致小胆管进行性减少,进而发生肝内胆汁淤积、肝纤维化,最终可发展至肝硬化。

4. PBC 诊断基于 3 条标准:①血清 AMA 阳性;②血清胆汁淤积、酶升高超过 6 个月;③肝脏组织病理提示或支持 PBC。一般符合 2 条标准高度提示 PBC 诊断,符合 3 条标准则可确诊。

5. PBC 的治疗

（1）基础治疗。目前熊去氧胆酸（Ursodeoxycholic Acids，UDCA）是目前唯一推荐的治疗 PBC 的药物[7]。其主要作用机制为促进胆汁分泌、抑制疏水性胆酸的细胞毒作用及其所诱导的细胞凋亡，因而保护胆管细胞和肝细胞。推荐剂量为(13～15)mg/(kg·d)，分次或 1 次顿服。如果同时应用消胆胺，二者应间隔 4 h 以上。

（2）UDCA 应答不佳者。对 UDCA 生物化学应答欠佳的患者，目前尚无统一治疗方案。已有多项研究探索了对应答欠佳患者的治疗方法，包括甲氨蝶呤、吗替麦考酚酯、他汀类药物、水飞蓟宾和大剂量 UDCA 等，但其疗效均尚未经大样本随机对照临床研究证实。布地奈德、贝特类降脂药及新药 6-乙基鹅去氧胆酸即奥贝胆酸（Obeticholic Acid，OCA）在临床研究中显示出一定疗效，可考虑用于这一类患者的治疗，但其长期疗效仍需进一步验证。

（3）其他免疫抑制剂。由于 PBC 的发病机制可能与自身免疫有关，故有多项临床试验探索了免疫抑制剂的疗效，如肾上腺皮质激素（泼尼松、泼尼松龙）、硫唑嘌呤、甲氨蝶呤、环孢素 A 等。但研究结果显示，免疫抑制剂对 PBC 的疗效并不确定，且可能存在药物不良反应。一些具有较高器官靶向性、较低不良反应的新型免疫抑制剂也被试用于 PBC 的治疗，但尚缺乏大规模的临床研究验证其疗效。

（4）肝移植。肝移植是治疗终末期 PBC 唯一有效的方式。PBC 患者肝移植的基本指征与其他肝病相似，即预计存活时间少于 1 年者。其主要条件包括：顽固性腹水、自发性腹膜炎、反复食管胃底静脉曲张破裂出血、肝性脑病、肝细胞癌，或难以控制的乏力、瘙痒或其他症状造成生活质量严重下降等。PBC 患者肝移植术后预后较好，生存率高。欧洲肝移植注册网（www.EUR.org）显示，PBC 患者肝移植后 1、5、10 年生存率分别为86%、80%、72%，高于病毒性肝炎、其他自身免疫性肝病以及酒精性肝病患者肝移植后的生存率。日本的一项研究表明[8]，PBC 活体肝移植后 1 年和 5 年的生存率分别为 80%和 75%。

文献报道肝移植后 PBC 的复发率波动于 10%～40%，复发时间一般在 3.0～5.5年[9]，5 年及 10 年的复发率为分别为 18%及 30%[10]。

（5）症状及并发症治疗：①对存在皮肤瘙痒的 PBC 患者首选消胆胺，推荐剂量为4～16 g/d；由于本药影响其他药物（如 UDCA、地高辛、避孕药、甲状腺素）的吸收，故应与其他药物的服用时间需间隔 4 h。②对乏力的患者首先应除外其他导致乏力的因素，莫达非尼可以减轻 PBC 患者的乏力症状，推荐剂量为 100～200 mg/d。③合并干燥综合征的患者需注意改变生活习惯和环境。对于干眼症的患者可使用人工泪液和环孢霉素 A 眼膏。对于药物难治性病例，可行鼻泪管阻塞并联合应用人工泪液。④建议补充钙及维生素 D 预防骨质疏松。成人每日元素钙摄入量 800 mg；绝经后妇女和老年人每日元素钙摄入量为 1 000 mg。维生素 D 的成年人推荐剂量 200 IU/d；老年人推荐剂量为400～800 IU/d。

（6）长期随访：PBC 患者需长期服用 UDCA 治疗，建议每 3～6 个月监测肝脏生物化学指标,以评估生物化学应答情况,并发现少数在疾病进程中有可能发展为 PBC-AIH 重叠综合征的患者。对于肝硬化以及老年男性患者,每 6 个月行肝脏超声及 AFP 检查,以筛查原发性肝细胞癌。每年筛查甲状腺功能。对于黄疸患者,如有条件可每年筛查脂溶性维生素水平。对于肝硬化患者应行胃镜检查,明确有无食管胃底静脉曲张,并根据胃镜结果及患者肝功能情况,每 1~3 年再行胃镜检查。根据患者基线骨密度及胆汁淤积的严重程度,每 2~4 年评估骨密度。

参考文献:

[1] 中华医学会肝病学分会药物性肝病学组.药物性肝损伤诊治指南.临床肝胆病杂志,2015,31(11):1 752-1 768.

[2] 中华医学会肝病学分会,中华医学风湿病学分会.自身免疫性肝病诊断和治疗指南.中华风湿病杂志,2011,15(08):556-558.

[3] 中华医学会肝病学分会.原发性胆汁性肝硬化诊断和治疗共识.临床肝胆病杂志[J],2015(31):1 980-1 988.

[4] Mayo M J.Natural history of primary biliary of cirrhosis[J]. Clin Liver Dis,2008,12(2):277-288.

[5] Prince M, Chetwynd A.Newman W, et al. Survival and symptom progression in geogapfically based cohort of patients with primary biliary cirrhosis:follow up for up to 28 years[J]. Gastroenterology,2002,123(4):1 044-1 051.

[6] Imam M H.Undor K D.The natural history of primary biliary cirrhosis [J]. Semin Liver Dis,2014,34(3):329-333.

[7] Heathcote E J.Management of primary biliary of cirrhosis The American Association for the Study of Liver Diseases practice guidelines[J]. Hepatology,2000,31(4):1 005-1 013.

[8] Yamagiwa S,Ichida T.Recurrence of primary biliary cirrhosis and primary sclerosing cholangitis after liver transplantation in Japan[J]. Hepatol Res,2007,37(Suppl 3):S449-S454.

[9] Carbone M,Neuberger J.Liver transplantation in PBC and PSC:Indications and disease recurrence [J]. Clin Res Hepatolgastroenterol,2011,35(6-7):446-454.

[10] Uermann Garcia R F,Evangelisa A, Garcia C, Mcmasterp, et al.TranspIantation for primary biliary cirrhosis: retrospective analysis of 400 patients in a single center[J]. Hepatology,2001,33(1):22-27.

（陈振娟）

粪菌移植辅助治疗慢加急性肝衰竭一例病例报告

一、患者基本信息

患者赵某某，男性，50 岁，已婚，职员，于 2017 年 9 月 21 日入院。

二、主诉

HBsAg 阳性 4 年余，乏力、尿黄 20 余天。

三、现病史、体格检查、辅助检查

1. 现病史。患者 4 年前查体时发现 HBsAg 阳性，当时肝功能及 HBV 病毒载量具体数值不详，自觉无明显不适症状，未在意，未行正规诊治。2 年前在医生建议下开始服用核苷类似物抗病毒治疗（短暂服用拉米夫定后换用恩替卡韦分散片 0.5 mg 每日一次），未定期监测病毒载量；1 个多月前自行停用恩替卡韦分散片口服；20 余天前感乏力倦怠，偶感恶心，无呕吐，小便色深，无畏寒、发热，无心慌、头痛，无明显皮肤瘙痒，无腹痛、腹胀，无腹泻、便秘，于当地医院查肝功能异常，TBIL 80 $\mu mol/L$，DBIL 34 $\mu mol/L$，ALT 575 U/L，AST 295 U/L，PTA 55%，当地医院给予保肝、退黄、补充蛋白、抗炎等对症治疗，治疗过程中胆红素进行性升高，出现肝性脑病症状，积极抗肝昏迷治疗后神志好转，因查乙肝病毒耐药基因检测发现多位点变异，改用替诺福韦 300 mg 口服，每日一次抗病毒治疗，因黄疸进行性加深，不适症状加重，为求进一步治疗来我院，门诊以"慢加急性肝衰竭"收入我院。患者自发病以来，自觉乏力明显，腹胀，食欲下降，偶有恶心，曾呕吐胃内容物，夜间睡眠差，尿黄明显，尿量尚可，大便无明显异常，体重近期无明显减轻。

患者有乙肝接触史，近期有应用血浆行血浆置换治疗史，自称血型为 B 型，具体用量不详，否认输血不良反应，无疫区疫水接触史。既往下肢静脉曲张手术后 1 年，否认糖尿病、冠心病、高血压等病史，无药物、食物过敏史，有少量饮酒史，母亲及兄弟姐妹多人均 HBsAg 阳性。

2. 入院查体。体温 36.3℃，脉搏 70 次/分钟，呼吸 18 次/分钟，血压 110/70 mmHg，发育正常，营养中等，自主体位，神志清，精神可，慢肝病容，全身皮肤黏膜及巩膜黄染明显，可见肝掌，未见蜘蛛痣，周身浅表淋巴结未触及肿大，头颅无畸形，眼睑无水肿，结膜无充血，两侧瞳孔等大等圆，对光反射灵敏，口唇无发绀，咽无充血，扁桃体不大，颈对称，气管居中，甲状腺不大，胸廓对称无畸形，双侧呼吸动度对等，心肺听诊无明显异常，腹饱满，未见腹壁静脉曲张，全腹触软，无明显压痛及反跳痛，肝脾肋下均未触及，莫菲氏征阴性，肝区叩痛阳性，移动性浊音阳性，双下肢水肿，右下肢可见股静脉留置管，敷料干燥，无渗血渗液。

3. 辅助检查。肝功(9.1)：TBIL 80 μmol/L，DBIL 34 μmol/L，ALT 575 U/L，AST 295 U/L，PTA 55%；肝功(9.21)：TBIL 364.6 μmol/L，DBIL 307.9 μmol/L，ALT 124 U/L。

四、诊断与鉴别诊断

(一)诊断

1. 慢加急性肝衰竭
2. 慢性乙型病毒性肝炎
3. 下肢静脉曲张手术后

(二)鉴别诊断

1. 慢性肝衰竭：是在肝硬化基础上，肝功能进行性减退导致的以腹水或门静脉高压、凝血功能障碍和肝性脑病等为主要表现的慢性肝功能失代偿，该患者无肝硬化基础，病情进展迅速，暂不支持。

2. 急性肝衰竭：起病急，发病 2 周内出现以 2 度以上肝性脑病为特征的肝衰竭症状，病死率高，病程不超过 3 周。该患者不符合。

3. 淤胆型肝炎：以肝内淤胆为主要表现的一种特殊临床类型，有梗阻性黄疸临床表现，消化道症状较轻，ALT、AST 升高不明显，PT 无明显延长，PTA>60%，该患者不符合。

4. 其他相关嗜肝病毒引起的肝病：相关嗜肝病毒感染引起肝脏损伤，可有乏力、食欲不振、肝区不适、尿黄、恶心等症状，化验肝功异常，根据原发病的临床特点和病原学、血清学检查结果进行鉴别。入院后完善相关嗜肝病毒学指标检查，已明确是否合并相关嗜肝病毒感染。

5. 酒精性肝病：患者多有长期大量饮酒史，临床表现差异较大，与组织学损害程度有关。常发生在近期(数周至数月)大量饮酒后，出现全身不适、食欲不振、恶心呕吐、乏力、肝区疼痛等症状。可有发热(一般为低热)，常有黄疸，肝大并触痛，严重者可出现急性肝功能衰竭，化验肝功能异常，GGT 明显升高，病毒学指标均为阴性，此患者可排除。

五、诊疗经过

入院后完善检查。血常规：WBC 14.58×10^9/L，HB 142 g/L，PLT 130×10^9/L，NEUT 10.95×10^9/L，NEUT% 75.1%；生化：TBIL404.8 μmol/L，DBIL 177 μmol/L，ALT 124 U/L，AST 162 U/L，ALB 28.9 g/L，肾功及电解质可；PT 18.2 s，PTA 47%；HBV-DNA 1.374E+03 IU/mL；HBsAg、HBeAg、HBcAb 为阳性；其他嗜肝病毒均为阴性；AFP 297.4 ng/mL；腹水常规：深黄色，浑浊，无凝固物，李凡他试验为阴性，有核细胞计数 183×10^6/L，多核细胞百分比 22%，单核细胞百分比 78%；大便无明显异常；心电图正常；腹部 B 超提示慢性肝损害急性发作表现，腹水；入院后给予丁二磺酸腺苷蛋氨酸、

富马酸替诺福韦二吡呋酯片、舒肝宁注射液、异甘草酸镁注射液、呋塞米、来立信、人血白蛋白等药物保肝、抗病毒、降酶、抗炎、利尿等综合治疗,联合血浆置换对症支持治疗,间断输注冰冻血浆以补充凝血因子,改善凝血机制,并根据临床表现及辅助检查结果适时调整用药。该患者入院后查血常规中白细胞总数及中性粒细胞数、中性粒细胞比率等持续偏高,根据临床经验调整抗生素应用种类及时间,效果均不理想。

患者入院 20 天左右血象较前明显升高,随后出现发热、咳嗽咳痰及腹泻症状,多次送检细菌培养提示痰培养及大便培养均为热带念珠菌生长,血培养提示马红球菌生长,与此对应,肝功结果及凝血指标均较前加重,TBIL 从之前的 482.3 μmol/L 升至 540 μmol/L,PTA 由之前的 47% 下降至 37%,WBC 由之前的 8.31×10^9/L 升至 14.29×10^9/L,中性粒细胞比率由 64.7% 升至 77.1%,之后又进一步升高至 86.6%,患者乏力、腹胀等不适症状亦较前明显加重,食欲进一步下降,大便 3～5 次/天,为黄色不成形便,最多时一日7～8次,里急后重感不明显,根据临床经验结合药敏结果,我们随后调整抗生素应用,加用卡泊芬净抗真菌治疗,体温及血象部分好转,但患者腹泻及腹胀症状改善不明显,考虑患者肠道微生态失衡,肠黏膜屏障功能受损,在征得患者及家属知情同意后,我们给患者安排一周两次结肠水疗后新鲜粪菌液灌肠治疗。

该患者在接受 FMT(粪菌移植)联合治疗 1 周后,首先腹泻症状及排便规律逐步好转,腹胀症状明显缓解,食欲逐渐好转,精神状态有所恢复,从化验指标来看,TBIL 从 507.8 μmol/L 降至 273.3 μmol/L,PTA 由之前的 41% 上升至 49%,WBC 总数由之前的 16.73×10^9/L 降至 9.93×10^9/L,中性粒细胞比率由 86.6% 降至 73.8%,之后各指标均进一步好转,胆红素等生化指标逐渐好转,黄疸减轻,PTA 升高,血象改善,病情逐渐好转。患者治疗 3 个月后,胆红素、PTA 等各异常指标均接近正常。

六、诊疗体会

肝衰竭是多种因素引起的严重肝脏损害,导致合成、解毒、代谢和生物转化功能严重障碍或失代偿,出现以黄疸、凝血功能障碍、肝肾综合征、肝性脑病、腹水等为主要表现的一组临床症候群[1-3]。在我国引起肝衰竭的主要病因是肝炎病毒(尤其是乙型肝炎病毒),其次是药物及肝毒性物质(如酒精、化学制剂等)。儿童肝衰竭还可见于遗传代谢性疾病。本病例经诊断为慢加急性肝衰竭,指在慢性肝病基础上,由各种诱因引起以急性黄疸加深、凝血功能障碍为肝衰竭表现的综合征,可合并包括肝性脑病、腹水、电解质紊乱、感染、肝肾综合征、肝肺综合征等并发症,以及肝外器官功能衰竭。患者黄疸迅速加深,血清 TBIL≥10×ULN 或每日上升≥17.1 μmol/L;有出血表现,PTA≤40%(或 INR≥1.5)[1-3]。

目前肝衰竭的内科治疗尚缺乏特效药物和手段。肝移植是治疗各种原因所致的中晚期肝功能衰竭的最有效方法之一;内科综合治疗包含一般支持治疗、对症治疗、病因治疗、人工肝支持治疗、并发症的治疗等[3-6]。

该患者有慢性乙型病毒性肝炎病史,发病前有明确的抗病毒药停药史,且服用抗病毒药过程中也未定期检查肝功及 HBV-DNA 等指标,对于何时出现病毒学突破,何时出现生化学突破,均未能及时发现,错过病情变化的早期预警,抗病毒治疗监测不规范,未能定期随访,这也提醒我们临床医生在开始抗病毒治疗前及治疗中反复提醒患者注意避免私自停药的问题,加强依从性管理[7]。

HBV-DNA 阳性的肝衰竭患者,不论其检测出的 HBV-DNA 载量高低,建议立即使用核苷(酸)类药物抗病毒治疗。抗病毒药物应选择快速强效的核苷(酸)类药物。建议优先使用核苷类似物,如恩替卡韦、替诺福韦。在肝衰竭前、早、中期开始抗病毒治疗,疗效相对较好;对慢加急性肝衰竭的有关研究指出,早期快速降低 HBV-DNA 载量是治疗的关键[7-8]。

以该病例为代表的肝衰竭患者多数病情进展迅速,病情重并复杂,免疫力下降,存在极大肠道菌群失调及肠道细菌移位致内毒素血症、感染等并发症可能,需在治疗过程中注意警惕,定期复查监测,及时处理并控制感染,促进病情好转。推荐常规进行血液和体液的病原学检测。不推荐常规预防性使用抗感染药物[3-6]。一旦出现感染征象,应首先根据经验选择抗感染药物,并及时根据病原学检测及药敏试验结果调整用药。应用广谱抗感染药物,联合应用多个抗感染药物,以及应用糖皮质激素类药物等治疗时,应注意防治继发真菌感染。

虽然目前临床上有很多益生菌胶囊等微生态制剂来帮助调节肠道菌群,稳定肠道内环境[9-10],但在实际临床工作中,很多患者临床表现消化道症状明显(如恶心、食欲不振、饭后腹胀、剑下不适等等),可能同时服用其他多种药物,比如利尿药、降压药、抗病毒药物等等,存在一定程度口服用药困难,甚至很多患者同时应用着抗生素,对于部分益生菌制剂发挥疗效起到一定限制。我们通过该病例观察发现,该患者在结肠水疗清除部分肠道粪块后再进行 FMT 患者自觉舒适度有提高。该方法简单易行,费用低,接受度高,结合实际更适用于此类重患者,尤其是对于无力承担肝移植相关费用及风险的患者及家庭来说,多了一条内科保守治疗的手段,增加治疗的希望,有望指导肝衰竭内科未来的治疗方向。

七、科主任点评

肝衰竭是临床常见的严重肝病症候群,病死率极高。2006 年中华医学会感染病学分会制订了我国第一部《肝衰竭诊疗指南》,从定义、诱因、分类、诊断和治疗等方面对肝衰竭进行了系统而精要的阐述,指导和规范了我国肝衰竭的临床诊疗,并根据最新的临床医学证据不断更新和完善[3-5]。基于病史、起病特点及病情进展速度,肝衰竭可分为四类:急性肝衰竭(acute liver failure, ALF,急性起病,无基础肝病史,2 周内出现以Ⅱ度以上肝性脑病为特征的肝衰竭);亚急性肝衰竭(subacute liver failure, SALF,起病较急,无基础肝病史,2~26 周出现肝功能衰竭的临床表现);慢加急性(亚急性)肝衰竭[acute(subacute)-on-chronic liver failure, ACLF 或 SACLF,在慢性肝病基础上,短期内出现急性肝功能失代偿和肝功能衰竭的临床表现];慢性肝衰竭(chronic liver failure, CLF,在肝硬化基础上,缓慢出现肝功能进行性减退导致的以反复腹水和/或肝性脑病等为主要表现的慢性肝功能失代偿)。

肝衰竭诊断明确后,应动态评估病情、加强监护和治疗。肝衰竭治疗原则上强调早期诊断、早期治疗,采取相应的病因治疗和综合治疗措施,并积极防治并发症。目前肝衰竭的内科治疗尚缺乏特效药物和手段。肝移植是治疗各种原因所致的中晚期肝功能衰竭的最有效方法之一,适用于经积极内科综合治疗和/或人工肝治疗疗效欠佳,不能通过上述方法好转或恢复者。在肝衰竭的治疗中肝移植作为内科治疗效果不佳的另一种手段,一直备受推崇。

内科综合治疗包含一般支持治疗、对症治疗、病因治疗、人工肝支持治疗、并发症的治疗等。

一般支持治疗:①卧床休息,减少体力消耗,减轻肝脏负担,病情稳定后加强适当运动。②加强病情监护。③推荐肠内营养,包括高碳水化合物、低脂、适量蛋白饮食。肝性脑病患者详见"肝性脑病"部分。进食不足者,每日静脉补给热量、液体、维生素及微量元素,推荐夜间加餐补充能量。④积极纠正低蛋白血症,补充白蛋白或新鲜血浆,并酌情补充凝血因子。⑤注意纠正水电解质及酸碱平衡紊乱,特别要注意纠正低钠、低氯、低镁、低钾血症。⑥注意消毒隔离,加强口腔护理、肺部及肠道管理,预防医院内感染发生[3-6]。

对症治疗:①护肝药物推荐应用抗炎护肝药物、肝细胞膜保护剂、解毒保肝药物以及利胆药物。不同护肝药物分别通过抑制炎症反应、解毒、免疫调节、清除活性氧、调节能量代谢、改善肝细胞膜稳定性、完整性及流动性等途径,达到减轻肝脏组织损害,促进肝细胞修复和再生,减轻肝内胆汁淤积,改善肝功能。②微生态调节治疗:肝衰竭患者存在肠道微生态失衡,益生菌减少,肠道有害菌增加,而应用肠道微生态制剂可改善肝衰竭患者预后。建议应用肠道微生态调节剂、乳果糖或拉克替醇,以减少肠道细菌易位或内毒素血症[10-12]。有报道 FMT 作为一种治疗肝衰竭尤其是肝性脑病的新思路,可能优于单用益生菌[5],可加强研究。③免疫调节剂的应用:肾上腺皮质激素在肝衰竭治疗中的应用尚存在不同意见。非病毒感染性肝衰竭,如自身免疫性肝炎及急性酒精中毒(重症酒精性肝炎)等,可考虑肾上腺皮质激素治疗[甲泼尼龙,$(1.0 \sim 1.5) \mathrm{mg} /(\mathrm{kg} \cdot \mathrm{d})$],治疗中需密切监测,及时评估疗效与并发症。其他原因所致的肝衰竭前期或早期,若病情发展迅速且无严重感染、出血等并发症者,可酌情短期使用。

病因治疗:肝衰竭病因对指导治疗及判断预后具有重要价值,包括发病原因及诱因两类。对其尚不明确者应积极寻找病因以期达到正确处理的目的。去除诱因如重叠感染、各种应激状态、饮酒、劳累、药物影响、出血等。针对不同病因治疗,如 HBV-DNA 阳性的肝衰竭患者,不论其检测出的 HBV-DNA 载量高低,建议立即使用核苷(酸)类药物抗病毒治疗。药物性肝损伤:尽可能确定非处方药的成分。有研究证明,N-乙酰半胱氨酸(NAC)对药物性肝损伤所致急性肝衰竭有效[3]。

同时注意并发症的内科综合治疗(脑水肿、肝性脑病、感染、低钠血症、AKI 及肝肾综合征、出血、肝肺综合征)。

人工肝支持治疗:是治疗肝衰竭的有效方法之一,其治疗机制是基于肝细胞的强大再生能力,通过一个体外的机械、理化和生物装置,清除各种有害物质,补充必需物质,改善内环境,暂时替代衰竭肝脏的部分功能,为肝细胞再生及肝功能恢复创造条件或等待机会进行肝移植。推荐人工肝治疗肝衰竭方案采用联合治疗方法为宜,选择个体化治疗,注意操作的规范化。

肝移植适用于内科治疗效果不佳者,但因其肝源有限、费用昂贵、风险较高等原因,无法广泛推广,此时寻找安全有效、价格低廉的治疗手段——粪菌移植联合药物及人工肝治疗等内科手段,提高内科治疗效果,有望减轻该类患者的治疗问题。

多数慢加急性肝衰竭患者肝衰竭发病机制中非常重要的、也是病情加重的病因是微生态变化所导致的内毒素二次打击[13]。粪菌移植作为解决人体微生态失衡的最有效治疗手段,相当于作为体系的器官移植,是数种益生菌制剂无法比拟的[13-15]。虽然是局部操作,但其解决的是肝衰竭后的整体治疗问题,包括感染、毒素、修复损伤、重建肝内外环境等问题。它是一种主动出击的肝衰竭治疗状态,对于肝衰竭患者的治疗有重要意义和影响。对于拟提供粪菌的家属进行初步体检并必要的粪便检查,以确保供者样本的安全性,收集粪菌移植作为解决人体微生态失衡的最有效治疗手段,相当于作为体系的器官移植,是数种益生菌制剂无法比拟的(正常菌群约 1 500 种)。虽然是局部操作,但其解决的是肝衰竭后的整体治疗问题。通过粪菌移植改善肠道微生态,可稳定肠道内环境,减少毒素吸收,减轻肝脏负担,对于肝脏生化学指标,如胆红素、酶学、蛋白水平、胆固醇等有重要意义。它是一种主动出击的肝衰竭治疗状态。该患者出现肠道菌群紊乱后对病情进一步加重,在该病例中,我们采用结肠水疗后粪菌移植的办法治疗肠道菌群紊乱,配合常规药物等治疗,稳定肠道内环境取得良好效果,并经过长期随访,无不良反应,有望对肝衰竭治疗提供参考。

检索美国官方临床试验注册机构 www.clinicahrials.gov 网站,截止日期 2016 年 6 月 30 日共注册 123 项关于 FMT 的临床试验,其中 75%(92/123)是在 2014 年之后的 3 年内注册,并呈逐年增加趋势,2015 年注册 40 项,为历年最高,2016 年前 6 个月已新注册 24 项。在注册的 123 项临床试验中,注册国家以北美为主,美国 51 项,加拿大 17 项,共占总数 54%,其次为欧洲 21 项,亚洲一共注册 17 项,均来自中国。主要涉及 FMT 治疗艰难梭状芽孢杆菌感染(CDI)、炎症性肠病(IBD)、肠易激综合征(IBS)、肝硬化、肝衰竭、脂肪肝、肝性脑病、胰腺炎、胆管炎以及肥胖、营养与代谢等数十种疾病种类或疾病状态,其以 FMT 治疗 CDI 和 IBD 为主,而 FMT 与肝病的研究为第三大研究热点,其他领域的研究目前相对较少。

我们通过该病例观察发现,该患者在结肠水疗清除部分肠道粪块后再进行 FMT 患者自觉舒适度有提高。该方法简单易行,费用低,接受度高,结合实际更适用于此类重患者,尤其是对于无力承担肝移植相关费用及风险的患者及家庭来说,多了一条内科保守治疗的手段,增加治疗的希望,有望指导肝衰竭内科未来的治疗方向。

参考文献:

[1] 李兰娟,任红.传染病学(第 9 版)[M].北京:人民卫生出版社,2018.

[2] 陈灏珠,林果为.实用内科学(第 15 版)[M].北京:人民卫生出版社,2019.

[3] 中华医学会感染病学分会肝衰竭与人工肝学组,中华医学会肝病学分会重型肝病与人工肝学组.肝

衰竭诊治指南(2018 年版)[J]. 中华肝脏病杂志,2019,27(01):18-26.

[4] 中华医学会感染病学分会肝衰竭与人工肝学组,中华医学会肝病学分会重型肝病与人工肝学组.肝衰竭诊疗指南[J]. 中华肝脏病杂志,2006,14(9):643-646.

[5] 中华医学会感染病学分会肝衰竭与人工肝学组,中华医学会肝病学分会重型肝病与人工肝学组.肝衰竭诊治指南(2012 年版)[J]. 中华临床感染病杂志,2012,5(6):321-327.

[6] Vilstrup H,Amodio P,Bajaj J,et al. Hepatic encephalopathy in chronic liver disease:2014 Practice Guideline by the American Association for the Study of Liver Diseases and the European Association for the Study of the Liver[J]. Hepatology,2014,60(2):715-735.

[7] Jindal A,Kumar M,Sarin S K.Management of acute hepatitis B and reactivation of hepatitis B[J]. Liver Int,2013,33(1):164-175.

[8] Sun L J,Yu J W,Zhao Y H,et al.Influential factors of prognosis in lamivudine treatment for patients with acute-on-chronic hepatitis B liver failure[J]. J Gastroenterol Hepatol,2010,25(3):583-590.

[9] 肖党生,李兰娟.微生态制剂在重型肝炎感染中的应用研究[J]. 国外医学·流行病学传染病学分册,2003,30(5):280-283.

[10] 李兰娟.进一步深入对肠道微生态失衡与肝病重症化关系的研究[J]. 中华内科杂志,2015,54(5):393-395.

[11] 吴仲文,徐凯进,李兰娟,等.78 例肝硬化患者肠道细菌易位及其相关性研究[J]. 中华外科杂志,2006,44(21):1 456-1 459.

[12] Qin N,Yang F,Li A,et al.Alterations of the human gut microbiome in liver cirrhosis[J]. Nature,2014,513(7516):59-64.

[13] 蒋建文,李兰娟.人体微生态与疾病的研究现状和展望[J]. 传染病信息,2016,29(5):257-262.

[14] 徐桥迈,汤灵玲,李兰娟.粪菌移植在艰难梭菌感染治疗中的应用及进展[J]. 中华内科杂志,2015,54(12):1 054-1 056.

[15] 李甜甜,李东颖,李建生.粪菌移植在胃肠疾病及非胃肠疾病临床应用研究的证据现状[J]. 中国全科医学,2018,21(24):2 916-2 921.

(范 妮)

难治型慢加急性肝衰竭一例

一、患者基本信息

患者贾某某,女,73岁,汉族,已婚,退休,于2018年12月26日入院。

二、主诉

HBsAg阳性50余年,乏力3年,尿黄、腹胀2个月。

三、现病史、体格检查、辅助检查

现病史:患者50年前发现HBsAg阳性,当时肝功正常,未治疗。3年前自觉乏力,就诊于北京某医院确诊为"肝硬化、肝囊肿",遂应用恩替卡韦分散片(润众)抗病毒治疗。此后定期复查,肝功稳定,HBV-DNA阴性。2018年7月患者自行停用恩替卡韦分散片,2个月前患者出现乏力明显,小便黄,食欲减退,时有腹胀,21天前就诊于青岛某医院,查乙肝五项提示大三阳。肝功:ALT 154 U/L,AST 113 U/L,TBIL 51.3 μmol/L,DBIL 32.4 μmol/L,ALB 31.5 g/L,AKP 188 U/L,GGT 80 U/L,PTA 65.33%。自述入院时乙肝病毒载量约为10^6 IU/mL,给予保肝、退黄、抗病毒(润众)、对症治疗,病情持续进展,胆红素逐步升高,PTA低至39.94%,诊断为"肝衰竭",并应用血浆、人血白蛋白、激素等治疗。患者应用地塞米松10 mg/d×7 d,目前减量至地塞米松5 mg/d×4 d,病情仍控制不佳,查肝功:ALT 134 U/L,AST 84 U/L,TBIL 197.3 μmol/L,DBIL 160.7 μmol/L,ALB 33.5 g/L,AKP 174 U/L,GGT 104 U/L,PTA 52.39%,HBV-DNA 3.99×10^4 IU/mL,为求进一步诊疗遂来我院,门诊以"肝衰竭"收入我科。患者自发病以来,精神尚可,饮食欠佳,腹胀明显,睡眠一般,小便色深如茶色,无尿频、尿急、尿痛及排尿困难,大便偏干,1次/天,近20 d体重较前增加10斤。

既往史:近20天有多次血浆输注史,自述血型为B型,末次血浆输注时间及用量不详,无输血不良反应。余无特殊。

个人史、婚育史及家族史:儿子因肝癌已去世,父亲因肝癌去世多年,余无特殊。

入院查体:体温36.2℃,脉搏71次/分钟,呼吸18次/分钟,血压142/86 mmHg。老年女性,发育正常,营养中等,神志清,精神可,自主体位,查体合作。全身皮肤黏膜可见明显黄染,未见出血点,可见肝掌,未见蜘蛛痣。巩膜明显黄染,眼睑及球结膜无水肿、充血及苍白。口唇无发绀,扁桃体无肿大,咽无充血。心肺听诊无明显异常。腹平软,下腹正中可见一10 cm纵行手术瘢痕,全腹无压痛及反跳痛,Murphy征(一),肝脾肋下未扪及,肝上界位于右锁骨中线第五肋间,肝区叩痛阳性,肾区无叩痛,移动性浊音阳性,肠鸣音存在,无亢进,双下肢轻度水肿。

四、诊断与鉴别诊断

(一)诊断

1. 肝炎肝硬化
2. 慢加急性肝衰竭
3. 肝囊肿
4. 电解质代谢紊乱
5. 自发性腹膜炎(?)
6. 真菌感染(?)

(二)鉴别诊断

1. 急性肝功能衰竭:急性起病,2周内出现Ⅱ度及以上肝性脑病(按Ⅳ度分类法划分)并有以下表现者:①极度乏力,有明显厌食、腹胀、恶心、呕吐等严重消化道症状;②短期内黄疸进行性加深;③出血倾向明显,血浆 PTA≤40%(或国际标准化比值≥1.5),且排除其他原因;④肝脏进行性缩小。本病例为慢性肝病基础上,短期内发生急性肝功能失代偿表现,可排除此病。

2. 慢性肝衰竭:为在肝硬化的基础上,肝功能进行性减退导致的以腹水或门静脉高压、凝血功能障碍和肝性脑病等为主要表现的慢性肝功能失代偿。本病例为短期内发生急性肝功能失代偿表现,可排除此病。

3. 相关嗜肝病毒引起的肝病:相关嗜肝病毒感染引起肝脏损伤,可有乏力、食欲不振、肝区不适、尿黄、恶心等症状,化验肝功异常,根据原发病的临床特点和病原学、血清学检查结果进行鉴别。入院后完善相关病毒学指标检查,甲、丙、丁、戊、庚肝,EB 及巨细胞抗体检查,以明确是否合并相关嗜肝病毒感染。本病例相关嗜肝病毒均阴性,可排除此病。

4. 原发性胆汁性肝硬化:绝大多数见于中年女性,起病隐匿,早期症状较轻,乏力和皮肤瘙痒为本病最常见的首发症状,可伴有脂肪泻和脂溶性维生素吸收障碍,夜盲症、骨质疏松、出血倾向、黄瘤。肝功能检查以直接胆红素升高为主,血清胆固醇可有增高,ALP、GGT 比正常增高 2~6 倍,ALP、IgM 和 AMA、AMA-M2 有助于早期诊断,B 超或 CT 排除肝外梗阻。本病例为乙肝肝硬化基础上发生的短期内急性肝功能失代偿表现,可排除此病。

五、诊疗经过

入院后完善相关辅助检查,生化、血氨、心肌酶、免疫组合:总胆红素 201.7 μmol/L,直接胆红素 142.3 μmol/L,间接胆红素 59.4 μmol/L,谷丙转氨酶 128 U/L,谷草转氨酶 72 U/L,碱性磷酸酶 147 U/L,谷氨酰基转移酶 89 U/L,总蛋白 48.7 g/L,白蛋白 32.6 g/L,前白蛋白 81 mg/L,总胆汁酸 228 μmol/L,总胆固醇 2.1 mmol/L,胆碱酯酶 3 247 U/L,

葡萄糖 14.7 mmol/L,肌酐 36 μmol/L,钾 3.3 mmol/L;血凝:凝血酶原时间 19.3 s,凝血酶原活度 43.0%,凝血机制差;血分析:白细胞 9.71×10⁹/L,红细胞 3.69×10¹²/L,血红蛋白 118.00 g/L,血小板 71.00×10⁹/L,中性粒细胞比率 90.90%,中性粒细胞数 8.82×10⁹/L,AFP-L 3%:25.40%,AFP 1 183.900 ng/mL,乙肝病毒 DNA 定量 8.423×10³ IU/mL,相关嗜肝病毒均阴性。外院 CT 示肝脏多发囊肿,左外叶低密度,腹水,双侧胸腔积液,食管裂口疝,胸腰段及部分腰椎椎体术后改变。余未见明显异常。

入院后给予抗病毒、保肝、退黄疸、利尿及对症治疗,应用恩替卡韦分散片、腺苷蛋氨酸、舒肝宁、异甘草酸镁、谷胱甘肽、促肝细胞生长素、白蛋白等。于 12 月 28 日行人工肝支持治疗,12 月 29 日复查血常规:白细胞 16.33×10⁹/L,红细胞 3.29×10¹²/L,血红蛋白 106.00 g/L,血小板 82.00×10⁹/L,中性粒细胞比率 88.70%,中性粒细胞数 14.48×10⁹/L;生化组合:总胆红素 218.3 μmol/L,直接胆红素 143.3 μmol/L,间接胆红素 75.0 μmol/L,谷丙转氨酶 100 U/L,谷草转氨酶 79 U/L,总蛋白 48.6 g/L,白蛋白 33.8 g/L,葡萄糖 9.3 mmol/L,钾 2.9 mmol/L,氯 89 mmol/L;血凝四项:凝血酶原时间 17.0 s,凝血酶原活度 51.0%。患者血象较前升高,黄疸持续加深,电解质紊乱,病情持续进展;患者入院前曾应用激素,血象较入院时持续升高,结合患者肝衰竭、免疫力低下,感染不排除,给予头孢曲松钠抗感染治疗,并应用氯化钾纠正电解质紊乱,并完善相关检查查找感染源及病原体。在保肝对症治疗的同时继续间断行人工肝治疗 2 次,但患者血象一直偏高,黄疸继续加深。

2019 年 1 月 2 日复查总胆红素 285.6 μmol/L,直接胆红素 188.1 μmol/L,间接胆红素 97.5 μmol/L,谷丙转氨酶 115 U/L,谷草转氨酶 104 U/L,白蛋白 33.8 g/L,总胆汁酸 106 μmol/L,总胆固醇 2.3 mmol/L,钾 2.7 mmol/L,钠 130.0 mmol/L,氯 87 mmol/L,C 反应蛋白 40.1 mg/L 偏高;AFP-L 3%:25.90%,AFP 299.400 ng/mL 较前下降;血分析:白细胞 11.01×10⁹/L,红细胞 2.58×10¹²/L,血红蛋白 86.00 g/L,血小板 71.00×10⁹/L,中性粒细胞比率 88.80%,中性粒细胞数 9.79×10⁹/L;血凝:凝血酶原时间 17.4 s,凝血酶原活度 49.0%。

2019 年 1 月 3 日患者查体:口腔黏膜可见散在大小不一白色斑点,咽拭子示咽拭子培养 1:草绿色链球菌生长,咽拭子培养 2:真菌生长,考虑患者存在真菌感染,遂停用头孢曲松钠,加用卡波芬净抗真菌、碳酸氢钠漱口,其后尿培养及大便培养均可见真菌生长。继续保肝、退黄疸及人工肝治疗,患者血象下降,肝功好转,凝血功能改善。

2019 年 1 月 11 日尿培养可见大肠埃希菌生长,且为多重耐药菌,按照药敏试验,加用哌拉西林他唑巴坦抗感染治疗。

2019 年 1 月 14 日复查尿、大便培养无真菌生长,遂停用卡波芬净。

2019 年 1 月 19 日复查血生化:总胆红素 139.7 μmol/L,直接胆红素 87.7 μmol/L,谷丙转氨酶 52 U/L,谷草转氨酶 59 U/L,白蛋白 33.2 g/L,葡萄糖 10.7 mmol/L,钾 2.8 mmol/L,钠 145.0 mmol/L,氯 104 mmol/L;血凝:凝血酶原时间 17.1 s,凝血酶原活度 50.0%;血分析:白细胞 6.93×10⁹/L,红细胞 2.24×10¹²/L,血红蛋白 85.00 g/L,血小板 117.00×10⁹/L,中性粒细胞比率 81.00%。患者血糖偏高,根据监测血糖情况应用胰岛素

降糖治疗。患者血象下降,黄疸下降,自觉症状改善。

2019 年 1 月 21 日复查血凝:凝血酶原时间 16.4 s,凝血酶原活度 53.0%;总胆红素 166.1 μmol/L,直接胆红素 108.2 μmol/L,间接胆红素 57.9 μmol/L,谷丙转氨酶 73 U/L,谷草转氨酶 84 U/L,白蛋白 36.7 g/L,葡萄糖 10.4 mmol/L,钾 3.0 mmol/L,钠 153.0 mmol/L,氯 110 mmol/L,C 反应蛋白 26.1 mg/L;咽拭子培养 1:草绿色链球菌生长,咽拭子培养 2:白色念珠菌生长;血分析:白细胞 10.53×10^9/L,红细胞 2.60×10^{12}/L,血红蛋白 99.00 g/L,血小板 155×10^9/L,中性粒细胞比率 85.50%,中性粒细胞数 9.01×10^9/L;尿培养:细菌培养 2:阴性,患者再次出现真菌感染,停用哌拉西林他唑巴坦,再次应用卡波芬净抗真菌,但患者出现大便次数增多,胃肠道功能紊乱,患者感染控制不理想,血象持续升高,后加用比阿培南抗感染治疗,效果不佳。

2019 年 1 月 28 日复查血分析:白细胞 11.89×10^9/L,红细胞 3.02×10^{12}/L,中性粒细胞比率 91.10%,中性粒细胞数 10.84×10^9/L;血凝:凝血酶原时间 15.2 s,凝血酶原活度 59.0%;肝功:总胆红素 156.1 μmol/L,直接胆红素 96.3 μmol/L,间接胆红素 59.8 μmol/L,谷丙转氨酶 86 U/L,谷草转氨酶 74 U/L,碱性磷酸酶 145 U/L,谷氨酰基转移酶 133 U/L,白蛋白 34.3 g/L,葡萄糖 24.7 mmol/L,尿素氮 7.6 mmol/L,钾 2.9 mmol/L,钠 148.0 mmol/L,C 反应蛋白 24.8 mg/L;降钙素原 0.96 ng/mL。患者目前肝功较入院前好转,凝血功能改善,但感染控制不良,至病情反复。患者家属要求自动出院至综合性医院进一步诊疗。

后曾与家属联系,患者至综合性医院应用万古霉素抗感染及降糖、纠正电解质紊乱、保肝对症治疗,患者感染、血糖、电解质,黄疸下降,凝血功能改善,后病情好转出院。

六、诊疗体会

肝衰竭是多种因素所引起的严重肝脏损伤,导致合成、解毒、代谢和生物转化功能严重障碍或失代偿,出现以黄疸、凝血功能障碍、肝性脑病、腹水等为主要表现的一组临床症候群[1]。引起肝衰竭的病因众多,在我国引起肝衰竭的主要病因是肝炎病毒(尤其是乙型肝炎病毒),其次是药物及肝毒性物质(如酒精、化学制剂等)。儿童肝衰竭还可见于遗传代谢性疾病,其发生机制也十分复杂。肝衰竭最直接的原因是肝组织大量肝细胞坏死。肝衰竭的临床分型可分为急性肝衰竭(acute liver failure,ALF),亚急性肝衰竭(sub-acute liver failure,SALF),慢加急性肝衰竭(acute on chronic liver failure,ACLF)和慢性肝衰竭(chronic liver failure,CLF)。无论哪型肝衰竭,肝细胞的大块坏死(坏死范围超过肝实质的 2/3)、亚大块坏死(占肝实质的 1/2~2/3),融合性坏死(相邻成片的肝细胞坏死)及桥接样坏死(较广泛的融合性坏死并破坏肝实质结构)和肝细胞再生始终贯穿于肝衰竭的始末。而肝衰竭患者的预后也在某种程度上取决于肝细胞的坏死和再生之间的博弈结果。由于肝衰竭发病急、进展快、病死率高,大大增加了临床治疗的难度。目前,肝功能衰竭的内科治疗尚缺乏特效药物和手段。主要仍以内科综合治疗、人工肝治疗和肝移植为主。人工肝是借助体外机械、化学或生物性装置,可暂时或部分替代肝脏功能。肝移植因供体相对缺乏、费用较高和各种手术禁忌证等因素,仍有一定的局限性。糖皮质激素作为肾上腺皮质束状带分泌的一类甾体激素，自20世纪80年代以来，已开始应用于各种原因导致的肝炎和肝衰竭的治疗。由于其较强的抗炎、抑制免疫反应、抗应激等作用，有效地抑制了肝脏的炎症反应、缩短治疗周期、减少患者住院时间，部分患者取得了较好的疗效。由于皮质激素潜在的不良反应较多，且治疗期间应用的时机选择、药物的种类、剂量和疗程等问题，目前仍存在较多的争议[2]。

本病例患者为老年女性，长期慢性肝病，肝硬化病史，自行停用抗病毒药物治疗病史，为此次慢加急性肝衰竭发病的主要原因。肝衰竭本就由于免疫麻痹易合并真菌感染[3]；此患者在外院行保肝、退黄疸治疗的同时还应用激素及广谱抗生素，使其发生真菌感染的概率明显增加。肝衰竭合并真菌的患者临床症状往往不典型，诊断缺乏有效手段。且真菌感染较为顽固，治疗疗程较长。而感染可加重肝衰竭，甚至是肝衰竭的主要死因。以上一系列原因导致此例患者治疗难度较大。

在今后的工作中，首先要做好乙肝患者抗病毒药物治疗的宣教，杜绝因停用抗病毒药物引起肝衰竭的发生；对于肝衰竭患者的治疗，激素使用应该慎重，肝衰竭治疗指南对于糖皮质激素目前尚存不同意见，自身免疫性肝炎是其适应证，其他原因所致肝功能衰竭前期或早期，若病情发展迅速且无严重感染、出血等并发症者也可酌情使用；对于肝衰竭患者尤其是应用过激素治疗的患者，警惕细菌及真菌感染，查体及血象、血、尿、大便培养、咽拭子、G/GM试验要及时反复进行，及时发现真菌及细菌感染，及时、足疗程、足量抗感染治疗至关重要。此例患者如果早发现真菌感染，及时应用抗真菌药物，并在静脉应用卡波芬净足疗程后继续口服抗真菌药物，可能不会再次出现真菌感染。同时患者此次发病后长期应用抗生素药物，应用激素，老年女性免疫力低下，增加了多重耐药致病菌群的出现，又增加了治疗难度。对于肝衰竭患者抗生素的使用的时机、疗程都应慎重；以上在今后的工作中可以参考。

七、科主任点评

慢加急性肝衰竭（ACLF）是在慢性肝病基础上，由各种诱因引起以急性黄疸加深、凝血功能障碍为肝衰竭表现的综合征，可合并包括肝性脑病、腹水、电解质紊乱、感染、肝肾综合征、肝肺综合征等并发症，以及肝外器官功能衰竭。患者黄疸迅速加深，血清TBIL≥10×ULN或每日上升≥17.1 $\mu mol/L$；有出血表现，PTA≤40%（或INR≥1.5）。根据不同慢性肝病基础分为3型，A型：在慢性非肝硬化肝病基础上发生的慢加急性肝衰竭；B型：在代偿期肝硬化基础上发生的慢加急性肝衰竭，通常在4周内发生；C型：在失代偿期肝硬化基础上发生的慢加急性肝衰竭。ACLF是危及全球公共健康的重大疾病，内科综合治疗病死率高达50%～90%，早期诊断和治疗对降低ACLF病死率至关重要[4]。其主要死因为感染和器官衰竭。系统性炎性反应和易感染是ACLF的典型病理生理学特点。

乙型肝炎病毒相关慢加急性肝衰竭为我国最常见的肝衰竭类型，其疾病发展快、病死率高，目前认为其发病机制主要与机体免疫紊乱有关[5]。有研究报道病原相关分子模式（PAMPs）和损伤相关分子模式（DAMP）可通过免疫介导的炎症反应持续损失肝组织[6]，由此导致肝脏微循环障碍，引起肝脏缺血缺氧，肝脏合成、解毒、代谢等功能下降，诱发内毒素血症，继而产生大量的炎性细胞因子，引起肝窦内皮细胞损伤、微循环和凝血功能障碍，进一步加重对肝脏的打击[7]。另有研究认为，细胞毒性 T 淋巴细胞（CTL）介导的免疫反应是导致肝细胞坏死的原因之一[8,9]。现有多个研究认为糖皮质激素能通过不同的机制保护肝细胞，阻止多种不同致损伤因素所诱导的肝细胞凋亡。有研究报道，肝衰竭患者血清 IL-10、IL-12 等细胞因子表达失衡，炎性细胞因子 TNF-a、IL-6 和 IL-8 等水平显著升高，且与肝脏炎症反应程度相关。糖皮质激素可诱导炎性细胞凋亡，抑制 TNF-a、IL-6 和 IL-8 等炎性细胞因子的表达，阻止或延缓肝内微循环障碍，减轻肝细胞缺血、缺氧和再灌注障碍[10]。

虽然糖皮质激素在治疗领域应用广泛，但其副作用和相关禁忌证仍不可小觑。在使用过程中容易造成向心性肥胖、高血压、高血糖、溃疡出血、精神异常和因抑制免疫功能而导致感染的发生等常见的副作用。除此之外，需警惕在激素治疗过程中，乙型肝炎病毒（HBV）再激活（hepatitis B virus reactivation，HBVr）事件的发生。激素等免疫抑制剂的使用可导致患者出现 HBVr。HBVr 具有发病急骤、不易控制、病死率高和预后较差等特点，临床上对此类患者需要特别关注。HBVr 不仅仅发生在 HBsAg 阳性的患者，在 HBsAg 阴性和抗 HBc 阳性的患者也可发生[11]。所以，对于明确由 HBV 导致的肝衰竭，在进行糖皮质激素干预前，需要进行抗病毒治疗，并严格评估治疗风险。此外，肝衰竭患者免疫功能低下，且常常伴有胃底食道静脉曲张和凝血功能障碍，在使用糖皮质激素之前，需警惕消化道出血和感染的发生。

对于乙型肝炎病毒相关慢加急性肝衰竭激素的使用一定要慎重，权衡利弊后再做决定。《肝衰竭诊治指南》指出，大部分肝衰竭前期或早期患者，若病情进展快但未伴随严重感染、出血等并发症，可酌情使用糖皮质激素进行临床治疗。一些研究认为[12]，尽早使用激素可以明显改善肝衰竭患者的预后。对于糖皮质激素的剂量和疗程方面，仍然需要根据患者的病情而定，不能一概而论。国内外学者对此也持有不同的意见。有人主张短程、大剂量的冲击疗法，有人建议初期中剂量，后期逐渐递减的中程疗法，还有人建议间断给药等。日本学者探讨了大剂量甲泼尼龙治疗病毒相关的急性肝功能衰竭（ALF）患者，结果显示，在 ALF 早期使用大剂量甲泼尼龙可有效抑制肝细胞的破坏。与未使用激素组相比，激素治疗组生存率略高，肝再生稍有改善，但差异无统计学意义。激素治疗组在治疗过程中并发症发生率与对照组无统计学差异（P＜0.64）。在临床实际操作过程中，无法做到杜绝并发症和副反应的发生，对于激素用法用量的讨论也依然伴随着诸多争议。从治疗角度而言，只能在治疗前进行严格评估，才能把副反应和并发症的发生率降到最低。

对于肝衰竭的治疗原则上强调早期诊断、早期治疗，针对不同病因采取相应的病因治疗措施和综合治疗措施，并积极防治各种并发症。肝功能衰竭患者诊断明确后，应进行病情评估和重症监护治疗。有条件者早期进行人工肝治疗，视病情进展情况进行肝移植前准备[1]。也有研究认为，一旦病情进展到肝衰竭晚期阶段，除了肝移植，其他方案都是徒劳的[13]。

　　本例患者入院即确诊为慢加急性肝衰竭,给予抗病毒、保肝、退黄疸对症治疗,并行人工肝治疗以改善内环境,降低胆红素,促进肝细胞再生修复,肝脏总体而言处于一个恢复过程。患者为老年女性、自行停用抗病毒药物史、激素应用史及肝衰竭状态,免疫力低下状态,后期合并真菌及多重耐药菌感染状态,如若感染控制不住,易导致败血症、多脏器功能衰竭,进而导致死亡。患者及时应用万古霉素抗感染治疗,联合保肝及综合内科治疗,进而病情得到控制,前期治疗得到巩固,患者恢复良好。

参考文献:

[1] 中华医学会感染病学分会肝衰竭与人工肝学组,等.肝衰竭诊治指南(2018年版).中华传染病杂志,2019,37(1):1-9.

[2] Singal A K, Shan V H. Current trials and novel therapeutic targets for alcoholic hepatitis. J Hepatol, 2019,70(2):305-313.

[3] 杨中原,等.肝衰竭合并真菌感染的诊断和治疗.内科急危重症杂志,2019,25(3):185-188.

[4] 慢加急性肝衰竭诊断标准东西方差异再认识.杨玲玲,李君.临床肝胆病杂志,2019,35(9):1 903-1 908.

[5] 储君,杨燕卿,等.糖皮质激素治疗乙型肝炎病毒相关慢加急性肝衰竭的研究进展.海南医学,2019,30(17):2 274-2 276.

[6] Triantafyllou E, Woollard K J, Mcphail M J W, et al. The role of monocytes and macrophages in acute and acute on chronic liver failure. Front Immunol, 2018,9(12):2 948.

[7] Chung R T, Stravitz R T, Fontana R J, et al. Pathogenesis of liver injury in acute liver failure. Gasteoenterology, 2012,143:e1-e7.

[8] Dong X, Gong Y, Zend H, et al. Imbalance between circulating CD4＋ regulatory T and conventional T lymphocytes in patients with HBV-related acute-on-chronic liver failure. Liver Int, 2013,33:1 517-1 526.

[9] 王晓晶,张小平,宁琴.肝衰竭的免疫发病机制.临床肝胆病杂志,2014, 30:984-991.

[10] Yan Z, Tan W, Zhao W, et al. Regulatory polymorphisms in the IL-10 gene promoter and HBV-related acute liver failure in Chinese population. J Viral Hepat, 2009, 16(11):775-783.

[11] Hoofnagle J H. Reactivation of hepatitis B. Hepatology, 2009,49:S156-S165.

[12] Li J, Wu J, Liu H X, et al. Early bilirubin response in acute on chronic hepatitis B liver failure patients treated with corticosteroids predicates a lower 3-month mortality. Int J Clin exp Med, 2016,9:10 364-10 373.

[13] Fujiwara K, Nakano M, Yasui S, et al. Advanced histology and impaired liver regeneration are associated with disease severity in acute-onset autoimmune hepatitis. Histopathology, 2011,58(5):693-704.

(郭　娜)

一个典型乙型肝炎后肝硬化失代偿期
病例诊疗体会

一、患者基本资料

患者纪某,女,47岁,汉族,已婚,职员,入院时间:2018年12月12日。

二、主诉

腹胀4年余,尿黄2年,加重伴乏力半月。

三、现病史、体格检查、化验检查

患者于2015年无明显原因出现腹胀,尤以饭后为著,无其他明显不适感,未引起患者重视。2016年出现尿色稍黄,无尿频、尿急、尿痛,大便正常,体力稍差,也未引起注意。后来尿黄逐渐加重。去当地一综合医院查肝功异常,ALT 29.9 U/L,AST 36.1 U/L,TBIL 29.6 μmol/L,HBV-DNA 5.009E+04 IU/mL,乙肝五项 HBsAg+,HBeAg+,HBcAb+,B超肝硬化、脾大、腹腔积液,为进一步治疗来本院。门诊以"肝炎肝硬化"收入院。经保肝、对症、抗病毒治疗,肝功正常、症状消失出院。出院后继续抗病毒治疗,病情时有波动,均在本院住院治疗。患者2017年9月出现乏力、上腹部不适,遂至中医诊所服用中药治疗1年余,具体不详,服用过程中无明显不适。2018年11月患者感食欲不振,腹胀加重,遂自行服用松花粉治疗,症状无改善,并逐渐加重。2018年12月初至当地诊所就诊,服用中药治疗,具体不详,服用过程中,乏力、腹胀加重,出现恶心、呕吐,头痛、头晕,咳嗽无痰,偶有胸闷、气促,偶有尿频、尿急,尿色黄,逐渐加深至深黄如浓茶样,大便色黑,排便次数及习惯无明显改变,近日不适感急剧加重,极度乏力、食欲极差,重度腹胀,为进一步诊治来本院。门诊以"1.乙型肝炎后肝硬化失代偿期;2.慢性肝衰竭"收入院。

患者母亲死于肝病,弟、妹均为乙肝病毒携带者。

体格检查:体温36.5℃,脉搏86次/分钟,呼吸22次/分钟,血压130/80 mmHg。中年女性,发育正常,营养中等,神志清楚,精神可,自主体位,查体合作。全身皮肤黏膜可见明显黄染,无出血点,无肝掌及蜘蛛痣,浅表淋巴结未触及肿大。头颅无畸形。巩膜黄染明显,眼睑及球结膜无水肿、充血及苍白,两侧瞳孔等大等圆,对光反射灵敏。鼻无畸形,通气良好。外耳道无脓性分泌物。口唇无发绀,伸舌居中,扁桃体无肿大,咽无充血。颈软,气管居中,甲状腺无肿大,无颈静脉怒张。胸廓对称,无畸形,双侧呼吸动度均等,双肺呼吸音清,未闻及干湿性啰音。心前区无隆起,心界不大,心率86次/分钟,律齐,各瓣膜听诊区未闻及病理性杂音。腹平软,全腹无压痛及反跳痛,Murphy 征(一),肝脾肋下未扪及,肝上界位于右锁骨中线第五肋间,肝区叩痛阳性,肾区无叩痛,无移动性浊音,肠鸣音存在,无亢进。肛门、直肠、外生殖器未查。脊柱、四肢无畸形,活动正常,双下肢无水肿。跟腱反射、膝反射存在,巴宾斯基征、脑膜刺激征未引出。

化验、检查暂缺。

四、诊断与鉴别诊断

(一)初步诊断

①乙型肝炎后肝硬化失代偿期;②慢性肝衰竭;③尿路感染。

诊断依据:①腹胀 4 年,尿黄 3 年,憋气 1 天。②有乙型肝炎后与肝硬化失代偿期、慢性肝衰竭住院治疗史。③查体:全身皮肤黏膜轻黄染,腹部皮肤可见瘀斑,无肝掌及蜘蛛痣,左肺呼吸音清,右肺下部呼吸音低,心脏听诊无异常,腹平软,肝脾肋下未扪及,全腹无压痛、反跳痛,肝区叩痛阳性,移动性浊音(±)。

(二)鉴别诊断

1. 血吸虫性肝硬化:有疫区旅居史及疫水接触史,肛门或直肠检查可发现血吸虫虫卵,影像学检查提示肝硬化,可有乏力、食欲下降、腹胀、黄疸等症状,查肝功异常。该患者无疫区旅居及疫水接触史,故可排除。

2. 心源性肝硬化:有长期心脏疾病史,颈静脉怒张等上腔静脉回流受阻的体征,心脏听诊可闻及杂音,患者可出现乏力、食欲下降、腹胀、双下肢水肿等症状及体征。该患者无心脏疾病史,故可以排除该病。

3. 酒精性肝硬化:有长期大量饮酒史,一般超过 5 年,男性每日酒精摄入量≥40 g,女性每日酒精摄入量≥20 g,化验肝功异常,可出现乏力、食欲下降、恶心、腹胀、黄疸等症状,该患者无饮酒史,故可以排除。

五、诊疗经过

入院后完善相关辅助检查,大便常规正常。血常规白细胞 $3.91×10^9$/L,红细胞 $3.85×10^{12}$/L,血红蛋白 100.00 g/L↓,血小板 $58.00×10^9$/L↓,单核细胞比率 8.60%↑,中性粒细胞比率 77.10%↑,红细胞分布宽度 SD 80.00%↑,血常规示血小板减少,提示脾功能亢进,中性粒细胞比值升高,提示感染;肿瘤标志物 AFP-L 3%:19.10%↑,AFP 21.500 ng/mL↑,糖类抗原 50:34.67 IU/mL↑,糖类抗原 242:3.82 IU/mL,CA153Ⅱ 32.790 U/mL↑,癌胚抗原 4.360 ng/mL↑,CA125Ⅱ 251.900 U/mL↑,糖类抗原 199:48.630 U/mL↑,多种肿瘤标志物升高,注意排除相关肿瘤;尿常规蛋白质＋- mg/L,胆红素 3＋,尿酮体 2＋,镜检白细胞 5 个/微升,上皮细胞 12 个/微升↑,结合患者尿频、尿急症状,提示存在尿路感染,符合诊断;肝纤维化组合:层粘连蛋白 72.68 ng/mL↑,透明质酸酶881.50 ng/mL↑,Ⅲ型前胶原 N 端肽 229.70 ng/mL↑,Ⅳ型胶原 220.20 ng/mL↑,甘胆酸 18.49 μg/mL↑,提示肝纤维化;甲状腺功能基本正常;生化组合＋心肌酶＋免疫组合：总胆红素 248.1 μmol/L↑，直接胆红素 156.3 μmol/L↑，间接胆红素 91.8 μmol/L↑，直胆比间胆 1.7↑，谷丙转氨酶 145 U/L↑，谷草转氨酶 126 U/L↑，碱性磷酸酶 141 U/L↑，总蛋白 53.5 g/L↓，白蛋白 26.9 g/L↓，白/球比值 1.0↓，前白蛋白 24 mg/L↓，总胆汁酸 89 μmol/L↑，总胆固醇 1.0 mmol/L↓，甘油三酯 0.33 mmol/L↓，高密度脂蛋白胆固醇 0.22 mmol/L↓，低密度脂蛋白胆固醇 0.76 mmol/L↓，胆碱酯酶 1 511 U/L↓，葡萄糖 3.4 mmol/L↓，肌酐 29 μmol/L↓，钾 3.4 mmol/L↓，钠 124.0 mmol/L↓，氯 90 mmol/L↓，钙 1.76 mmol/L↓，尿酸 60 μmol/L↓，转铁蛋白 1.8 g/L↓，视黄醇结合蛋白 1 mg/L↓，乳酸脱氢酶 312 U/L↑，肌酸激酶同工酶 85 U/L↑，α-羟丁酸脱氢酶 242 U/L↑，免疫球蛋白 G 24.42 g/L↑，免疫球蛋白 A 3.79 g/L↑，免疫球蛋白 M 0.62 g/L↓，补体 C4 0.15 mg/dL↓，补体 C1q 250 mg/L↑，高胆红素血症、低蛋白血症、转氨酶升高、电解质紊乱、低血糖、血脂升高，提示肝脏糖代谢、脂代谢异常，心肌酶谱异常，肾功基本正常；凝血酶原时间 33.1 s↑、凝血酶原活度 23.0%↓、凝血酶原比率 3.18↑、国际标准化比值 3.11↑、活化部分凝血活酶时间 46.9 s↑、纤维蛋白原 1.16 g/L↓、凝血酶时间 20.4 s↑，凝血功能异常，凝血酶原活动度明显降低，提示肝衰竭；乙肝表面抗原（化学发光）＜175.00 IU/mL↑、乙肝 e 抗原 I 18.40 s/co 阳性、乙肝 e 抗体 I 1.19 s/co 阴性、乙肝核心抗体 I 7.10 s/co 阳性；乙肝病毒 DNA 定量：1.816E＋05 IU/mL，提示病毒复制；甲、丙、戊、庚肝抗体，丁肝抗原抗体，CMV、EBV 抗体均阴性，可排除上述相关病毒感染；血栓弹力图示：CI＜－3.0 血液偏低凝，K↑Angle↓纤维蛋白原活性偏低，MA↓血小板活性偏低。治疗药物浓度测定异常明显，提示肝脏储备功能差；心电图示窦性心动过速；胸片示双下肺纹理增多；B 超示：肝硬化，门静脉高压（脾大，侧支循环形成），肝内多发结节，考虑硬化结节，胆囊继发改变，腹腔积液，胸腔积液。

入院后因病情重，下病危书，予无创心电检测、无创指脉血氧饱和度监测、无创血压监测，流质饮食，留陪人，给予苦黄颗粒、丁二磺酸腺苷蛋氨酸、舒肝宁、复方氨基酸注射液等保肝、降酶治疗，恩替卡韦胶囊抗病毒治疗，苦黄颗粒协助退黄，螺内酯片利尿，后因消化道症状重，给予艾司奥美拉唑抑酸、保护胃黏膜，预防食道下端、胃底曲张静脉出血。入院时有右侧胸腔积液，腹水不明显，住院后因白蛋白消耗增多和生成减少，低蛋白血症加重，胸腔积液增多，出现胸闷、憋气，又出现慢性泌尿系感染急性发作，给予左氧氟沙星抗感染，联合庆大霉素、地塞米松、糜蛋白酶雾化吸入等对症治疗，疗效不佳，后加用头孢曲松钠联合治疗，疗效仍不满意，最后应用比阿培南，感染逐渐被控制住，又慢慢出现腹水、双下肢水肿，经输注人血白蛋白及血浆等提高血浆胶渗压及静推呋塞米、口服托拉塞米等利尿剂等治疗病情逐渐好转，肝功能慢慢恢复，顽固性胸腹水逐渐减少，疗效良好。2018 年 12 月 23 日复查肝功，总胆红素 141.3 μmol/L↑、直接胆红素 90.3 μmol/L↑、间接胆红素 51.0 μmol/L↑、直胆比间胆 1.8↑、谷丙转氨酶 98 U/L↑、谷草转氨酶 91 U/L↑、碱性磷酸酶 138 U/L↑、总蛋白 57 g/L↓、白蛋白 29.8 g/L↓，恢复顺利；复查凝血酶原时间 24.5 s↑、凝血酶原活度 32.0%↓、国际标准化比值 2.32↑、纤维蛋白原 1.01 g/L↓、血凝好转；复查白细胞 6.40×10⁹/L、红细胞 4.07×10¹²/L、血红蛋白 97.00 g/L↓、血小板 34.00×10⁹/L↓、单核细胞比率 10.03%↑、中性粒细胞比率 72.10%，血象不高，感染得到控制；病情恢复良好，停病危，改病重，停无创心电检测、无创指脉血氧饱和度监测、无创血压监测。患者为肝炎后肝硬化失代偿期，自我调节能力极差，还出现过电解质紊乱、双下肢肌肉抽搐等，经口服和静脉应用葡萄糖酸钙相应药物治疗症状缓解，应用多磺酸黏多糖软膏对症治疗，患者症状逐渐减轻，肝功慢慢好转，病毒复制指标逐渐阴转，最后肝功仍未完全恢复正常，低蛋白血症仍存在，血清病毒复制指标检测呈阴性。但是胸腔积液仍未完全消失，后反复住院几次后才完全查不到。

六、诊疗体会

诊疗体会：该患者在本次住院前患肝硬化，经住院保肝、对症抗病毒治疗，病情基本稳定，但是有症状，肝功有时轻异常。患者在自服中草药1年余后出现症状加重，又自服保健食品松花粉，稍改善后又急剧加重。患者在自服中草药时曾停服抗病毒药物1月，入院后查HBV-DNA复阳，但是根据既往经验，考虑本次发病与停服抗病毒药关系不大，引起肝衰竭主要病因为中草药。肝脏为人体化工厂，除分泌胆汁帮助消化外，还有合成、解毒、内分泌等功能。该患者为肝硬化失代偿期，肝脏能力极差，从合成白蛋白差造成低蛋白血症外，胆固醇始终低，入院时仅为1.0就可反映出来。凝血酶原活动度一直低，也是肝脏受损中的直接表现。同样，患者肝脏解毒能力也差，中草药成分复杂，极易超过了肝脏的负荷，引起肝损伤，本例患者为肝衰竭。有报道称中草药和抗生素是引起老年人药物性肝损害的常见药物[1]。我认为这话对其他年龄段也适合。对肝脏患者，特别是肝硬化失代偿患者，肝脏功能差，易损伤，但是恢复特别慢，所以对中草药要慎重使用，避免出现类似不良事件。本例患者治疗过程中除挽救了患者生命外，最成功一点就是在凝血机制极差、静脉曲张严重，应用诸多药物抢救时，保护胃黏膜工作到位，未引起上消化道出血。再就是与患者沟通工作做得好，取得患者及家属的理解，患者情绪好，无条件配合医护人员，依从性好，坚持按时服药（特别是抗病毒药），也是疗效好的重要因素。

七、科主任点评

1. 药物性肝炎是指由于药物或/及其代谢产物引起的肝脏损害，以往没有肝炎病史的健康者或原来就有严重疾病的患者，在使用某种药物后发生程度不同的肝脏损害。临床上可表现为各种急慢性肝炎，轻者停药后可自行恢复，可以表现为肝细胞坏死、胆汁瘀积、细胞内微脂滴沉积或慢性肝炎、肝硬化等。重者可能危及生命、需积极治疗、抢救。可发生在用药超量时，也可发生在正常用量的情况下。目前我们日常生活中接触的药物及保健品已超过30 000种，明确可以引起本病的药物超过1 000种，因此，药物性肝炎已成为一个不容忽视的严重公共卫生问题。

2. 药物性肝炎在所有药物性损害中占10%～15%[2]，类似中草药引起的药物性肝损害报道逐渐增多，有文章称引起药物性肝炎的药物为中草药（32.1%），抗结核药（25.0%），抗生素（16.0%），抗肿瘤药（8.9%）等[3]，逐渐引起人们重视。抗结核药造成肝损伤也很常见[4]，就我们传染病医院来说尤其要重视，我们的患者主要是肝病患者，肝脏是药物自身免疫反应的主要器官[5]，经抗病毒治疗，病毒性肝炎病情可以较稳定，一般不会再进一步加重,但是如果给予肝脏额外负担,特别是药物可引起肝病患者特别是肝硬化等较重的患者出现药物性肝炎,在医患环境较凶险的现在,更引起了同行的注意[6]。对我们来说,肝硬化患者特别是肝硬化失代偿期患者,肝脏代偿和解毒能力明显低于正常人,用药更要非常慎重[7],能少就不用多,能单用,就不联合用[8],特别是中草药的使用,更要慎重对待。一旦出现肝损害,相对普通慢性乙型病毒性肝炎患者,恢复慢,费用高,甚至出现生命危险[9]。本例患者黄疸深,血凝极差,经我们密切观察病情,及时调整治疗,最终挽救了患者生命,结果还是好的。既往已经有许多类似病例,重的除输血浆外,甚至多次血浆置换才挽回生命。药物性肝炎轻者可引起患者经济损失,重者可引起患者死亡或者医疗纠纷,应该引起足够重视[10]。

参考文献:

[1] 马林,刘波.85 例老年药物性肝炎患者临床分析[J]. 实用肝脏病杂志,2011,14(1):45-47.

[2] 佟静,王炳元.药物性肝炎 107 例诊治分析.山东医药,2011,51(40):79-80.

[3] 肖建国,刘娓玉,施文杰.药物性肝炎 56 例临床分析[J]. 实用肝脏病杂志,2011,14(5):375-376.

[4] 陈师娴,周玲,陈永忠,潘洪秋,唐少文.住院抗结核治疗患者药物性肝炎发生及转归研究《中华流行病学杂志》,2016,37(7):930-934.

[5] Th17 调节性 T 淋巴细胞失衡在药物性肝炎预后中的价值.中国血液流变学杂志,2016;26.

[6] 姚云洁,刘鸿凌,朱冰,刘婉姝,臧红,李晨,李亚斐,辛绍杰.441 例药物性肝损伤患者临床和肝组织病理学特征分析[J]. 实用肝脏病杂志,2015,18(3):286-289.

[7] 宁艳,费平霞,于欣,王雅芬,于美玲.药物性肝病 172 例临床特点和药物相关性评价[J]. 包头医学,2012,36(1):27-29.

[8] 李剑鹏,黄俊,甘楚林,钟大明.甘草酸二铵肠溶胶囊治疗药物性肝损害的疗效观察[J]. 中国医药导刊,2011,13(11):1 904-1 905.

[9] 吴霜,陈永薪,楼莲青.83 例药物性肝炎的病因及临床特点分析[A];2012 年浙江省医学会肝病、感染病学学术年会暨浙江省感染科医师学术年会论文集[C],2012.

[10] 蒋贤高,施伎蝉,何贵清,宁洪叶,朱海燕,崔小亚,杨守峰.药物性肝炎 89 例临床分析[A]. 2012 年浙江省医学会肝病、感染病学学术年会暨浙江省感染科医师学术年会论文集[C],2012.

(孙明忠)

一例急性肝衰竭患者的诊疗体会

一、患者基本信息

患者王某某，女，21岁，汉族，未婚，于2019年9月15日入院。

二、主诉

因"乏力、腹胀、恶心、尿黄5天"入院。

三、现病史、流行病学史、既往史、体格检查

现病史：患者于5天前无明显诱因出现全身乏力，四肢懒动，倦怠，食欲不振，进食量减半，尤厌油腻性食物，进食后腹胀，无腹痛、腹泻，无发热，时有恶心，未呕吐，尿色渐黄似浓茶水样，无尿频、尿急、尿痛，无皮肤瘙痒及白陶土样便。为进一步诊疗，今来我院，门诊以"急性肝炎 病原未定"收入我科。本次发病以来，精神可，夜间睡眠可，体重无明显变化。

流行病学史：否认肝炎、结核等传染性疾病密切接触史，否认不洁饮食、输血、注射史。否认近期疫区旅居及疫水接触史。否认放射性及工业毒物接触史。

既往史：平素体健，无高血压、冠心病、糖尿病史，1年前外伤导致"肾淤血"，行激光治疗后肾淤血消退。无重大手术史，无药物过敏史，有海鲜类食物过敏史。预防接种史不详。

个人史、月经史及家族史：生于原籍，于4年前到北京居住、工作，近1月返还本地。无烟酒等不良嗜好，无工业毒物、粉尘及放射性物质接触史，否认疫游史。月经规律，量中等，无痛经。未婚、未育。父母均健在，否认家族性传染及遗传病史。

入院查体：体温36.3℃，心率120次/分钟，呼吸22次/分钟，血压120/80 mmHg。青年女性，发育正常，营养中等，神志清楚，精神可，自主体位，查体合作。全身皮肤黏膜黄染明显，无出血点，无肝掌及蜘蛛痣，浅表淋巴结未触及肿大。头颅无畸形。巩膜黄染明显，眼睑及球结膜无水肿、充血及苍白，两侧瞳孔等大等圆，对光反射灵敏。鼻无畸形，通气良好。外耳道无脓性分泌物。口唇无发绀，伸舌居中，扁桃体无肿大，咽无充血。颈软，气管居中，甲状腺无肿大，无颈静脉怒张。胸廓对称，无畸形，双侧呼吸动度均等，双肺呼吸音清，未闻及干湿性啰音。心前区无隆起，心界不大，心率120次/分钟，律齐，各瓣膜听诊区未闻及病理性杂音。腹部平坦，无腹壁静脉曲张，腹软，全腹无压痛及反跳痛，Murphy征（一），肝脾肋下未扣及，肝上界位于右锁骨中线第五肋间，肝区叩痛阳性，肾区无叩痛，无移动性浊音，肠鸣音存在，无亢进。肛门、直肠、外生殖器未查。脊柱、四

肢无畸形,活动正常,双下肢无水肿。跟腱反射、膝反射存在,巴宾斯基征、脑膜刺激征未引出。扑翼样震颤未引出。

四、诊断及鉴别诊断

1. 诊断:急性黄疸型肝炎,急性肝衰竭。

2. 急性黄疸型肝炎,需与以下疾病相鉴别。

(1)药物性肝损害:近期有使用伤肝药物的病史,如治疗结核药物异烟肼、利福平、吡嗪酰胺等,某些降糖、降血脂类药物,某些中草药等,肝功异常多以 AST 升高为主,可出现乏力、腹胀、食欲下降、黄疸等症状,甚至出现腹水、肝功能衰竭。该患者近期无服用伤肝药物病史,故可以排除该病。

(2)酒精性肝病:有长期饮酒史,一般超过 5 年,男性每日酒精摄入量≥40 g,女性每日酒精摄入量≥20 g,或 2 周内有大量饮酒史,折合酒精量>80 g/d,均可能出现酒精性肝病,化验肝功异常,并可出现乏力、食欲下降、恶心、腹胀等症状。该患者无饮酒史,故可以排除。

(3)自身免疫性肝病:以肝细胞损伤为主型,即自身免疫性肝炎,以肝内胆管损伤为主型:即原发性胆汁性肝硬化(PBC)和原发性硬化性胆管炎(PSC)。自身免疫性肝炎主要破坏肝细胞,PBC 及 PSC 主要累及肝内胆管。该病多见于女性,常伴发热、关节疼痛等。可行自身抗体以及肝脏穿刺病理检查等进一步明确与排除。

(4)肝豆状核变性:可有肝功异常,并出现乏力、纳差等症状。血清铜及铜蓝蛋白降低,眼角膜边沿可发现凯-弗环,可查血清铜及铜蓝蛋白等进一步排除。

(5)脂肪肝:脂肪肝大多继发于肝炎后或身体肥胖者。血中甘油三酯多增高,B 超有较特异的表现,可行 B 超检查进一步明确与排除。

(6)感染中毒性肝炎:如流行性出血热、恙虫病、伤寒、钩端螺旋体病、阿米巴肝病、急性血吸虫病、华支睾吸虫病等,均可引起感染中毒性肝炎。患者无上述疾病的流行病学史及临床表现等,故可以排除。

3. 急性肝衰竭需与以下疾病相鉴。

(1)脂肪肝:脂肪肝大多继发于肝炎后或身体肥胖者,可分为酒精性脂肪肝与非酒精性脂肪肝。血中甘油三酯、胆固醇多增高,B 超有较特异的表现,常提示近场回声增强,远场回声减弱,可行 B 超检查进一步明确与排除。

(2)感染中毒性肝炎:如流行性出血热、恙虫病、伤寒、钩端螺旋体病、阿米巴肝病、急性血吸虫病、华支睾吸虫病等,均可引起感染中毒性肝炎,表现为肝功能异常,但甲、乙、丙、丁、戊等肝炎病毒学指标均阴性,可资鉴别。

(3)酒精性肝病:有长期较大量饮酒史,一般超过 5 年,男性每日酒精摄入量≥40 g,女性每日酒精摄入量≥20 g,或 2 周内有大量饮酒史,折合酒精量>80 g/d,均可能导致酒精性肝病,化验肝功异常,AKP 及 GGT 常升高,可出现乏力、食欲下降、恶心、腹胀等症状,可行肝穿刺病理检查明确肝损伤是否为酒精导致。

(4)药物性肝损害:近期有使用伤肝药物的病史,如治疗结核药物异烟肼、利福平、吡嗪酰胺等,某些降糖、降血脂类药物,某些中草药等,均可引起肝脏损伤,肝功异常多以 AST 升高为主,可出现乏力、腹胀、食欲下降、黄疸等症状,甚至出现腹水、肝功能衰竭、肝性脑病等。该患者近期无服用伤肝药物病史,故可以排除该病。

(5)肝豆状核变性:可有肝功异常,并出现乏力、食欲缺乏、腹胀等症状。血清铜及铜蓝蛋白降低,眼角膜边沿可发现凯-弗环,可查血清铜及铜蓝蛋白等进一步排除该病。

五、诊疗经过

入院第一天,辅助检查结果回示:生化组合＋免疫组合＋心肌酶:总胆红素 355.4 μmol/L↑,直接胆红素 230.6 μmol/L↑,间接胆红素 124.8 μmol/L↑,直胆比间胆 1.8↑,丙氨酸转氨酶 1 267 U/L↑,天冬氨酸转氨酶 1 064 U/L↑,碱性磷酸酶 167 U/L↑,总蛋白 56.7 g/L↓,白蛋白 27.3 g/L↓,白/球比值 0.9↓,前白蛋白 38 mg/L↓,总胆汁酸 260 μmol/L↑,总胆固醇 1.6 mmol/L↓,甘油三酯 1.93 mmol/L↑,高密度脂蛋白胆固醇 0.00 mmol/L↓,低密度脂蛋白胆固醇 0.21 mmol/L↓,胆碱酯酶 2 776 U/L↓,葡萄糖 3.8 mmol/L↓,尿素氮 2.6 mmol/L↓,肌酐 20 μmol/L↓,阴离子间隙 6↓,镁 0.52 mmol/L↓,尿酸 124 μmol/L↓,转铁蛋白 0.9 g/L↓,视黄醇结合蛋白 4 mg/L↓,免疫球蛋白 G 22.62 g/L↑,免疫球蛋白 A 3.18 g/L↑,补体 C4 0.06 mg/dL↓,补体 C1q 247 mg/L↑;自身抗体组合:抗核抗体 150.34 U/mL↑,F-肌动蛋白 22.17↑,抗 SP100 抗体 25.77 U/mL↑,抗 SSA-R052 抗体 167.10 U/mL↑;肝纤维化组合＋甘胆酸:层粘连蛋白 102.20 ng/mL↑,透明质酸酶 188.60 ng/mL↑,Ⅲ型前胶原 N 端肽 176.60 ng/mL↑,Ⅳ型胶原 189.60 ng/mL↑,甘胆酸＞40 μg/mL↑;糖类抗原 50:104.80 IU/mL↑,糖类抗原 242:9.52 IU/mL;梅毒抗体 TPPA 阴性,戊肝抗体 IgG 阴性,戊肝抗体 IgM 阴性,丁肝抗原阴性、丁肝抗体 IgM 阴性、丁肝抗体 IgG 阴性、庚肝抗体 IgG 阴性、丙肝抗原阴性、巨细胞抗体 IGM 阴性、EB 抗体 IGM 阴性;甲状腺组合:三碘甲状腺原氨酸 5.91 nmol/L↑,甲状腺素 294.80 nmol/L↑,促甲状腺激素 0.01 μIU/mL↓,游离三碘甲状腺原氨酸 14.50 pmol/L↑,游离甲状腺素 97.39 pmol/L↑;HIV 抗体 0.32 IU/mL,CA153 19.520 U/mL,癌胚抗原 1.090 ng/mL,甲肝抗体 0.312 阴性,丙肝抗体 Ⅱ 0.082 阴性,CA125 31.710 U/mL,糖类抗原 199:94.720 U/mL↑,肿瘤相关抗原 724:1.14 U/mL,铁蛋白 2 000.00 ng/mL↑,胰岛素 18.60 μU/mL↑;血凝六项:凝血酶原时间 34.0 s↑,凝血酶原活度 22.0%↓,凝血酶原比率 3.27↑,国际标准化比值 3.19↑,活化部分凝血活酶时间 63.9 s↑,纤维蛋白原 1.76 g/L↓,凝血酶时间 19.5 s↑;血分析:白细胞 3.56×10^9/L↓,红细胞 4.38×10^{12}/L,血红蛋白 123.00 g/L,红细胞平均体积 85.40 fL↓,血小板 111.00 ×10^9/L,淋巴细胞比率 40.70%↑,单核细胞比率 9.00%↑,中性粒细胞数 1.77×10^9/L ↓,嗜酸性粒细胞数 0.02×10^9/L↓,血小板分布宽度 20.10 fL↑,平均血小板体积 13.40 fL↑,大型血小板比率 52.10%↑;血型＋不规则抗体:ABO 正定 O 型,ABO 反定 O 型,Rh 血型阳性,不规则抗体 Ⅰ 阴性,不规则抗体 Ⅱ 阴性,不规则抗体 Ⅲ 阴性;AFP＋异质体:AFP-L 3%:34.00%↑,AFP 8.700 ng/mL;乙肝五项定量:乙肝表面抗原(化学发光)0.00 IU/mL,乙肝表面抗体 Ⅰ 10.91 mIU/mL↑,乙肝 e 抗原 Ⅰ 0.56 s/co 阴性,乙肝 e 抗体 Ⅰ

1.92 s/co 阴性,乙肝核心抗体Ⅰ0.32 s/co 阴性;甲状腺彩超:符合结节性甲状腺肿超声表现;腹部彩超:肝实质回声略增粗,请结合临床。查房查体:发育正常,营养中等,神志清楚,精神可,自主体位,查体合作。全身皮肤黏膜黄染明显,无出血点,无肝掌及蜘蛛痣,浅表淋巴结未触及肿大。头颅无畸形。巩膜黄染明显,眼睑及球结膜无水肿、充血及苍白,两侧瞳孔等大等圆,对光反射灵敏。鼻无畸形,通气良好。外耳道无脓性分泌物。口唇无发绀,伸舌居中,扁桃体无肿大,咽无充血。颈软,气管居中,甲状腺无肿大,无颈静脉怒张。胸廓对称,无畸形,双侧呼吸动度均等,双肺呼吸音清,未闻及干湿性啰音。心前区无隆起,心界不大,心率117次/分钟,律齐,各瓣膜听诊区未闻及病理性杂音。腹部平坦,无腹壁静脉曲张,腹软,全腹无压痛及反跳痛,Murphy征(-),肝脾肋下未扪及,肝上界位于右锁骨中线第五肋间,肝区叩痛阳性,肾区无叩痛,无移动性浊音,肠鸣音存在,无亢进。肛门、直肠、外生殖器未查。脊柱、四肢无畸形,活动正常,双下肢无水肿。跟腱反射、膝反射存在,巴宾斯基征、脑膜刺激征未引出。扑翼样震颤未引出。

患者急性肝衰竭,发病急,病情进展迅速,病情危重,随时有生命危险,下病重、一级护理、留陪床、记出入量、测血压,有人工肝治疗指征,反复向患者父亲交代病情,家属表示理解,向家属讲解人工肝治疗及肝移植治疗,预约血浆以备人工肝治疗;给予水飞蓟宾葡甲胺片、茵栀黄胶囊、复方甘草酸单铵 S、环磷腺苷、丁二磺酸腺苷蛋氨酸、前列地尔、门冬氨酸鸟氨酸、还原性谷胱甘肽等保肝、降酶、退黄治疗,停用硫普罗宁钠,给予螺内酯利尿治疗;患者目前自身免疫性肝炎诊断明确,给予甲泼尼龙对症治疗,给予洛赛克及迪巧预防激素所致胃溃疡及骨质疏松等不良反应,定期复查血糖;由于患者凝血酶原活动度低,凝血机制差,补充凝血因子,经科室讨论后,患者需要应用血浆支持治疗。

治疗过程中,患者应用甲泼尼龙冲击,择日减量。积极保肝、降酶、退黄、对症支持治疗,患者胆红素升高,转氨酶明显下降,出现酶胆分离,凝血酶原活动度下降,病情仍重。继续预约血浆以备血浆置换治疗。患者治疗过程中,复查血象升高,考虑与应用激素相关,加用头孢噻肟钠预防激素所致免疫力低下引起感染。期间,继续复查生化组合、血凝四项、血分析、免疫组合、彩超。经过一周治疗,化验总胆红素较前略下降,凝血酶原活动度虽较前上涨,仍低下,病情重,预后可能欠佳。甲泼尼龙减量,改为口服。继续保肝、退黄、对症、支持治疗。继续复查生化组合、血凝四项、血分析、免疫组合、彩超。经过入院后积极保肝、退黄、降酶、人工肝、激素等综合治疗,患者症状较前减轻,胆红素下降,凝血酶原活动度回升,病情呈好转趋势。

六、诊疗体会

急性肝衰竭(AHF)是指由多种因素引起的肝细胞大面积死亡或严重肝功能损伤一种临床综合征,可进展为肝性脑病、多器官功能衰竭危及生命,可出现肝功能异常、黄疸、肝脏生化指标异常、凝血功能障碍等[1]。可能由多种病因导致,主要特征为出现黄疸、凝血功能障碍、肝性脑病和腹水等[2]。

目前,内科支持治疗仍是治疗肝衰竭的主要手段,但探索更经济更有效的治疗方法的脚步从未停止,特别是应用糖皮质激素治疗,虽然充满了争议,但是临床上的应用始终没有停止过。

糖皮质激素(glucocorticoids，GCs)属甾体类化合物，是由肾上腺以昼夜节律方式合成和释放的类固醇激素。以其在碳水化合物代谢中的作用而命例，可调节多种细胞功能，包括发育、体内平衡、新陈代谢和炎症。由于其广泛的免疫调节作用，现已成为治疗多种炎症和自身免疫性疾病的临床支柱，如感染性休克、类风湿性关节炎、炎性肠病和多发性硬化症等。最早应用皮质激素治疗肝衰竭可以追溯到 1951 年 Ducci 和 Katz 应用可的松成功救治 1 例 20 岁急性重型肝炎患者[3]。20 世纪 70 年代，欧美分别进行了四组随机对照试验，结果均不支持激素的应用[4-6]，但是后来有亚洲研究表明大剂量的激素可用于治疗急性肝衰竭[7]。

自身免疫性肝炎(autoimmune hepatitis，AIH)引起的肝衰竭，AIH 是肝功能损伤相对常见的原因。有证据表明，在 AIH 患者，遗传易感个体 T 细胞识别肝抗原，作为引起肝脏炎症的靶标。肝衰竭的组织学研究发现包括肝脏炎症和肝细胞的大量坏死。该疾病与 HLA Ⅱ类亚型和血清 IgG 升高的关联使得人们相信 CD4＋T 细胞和 B 细胞活性可能参与了 AIH 的发病机制[8-9]。AIH 患者调节性 T 细胞(Tregs)不能充分抑制肝脏炎症。

来自 AIH 患者的 Tregs 显示不能抑制 CD4 和 CD8 效应 T 细胞增殖和干扰素-γ 产生。有人提出，Treg 功能受损和效应细胞转化增加有助于 AIH 病理学进展。以前的研究表明，糖皮质激素可以抑制肝脏炎症，可能的机制是通过抑制 CD4＋T 细胞的生存[10]。此外，激素的应用可以保护肝细胞免受死亡受体介导的细胞凋亡。糖皮质激素对 Tregs 细胞的影响仍存在争议。据报道，糖皮质激素可部分恢复 Tregs 细胞的功能。糖皮质激素的应用可以消耗 Tregs 细胞，并对肝组织 Tregs 细胞与效应细胞的比例产生负面影响，以此可以解释糖皮质激素戒断后的高复发风险，这是应用类固醇治疗 AIH 患者的核心所在。

综上所述，分析目前肯定与否定糖皮质激素临床疗效的试验时我们发现，早期应用激素尤为关键。在诊断出肝衰竭后 10 天内接受激素治疗的患者生存率相对于对照组明显升高。在肝衰竭前期机体的损伤以免疫损伤为主时，应用激素作为免疫抑制剂是可以控制病情进一步发展的。然而，在疾病进展至中晚期，机体的损伤以免疫抑制为主，此时用糖皮质激素可能导致病情加重，甚至出现感染增加、消化道出血等不良反应。虽然应用糖皮质激素治疗肝衰竭已经有几十年的历史，但是对于其疗效的争论却始终没有停止。糖皮质激素的长期应用可能带来各种不可预测的不良后果，但作为强大的免疫抑制剂，其可能带来的巨大收益也不可忽视。如何在治疗过程中将糖皮质激素的疗效最优化，为患者带来最好的结果，就需要临床医疗工作者在治疗过程中权衡利弊，做出准确的判断和精准的治疗。

对于激素应用的探索依然不会停止，相信通过临床医生的不断探索和不懈努力，能够透过纷繁的问题探寻到事实的真相，为糖皮质激素应用于肝衰竭的治疗提出更经济、更高效、更安全的方案。

七、科主任点评

肝衰竭是临床常见的严重肝病症候群,属于肝病中的急危重症之一,病死率极高。临床中慢加急性肝衰竭多见,其中以乙肝相关性肝衰竭为主,占整个肝衰竭的近90%[11]。近年来,中医辨证论治疗乙型肝炎相关性慢加急性肝衰竭前期,成为肝病界研究及探讨的热点之一,中西医结合治疗肝衰竭可改善患者生命质量和生存质量、降低并发症的发生[12]。

从中医的角度来讲,中医药在肝衰竭的治疗中起着功不可没的作用。中医认为肝衰竭在脏腑辨证中可与肝胆、脾肾四个脏腑有关,在八纲辨证中可与阴证、热证、虚证有关,在气血精津辨证中可与血证、气证有关。有学者将肝衰竭分为4型,即"内""盛""衰""动",即内热型、毒盛型、气衰型、风动型[13]。临床上,应用柴芍六君子汤治疗肝衰竭有确切依据,柴芍六君子汤出自《医宗金鉴》,具有健脾平肝、化痰祛风之功效。组方如下:柴胡10 g、赤芍15 g、白芍15 g、党参15 g、白术15 g、茯苓15 g、陈皮10 g、丹参15 g、鳖甲(先煎)15 g、牡蛎(先煎)15 g。本方由六君子汤合四逆散方而成,方中的柴胡、白芍二者配伍一散一收,有疏肝柔肝,敛阴和营之用,用在本文重在体现疏肝解郁;六君子汤则以益气健脾、燥湿化痰为主,重在补脾虚,无疏肝解郁之效。用柴芍六君子汤加减治疗肝郁脾虚证型,既疏肝解郁又益气健脾,较六君子汤加减单纯补脾虚效果显著。提示中医辨证论治结合西医治疗,能明显改善肝郁脾虚型乙型肝炎相关性慢加急性肝衰竭前期患者的临床症状,并能有效降低临床病死率。我们将进一步探讨中医辨证论治在肝衰竭领域的新应用。为中医药治疗肝衰竭提出一种新的思路。

药物性肝损害所引起的肝衰竭也很常见。我们临床上应注意:①一定要严格按照药品说明书使用药品,不要违反禁忌证;②要注意急性衰竭的高危患者及其首发症状,切勿简单地将其视为使用药物后胃肠道不适的反应。急性肝衰竭高危人群合并多种危险因素(如肝脏疾病、高龄、女性、饮酒等),尤其合并心衰、持续感染等患者避免使用肝毒性药物,如NSAIDs等。当患者具备上述条件时,若发生恶心呕吐等胃肠不适症状,要排除肝衰竭早期,及时检查肝功能,停药后再查肝功能,并作评价。[14]

另外,肝脏部分切除后的肝衰竭同样值得关注。肝部分切除术后肝衰竭(posthepatectomy liver failure,PHLF)是指肝部分切除术后,在多种影响因素作用下,严重影响了肝脏的合成、解毒和生物转化等生理功能,导致以进行性黄疸、肝性脑病及腹腔积液等特征性临床表现的综合征,是肝部分切除术后死亡的主要原因。麻醉药物的选择非常重要,尽量选择对肝脏毒性低的药物[15-16]。术后注意监测患者的肝功能、止凝血功能和白蛋白,防止出现低蛋白血症,必要时可予以补充白蛋白。此外,注意预防发生肝性脑病和自发性腹膜炎,予以补液、护肝和营养支持等治疗对PHLF有积极的预防作用。总之,预防PHLF重点在于术前精确评估,术中精准操作,术后精细管理,及时治疗。[17]

同时,对于肝衰竭,病毒性肝炎中的丙肝及抗丙肝药物的应用也会导致急性肝衰竭的发生。据美国食品药品监督管理局(FDA)2019年8月报道,目前丙型肝炎病毒(HCV)虽然已有可治愈方法,但仍是重要的公共卫生问题。FDA批准的HCV治疗方法，包括 Mavyret、Zepatier 和 Vosevi，已广泛应用多年，且安全有效。但 FDA 收到了一些报告，称中重度肝损害或存在其他严重肝脏问题体征和症状的患者使用这些药物，偶有发生严重的肝功能恶化或衰竭。患者和医疗专家需认识到，这些药物不适用于中重度肝功能损害患者。FDA 已确认在使用 Mavyret、Zepatier 和 Vosevi 的患者中有 63 例出现肝功能恶化，部分导致肝功能衰竭或死亡。肝功能衰竭主要发生在有中重度肝病或其他严重肝脏问题的患者中，其中一些病例中患者无肝硬化、肝瘢痕形成，或肝硬化伴轻度肝损害（代偿性肝硬化），但存在肝损害的危险因素（如血小板减少、门静脉高压、酗酒或其他与严重肝脏问题相关的严重生理疾病）。大多数患者停药后症状缓解，新发及肝功能恶化得到改善。医疗专家应继续按照推荐使用 Mavyret、Zepatier 或 Vosevi，但在有肝功能恶化体征和症状的患者中应停用。患者需了解严重肝损伤罕有发生，在未与医疗专家商议的情况下，不应停用这些药物。[18]

　　一旦发生肝衰竭治疗极其困难，病死率高，故对于出现极度乏力，并有明显厌食、呕吐和腹胀等严重消化道症状；黄疸升高（TBIL≥51 μmol/L，但≤171 μmol/L），且每日上升≥17.1 μmol/L；有出血倾向，40%＜PTA≤50%（或 1.5＜INR≤1.6）等肝衰竭前期临床特征的患者须引起高度的重视，进行积极处理。

参考文献：

[1] 中华医学会.胆汁淤积性肝病诊断和治疗共识(2015)[J].中华肝脏病杂志.2015,23(12):924-933.

[2] Ducci H，Katz R. Cortisone，ACTH and antibiotics in fulminant hepatitis. Gastroenterology，1952，21(3):357-374.

[3] Gregory P B，Knauer C M，Kempson R L，et al. Steroid therapy insevere viral hepatitis. A double-blind，randomized trial ofmethyl- prednisolone versus placebo. N Engl J Med，1976，294(13)：681-687.

[4] Randomised trial of steroid therapy in acute liver failure. Report from the European Association for the Study of the Liver(EASL).

[5] Ware A J，Jones R E，Shorey J W，et al. A controlled trial of steroid therapy in massive hepatic necrosis.Am J Gastroenterol，1974，62(2)：130-133.

[6] Rakela J，Mosley J W，Edwards V M，et al.A double-blinded，randomized trial of hydrocortisone in acute hepatic failure. The Acute Hepatic Failure Study Group. Dig Dis Sci，1991，36(9)：1 223-1 228.

[7] Fujiwara K，Yasui S，Yonemitsu Y，et al. Effcacy of combination therapy of antiviral and immunosuppressive drugs for the treatment of severe acute exacerbation of chronic hepatitis B. J Gastroenterol，2008,3：711-719.

[8] He B，Zhang Y，Lü M H，et al.Glucocorticoids can increase the survival rate of patients with severe viral hepatitis B：a meta-analysis. Eur J Gastroenterol Hepatol，2013,25(8)：926-934.

[9] 叶一农,高志良.乙型肝炎肝衰竭发生机制中的三重打击.传染病信息，2009，22(5)：276-278.

[10] Liberal R，Grant C R，Longhi M S，et al.Regulatory T cells：Mecha nisms of suppression and impairment in autoimmune liver disease. IUBMB Life.

[11] 李筠.乙型肝炎肝衰竭的中西医结合治疗策略[J].临床肝胆病杂志,2015,31(1):42-47.

［12］刘慧敏,高方媛,江宇泳.解毒凉血利湿方加减联合西药治疗乙型肝炎慢加急性肝衰竭前期30例临床观察［J］.中医杂志,2018,59(1):41-45.

［13］梁潇月.肝衰竭近代中医症候的研究概述[J].大众科技,2016,18(5):93-95.

［14］田丹丹,李献玉,刘莹,陈海莉,郝少君,孙建华,李超.不合理用药导致多器官衰竭1例[J].中国药师,2020,23(04):711-712.

［15］Jin S, Fu Q, Wuyun G, et al. Management of post-hepatectomy complications［J］. World J Gastroenterol, 2013, 19(44):7 983-7 991.

［16］Whitehouse MW. Anti-inflammatory glucocorticoid drugs: reflections after 60 years［J］. Inflammopharmacology, 2011, 19(1):1-19.

［17］王瑶,钱叶本.肝切除术后肝衰竭的早期诊断和预防[J].中华肝脏外科手术学电子杂志,2020,9(03):206-208.

［18］卞星晨,刘笑芬.FDA向患者及医疗专家发出警示:肝病晚期患者在丙肝治疗中偶有发生严重肝损害或肝衰竭[J].中国感染与化疗杂志,2020,20(03):293.

（韩祎迪）

一例疑诊为药物性肝炎的原发性
胆汁性肝硬化(PBC)

一、患者基本信息

患者吕某某，男性，74岁。汉族，已婚，农民，于2018年12月19日8:33入院。

二、主诉

乏力、食欲缺乏、腹胀、尿黄9月余。

三、现病史、体格检查、化验检查

现病史：患者入院前9月余因右侧臀上部皮肤破溃流脓至当地医院就诊，查肝功异常：ALT 77 U/L，AST 88 U/L，TBIL 12.2 μmol/L，DBIL 6.3 μmol/L，ALB 41.9 g/L，AKP 544 U/L，GGT 617 U/L，自觉乏力，食欲不佳，间断腹胀，无恶心、呕吐，无腹痛、腹泻，无发热、畏寒，无胸闷、心悸，无咳嗽、咳痰，尿色黄，无尿频、尿急、尿痛及排尿困难，无大便颜色变浅、皮肤瘙痒。考虑其臀部破溃为结核引起。2018年3月20日至专科医院住院治疗，入院后于2018年3月26日行局麻下右臀部体表脓肿切开引流术，脓液一般细菌培养示：松鼠葡萄球菌，标本浓缩集菌：抗酸杆菌：阳性（1条），非结核分枝杆菌DNA核酸检测：阳性，考虑非结核分枝杆菌感染合并化脓性炎，给予抗结核H-R-Z-E-Mfx方案，并保肝治疗，住院1月余，病情好转出院。抗结核药物总共应用40余天后自行停用。出院后于2018年8月13日、10月11日、11月13日三次化验肝功仍异常，且乏力、食欲不佳、腹胀、尿黄等症状仍存在，为进一步诊治，今来我院，门诊以"药物性肝炎"收入院。本次发病以来，精神可，食欲下降，小便黄，大便无明显异常，体重无明显变化。

流行病学史：否认肝炎、结核等传染性疾病密切接触史，否认不洁饮食、输血、注射史。否认近期疫区旅居及疫水接触史。否认放射性及工业毒物接触史。

既往史：近日血压偏高，170/90 mmHg左右，入院前1天开始自服降压药治疗（具体药名不详），无冠心病、糖尿病史，2008年因腰椎间盘突出行手术治疗，2018年3月26日行局麻下右臀部体表脓肿切开引流术，无重大外伤史，对"青霉素、氯霉素"过敏，无食物过敏史，预防接种史不详。

个人史：生于原籍，无长期外地居住史。无烟酒等不良嗜好，无工业毒物、粉尘及放射性物质接触史，否认疫区旅游史。

婚育史：适龄婚配，育有2子2女，妻子及子女均体健。

家族史：其父因胃出血去世，其母自然去世，否认家族性传染及遗传病史。

体格检查:体温 36.3℃,脉搏 80 次/分钟,呼吸 20 次/分钟,血压 130/76 mmHg。发育正常,营养中等,神志清楚,精神可,自主体位,查体合作。全身皮肤黏膜未见明显黄染及出血点,可见肝掌,无蜘蛛痣,浅表淋巴结未触及肿大。头颅无畸形,巩膜轻微黄染,眼睑及球结膜无水肿、充血及苍白,两侧瞳孔等大等圆,对光反射灵敏。鼻无畸形,通气良好。外耳道无脓性分泌物。口唇无发绀,伸舌居中,扁桃体无肿大,咽无充血。颈软,气管居中,甲状腺无肿大,无颈静脉怒张。胸廓对称,无畸形,双侧呼吸动度均等,双肺呼吸音清,未闻及干湿性啰音。心前区无隆起,心界不大,心率 80 次/分钟,律齐,各瓣膜听诊区未闻及病理性杂音。腹平软,全腹无压痛及反跳痛,Murphy 征(一),肝脾肋下未扪及,肝上界位于右锁骨中线第五肋间,肝区叩痛阳性,肾区无叩痛,无移动性浊音,肠鸣音存在,无亢进。肛门、直肠、外生殖器未查。脊柱、四肢无畸形,活动正常,腰背部正中可见长约 7 cm 陈旧手术疤痕,右臀上部可见直径约 1＋cm 陈旧手术引流口,双下肢无水肿。跟腱反射、膝反射存在,巴宾斯基征、脑膜刺激征未引出。

辅助检查:2018 年 11 月 13 日肝功:ALT 95 U/L,AST 115 U/L,TBIL 20.3 μmol/L,DBIL 8.4 μmol/L,ALB 38.0 g/L,AKP 353 U/L,GGT 668 U/L(外院)。

四、诊断与鉴别诊断

(一)初步诊断

1. 慢性肝炎
2. 药物性肝炎

诊断依据:①乏力、食欲缺乏、腹胀、尿黄 9 月余;②9 月前曾应用抗结核 H-R-Z-E-Mfx 方案 40 余天;③查体:全身皮肤黏膜无黄染,可见肝掌,无蜘蛛痣,腹平软,肝脾肋下未扪及,肝区叩痛阳性;④辅助检查:肝功异常。

(二)鉴别诊断

1. 病毒性肝炎:常见的有甲肝、乙肝、丙肝、戊肝等,相应的病原学化验呈阳性结果,可出现肝功异常,伴或不伴胆红素升高,常表现为乏力、食欲下降、腹胀、尿黄等临床症状,急性发病者病初可有发热、畏寒,可查相关病原学标志物进一步明确与排除。

2. 酒精性肝病:有长期饮酒史,一般超过 5 年,男性每日酒精摄入量≥40 g,女性每日酒精摄入量≥20 g,或 2 周内有大量饮酒史,折合酒精量＞80 g/d,均可能出现酒精性肝病,化验肝功异常,碱性磷酸酶(AKP)与谷氨酰转移酶(GGT)常升高,并可出现乏力、食欲下降、恶心、腹胀等症状。该患者无饮酒史,故可以排除。

3. 肝豆状核变性:是一种常染色体隐性遗传的铜代谢障碍性疾病,以铜代谢障碍引起的肝硬化、基底节损害为主的脑变性疾病为特点。可出现持续性血清转氨酶增高,甚至肝硬化(代偿或失代偿)或暴发性肝功能衰竭。角膜 K-F 环是本病的重要体征,出现率达 95％以上。化验血清铜蓝蛋白降低、尿铜增加,常有阳性家族史,可行相关化验检查进一步明确与排除。

五、诊疗经过

患者入院后完善相关辅助检查,2018 年 12 月 21 日化验血分析:白细胞 2.99×10^9/L↓,红细胞 4.07×10^{12}/L,血红蛋白 130.00 g/L,平均血红蛋白量 31.90 pg↑,血小板 101.00×10^9/L,淋巴细胞比率 47.20%↑,单核细胞比率 11.00%↑,中性粒细胞比率 35.10%↓,嗜酸性粒细胞比率 5.40%↑,嗜碱性粒细胞比率 1.30%↑,单核细胞数 0.33×10^9/L,中性粒细胞数 1.05×10^9/L;尿分析+沉渣:镜检红细胞 41 个/μL↑,结晶 477 个/μL↑;乙肝五项定量:乙肝表面抗体 I 10.90 mIU/mL↑,余均阴性,提示无乙肝病毒感染;血凝六项无异常:凝血酶原时间 10.3 s,凝血酶原活度 101.0%,凝血酶原比率 0.99,国际标准化比值 0.99,FDP 浓度 1.9 μg/mL,D-二聚体 0.17 mg/L;AFP-L 3%:<0.5%,AFP 3.300 ng/mL,均无异常;生化组合+心肌酶+免疫组合:总胆红素 22.5 μmol/L↑,直接胆红素 12.3 μmol/L↑,直胆比间胆 1.2↑,丙氨酸氨基转移酶 117 U/L↑,天门冬氨酸转氨酶 99 U/L↑,碱性磷酸酶 309 U/L↑,谷氨酰基转移酶 572 U/L↑,白蛋白 33.5 g/L↓,白/球比值 0.8↓,前白蛋白 122 mg/L↓,总胆汁酸 24 μmol/L↑,甘油三酯 0.60 mmol/L,高密度脂蛋白胆固醇 1.61 mmol/L,低密度脂蛋白胆固醇 4.90 mmol/L↑,胆碱酯酶 3 554 U/L↓,葡萄糖 4.7 mmol/L,尿素氮 3.7 mmol/L,EGFR 肾小球滤过率 97.58,肌酐 55 μmol/L,钾 3.7 mmol/L,钠 142.0 mmol/L,钙 2.17 mmol/L,视黄醇结合蛋白 17 mg/L↓,乳酸脱氢酶 209 U/L,肌酸激酶 227 U/L↑,肌酸激酶同工酶 25 U/L,α-羟丁酸脱氢酶 163 U/L,免疫球蛋白 G 10.24 g/L,免疫球蛋白 A 17.27 g/L↑,免疫球蛋白 M 0.59 g/L↓,补体 C3 1.23 mg/dL,补体 C4 0.26 mg/dL,补体 C1q 282 mg/L↑;肝纤维化组合:透明质酸酶 218.00 ng/mL↑,Ⅲ型前胶原 N 端肽 75.15 ng/mL↑,Ⅳ型胶原 64.53 ng/mL↑,甘胆酸 15.28 μg/mL↑;丙肝抗体阴性,可排除丙肝病毒感染;肿瘤标志物检查(CEA、CA125、CA153、CA724、FERR、IU)均在正常范围内;糖类抗原 199:47.520 U/mL↑;血型:ABO 正定 B 型,ABO 反定 B 型、Rh 血型阳性、不规则抗体 I 阴性、不规则抗体 Ⅱ 阴性、不规则抗体 Ⅲ 阴性;戊肝抗体 IgM 及 IgG 均阴性,可排除戊肝病毒感染;丙肝抗原:阴性—;梅毒抗体 TPPA:阴性,可排除梅毒螺旋体感染;自免肝谱:抗核抗体 371.31 U/mL↑、抗线粒体 M2 126.89 U/mL↑、抗 SSA-R052 抗体 92.47 U/mL↑,余指标无异常;细胞周期分析无异常 0.57 pmol/L;胸片示:①双肺纹理增多,②主动脉钙化灶,③第 9 胸椎变扁,请结合临床,肺纹理多,但无发热、咳嗽等肺部感染征象,可暂予以观察;心电图示:窦性心律、左前分支传导阻滞;腹部 B 超示:肝硬化、脾大、肝门淋巴结肿大;肝纤维化扫描示:CAP 190 dB/m、Stiffness 15.6 kPa,提示肝脏无明显脂肪变,纤维化明显,与肝纤维化组合检测指标相符;吲哚菁绿药物浓度测定检测报告示:5 min 药物浓度测定 53.8%,10 min 药物浓度测定 28.9%,15 min 药物浓度测定 15.6%,均偏高,ICG 血浆清除率0.124/min,偏低,半衰期 5.6 min,偏长,有效肝脏血流量 0.445 L/min,心排血量 3.73 L/min,心脏指数 2.33 L/(min·m²),循环血流量 3.59 L,每搏输出量 55.7 mL,脉搏 67 次/分钟,血氧饱和度 95%,运氧量 665 mL/min,平均循环时间 20.6 s,综合考虑:患者肝脏储备功能有所下降。根据原发性胆汁性肝硬化(又名原发性胆汁性胆管

炎,PBC)诊断和治疗共识(2015)[1],符合下列三个标准中的两项即可诊断为 PBC:①反映胆汁淤积的生物化学指标如 ALP 升高;②血清 AMA 或 AMA-M2 阳性;③肝脏组织病理学符合 PBC。该患者 AKP、GGT 及抗线粒体 M2 均明显升高,符合诊断标准的前两条,故诊断考虑:原发性胆汁性肝硬化(PBC)。2018 年 12 月 26 日进一步行肝穿刺病理检查示(肝穿刺组织):①无 HBV 感染的免疫组化证据;②汇管区炎性肉芽肿包裹增生胆小管及小叶间胆管,纤维组织增生,汇管区范围扩大,伴轻微界面炎,结合临床检验指标特点,符合原发性胆汁性胆管炎(PBC),G2S3。免疫组化结果:CK7(增生胆小管阳性),CK19(增生胆小管阳性),HepPar-1(+),Arg-1(+),GS(+),CD34(-),β-catenin(膜阳性),HBsAg(-),HBcAg(-),CD45/LCA(+),网状纤维染色(+),Masson(+)。结合患者化验检查及病理结果:原发性胆汁性肝硬化(PBC)诊断明确,给予熊去氧胆酸软胶囊、肝爽颗粒、复方甘草酸单铵 S、还原型谷胱甘肽、环磷腺苷等保肝、降酶、对症治疗,肝功逐渐恢复,症状改善,随访至今,病情一直稳定。

六、诊疗体会

　　PBC 是一种少见的胆汁淤积性肝病,主要影响中年妇女,如果不进行治疗,很有可能发展为终末期肝病,迄今为止,熊去氧胆酸(UDCA)和奥贝胆酸(OCA)是仅有的被批准治疗 PBC 的药物[2],两者均有减轻肝内胆汁淤积的作用,但仍有部分患者对其治疗无生化应答,贝特类药物、免疫抑制剂及中医药对 PBC 患者也有一定疗效[3],临床和实验数据证实了 PBC 的免疫发病机制,表明免疫疗法可能是一种有前途的治疗选择[4]。PBC 最常见的临床表现为乏力和皮肤瘙痒。血清抗线粒体抗体(AMA)阳性,特别是 AMA-M2 亚型阳性对本病诊断具有很高的敏感性和特异性。该患者为老年男性,以右侧臀上部皮肤破溃流脓首诊,之前无明显乏力及皮肤瘙痒等相关临床症状,经结核病院检查,诊为非结核分枝杆菌感染合并化脓性炎,予以抗结核药物治疗,容易误诊为药物性肝损害,但患者初次就诊前并未应用结核药及其他可能导致肝脏损伤的药物,入院后化验自免肝谱符合 PBC 的诊断标准,进一步行病理检查也符合 PBC 的病理表现,给予熊去氧胆酸治疗后,病情一直较稳定,进一步验证了 PBC 的诊断。虽然 PBC 多见于女性患者,我们临床中碰到的大多数患者也确实是女性,但通过该病例的诊疗经过,提醒我们遇到肝功异常患者,不要有固性思维,常见的病毒学指标、自免肝指标等都需要筛查,通过抽丝剥茧,找出真正的病因,只有这样,才能做到有针对性的治疗。当然,这个患者,无论免疫学检查还是病理学表现,都符合 PBC 的诊断,然而,临床上很多疾病并没有这么典型的表现,如果病毒学及免疫学等指标不典型,就需要进一步行病理检查,还可能需要结合病史,应用排除法等多种手段来做出最终的判断。

七、科主任点评

　　1. 原发性胆汁性肝硬化(PBC)是一种慢性肝内胆汁淤积性疾病。其发病机制尚不完全清楚,可能与遗传背景及环境等因素相互作用所导致的异常自身免疫反应有关。该病多见于中老年女性,最常见的临床表现为乏力和皮肤瘙痒;其病理特点为进行性、非化脓性、破坏性肝内小胆管炎,最终可发展至肝硬化;血清抗线粒体抗体(AMA)阳性,特别是 AMA-M2 亚型阳性对本病诊断具有很高的敏感性和特异性。PBC 的典型生物化学表现是胆汁淤积。碱性磷酸酶(AKP)是本病最突出的生物化学异常,96% 的患者可有 AKP 升高,通常较正常水平升高 2～10 倍,且可见于疾病的早期及无症状患者。血清 γ-谷氨酰转移酶亦可升高,但易受酒精、药物及肥胖等因素的影响。ALT 和 AST 通常为正常或轻至中度升高,一般不超过正常值上限的 5 倍。目前熊去氧胆酸(UDCA)是唯一被国际指南均推荐用于治疗 PBC 的药物。

2. PBC 的基本病理改变为肝内<100 μm 的小胆管的非化脓性破坏性炎症,导致小胆管进行性减少,进而发生肝内胆汁淤积、肝纤维化,最终可发展至肝硬化。Ludwig 等将 PBC 分为 4 期:Ⅰ期:胆管炎期。汇管区炎症,淋巴细胞及浆细胞浸润,或有淋巴滤泡形成,导致直径 100 μm 以下的间隔胆管和叶间胆管破坏。胆管周围淋巴细胞浸润且形成肉芽肿者称为胆汁性胆管病变,是 PBC 的特征性病变。可见于各期,但以Ⅰ期、Ⅱ期多见。Ⅱ期:汇管区周围炎期。小叶间胆管数目减少,有的完全被淋巴细胞及肉芽肿所取代,这些炎性细胞常侵入邻近肝实质,形成局灶性界面炎。随着小胆管数目的不断减少,汇管区周围可出现细胆管反应性增生。增生细胆管周围水肿、中性粒细胞浸润伴间质细胞增生,常伸入邻近肝实质破坏肝细胞,形成细胆管性界面炎,这些改变使汇管区不断扩大。Ⅲ期:进行性纤维化期。汇管区及其周围的炎症、纤维化,使汇管区扩大,形成纤维间隔并不断增宽,此阶段肝实质慢性淤胆加重,汇管区及间隔周围肝细胞呈现明显的胆盐淤积改变。Ⅳ期:肝硬化期。肝实质被纤维间隔分隔成拼图样结节,结节周围肝细胞胆汁淤积,可见毛细胆管胆栓。

3. 目前 PBC 的药物治疗主要是改善胆汁酸代谢药物熊去氧胆酸及奥贝胆酸,2016年 5 月 27 日美国 FDA 批准了 PBC 的最新治疗药物奥贝胆酸,用于对熊去氧胆酸治疗生化应答不佳或不耐受熊去氧胆酸者,奥贝胆酸治疗可进一步提高 PBC 患者的生化应答率,但同时也出现了瘙痒、血脂升高等不良反应,并且奥贝胆酸价格比较高,国内尚未广泛使用。除熊去氧胆酸及奥贝胆酸外,布地奈德、硫唑嘌呤等免疫抑制剂对 PBC 也有一定疗效,但需注意其副作用。对熊去氧胆酸应答不佳的 PBC 患者,联合应用贝特类降脂药,可获得更加的生化学应答率[5-8]。中医药及中西医联合治疗对 PBC 也有一定效果。

4. 在药物使用过程中,因药物本身和/或其代谢产物或由于特殊体质对药物的超敏感性或耐受性降低所导致的肝脏损伤称为药物性肝损害(DILI),亦称药物性肝病,临床上可表现为各种急慢性肝病,轻者停药后可自行恢复,重者可能危及生命、需积极治疗、抢救。药物本身、个体因素、原发病、性别、年龄、药物疗程与剂量、妊娠等因素均可能与 DILI 的发生有关。女性患者更易发生 DILI。DILI 可发生在既往健康的患者,亦可发生在本身就有肝病的患者;可发生在用药超量时,正常用量时也可发生。我们日常生活中接触的药物及保健品,明确可以引起 DILI 的达到 1 100 种以上,如抗肿瘤的化疗药、抗结核药、解热镇痛药、免疫抑制剂、降糖降脂药、抗细菌、抗真菌及抗病毒药,何首乌、雷公藤、黄独等中草药,某些减肥药也可以引起 DILI。根据发病机制不同,临床上把药物性肝损害分为中毒性肝损害及变态反应性肝损害两种类型,中毒性肝损害中药物对肝脏的直接毒性往往与给药的剂量有关，而临床中发生的药物性肝损害，大多为变态反应性肝损害，变态反应包括体液免疫和细胞免疫，与药物的剂量无关，与机体的致敏状态以及个体遗传差异等因素有关。近年来，人们积极开展了新的生物标志物的研究，这将有助于DILI的诊断和预后的预测[9]。

（五）就该例患者而言，患者病初曾应用 H-R-Z-E-Mfx 的抗结核治疗方案，抗结核药物属于容易引起药物性肝损害的药物，碰到这类患者，可能我们首先想到的就是药物性肝损害，但仔细分析患者的病史，该患者以右侧臀上部皮肤破溃流脓就诊，经检测确诊为非结核分枝杆菌感染，给予抗结核治疗，然而患者抗结核治疗前即存在肝功异常，因此，肝功异常与抗结核药物的应用无直接关系，并且患者抗结核药物总共应用 40 余天，停药后肝功仍持续异常，且入院后 B 超提示肝硬化、脾大，提示患者既往就应该已经存在慢性肝病史，而非短期内应用抗结核药物导致肝硬化的发生。通过后期的病理检查，确诊为PBC，经熊去氧胆酸软胶囊治疗后，病情一直稳定，再次提示 PBC 诊断正确。

参考文献：

[1] 中华医学会肝病学分会，中华医学会消化病学分会，中华医学会感染病学分会.原发性胆汁性肝硬化（又名原发性胆汁性胆管炎，PBC）诊断和治疗共识（2015）[J].中华肝脏病杂志，2016，24（1）：5-13.

[2] Chascsa David Maxwell Hunter,Lindor Keith Douglas. Emerging therapies for PBC [J]. Journal of gastroenterology,2020,55(3):261-272.

[3] 郝娟,吕靖,邢枫,等.原发性胆汁性胆管炎的药物治疗进展[J].临床肝胆病杂志,2020,36(1):222-226.

[4] Chen D K. Immunological abnormalities in patients with primary biliary cholangitis [J]. Clin Sci (Lond), 2019,133(6):741-760.

[5] Ghonem N S,Assis D N,Boyer J L. Fibrates and cholestasis[J]. Hepatology,2015,62(2):635-643.

[6] Honda A, Ikegami T, Nakamuta M, et al. Anticholestatic effects of bezafibrate in patients with primary biliary cirrhosis treated with ursodeoxycholic acid[J]. Hepatology,2013,57(5):1 931-1 941.

[7] Cheung A C, Lapointe-shaw L, Kowgier M, et al. Combined ursodeoxycholic acid (UDCA) and fenofibrate in primary biliary cholangitis patients with incomplete UDCA response may improve outcomes[J]. Aliment Pharmacol Ther,2016,43(2): 283-293.

[8] Wang L,Chang Y H,Han Y. The pathogenesis and treatment progress of primary biliary cholangitis [J]. Int J Dig Dis,2019,39(2):81-85.

[9] Jeong Ill Suh. Drug-induced liver injury [J]. Yeungnam University journal of medicine,2020,37(1): 2-12.

（刘　涛）

慢性乙型病毒性肝炎合并 Gilbert 综合征一例

一、患者基本信息

患者张某某,男性,33 岁,汉族,已婚,职员,于 2019 年 9 月 27 日入院。

二、主诉

反复乏力、尿黄 14 年,加重 1 周。

三、现病史、查体、化验检查

14 年前无明显诱因出现乏力、倦怠,四肢懒动,小便色深如茶色,无明显消化道症状,无畏寒、发热,无关节肿痛,无皮肤瘙痒,无鼻衄、牙龈出血,无白陶土样便,于当地医院就诊,查 HBsAg 阳性,肝功异常,ALT 100 U/L,AST 65 U/L,TBIL 100 μmol/L,HBV-DNA 2×10^5/L,B 超提示慢性肝病,诊断为"慢性乙型病毒性肝炎"。2003 年曾应用短效干扰素抗病毒治疗半年,疗效不佳停用。2005 年开始应用拉米夫定抗病毒治疗,半年后患者 HBV-DNA 低于检测下限,ALT、AST 正常。但患者反复感乏力、尿黄,TBIL 波动于 60~100 μmol/L 之间,以 IBIL 升高为主,曾服用多种退黄药物,疗效不佳。1 周前患者劳累后再次感乏力明显,尿黄加深,查肝功 TBIL 88.5 μmol/L,IBIL 75.5 μmol/L,ALT 22 U/L,AST 15 U/L,AKP 117 U/L,CHOL 3.6 mmol/L,HBV-DNA＜500 IU/mL,B 超提示慢性肝实质损害、脾大(4.9 cm×15.4 cm),为求进一步诊治,收治入院。无传染病、肝病家族史,无输血史,无不洁饮食史,无疫区居住史,无疫水接触史。无吸烟、饮酒史。未服用其他药物。

查体:体温 36.5℃,脉搏 76 次/分钟,呼吸 18 次/分钟,血压 120/70 mmHg。发育正常,营养良好,神志清楚,查体合作,自主体位,慢肝面容,全身皮肤黏膜可见黄染,可见肝掌,无蜘蛛痣,巩膜重度黄染,腹部平坦,未见腹壁静脉曲张,腹软,无压痛、反跳痛,肝脏肋下未触及,脾脏肋下 3 厘米,质硬无触痛,Murphy 征阴性,肝上界位于右侧锁骨中线第六肋间、叩浊,肝区无叩痛,移动性浊音阴性,双下肢无水肿。

辅助检查。血常规:WBC 5.69×10^9/L,RBC 4.17×10^{12}/L,HGB 133 g/L,PLT 141×10^9/L;网织红细胞计数正常;TBIL 99.6 μmol/L,IBIL 76.8 μmol/L,ALT 13 U/L,AST 12 U/L,AKP 55 U/L,GGT 32 U/L,ALB 49 g/L,TBA 正常,AFP 2.6 μg/L,乙肝五项:HBsAg 120 IU/mL、HBeAb 0.5 s/co 阳性、HBcAb 0.04 s/co 阳性;HBcAb-IgM 阴性;血清甲、丙、丁、戊各项病毒标志物均阴性;HBV-DNA 15 IU/mL;查红细胞脆性试验,血红蛋白电泳,Ham-试验、Coombs-试验以及检测 G-6-P-D 均无阳性发现;凝血酶原

时间/凝血酶原活动度(PT/PTA)正常;抗核抗体、抗肝肾微粒体抗体、线粒体抗体 M2 均阴性。B 超:慢性肝实质损害,脾大(5.8 cm×15 cm);CT 未发现占位病变。

四、诊断与鉴别诊断

诊断:①慢性乙型病毒性肝炎;②黄疸原因待查。

鉴别诊断:

(1)肝细胞性黄疸:见于各种病毒性肝炎、胆管炎症等导致的胆道阻塞、胆汁排泄不畅引起的胆红素代谢障碍,该类型黄疸结合胆红素和非结合胆红素均升高,升高比例约为 1:1。

(2)胆汁淤积性黄疸:该疾病多见于原发性胆汁性胆管炎、药物性肝炎等。原发性胆汁性胆管炎是慢性胆汁淤积性自身免疫性肝病,以肝内胆小管进行性、非化脓性炎症,以肝内胆汁淤积为特征,抗线粒体抗体阳性。该病多见于女性,可伴乏力、尿黄、皮肤瘙痒等,30%~50%无症状患者在查体中发现。药物性肝炎多见于有肝脏损害药物服用史,可伴有转氨酶增高和(或)AKP、GGT、胆红素水平增高,停药后肝功逐渐恢复。

(3)溶血性黄疸:因某种原因例如错输血型不合的血液以及阵发性睡眠性血红蛋白尿等引起溶血时,由于红细胞破坏过多而发生黄疸。

(4)肝胆和胰腺疾患:如肝脏或胆管的肿瘤、胆囊及胆管炎症或结石,以及胰头癌等。由于压迫或阻塞胆管,影响胆汁向肠道的排泄而发生黄疸。如果胆管完全阻塞,大便可变成灰白色。

(5)胆红素代谢功能障碍性黄疸:系指由于肝细胞摄取胆红素障碍,或葡萄糖醛酸基转移酶(BGT)缺乏使胆红素结合障碍而引起的一类高胆红素血症。大多为先天性。根据血清胆红素的性质将黄疸分为两类:①以间接胆红素升高为主;②以直接胆红素升高为主。非结合性高胆红素血症见于:①Gilbert 综合征;②Ⅰ型 Crigle-Najjar 综合征;③Ⅱ型 Crigle-Najjar 综合征;④Lucey-Driscoll 综合征;⑤旁路高胆红素血症。结合性高胆红素血症常见于:①Dubin-Johnson 综合征;②Roter 综合征;③良性家族性肝内胆汁淤积症。

五、诊疗经过

入院后予以完善常规检查,继续予以拉米夫定抗病毒治疗,并行肝脏穿刺活检病理检查。病理提示:肝小叶结构完整,肝细胞肿胀,胞浆内有微细胆红素颗粒,少量肝细胞嗜酸性变,小叶内偶见嗜酸性粒细胞,汇管区大致正常。免疫组化显示:无 HBV 感染的免疫组化表现,请结合临床血清学检查结果考虑。病理诊断考虑为 Gilbert 综合征,不排除药物性肝损伤。给予苯巴比妥每次 0.06 g,3 次/天,口服,3 d 后查血清总胆红素降至 30 μmol/L,为进一步确诊,给患者静脉注射烟酸 50 mg,后查血清总胆红素又上升为 65 μmol/L,确诊为 Gilbert 综合征。

结合症状、体征、辅助检查,综合诊断为:①慢性乙型病毒性肝炎;②Gilbert 综合征。

六、诊疗体会

Gilbert 综合征于 1961 年由 Gilbert 首先报道,又称先天性非溶血性黄疸。Gilbert 综合征是体质性黄疸中最常见的一种。该病为常染色体显性遗传病,在人群中基因频率占 2%~5%,在人群中的发病率并不低,但国内文献报道较少。该病的诊断要点是:①症状轻微或无;②非结合胆红素升高;③一般苯巴比妥治疗有效;④排除肝炎及溶血性疾病;⑤有家族史。对于临床上反复出现以间接胆红素升高为主并排除溶血及其他慢性肝病的患者,应考虑 Gilbert 综合征。

该患者为慢性乙型病毒性肝炎合并黄疸,长期服用抗病毒药物,抗病毒治疗疗效好,HBV-DNA 载量低,常规检测低于检测下限,高灵敏度检测为 15 IU/mL,且 HBsAg 水平低,仅 120 IU/mL,免疫控制好。虽然病原学检测乙肝病毒标志物阳性,肝功能异常,但乙肝五项结果 HBsAg(+)、HBeAb(+)、HBcAb(+)、HBV-DNA 阴性,即传统观念上的"小三阳",说明病毒低水平复制,一般肝功能损害程度相对较轻,且 HBcAb-IgM 为阴性,说明乙肝病毒所引起的病情处于非活动期。该患者转氨酶正常,仅有胆红素升高,不符合肝细胞性黄疸特点。病理学检查无汇管区炎症浸润、界面性肝炎、肝小叶内坏死性炎症和纤维化及毛玻璃样肝细胞等慢性乙型病毒性肝炎特征性病理改变。

Gilbert 综合征为慢性间歇性黄疸,全身状况良好,多因受凉、劳累、感冒、发热等诱发或加重;无消化道症状,偶伴乏力;肝功能炎性指标及合成指标正常,仅胆红素水平高,以非结合胆红素升高为主,尿胆原不增加。实验室检查排除溶血性黄疸、肝细胞性黄疸及梗阻性黄疸;苯巴比妥治疗有效,预后良好;肝穿刺活检及基因组学检查为诊断的金标准,该患者因经济原因未能行基因组学检查。

对于慢性 HBV 感染者,长期反复出现间接胆红素升高,尽管有病毒复制,而转氨酶始终正常,也要考虑合并 Gilbert 综合征的可能,以免错误判断此类患者的病情,过去认为利福平实验及肝穿刺对疾病的诊断意义重大,但随着基因分子水平的发展,基因检测地位显得更加重要,Teich 等认为运用分子生物学检测 UGT1A1 基因型更为简便、准确。肝组织病理学检查曾被认为是诊断 Gilbert 综合征的金标准,然而因其有创性,存在一定风险且花费较高,多数患者不愿接受,此外,肝组织病理学检查常因合并其他疾病而使得诊断不能明确。既往利福平试验因其无创性及便捷性曾被广大国内外专家用于 Gilbert 综合征的诊断,但其诊断敏感度及特异度有限。随着分子技术水平的发展,基因检测因其具有无创、快速、花费低、不损害肝脏功能等优点逐渐被越来越多的专家采用,且从基因水平上进行检测、判断,使得结果更准确、可靠。因此目前采用 PCR 或直接测序的方法,对与胆红素的代谢相关的 UGT1A1 基因进行基因突变筛查,鉴定该基因的突变位点是确诊的主要方法[1,12]。

七、科主任点评

黄疸为常见临床表现之一,通过临床常规检查,大多可诊断明确,常见肝细胞性黄疸、溶血性黄疸、胆汁淤积性及先天性非溶血性黄疸。

　　肝细胞性黄疸多由各种致肝细胞严重损害的疾病引起,如病毒性肝炎、肝硬化、中毒性肝炎、药物性肝炎、钩端螺旋体病、败血症等,由于肝细胞严重损伤致肝细胞对胆红素的摄取、结合功能降低,因而血中的间接胆红素增加而未受损的肝细胞仍能将部分间接胆红素转变为直接胆红素,部分直接胆红素仍经毛细胆管从胆道排泄,另一部分则由于肿胀的肝细胞及炎性细胞浸润压迫毛细胆管和胆小管,或因胆栓的阻塞使胆汁排泄受阻而反流入血液循环中,致血中直接胆红素亦增加而出现黄疸。肝细胞性黄疸皮肤、巩膜浅黄至深黄色,可伴有轻度皮肤瘙痒,其他为肝脏原发病的表现,如疲乏、食欲减退,严重者可有出血倾向、腹腔积液、昏迷等。实验室检查血清中直接胆红素、间接胆红素均增加,黄疸型肝炎时,直接胆红素增加幅度多高于间接胆红素,尿中胆红素定性试验阳性,而尿胆原可因肝功能障碍而增高。此外,血液生化检查有不同程度的肝功能损害[7]。

　　溶血性黄疸常见病因有:①先天性溶血性贫血,如海洋性贫血、遗传性球形红细胞增多症;②后天性获得性溶血性贫血,如自身免疫性溶血性贫血、新生儿溶血、不同血型输血后的溶血以及蚕豆病、伯氨喹、蛇毒、毒草、阵发性睡眠性血红蛋白尿等引起的溶血。由于红细胞大量破坏产生的非结合胆红素,超过肝细胞的摄取、结合与排泌能力。另一方面,由于溶血造成的贫血、缺氧和红细胞破坏产物的毒性作用,削弱了肝细胞对胆红素的代谢功能,使非结合胆红素在血中潴留,超过正常水平而出现黄疸。溶血性黄疸皮肤黏膜浅柠檬色,不伴皮肤瘙痒,急性溶血时可有发热、寒战、头痛、呕吐、腰痛,并有不同程度的贫血和血红蛋白尿(尿呈酱油色或茶色),严重者可有急性肾衰竭;慢性溶血多为先天性,除伴贫血外尚有脾肿大。实验室检查血清间接胆红素增加为主,直接胆红素基本正常,由于血中间接胆红素增加,故直接胆红素形成也代偿性增加,从胆道排至肠道也增加,致尿胆原增加,粪胆原随之增加,粪色加深。肠内的尿胆原增加,重吸收至肝内者也增加,由于缺氧及毒素作用,肝脏处理增多尿胆原的能力降低,致血中尿胆原增加,并从肾排出,故尿中尿胆原增加,但尿胆红素不增加,急性溶血性黄疸尿中有血红蛋白排出,隐血试验阳性。血液检查除贫血外尚有网织红细胞增加、骨髓红细胞系列增生旺盛等[7]。

　　胆汁淤积性黄疸可分为肝内性和肝外性,肝内性又可分为肝内阻塞性胆汁淤积和肝内胆汁淤积,前者见于肝内泥沙样结石、癌栓、寄生虫病(如华支睾吸虫病)等,后者见于病毒性肝炎、药物性胆汁淤积(如氯丙嗪、甲睾酮、避孕药、抗结核药物等)、原发性胆汁性肝硬化、妊娠期肝内胆汁淤积症等。肝外性胆汁淤积可由胆总管结石、狭窄、炎性水肿、肿瘤及蛔虫等阻塞所引起。由于胆道阻塞,阻塞上方胆管内压力升高,胆管扩张,致小胆管与毛细胆管破裂,胆汁中的胆红素反流入血。此外,肝内胆汁淤积有些并非由机械因素引起,是由于胆汁分泌功能障碍、毛细胆管通透性增加,胆汁浓缩而流动减少,导致胆道内胆盐沉淀与胆栓形成。胆汁淤积性黄疸一般皮肤黏膜呈暗黄色,胆道完全阻塞者颜色呈深黄色,甚至呈黄绿色,并有皮肤瘙痒及心动过缓,尿色深,粪便颜色变浅或呈白陶土色。实验室检查以直接胆红素增加为主,尿胆红素试验阳性。因肠肝循环途径被阻断,故尿胆原及粪胆原减少或缺如。血清碱性磷酸酶及总胆固醇增高[7]。

　　排除了肝胆疾病和溶血性、胆汁淤积性黄疸外,仍不能诊断明确的,注意与先天性非溶血性黄疸相鉴别。先天性非溶血性黄疸系由肝细胞对胆红素的摄取、结合和排泄有缺陷所致的黄疸,临床较少见,有四种类型。①Gilbert 综合征:系由肝细胞摄取间接胆红素功能障碍及微粒体内葡萄糖醛酸转移酶不足,致血间接胆红素增高而出现黄疸。一般黄疸较轻,呈波动性,肝功能检查正常。②Dubin-Johnson 综合征:系由肝细胞对直接胆红素及某些阴离子向毛细胆管排泄发生障碍,致血清直接胆红素增加而发生的黄疸。③Crigler Najjar 综合征:系由肝细胞缺乏葡萄糖醛酸转移酶,致间接胆红素不能形成直接胆红素,导致血中间接胆红素增多而出现黄疸。本病由于血中间接胆红素甚高,故可产生核黄疸,见于新生儿,预后极差。④Rotor 综合征:系由肝细胞摄取间接胆红素和排泄直接胆红素存在先天性缺陷致血中胆红素增高而出现黄疸[1,3]。

Gilbert 综合征是一种良性疾病,主要是由于胆红素—尿苷二磷酸葡萄糖醛酸转移酶(UGT1A1)基因突变,引起肝细胞内葡萄糖醛酸转移酶活性下降至正常水平的 30% 左右,催化间接胆红素转化为直接胆红素的能力不足,从而表现为非溶血性、以间接胆红素升高为特征的高胆红素血症[4,5,6,9]。大多数患者在青春期之后发病,男女发病比例为(1.5～10)∶1。Gilbert 综合征患者常以慢性、间歇性的皮肤及巩膜黄染就诊,可有家族病史,发作时可伴乏力、易疲劳及消化道症状,余全身情况良好。体检除轻度黄疸之外,无其他异常体征。实验室检查提示血清总胆红素轻度升高,多为 80～100 μmol/L。苯巴比妥试验及低热卡试验对本病有一定诊断价值。Gilbert 综合征患者的肝脏肉眼无明显异常;镜下可见肝组织结构正常,肝细胞内有棕褐色颗粒沉着,汇管区无明显炎症[1,3]。

Crigler-Najjar 综合征(CNS)是一种常染色体隐性遗传病,也是以间接胆红素升高为主,是由于 UGT1A1 基因突变导致葡萄糖醛酸转移酶活性严重缺乏甚至消失所致。根据胆红素水平及苯巴比妥治疗反应,分为两型:黄疸严重,血清胆红素>340 μmol/L,伴有胆红素脑病、苯巴比妥治疗无效者,诊断为Ⅰ型;黄疸较轻,血清胆红素 103～340 μmol/L,神经系统症状不明显,苯巴比妥(60～120 mg/d)治疗胆红素水平降低超过 30%,诊断为Ⅱ型。CNS 患者的肝脏肉眼下观察可无明显异常;镜下可见肝细胞内有棕褐色颗粒沉着、毛细胆管内胆栓。通常认为 CNS 患者的肝实质不会被累及,不会产生肝硬化等严重后果。然而近年来,国外少量研究表明部分 CNS 患者可有胆汁淤积及肝纤维化[1,3]。

Dubin-Johnson 综合征是由于毛细胆管上的有机阴离子转运蛋白(cMOAT)基因(ABCC2/MRP2 超家族)缺陷,导致肝细胞中结合胆红素及其他内源性和外源性的非胆汁酸有机阴离子向毛细胆管排泄障碍,结合胆红素返流入血,引起血清结合胆红素升高。该病大多在青春期之后发病,世界范围内发病率约为 1/30 万,临床上少见且容易误诊。患者大多数表现为轻度黄疸和尿色变深,部分可有右上腹隐痛、乏力、恶心或呕吐,可能为焦虑等精神因素所致。Dubin-Johnson 综合征患者尿液中粪卟啉水平正常,其中 80% 为Ⅰ型粪卟啉,而正常人群中 75% 为Ⅲ型粪卟啉。腹腔镜检查显示肝脏轻度肿大,外观呈黑色或墨绿色;肝穿刺活组织检查时,肝组织常呈墨褐色或墨绿色线条样,一般单凭肝脏这种特殊的外观即可诊断本病。镜下显示肝组织结构正常,肝细胞内有棕褐色颗粒沉着,多位于肝小叶中央区的溶酶体内。目前已报道 Dubin-Johnson 综合征相关的 MRP2 基因突变多达 55 种,突变类型繁杂,且位点各异。较为常见的错义突变 R393W、R768W

等均会导致该基因功能缺陷。Dubin-Johnson 综合征预后良好，一般不需要任何治疗，但应早期诊断，避免一切可能加重肝细胞损伤的不良因素，如口服避孕药、妊娠等。此外，ABCC2 基因与药物代谢及药物毒性密切相关，确诊该病的患者在使用抗生素、抗肿瘤药物、降脂药物时应谨慎[1,3]。

Rotor 综合征是由于溶质载体有机阴离子载体 1B1/3（SLCO1B1/3）双等位基因突变，导致有机阴离子转运多肽功能缺陷，从而引起肝细胞对胆红素和有机阴离子摄取、储存和排泄障碍，造成血清内直接胆红素和间接胆红素均增高，但以直接胆红素升高为主。因需要双基因同时突变才会发病，故本病发病率极低（1/100 万），属于罕见的常染色体隐性遗传疾病。该病常在 20 岁以下发病，大部分患者无症状，偶发腹痛，血清总胆红素水平常在 50～100 μmol/L，甚至更高，其中直接胆红素占 50% 以上，其他肝功能指标多为正常。溴磺酞钠排泄试验可见肝摄取染料延迟，45 min 潴留率可高达 50%～60%，且在 90 min 后没有双相峰。24 h 尿总粪卟啉水平上升 2～5 倍，其中 I 型粪卟啉占总数的 65% 以上。肝脏大体形态正常，镜下显示肝组织结构正常，肝细胞内无颗粒状色素沉着，免疫组化显示有机阴离子转运多肽 1/3 蛋白染色阴性。Rotor 综合征是良性疾病，不会发展为肝纤维化与肝硬化，一般不需要治疗，但应注意类固醇激素等药物以及妊娠都可能加重该病。此病明确诊断的价值主要在于与其他肝胆疾病鉴别。鉴于 OATP1B 转运蛋白可参与大量常用药物代谢，如青霉素、他汀类、利福平、甲氨蝶呤等，SLCO1B 基因中的有害突变均可能会增加药物毒性风险，虽然相关研究尚少，但该类患者使用上述药物时需警惕药物的不良反应[1,3]。

先天性高胆红素血症目前尚无相关诊治指南，其基本诊断思路为排除性诊断，对于婴幼儿或青少年（包括青年）以间歇性或长期黄疸为主要表现，无皮肤瘙痒，实验室检查显示单纯胆红素升高为主，而不伴随 ALT、AST、ALP、GGT 等其他酶学异常，并进一步排除肝胆系统疾病和（或）溶血性疾病后，即可作出初步临床诊断。此类疾病又可分为间接胆红素升高为主型 Gilbert 综合征和 Crigler-Najjar 综合征，以及直接胆红素升高为主型 Dubin-Johnson 综合征和 Rotor 综合征。进行有针对性的基因检测，有助于最终确诊[1]。

Gilbert 综合征的发病机理主要是肝细胞摄取游离胆红素障碍及微粒体内葡萄糖醛酸转移酶不足所致。而苯巴比妥对肝细胞微粒体酶有诱导其合成及促其活性作用，又可增加胆汁流量，有利于黄疸消退，故目前本病主张用苯巴比妥钠治疗[2]。本例用苯巴比妥钠治疗 1 周疗效满意。但并非所有 Gilbert 综合征患者对苯巴比妥钠治疗都有效，以肝摄取胆红素障碍为主的病变往往疗效欠佳。该病肝穿刺活检组织在光镜下一般无明显异常，可有轻微改变。主要表现为肝板细胞排列拥挤，小叶肝细胞疏松变性，二者可同时出现，亦可有少量中性粒细胞和（或）淋巴细胞浸润，轻微脂肪变性等，但无特异性变化。在电镜下可出现特征性改变——肝细胞滑面内质网增生，线粒体数目增多、体积增大，脂褐素颗粒增多，肝细胞绒毛变短。但因电镜检查费用高而使其在临床应用受到一定限制[10]。

本病预后良好。据报道该患者的寿命可与正常人一样，临床医师应积极向患者家属交代病情变化,消除不必要的顾虑,应帮助患者解除不必要的思想负担。但该病患者成年后应避免与同样患有该病的异性婚配。为避免漏诊或误诊此病,应详细询问病史,结合患者临床表现及生化检查,重视肝穿活检,综合诊断,避免给患者带来精神和经济负担。

参考文献:

[1] 白洁,郑素军,段钟平.4 种常见先天性高胆红素血症的临床特征及诊断思路[J]. 临床肝胆病杂志,2019,35(8):1 680-1 683.

[2] Wanger K H,Shiels R G,lang C A, et al.Diagnostic criteria and contributors to Gilbert's syndrome [J]. Crit Rev Clinlab Sci,2018,55(2):129-139.

[3] Strassburg C P. Hyperbilirubinemia syndromes(Gilbert-Meulengracht, Crigler-Najjar, Dubin-Johnson, and Rotor sundrome)[J]. Best Pract Res Clin Gastroenterol, 2010,24(5):555-571.

[4] Ehmer U,Kalthoff S,Fakundiny B,et al. Gilbert syndrome redifined:Acomplex genetic haplotype influences the regulation of glucuronidation [J]. Hepatology, 2012,55(6):1 912-1 921.

[5] Chiddarwars, D'silvasz, Colahbr, et al. Genetic variations in bilirubin metabolism genes and their association with unconjugated hyperbilirubinemia in adults [J]. Ann Hum Genet,2017,81(1);11-19.

[6] Sun L, lI m, Zhang, et al. Differences in UGT1A gene mutations and pathological liver changesbetween Chinese patients with Gilbert's syndrome and Crigler-Najjar syndrome type I [J]. Medicine (Baltimore),2017,96(45):e862.

[7] 万学红,卢雪峰.诊断学.9 版.北京:人民卫生出版社,2018.

[8] 宁会彬,李宽,毛重山,刘俊平,肖二辉,康谊,尚佳. 慢性乙型肝炎合并 Gilbert 综合征患者 33 例临床及其基因突变分析[J].中华肝脏病杂志,2015,23(1):13-16.

[9] Jin Ye, Lianlian Cui, Yingqiao Zhou, et al. "Gilbert's-like" syndrome as part of a spectrum of persistent unconjugated hyperbilirubinemia in post-chronic hepatitis patients[J]. Scientific Reports,(2018)8:2008.

[10] 童永喜,卢德容,李冰.Gilbert 综合征 43 例临床及肝组织病理分析[J]. 浙江临床医学,2007,9(2):257.

[11] 朱俊乐,施斌. Gilbert 综合征的研究现状 [J]. J Clini Hepatol, January 2011,27(1):110-112.

[12] Karl-Heinz Wagner, Ryan G. Shiels, Claudia Anna Lang, Nazlisadat Seyed Khoei, Andrew C. Bulmer, Diagnostic criteria and contributors to Gilbert's syndrome[J]. Critical Reviews In Clinical Laboratory Sciences, 2018vol. 55, No. 2, 129-139.

(范晓萍)

急性戊型病毒性肝炎合并吉兰-巴雷综合征(GBS)一例报告

一、患者基本信息

患者李某某,男性,62岁,汉族,已婚,职员,于2015年6月10日入院。

二、主诉

乏力、食欲不振、低热、尿黄1周。

三、现病史、体格检查、化验检查

现病史:患者入院前1周无明显诱因出现乏力、食欲下降、尿黄、恶心、呕吐,低热、下肢疼痛。在青岛某医院以"低热原因待诊,结核性(?)慢性胃炎;骨关节炎"收入院。查生化指标示总胆红素(TBIL)16.9 μmol/L,间接胆红素(IBIL)11.4 μmol/L,直接胆红素(DBIL)5.5 μmL/L,天冬氨酸转氨酶(AST)720.87 U/L,丙氨酸转氨酶(ALT)1 345.9 U/L,谷氨酰转肽酶(GGT)141.15 U/L,乳酸脱氢酶(LDH)507.37 U/L,血糖4.62 mmol/L,血钾3.7 mmol/L,血钠142 mmol/L,血氯103 mmol/L,血钙2.11 mmol/L,尿素氮4.29 mmol/L,肌酐60.98 μmol/L;戊型肝炎抗体IgM阳性;血凝四项PTA 69.3%;给予"多烯磷脂酰胆碱、还原性谷胱甘肽、异甘草酸镁、环磷腺苷"等药物治疗3 d。因戊肝抗体阳性,以"急性戊型病毒性肝炎"转入我院治疗。

患者无肝炎患者密切接触史,无输血史,无狗咬史及野外作业史,无不良注射史;否认不洁饮食史,曾进食海鲜;无疟疾、痢疾等,否认其他传染病史及密切接触史,无近期疫区旅居和疫水接触史。既往室上性心动过速史20余年,近期发作于2015年5月23日,经一家三甲综合医院治疗暂时终止发作。2015年5月27日颅脑CT示脑腔隙灶(左)。既往高血压病史10余年,并于2012年有蛛网膜下腔出血病史。患者否认肾病、甲亢及肿瘤、青光眼、糖尿病、哮喘、气管炎、皮肤病、抑郁等病史,否认明显外伤史,否认食物及药物过敏史,预防接种随当地。生于原籍,无烟酒嗜好,无限制性化学物质、药物接触史,无工业毒物、粉尘、放射性物质接触史,无其他特殊不良嗜好。适龄结婚,爱人及孩子均身体健康,家庭关系和睦。家族史:患者否认家庭成员患有其他传染性疾病及血友病等其他遗传性疾病。

体格检查:体温36.5℃,脉搏71次/分钟,呼吸18次/分钟,血压113/68 mmHg。一般情况:发育正常,营养中等,自主体位,神清语利,查体合作。全身皮肤黏膜无黄染及出血点。周身浅表淋巴结未触及肿大。头颅无畸形,眼睑无水肿,结膜无充血,巩膜无黄染,两侧瞳孔等大等圆,大小正常,对光反射灵敏。耳鼻无异常分泌物,双耳听力正常。口唇无发绀,伸舌居中,咽无充血,扁桃体不大。颈对称,无颈静脉怒张及颈动脉异常搏动,颈软无抵抗,气管居中,甲状腺不大。胸廓对称无畸形,胸骨无压痛,双侧乳房未见异常。呼吸动度一致,语颤均等。两肺叩清音,肝肺相对浊音界位于右侧锁骨中线第 V 肋间。两肺呼吸音清,未闻及干湿啰音。心前区无隆起,心尖搏动无弥散,心前区未及震颤,心界不大,心率 71 次/分钟,律整,各瓣膜听诊未闻及杂音。周围血管征阴性。腹部平坦,无腹壁静脉曲张,无压痛及反跳痛,叩诊为鼓音,肝上界右锁骨中线第 5 肋间叩浊,肝脾肋下无触及,肝区叩击痛阳性,移动性浊音阴性。肛门外生殖器未见异常。脊柱四肢无畸形,关节活动无受限。双下肢无水肿,肌力下降,感觉障碍。双侧肱二、三头肌腱反射存在,跟、膝腱反射均明显减弱,下肢肌力四级,膝以下触觉、痛觉减弱。双侧 Babinski 氏征、Kernig 氏征均阴性。

辅助检查。腹部 B 超:符合急性肝炎超声表现。戊肝抗体 IgM 阳性;戊肝抗体 IgG 阳性。颅脑 CT:脑腔隙灶(左)。

四、诊断与鉴别诊断

(一)初步诊断

1. 急性戊型病毒性肝炎
2. 慢性胃炎
3. 甲状腺功能异常
4. 肌无力 原因待查
5. 腔隙性脑梗死

诊断依据:①乏力、食欲不振、低热、尿黄 1 周。②肝功异常,戊肝抗体 IgM 阳性;戊肝抗体 IgG 阳性。③既往室上性心动过速史 20 余年,近期发作于 2015 年 5 月 23 日,经外院治疗暂时终止发作。2015 年 5 月 27 日颅脑 CT 示脑腔隙灶(左)。既往高血压病史 10 余年,并于 2012 年有蛛网膜下腔出血病史。全身皮肤黏膜无黄染及出血点。周身浅表淋巴结未触及肿大。眼睑无水肿,结膜无充血,巩膜无黄染,气管居中,两肺叩清音,两肺呼吸音清,未闻及干湿啰音。心前区无隆起,心前区未触及震颤,心界不大,心率 71 次/分钟,律整,各瓣膜听诊未闻及杂音。腹部平坦,无腹壁静脉曲张,无压痛及反跳痛,肝脾肋下无触及,肝区叩击痛阳性,移动性浊音阴性。双下肢无水肿,肌力下降,感觉障碍。双侧肱二、三头肌腱反射存在,跟、膝腱反射均明显减弱,下肢肌力四级,膝以下触觉、痛觉减弱。双侧 Babinski 氏征、Kernig 氏征均阴性。④腹部 B 超:符合急性肝炎超声表现。颅脑 CT:脑腔隙灶(左)。

(二)鉴别诊断

1. 酒精性肝炎:该类患者有长期大量饮酒史或者酗酒史,可有乏力、食欲不振、恶心、呕吐、肝区疼痛等症状,有时伴有发热,一般为低热,常有黄疸,查体可有肝大并有触痛,查肝功异常 AST、AKP、GGT 升高较明显,AST/ALT 常大于 2,但 AST 和 ALT 数值很少大于 500 U/L,病毒学指标阴性,超声或者 CT 检查可提示脂肪肝。该患者无烟酒等不良嗜好,可排除此病。

2. 自身免疫性肝炎:多见于女性,一般起病缓慢,类似慢性病毒性肝炎,约有 1/3 病例的症状类似急性病毒性肝炎。患者症状轻重不一,一般表现为上腹部不适、乏力、瘙痒、食欲不振等。早期患者有肝大,通常还有脾大、黄疸、蜘蛛痣等表现。部分晚期患者可出现肝硬化,可有腹水、肝性脑病。肝外表现为持续性发热伴急性复发性游走性大关节炎。女性患者可有闭经。可有牙龈出血、满月脸、痤疮、皮肤紫纹、多毛,还可有甲状腺炎、肾小球肾炎等表现。确诊主要依据血清丙种球蛋白或免疫球蛋白 G 的升高水平以及 ANA、SMA 或抗肝肾微粒体-1 抗体的滴度,并排除乙醇、药物、肝炎病毒感染等其他肝损害因素。该患者自免肝谱检查阴性,可排除。

3. 药物性肝炎:该类患者有使用肝损害药物的历史,潜伏期一般为 5～90 天,临床表现可同病毒性肝炎类似,可有乏力、食欲不振、恶心、呕吐、尿色深等前驱症状,生化检查 ALT、AST 明显升高,可伴有血清胆红素升高,轻型患者停药后肝功能可逐渐恢复,肝炎病毒学指标阴性。该患者可排除。

4. 肝豆状核变性:为常染色体隐性遗传病,男性多于女性,肝型肝豆状核变性患者也可出现反复肝功异常,血清铜及铜蓝蛋白降低,眼角膜边缘可发现 K-F 环。本病通常发生于儿童期或青少年期,以肝脏症状起病者平均年龄 11 岁,以神经症状起病者平均 19 岁,绝大多数患者先出现神经症状,少数先出现肝脏症状,也有少数患者首发症状为急性溶血性贫血、皮下出血、鼻衄、肾功能损害及精神症状等。起病缓慢,少数由于外伤、感染等原因呈急性发病,最终都会出现肝脏及神经损害症状。该患者无铜或铜蓝蛋白低,结合临床症状,可排除。

5. 周期性瘫痪(周期性麻痹):是指反复发作性的骨骼肌弛缓性瘫痪为主要表现的一组肌病。按发作时血清钾含量的变化可分为低钾型、正钾型和高钾型三种,低钾型较多见。可发生于任何年龄,以 20～40 岁多见,男性多于女性。国内多为散发,少数有家族遗传史,呈常染色体显性遗传。有的在发作前可有暴食、酗酒、高糖饮食、疲劳、剧烈活动、情绪紧张等诱因。大多在夜间睡眠或清晨睡醒时发病,也有在午睡时发病。醒时发现四肢软瘫、麻木、酸痛、无力。发病急,可呈四肢对称性弛缓性瘫痪,少数病例也可有呼吸肌麻痹,但常有血清钾含量降低及低钾心电图改变,病程短,补钾后可迅速恢复,多在数小时至 3～4 天自愈。该患者血钾正常,结合患者临床病史及临床症状可排除此病。

6. 脊髓灰质炎:本病是在世界上已宣布消灭的中枢神经系统的病毒感染的传染病,主要侵犯脊髓前角运动神经元,重症病例亦可有四肢瘫痪或呼吸肌瘫痪。但此病与 GBS 不同:瘫痪多呈不对称性,或只侵犯某一肢或某一肌群;无感觉症状及体征。无 CSF 蛋白细胞分离现象;神经电生理检查无周围神经损害表现。可排除此病。

五、诊疗经过

入院化验结果血分析。红细胞平均体积 80.40 fL,淋巴细胞比率 43.80%,单核细胞比率 12.40%,中性粒细胞比率 40.80%,嗜碱性粒细胞比率 1.20%,单核细胞 0.82,余结果正常;尿分析＋沉渣:葡萄糖 1＋ mg/dL,余指标正常;血凝六项正常;生化组合、免疫组合:谷丙转氨酶 561 U/L,谷草转氨酶 94 U/L,谷草/谷丙 0.2,碱性磷酸酶 125 U/L,谷氨酰胺转移酶 137 U/L,前白蛋白 134 mg/L,高密度脂蛋白胆固醇 0.67 mmol/L,低密度脂蛋白胆固醇 2.69 mmol/L,葡萄糖 6.2 mmol/L,尿素氮 2.2 mmol/L,钙 2.05 mmol/L,α-羟丁酸脱氢酶 184 U/L,免疫球蛋白 A 2.31 g/L;心肌酶谱正常;戊肝抗体 IgM 阳性,戊肝抗体 IgG 阳性,巨细胞抗体阴性,EB 抗体阴性;甲状腺组合正常;IU 正常;乙肝五项:乙肝表面抗原 II 0.54,乙肝表面抗体 388.10 IU/L,乙肝 e 抗原 0.10,乙肝 e 抗体 1.680,乙肝核心抗体 1.180;甲肝抗体 0.355,丙肝抗体 II 0.048;自免肝谱正常;患者伴有明显肌无力,麻木感,双下肢为重,入院后肌无力进行性加重,查体肌力为 3 级,膝以下痛觉、触觉减退,深反射消失,病理反射未引出,考虑神经系统病变可能性大,患者病情变化快,病情较重,给予一级护理,予心电监测、血氧饱和度监测,停复方甘草酸单铵 S 氯化钠注射液静滴,予维生素 B$_1$ 口服营养神经,前列地尔改善微循环,予环磷腺苷静滴营养心肌、保肝治疗,请外院神经内科会诊考虑吉兰-巴雷综合征,转外院神经内科治疗,行腰穿脑脊液检查示蛋白 1.58 g/L,细胞数 4.5×10^2/L,符合吉兰-巴雷综合征脑脊液改变。给予保肝、营养支持治疗,应用"异甘草酸镁、腺苷蛋氨酸、丙种球蛋白、维生素 B$_{12}$"等药物,住院治疗 20 d,肝功基本正常,肌力基本恢复正常,病情好转出院,随访 1 年完全恢复正常。

六、诊疗体会

吉兰-巴雷综合征(Guillain-Barresyndrome, GBS)是以周围神经和神经根的脱髓鞘病变及小血管炎性细胞浸润为病理特点的自身免疫性周围神经病,又称急性炎症性失髓鞘性多发性神经病,临床表现为急性对称性弛缓性肢体瘫痪。多数患者起病前 1～4 周可有胃肠道或呼吸道感染症状。典型症状有:①运动障碍:肌无力多见,迅速发展为四肢呈对称性下运动神经元瘫痪;躯干、颈部肌肉瘫痪者不能抬头,肋间肌、膈肌瘫痪者可出现呼吸肌麻痹;②感觉障碍:以主观感觉障碍为主,多从四肢末端的麻木、针刺感开始;③脑神经麻痹:约一半患者可出现脑神经损害,以舌咽、迷走神经的周围性瘫痪为多见;④自主神经功能障碍。肌无力多为首发症状,多于数日至 2 周发展至高峰,首先出现对称性两腿无力,典型者在数小时或短短数天后无力从下肢上升至躯干、上肢或累及脑神经。下肢较上肢更易受累,肢体呈弛缓性瘫痪,腱反射降低或消失,部分患者轻度肌萎缩,长期卧床患者可发展为失用性肌萎缩。部分患者伴随感觉障碍,表现为肢体远端感觉异常如烧灼、麻木和不适感等,以及手套袜子样感觉减退,可先于瘫痪或与瘫痪同时出现,也可无感觉障碍。约 30% 的患者可有肌痛,尤其是腓肠肌的压痛。约 50% 的患者出现双侧面瘫,常可累及后组颅神经,造成延髓支配的肌肉无力,并导致清除分泌物及维持气道通畅的困难。自主神经症状常表现为发作性面部发红、皮肤潮红、心跳加速、出汗增多、手足肿胀及营养障碍等;交感神经受损常表现为体温调节障碍、Horner 征、胃扩张和肠梗阻等;膀胱功能障碍通常仅发生于严重病例,且一般为一过性。生化检查以脑脊液中蛋白—细胞分离为特征。诊断标准:①急性起病,病情在数天内或数周内达到高峰;

②临床上以眼外肌瘫痪、共济失调和腱反射减低为主要症状,肢体肌力正常或轻度减退;③脑脊液出现蛋白—细胞分离;④病程呈自限性。约6.0%的病例是在某种感染性疾病后发生,有明确的前驱性病变如空肠弯曲菌、传染性单核细胞增多症、疱疹病毒、巨细胞病毒、支原体感染[1]。有文献报道甲型肝炎病毒、乙型肝炎病毒和丙型肝炎病毒均可引起GBS[2-4],戊型肝炎病毒(HEV)亦可引起包括GBS在内的多种神经系统疾病[5]。考虑与病毒直接作用及病毒感染通过免疫介导的神经系统损伤[6]。GBS治疗包括支持疗法、药物治疗、对症治疗、预防并发症及康复治疗等:①支持治疗方面,基于患者病情严重程度不同,急性期治疗旨在挽救生命,针对呼吸肌麻痹程度采取不同措施。病情稳定后,进行相关免疫治疗和对症治疗。对一般患者常规行免疫治疗,同时注意观察患者呼吸情况。②药物治疗为抑制异常免疫反应,消除致病因子的神经损伤,促进神经再生,包括免疫球蛋白和血浆交换(PE),推荐有条件者尽早应用,可清除特异的周围神经髓鞘抗体和血液中其他可溶性蛋白。宜在发病后2~3周内进行,能改善重症或者呼吸机麻痹患者的症状,缩短疗程,减少并发症的发生。同时应注意其禁忌证:严重感染、心律失常、心功能不全、凝血系统疾病等为禁忌证,其副作用为血流动力学改变可能造成血压变化、心律失常,使用中心导管引发气胸和出血以及可能合并败血症。有研究激素对本病治疗无明确疗效,故不推荐常规应用糖皮质激素。③除支持治疗、药物治疗,对症治疗也为本病治疗的重要部分,包括心电监护、营养支持、神经营养、康复锻炼等;心电监护用于有明显的自主神经功能障碍者;如果出现体位性低血压、高血压、心动过速、心动过缓、严重心脏传导阻滞、窦性停搏时,须及时采取相应措施处理。延髓支配肌肉麻痹者有吞咽困难和饮水呛咳,需给予鼻饲营养,以保证每日足够热量、维生素,防止电解质紊乱。合并有消化道出血或胃肠麻痹者,则给予静脉营养支持。患者如出现尿潴留,则留置尿管以帮助排尿;对有神经性疼痛的患者,适当应用药物缓解疼痛;如出现肺部感染、泌尿系感染、压疮、下肢深静脉血栓形成,注意给予相应的积极处理,以防止病情加重。因语言交流困难和肢体肌无力严重而出现抑郁时,应给予心理治疗,必要时给予抗抑郁药物治疗。需始终应用B族维生素治疗,包括维生素B_1、维生素B_{12}、维生素B_6等药物以起到营养神经的作用。病情稳定后,早期进行正规的神经功能康复锻炼,以预防失用性肌萎缩和关节挛缩。

急性戊型肝炎患者出现神经系统病变尤其是急性进展的肌肉瘫痪时应考虑到GBS,通过临床表现、专项化验及检查明确病情后,在保肝治疗基础上及时予支持疗法、药物治疗、对症治疗、预防并发症及康复治疗,病情可逐渐恢复,为我们在临床肝病诊疗工作中提供了经验。

七、科主任点评

HEV为单股正链RNA病毒,为无包膜的球状颗粒,主要经粪—口传播的急性传染病,是一种人畜共患病,人类HEV感染可导致急、慢性病毒性肝炎和肝功能衰竭,除此之外,还可以造成神经系统损伤,包括GBS和神经痛性肌萎缩等疾病。戊型肝炎病毒引起GBS的发病机制尚不明确,目前认为是病毒直接作用及病毒感染通过免疫介导的神经系统损伤[6]，Hughes 等[7]认为免疫系统通过分子模拟机制错误地攻击脊髓磷脂和轴突，造成脱髓鞘性神经病。戊型肝炎病毒感染多急性发病，预后良好，一般不会发展成慢性肝炎，但是一些特殊人群如接受器官移植或肿瘤化疗的患者感染 HEV 后，可迁延为慢性肝炎，甚至可发展为肝硬化[8-10]。本例患者经保肝、对症支持，针对 GBS 给予营养神经、静滴丙种球蛋白等综合治疗，病情最后好转。急性戊型病毒性肝炎多见于老年人，以乏力、消化道症状及黄疸为主要表现，该例患者无黄疸，就诊早期并未考虑肝炎，发现肝功异常后对患者出现的双下肢疼痛、无力，因考虑骨关节炎及肝炎所致的乏力没有引起足够的重视，故急性肝炎患者出现肢体麻木、肌无力等症状时应警惕合并 GBS，及早行神经系统相关检查，做到早诊断、早治疗。

参考文献：

[1]〔美〕戈德曼.西氏内科学：神经系统疾病[M].21 版.第 8 分册.王贤才，译.西安：世界图书出版公司，2002：356-357.

[2] Grygorczuk S, Zajkowska J, Kondrusik M, et al. Guillain-Barré Syndrome and its association with infectious factors[J]. Neurologia I Neurochirurgia Polska, 2005, 39(3):230-236.

[3] 程丹颖，王笑梅，欧蔚妮，等. 肝病合并格林-巴利综合征七例临床分析及文献复习[J]. 中华实验和临床感染病杂志（电子版），2014,8(3):387-390.

[4] Ono S I, Chida K, Takasu T. Guillain-barre syndrome following fulminant viral hepatitis A[J]. Internal Medicine, 1994, 33(12):799-801.

[5] 韩建，王玲，庄辉.与戊型肝炎病毒感染相关的神经系统疾病研究进展[J]. 中国病毒病杂志,2012,2(6):71-72.

[6] 周秀云，杨东安.病毒性肝炎合并格林-巴利综合征 1 例报告[J]. 临床肝胆病杂志, 2007, 23(2):151.

[7] Huges R A, Cornblath D R. Guilain-Barre syndrome[J]. Lancet, 2005, 366(9497):1 653-1 666.

[8] Kamar N, Selves J, Mansuy J M, et al. Hepatitis E virus and chronic hepatitis in organ-transplant[J]. N Engl J Med, 2008, 358(8):811-817.

[9] Lhomme S, Abravanel F, Dubois M, et al. Hepatitis E virus quasispecies and the outcome of acute hepatitis E in solid-organ transplant patients[J]. Journal of Virology, 2012, 86(18):10 006-10 014.

[10] Kamar N, Peron J M, Ouezzani L, et al. Hepatitis E virus infection can evolve to chronic hepatitis in organ-transplant patients[J]. Journal of Hepatology, 2007, 46(07):S70-S71.

（李　玮　张朋垒）

一例黄疸患者的诊疗体会

一、患者基本信息

患者李某某,男性,50岁,汉族,已婚,职员,于2017年5月12日入院。

二、主诉

反复乏力、食欲不振、腹胀20余年,加重伴腹痛、恶心8 d,尿黄5 d。

三、现病史、体格检查、辅助检查

现病史:患者20余年前无明显诱因出现全身乏力、懒动,食欲不振,伴腹胀,进食后明显,无恶心、呕吐,无厌油,无腹痛、腹泻,无鼻衄及牙龈出血,时有右上腹不适,予保肝及拉米夫定(贺普丁)抗病毒治疗,病情好转出院。出院后规律口服抗病毒药物,自述用药2年后出现拉米夫定耐药,换用阿德福韦酯片(代丁)抗病毒,病毒下降不理想,于2013年换用恩替卡韦片治疗,后复查肝功正常,病毒低于检测值下线,一直服用至今。8 d前患者饱餐后出现腹胀、腹痛,以脐周为主,伴有恶心,呕吐5次,呕吐物为胃内容物,呈非喷射性,无发热,无反酸、嗳气,无后背放射痛,到某区医院就诊,查血分析示WBC 11.26×10⁹/L,中性粒细胞百分比91.5%,行腹部平片提示上腹部数个1~3 cm大小液平影,腹部无明显积气,考虑肠梗阻,给予抑酸、消炎、补液治疗,应用"头孢米诺、替硝唑、兰索拉唑、复方电解质、维生素C、维生素B₆"等药物治疗,具体不详,自觉症状减轻。5 d前患者发现全身皮肤及巩膜变黄,小便色红,无灰白便,无明显皮肤瘙痒,未系统诊疗,今为求进一步明确诊治来我院,门诊医师以"①黄疸原因待查;②慢性乙型病毒性肝炎"收入院。患者自发病以来,睡眠差,大便通畅,无灰白便,近1周体重下降约3 kg。

高血压病史5年,自服缬沙坦氨氯地平片降血压治疗,血压正常。25年前曾患"溃疡性结肠炎","胆结石"病史10余年。

体格检查:体温36.5℃,脉搏83次/分钟,呼吸18次/分钟,血压130/85 mmHg。中年男性,发育正常,营养中等,神志清,精神可,自主体位,查体合作。皮肤黏膜明显黄染,未见出血点,可见肝掌,未见蜘蛛痣,浅表淋巴结未触及肿大。巩膜明显黄染,球结膜无水肿。心肺听诊无异常。腹部平坦,腹肌软,全腹无压痛及反跳痛,肝脾肋下未触及,肝上界于右锁骨中线第5肋间叩浊,肝区叩痛阳性,莫菲氏征阴性,腹水征阴性,双下肢无水肿。双侧肱二、三头肌腱反射及跟、膝腱反射均存在,不亢进。双侧Babinski氏征、Kernig氏征均阴性。

辅助检查:2017年5月4日血分析:WBC 11.26×10⁹/L,中性粒细胞百分比91.5%。

上腹部平片:上腹部见数个 1～3 cm 大小液平影,腹部无明显积气。(某区医院)

四、诊断与鉴别诊断

(一)初步诊断

1. 黄疸原因待查
2. 慢性乙型病毒性肝炎
3. 胆结石(?)
4. 高血压病

诊断依据:①反复乏力、食欲不振、腹胀 20 余年,加重伴腹痛、恶心 8 d,尿黄 5 d。②20 年前化验 HBsAg 阳性,肝功异常,曾于我院诊断为"慢性乙型病毒性肝炎",并先后应用拉米夫定、阿德福韦酯、恩替卡韦等抗病毒治疗至今。③既往有高血压病史 5 年,现服药治疗,血压正常。25 年前曾患"溃疡性结肠炎","胆结石"病史 10 余年。④入院时体温正常,皮肤黏膜明显黄染,可见肝掌,巩膜明显黄染,腹部平软,无压痛及反跳痛,肝脾肋下未触及,肝区叩痛阳性,莫菲氏征阴性,腹水征阴性,双下肢无水肿。⑤外院化验血分析示 WBC 11.26×10^9/L,中性粒细胞百分比 91.5%。上腹部平片:上腹部见数个 1～3 cm 大小液平影,腹部无明显积气。

(二)鉴别诊断[1,2]

1. 溶血性黄疸。①凡能引起溶血的疾病都可产生溶血性黄疸。a. 先天性溶血性贫血,如海洋性贫血、遗传性球形红细胞增多症;b. 后天性获得性溶血性贫血,如自身免疫性溶血性贫血、新生儿溶血、不同血型输血后的溶血以及蚕豆病、伯氨喹、蛇毒、毒蕈、阵发性睡眠性血红蛋白尿等引起的溶血。②临床表现:一般黄疸为轻度,呈浅柠檬色,不伴皮肤瘙痒,其他症状主要为原发病的表现。急性溶血时可有发热、寒战、头痛、呕吐、腰痛,并有不同程度的贫血和血红蛋白尿(尿呈酱油或茶色),严重者可有急性肾功能衰竭;慢性溶血多为先天性,除伴贫血外尚有脾肿大。③实验室检查:血清总胆红素(TB)增加,以间接胆红素(IBIL)为主,直接胆红素(DBIL)基本正常。由于血中 IBIL 增加,故 DBIL 形成也代偿性增加,从胆道排至肠道也增加,致尿胆原增加,粪胆原随之增加,粪色加深。肠内的尿胆原增加,重吸收至肝内者也增加。由于缺氧及毒素作用,肝脏处理增多尿胆原的能力降低,致血中尿胆原增加,并从肾排出,故尿中尿胆原增加,但无胆红素。急性溶血性黄疸尿中有血红蛋白排出,隐血试验阳性。血液检查除贫血外尚有网织红细胞增加、骨髓红细胞系列增生旺盛等。本患者不符合,可排除。

2. 肝细胞性黄疸。①各种使肝细胞严重损害的疾病均可导致黄疸发生,如病毒性肝炎、肝硬化、中毒性肝炎、钩端螺旋体病、败血症等。②临床表现:皮肤、黏膜浅黄至深黄色,可伴有轻度皮肤瘙痒,其他为肝脏原发病的表现,如疲乏、食欲减退,严重者可有出血倾向、腹水、昏迷等。③实验室检查:血中 DBIL 与 IBIL 均增加,黄疸型肝炎时,DBIL 增加幅度多高于 IBIL。尿中 DBIL 定性试验阳性,而尿胆原可因肝功能障碍而增高。此外,血液生化检查有不同程度的肝功能损害。该患者需进一步检查明确。

3. 胆汁淤积性黄疸(旧称阻塞性黄疸或梗阻性黄疸)。①胆汁淤积可分为肝内性或肝外性。肝内性又可分为肝内阻塞性胆汁淤积和肝内胆汁淤积,前者见于肝内泥沙样结石、癌栓、寄生虫病。后者见于病毒性肝炎、药物性胆汁淤积、原发性胆汁性肝硬化、妊娠期复发性黄疸等。肝外性胆汁淤积可由胆总管结石、狭窄、炎性水肿、肿瘤及蛔虫等阻塞所引起。②临床表现:皮肤呈暗黄色,完全阻塞者颜色更深,甚至呈黄绿色,并有皮肤瘙痒及心动过速,尿色深,粪便颜色变浅或呈白陶土色。③实验室检查:血清 DBIL 增加,尿胆红素试验阳性,因肠肝循环途径被阻断,故尿胆原及粪胆素减少或缺如,血清碱性磷酸酶及总胆固醇增高。该患者需进一步完善 B 超、CT 及血液学等检查明确诊断。

4. 先天性非溶血性黄疸:系由肝细胞对胆红素的摄取、结合和排泄有缺陷所致的黄疸,本组疾病临床上少见。如 Gilbert 综合征、Dubin-Johnson 综合征、Crigler-Najjar 综合征、Rotor 综合征。该患者暂不考虑。

五、诊疗经过

患者入院后完善检查。生化示:总胆红素 180.2 μmol/L,直接胆红素 76.6 μmol/L,间接胆红素 103.6 μmol/L,丙氨酸氨基转移酶 131 U/L,天门冬氨酸氨基转移酶 51 U/L,碱性磷酸酶 230 U/L,谷氨酰基转移酶 304 U/L,总胆汁酸 251 μmol/L;尿、粪便常规未见异常。乙肝病毒 DNA 定量<5.00×10^2 IU/mL;乙肝五项定量:乙肝表面抗原(化学发光)140.41 IU/mL,乙肝表面抗体Ⅰ2.59 mIU/mL,乙肝 e 抗原Ⅰ0.26 s/co,乙肝 e 抗体Ⅰ0.03 s/co,乙肝核心抗体Ⅰ9.95 s/co。甲肝抗体、丙肝抗体检测阴性。戊肝抗体 IgM 阴性,戊肝抗体 IgG 阴性。丁肝抗原阴性,丁肝抗体 IgM 阴性,丁肝抗体 IgG 阴性,庚肝抗体 IgG 阴性。巨细胞抗体阴性,EB 抗体阴性。自身免疫性肝病相关自身抗体均阴性,补体 C3 1.80 mg/dL,补体 C4 0.23 mg/dL,补体 C1q 233 mg/L。凝血酶原活度 65.0%。血分析:白细胞 5.36×10^9/L,红细胞 5.49×10^{12}/L,血红蛋白 162.00 g/L,血小板 378.00×10^9/L,淋巴细胞比率 16.60%,单核细胞比率 5.00%,中性粒细胞比率 75.90%,嗜酸性粒细胞比率 1.90%。B 超:慢性肝病超声表现,胆囊炎症表现并胆汁淤积,胆总管扩张,脾大,请结合临床。上腹部 CT 平扫示:①考虑右肝小囊肿;②左肝内胆管及肝外胆管中上段增宽;③考虑胆囊炎性改变。后复查 B 超:符合肝炎急性期超声表现,胆总管轻度扩张,胆囊继发改变。进一步行 MRCP 检查,结果显示:胆囊壁增厚。给予患者常规保肝、利胆、抗病毒、退黄及对症支持等治疗(用药:熊去氧胆酸,恩替卡韦,天晴甘美、腺苷蛋氨酸等),转氨酶逐渐恢复正常,但黄疸进行性加深,最高接近 500 μmol/L(肝功示:总胆红素 496.1 μmol/L,直接胆红素 220.3 μmol/L,间接胆红素 275.8 μmol/L,碱性磷酸酶 171 U/L,谷氨酰基转移酶 71 U/L,总胆汁酸 223 μmol/L),且出现皮肤瘙痒,但乏力、消化道症状不明显,PTA 正常,无肝外梗阻证据,考虑存在胆汁淤积,给予地塞米松 10 mg 静滴每天 1 次,连用 3 d 及 1 周后,复查肝功示胆红素下降(肝功分别为:总胆红素 365.5 μmol/L,直接胆红素 168.5 μmol/L,间接胆红素 197.0 μmol/L,丙氨酸氨基转移酶 48 U/L,天门冬氨酸氨基转移酶 41 U/L,碱性磷酸酶 201 U/L,谷氨酰基转移酶 60 U/L,总胆汁酸 94 μmol/L);治疗 1 周后总胆红素 328.7 μmol/L,直接胆红素 143.0 μmol/L,间

接胆红素 185.7 μmol/L，丙氨酸氨基转移酶 69 U/L，天门冬氨酸氨基转移酶 48 U/L，谷草/谷丙 0.7，碱性磷酸酶 126 U/L，谷氨酰基转移酶 85 U/L，总胆汁酸 43 μmol/L）。激素治疗有效，拟给予泼尼松口服，进一步完善胃镜检查，结果显示：①食管溃疡；②反流性食管炎（LA-B）；③慢性萎缩性胃炎伴糜烂；④十二指肠球炎。因胃镜检查发现存在消化道溃疡、糜烂，激素小剂量使用，并同时给予抑酸、保胃等治疗。改为醋酸泼尼松小剂量口服（0.5 mg/kg/d），起始剂量 35 mg 每日 1 次，清晨顿服。1 周及 2 周后复查肝功等指标，胆红素下降（肝功分别为：总胆红素 177.1 μmol/L，直接胆红素 75.7 μmol/L，间接胆红素 101.4 μmol/L，丙氨酸氨基转移酶 90 U/L，天门冬氨酸氨基转移酶 37 U/L，谷草/谷丙 0.4，碱性磷酸酶 163 U/L，谷氨酰基转移酶 114 U/L，总胆汁酸 31 μmol/L；总胆红素 116.2 μmol/L，直接胆红素 45.8 μmol/L，间接胆红素 70.4 μmol/L，丙氨酸氨基转移酶 80 U/L，天门冬氨酸氨基转移酶 32 U/L，谷草/谷丙 0.4，碱性磷酸酶 150 U/L，谷氨酰基转移酶 104 U/L），患者胆红素下降明显，激素逐渐减量至停药（每周减少 5 mg，泼尼松总疗程约 10w），胆红素渐恢复正常，随访患者，激素停药后病情无反弹。患者于 2017 年 7 月 21 日（激素用药后 7w）复查胃镜提示存在真菌性食管炎可能。

六、诊疗体会

本病例有如下特点：①中年男性，慢性乙型病毒性肝炎病史，规律口服抗病毒药物；②起病较急，黄疸进行性加深；③影像学检查排除肝内外梗阻；④除了乙肝外，其他病毒学指标阴性，自身抗体阴性；⑤乏力、消化道症状轻，伴皮肤瘙痒；⑥激素治疗有效。根据上述特点考虑为：胆汁淤积性肝病。

胆汁淤积性肝病[3]是各种原因引起的胆汁形成、分泌和（或）胆汁排泄异常引起的肝脏病变。胆汁淤积持续超过 6 个月称为慢性胆汁淤积。生化指标方面，建议 AKP 水平高于 1.5 倍 ULN，并且 γGT 水平高于 3 倍 ULN 可诊断胆汁淤积性肝病。成人胆汁淤积性肝病分为肝细胞性胆汁淤积和胆管细胞性胆汁淤积，前者常见于各型病毒性肝炎，酒精或非酒精性脂肪性肝病，药物或胃肠外营养介导的胆汁淤积，妊娠期肝内胆汁淤积（ICP）及脓毒血症、内毒素血症。后者如原发性胆汁性肝硬化，原发性硬化性胆管炎，PBC、PSC 与 AIH 重叠综合征，IgG4 相关性胆管炎等。本例患者考虑为急性肝细胞性胆汁淤积，病因是感染抑或药物尚不明确，确诊最好有肝脏活检病理学检查。

分析：虽为乙肝患者，但病毒低于检测下限，此次发病前有感染史及用药史。入院化验肝功异常，胆红素、转氨酶升高，AKP 水平高于 1.5 倍 ULN，γGT 水平高于 3 倍 ULN，（总胆红素 180.2 μmol/L，直接胆红素 76.6 μmol/L，间接胆红素 103.6 μmol/L，丙氨酸氨基转移酶 131 U/L，天门冬氨酸氨基转移酶 51 U/L，碱性磷酸酶 230 U/L，谷氨酰基转移酶 304 U/L），其他病毒学及自身抗体检测阴性，B 超、CT 及 MRCP 检查排除肝内外梗阻，诊断胆汁淤积性肝病成立。初始我们给予熊去氧胆酸、腺苷蛋氨酸、天晴甘美等利胆、退黄、抗炎等药物治疗，转氨酶逐渐恢复，但黄疸持续升高，经专家多次讨论，先给予地塞米松试验性治疗，患者胆红素明显下降，激素治疗有效，鉴于激素需长期用药，给予完善胃镜检查，发现存在消化道黏膜糜烂、炎症，遂给予泼尼松口服，小剂量使用，并逐渐减量至停药，期间定期复查肝功、血凝等指标监测病情变化，同时监测激素副作用，定期复查血糖、电解质等。复查胃镜发现可能存在真菌性食管炎，这与应用激素有密切关联。

治疗中不足：①在经验性应用激素前，应先完善胃镜检查以了解消化道黏膜病变情况，看是否能应用激素，以及指导用药。②激素一开始就应选择副作用相对要小的泼尼松。③应用激素要预防出血并发症，加强胃黏膜保护。本例患者住院期间曾排"黑便"，并非消化道出血，实为口服果胶铋所致。④胃镜复查发现病灶高度怀疑为真菌性食管炎，如果有病理检测证实为佳。⑤激素虽是把双刃剑，但特定情况疗效显著，如果本例患者能早一些使用，可能减轻病情，缩短病程，降低长期用药所致副作用的发生。⑥若条件许可，完善肝脏穿刺活检病理检查，协助寻求此次发病的病因。

七、科主任点评

胆汁淤积性肝病是临床常见疾病，参考其诊断和治疗共识（2015）[3]，结合本病例，系统学习下胆汁淤积性肝病的相关知识，包括定义，病因，诊断及治疗等方面。

（一）胆汁淤积性肝病定义

胆汁淤积（cholestasis）是指肝内外各种原因造成胆汁形成、分泌和排泄障碍，胆汁流不能正常流入十二指肠而进入血液的病理状态，临床可表现为瘙痒、乏力、尿色加深和黄疸等，早期常无症状仅表现为血清碱性磷酸酶（alkaline phosphatase，ALP）和 γ 谷氨酰转肽酶（gamma-glutamyl transferase，GGT）水平升高，病情进展后可出现高胆红素血症，严重者可导致肝衰竭甚至死亡。各种原因使肝脏病变导致胆汁淤积为主要表现的肝胆疾病统称胆汁淤积性肝病，胆汁淤积本身也会进一步加重肝脏的损害。胆汁淤积性肝病按发生部位可分为肝内胆汁淤积和肝外胆汁淤积。如胆汁淤积持续超过 6 个月，则称为慢性胆汁淤积。

结合患者病史、临床表现及实验室、影像学检查，该患者诊断胆汁淤积性肝病成立。

（二）胆汁淤积性肝病病因

引起胆汁淤积原因较多，常见病因主要有病毒、细菌、寄生虫、药物和/或毒物、自身免疫、酒精、结石、肿瘤和遗传代谢等，任何能引起肝细胞和胆管细胞损害及胆道系统梗阻因素均可导致胆汁淤积发生。根据发生部位可分为肝内和肝外胆汁淤积两大类。大多数胆汁淤积性疾病是肝内胆汁淤积，而原发性硬化性胆管炎（PSC）可累及小和大肝内胆管和/或肝外胆管，因此部分患者可同时有肝内和肝外部分病变。

1. 肝内胆汁淤积。根据细胞学损害的部位可分为肝细胞性和胆管细胞性：①肝细胞性胆汁淤积：主要病因有败血症和毒血症、病毒性肝炎、酒精或非酒精性脂肪性肝炎、药物或胃肠外营养、遗传性疾病［如良性复发性肝内胆汁淤积（benign recurrent intrahepatic cholestasis，BRIC）、进行性家族性肝内胆汁淤积（progressive familial intrahepatic cholestasis，PFIC）］、妊娠肝内胆汁淤积（intrahepatic cholestasis of pregnancy，ICP）、血管性疾病（如布加综合征和静脉闭塞性疾病）、肝硬化（各种原因）。②胆管细胞性胆汁淤积：主要疾病和病因有 PBC、PSC 及合并自身免疫性肝炎重叠综合征、特发性成人肝内胆管缺失症、管壁发育异常（如胆汁性错构瘤和卡罗利综合征）、囊性纤维化、药物性胆管病、移植物抗宿主病和继发性硬化性胆管炎，后者包括各种胆石病、缺血性胆管病（遗传性出血性毛细血管扩张症，结节性多动脉炎和其他类型的脉管炎）、艾滋病和其他类型的免疫抑制相关的感染性胆管炎等。肝细胞和胆管细胞均有损害的称混合性胆汁淤积。

2. 肝外胆汁淤积：主要疾病和病因有 PSC、胆管结石、先天性肝外胆管闭锁、胆总管/Oddi 括约肌狭窄、胆管寄生虫病、胆总管囊肿、肿瘤性疾病（胆总管癌、肝细胞癌侵及胆管、壶腹部癌、胆总管旁淋巴结转移压迫）、胰腺疾病（胰腺癌、胰腺囊肿和慢性胰腺炎）等。

本例患者发病前有感染及应用抗感染药物的病史，但病因尚不明确，是感染还是药物，抑或是两方面的共同作用，缺乏肝脏病理学证据支持，尤其是针对药物性肝损伤所致的胆汁淤积。抗感染药物是导致 DILI 的常见原因，而抗感染药物又是引起胆汁淤积型 DILI 最常见的药物[4,5]。本患者急性发病，对糖皮质激素应答良好且停药后无复发，不排除 DILI 诊断。尽管 DILI 是否更容易发生于已有肝脏疾病的患者存在争议，但一旦发生，病情往往更重，死亡率更高[6,7]。

（三）胆汁淤积性肝病诊断

分三个步骤。首先是确定胆汁淤积是否存在，可通过血清学方法确定；接着影像学和内镜确定是阻塞性还是非阻塞性；最后综合分析得出诊断，包括病因、肝组织病理学、ERCP 和经皮肝穿刺胆管造影（percutaneous transhepatic cholangiography, PTC）以及基因检测等。仔细询问病史及体格检查对于诊断很重要，包括职业史、药物使用史、饮酒史及家族史等。部分胆汁淤积性疾病仅见于某些特殊情况如妊娠、儿童、肝移植、人类免疫缺陷病毒感染。腹部超声检查可用来了解有无肝内、外胆管扩张。胆总管显示扩张表现及其内径超过 8 mm 以上高度提示肝外梗阻。MRCP 是显示胆道系统的安全方法，显示胆道系统梗阻准确性接近 ERCP。ERCP 是显示胆道及治疗肝外胆道梗阻的金标准，但有较高的并发症发生率（胰腺炎、出血、胆管炎、死亡）。因此，在考虑肝外胆道梗阻且尚不确定是否需要内镜干预时，应该首先行 MRCP 或 EUS，然后再考虑 ERCP。当排除肝外梗阻后，进一步的检查是检测血清肝炎病毒标志物、肝病相关的自身抗体如 AMA。在高滴度 AMA（≥1/40）及 ALP 均很高并在缺乏其他解释时可诊断为 PBC。对于原因不清胆汁淤积性肝病患者，如果 AMA 阴性，下一步可行 MRCP，必要时 ERCP。如果诊断仍不明确，可行肝活组织检查。在进行组织学评估时，应特别注意胆管病变；对于 AMA 阴性及肝活组织检查未能确诊的患者，有条件者可考虑基因检测，如检测 ABCB4 等基因。

本例患者我们从病史、实验室检查及 B 超、CT、MRCP 影像学检查分析考虑诊断胆汁淤积性肝病，未明确病因诊断，缺少肝组织病理学检查，这是个遗憾。

（四）胆汁淤积性肝病治疗

治疗原则是去除病因和对症治疗。最有效治疗是病因治疗，如手术或经内镜取结石,手术切除肿瘤,对 PBC 和 PSC 可用熊去氧胆酸(UDCA),对药物性和酒精性肝病及时停用有关药和戒酒最为重要,乙型和丙型病毒性肝炎进行抗病毒治疗,自身免疫性肝炎可用皮质激素取得缓解。

药物治疗目的是改善由于胆汁淤积所致的临床症状和肝脏损伤。主要的药物有 UDCA 和 S-腺苷蛋氨酸(S-adenosyl-L-methionine, SAMe)。多数胆汁淤积性肝病可以通过服用 UDCA 达到这一治疗目标。UDCA 可以促进内源性胆酸排泄,改变胆汁酸(BA)的组成,增加亲水性胆酸的比例,保护肝细胞和胆管细胞免受有毒性胆酸的毒害,阻止疏水性胆酸对线粒体膜的干扰,抑制肝细胞凋亡,显著改善血清肝功能结果的同时可以改善肝组织学特征,阻止肝纤维化、肝硬化、食道静脉曲张的进一步发展,延长患者的生存时间。SAMe 在肝脏内通过转甲基作用增加膜磷脂的生物合成,增加膜流动性并增加 Na^+-K^+-ATP 酶活性,加快胆酸转运;同时通过转巯基作用,增加生成细胞内主要解毒剂谷胱甘肽和半胱氨酸,增加肝细胞的解毒作用和对自由基的保护作用,生成的牛磺酸可与胆酸结合,增加其可溶性,对肝内胆汁淤积有一定防治作用。UDCA 和 SAMe 可用于治疗多种肝病所致的胆汁淤积,治疗剂量 UDCA 为(10~15)mg/(kg·d)。SAMe 初始治疗使用注射用 SAMe,每日 0.5~1.0 g,肌肉或静脉注射,共 2 周。维持治疗,使用 SAMe 片,每日 1.0~2.0 g 口服。

免疫机制介导的胆汁淤积需充分权衡治疗收益和可能的不良反应,可考虑应用肾上腺糖皮质激素。糖皮质激素通过阻止细胞因子的产生和黏附分子的表达而限制 T 淋巴细胞的活化,同时可选择性地抑制 B 淋巴细胞产生抗体;还可以通过调控胆汁酸代谢过程的关键酶和转运蛋白的表达,发挥抑制胆汁酸的合成、催化胆汁酸的代谢,降低过量胆汁酸的细胞毒性、促进胆汁酸的分泌以及抑制胆汁酸在肠肝循环中的再吸收等多重作用机制[2]。糖皮质激素具有免疫抑制、抗炎、促进胆汁分泌等作用,对各种肝内胆汁淤积均有疗效,对瘙痒症状及血清生化指标的改善有一定作用。硫唑嘌呤在体内分解为巯嘌呤,具有嘌呤拮抗作用,能抑制 DNA 合成,从而抑制淋巴细胞增殖而产生免疫抑制作用。小剂量的硫唑嘌呤即可抑制细胞免疫。在部分胆汁淤积性肝病患者的治疗中,两者联合应用可减少糖皮质激素的用量,增强疗效,减少不良反应。

积极内科治疗无效时也可考虑应用非生物型人工肝方法治疗,出现严重肝衰竭者可以考虑肝移植。

本例患者治疗结果是乐观的,尤其是激素的使用是成功和有效的,但同时存在的问题需要我们总结,以便更好地指导今后的临床诊疗。激素选用的时机,副作用的预防,若激素疗效仍不好,还有什么治疗方案选择,比如其他免疫抑制剂如硫唑嘌呤,与激素联合,还是单独使用? 效果又将如何?

(五)胆汁淤积性肝病存在问题,进展和展望

尽管近年来在胆汁淤积性肝病的诊断和治疗方面有不少进展,但仍面临诸多问题和挑战。胆汁淤积的发生机制尤其是其分子机制还有很多未阐明;胆汁酸转运蛋白遗传和变异对胆汁淤积性肝病发生和发展的影响;胆汁淤积中胆汁酸的成分及其对肝脏及全身的影响如何有待进一步研究;胆汁淤积性肝病诊断标志物及诊断标准需进一步完善和验

证；治疗上尚需要更有效的药物和方法等。

有学者研究[8]证实了 Tlr9 在胆汁酸诱导的肝损伤中的作用，BA 可诱发肝细胞特异性细胞因子诱导的炎症性肝损伤，涉及先天免疫。这些发现揭示了潜在的新的机制，为治疗胆汁淤积性肝病提供了可能的新途径。国外研究[9]发现肠道菌群与 $\gamma\delta$T 细胞的复杂平衡在胆汁淤积性肝病的发病机制中的作用，而且该研究也为进一步认识和治疗胆汁淤积性肝病提供了一个潜在的靶点（IL-17＋$\gamma\delta$ T）。另有研究[10]发现微调 SIRT1 的表达对保护胆汁淤积性疾病的肝脏有重要意义。

参考文献：

[1] 万学红.诊断学[M].第 9 版.北京:人民卫生出版社,2018.

[2] 王吉耀,王辰.内科学[M].第 3 版.北京:人民卫生出版社,2016.

[3] 中华医学会.胆汁淤积性肝病诊断和治疗共识(2015)[J].中华肝脏病杂志,2015,23(12):924-933.

[4] 中华医学会肝病学分会药物性肝病学组.药物性肝损伤诊治指南[J].中华肝脏病杂志,2015,23(11):810-820.

[5] 闫杰,谢雯.药物性肝损伤——肝病临床最新研究进展[M].北京:人民军医出版社,2015.

[6] Teschke R, Danan G. Diagnosis and management of drug-induced liver injury (DILI) in patients with pre-existing liver disease[J]. Drug Saf, 2016,39(8):729-744.

[7] Jeong Ⅲ Suh.Drug-induced liver injury[J]. Yeungnam Univ J Med,2020, 37(1): 2-12.

[8] Cai S Y, Ouyang X, Chen Y, Soroka C J, Wang J, Mennone A, Wang Y, Mehal W Z, Jain D, Boyer J L. Bile acids initiate cholestatic liver injury by triggering a hepatocyte-specific inflammatory response[J]. JCI Insight, 2017, 2(5): e90780.

[9] Tedesco D, Thapa M, Chin C Y, Ge Y, Gong M, Li J, et al. Alterations in intestinal microbiota lead to production of interleukin 17 by intrahepatic$\gamma\delta$ T-cell receptor-positive cells and pathogenesis of cholestatic liver disease[J]. Gastroenterology, 2018, 154: 2 178-2 193.

[10] Blokker B A, Maijo M, Echeandia M, Galduroz M, Patterson A M, Ten A, et al. Fine-tuning of sirtuin 1 expression is essential to protect the liver from cholestatic liver disease [J]. Hepatology, 2019, 69:699-716.

（厉海妮）

一例药物性肝炎伴胆汁淤积患者诊治体会

一、患者基本信息

患者刘某某,女,51 岁,农民,籍贯山东省寿光市,已婚,体重 55 kg,于 2018 年 5 月 2 日入院。

二、主诉

乏力、食欲不振、眼黄、尿黄 2 月余。

三、现病史、体格检查、辅助检查

1. 现病史:患者于 2018 年 2 月无明显原因及诱因出现乏力,食欲不振,厌油腻,时有恶心、呕吐,呕吐物为胃内容物,伴皮肤、眼睛黄染,皮肤瘙痒,小便色深,如浓茶色,大便色浅,呈白陶土样,无发热、皮疹,无关节疼痛,无腹痛、腹胀,无胸闷、憋气。2018 年 2 月 12 日在本地某医院就诊,化验肝功明显异常,总胆红素 267 μmol/L,谷丙转氨酶 441 U/L,谷草转氨酶 215 U/L,谷氨酰基转移酶 604 U/L,碱性磷酸酶 515 U/L;B 超提示胆囊结石,全腹 CT 提示胆囊炎、十二指肠降段壁增厚,考虑胆汁淤积性肝炎可能性大,住院给予保肝治疗(用药不详),应用地塞米松 10 mg 每天 1 次治疗 7 天,2 月 17 日复查总胆红素上升至 364 μmol/L,病情无好转,3 月 9 日转青岛某三甲综合医院继续诊治,3 月 10 日化验肝功 TBIL 439.87 μmol/L,ALT 44 U/L,AST 61 U/L,AKP 210 U/L,GGT 57 U/L,甲肝、丙肝、戊肝抗体,乙肝表面抗原、EB 病毒、巨细胞病毒抗体等均为阴性,肝病相关自身抗体:抗核抗体阳性、抗 PM-Scl 抗体阳性,免疫球蛋白 A、G、M 正常,IgG4 正常,血铜蓝蛋白正常,PT 百分比活度 131%,行上腹部 CT 平扫示:胆囊结石并慢性胆囊炎可能性大,十二指肠降段壁略厚,增强 CT 未见明显异常,超声胃镜未见异常,胃镜示慢性萎缩性胃炎,MRCP 提示胆囊结石可能性大,诊断考虑"药物性肝损害",给予保肝、降酶、退黄、护胃、营养支持等治疗,应用"泮托拉唑、还原型谷胱甘肽、异甘草酸镁、丁二磺酸腺苷蛋氨酸、复方氨基酸注射液",3 月 18 日开始口服甲泼尼龙片(美卓乐)28 mg 每天 1 次,同时口服"碳酸钙片、骨化三醇胶丸"预防低钙血症,3 月 26 日复查肝功,TBIL 268.88 μmol/L,ALT 57 U/L,AST 66 U/L,AKP 188 U/L,GGT 163 U/L,病情好转,于 3 月 28 日出院。出院后患者 2018 年 4 月 1 日转青岛另一家医院,治疗 27 天,效果欠佳,总胆红素水平无明显变化,为 240 μmol/L,今为求进一步诊治,来我院,门诊医师以"药物性肝损伤(?)"收入院治疗。患者自发病以来,神志清,精神可,睡眠可,无鼻衄及牙龈出血,体重减轻 2.5 kg。

否认肝炎密切接触史,2018年1月患者因腰椎间盘突出症行手术治疗,术前2周于当地诊所曾口服中草药1周(具体成分不详)。否认高血压、糖尿病、冠心病史。否认外伤史,否认食物药物过敏史,否认输血史,预防接种史不详。

2. 体格检查:体温36.5℃,脉搏80次/分钟,呼吸20次/分钟,血压120/80 mmHg。中年女性,发育正常,营养中等,神志清,精神可。全身皮肤黏膜重度黄染,未见肝掌及蜘蛛痣,浅表淋巴结未触及肿大。头颅无畸形,眼睑无水肿,结膜无充血,睑结膜无苍白,球结膜无水肿,巩膜重度黄染,双侧瞳孔等大等圆,对光反射灵敏。耳鼻无异常分泌物,双耳听力正常。口唇无发绀,咽无充血,双侧扁桃体无肿大。颈软,气管居中,双侧甲状腺无肿大。胸廓对称无畸形,双肺呼吸音清,未闻及干湿啰音。心前区无隆起,心尖搏动无弥散,心前区未及震颤,心界不大,心率80次/分钟,律齐,各瓣膜听诊区未闻及病理性杂音。腹部平坦,腹肌软,全腹无压痛、反跳痛,肝脾肋下未触及,肝上界于右锁骨中线第6肋间叩浊,肝区叩痛阳性,莫菲氏征阴性,腹水征阴性,双下肢无水肿。

3. 辅助检查:腹部超声:肝实质回声略粗,胆囊多发结石(泥沙状)请结合临床;生化组合:总胆红素242.7 μmol/L,直接胆红素116.5 μmol/L,间接胆红素126.2 μmol/L,谷丙转氨酶177 U/L,谷草转氨酶137 U/L,碱性磷酸酶358 U/L,谷氨酰基转移酶931 U/L,白蛋白31.4 g/L,总胆固醇24.0 mmol/L,甘油三酯5.70 mmol/L,低密度脂蛋白胆固醇20.79 mmol/L,胆碱酯酶2 803 U/L,铜蓝蛋白630 mg/L;免疫球蛋白A、G、M均正常,INR 1.02,PTA 97%,自身抗体均阴性,病毒学指标阴性,AFP、CEA、CA199正常,应用"优思弗、丁二磺酸腺苷蛋氨酸、还原型谷胱甘肽、异甘草酸镁"治疗,5月4号甲泼尼龙片(美卓乐)加量为56 mg每天1次口服,5月8日复查总胆红素略有下降、酶学指标无明显变化,肝功:总胆红素202.3 μmol/L、谷丙转氨酶187 U/L、谷草转氨酶139 U/L、碱性磷酸酶353 U/L、谷氨酰基转移酶989 U/L、白蛋白28.9 g/L、总胆固醇23.8 mmol/L、甘油三酯5.66 mmol/L、低密度脂蛋白胆固醇20.30 mmol/L、钙2.05 mmol/L,5月8日复查总胆红素226.0 μmol/L、谷丙转氨酶321 U/L、谷草转氨酶209 U/L、碱性磷酸酶550 U/L、谷氨酰基转移酶1 569 U/L,5月17日复查肝功:总胆红素216.6 μmol/L、谷丙转氨酶395 U/L、谷草转氨酶267 U/L、碱性磷酸酶608 U/L、谷氨酰基转移酶1 937 U/L均较前上升。化验血脂总胆固醇28.1 mmol/L、甘油三酯5.21 mmol/L、高密度脂蛋白胆固醇2.06 mmol/L、低密度脂蛋白胆固醇25.90 mmol/L。患者目前自觉皮肤瘙痒较入院时略减轻,无白陶土样大便。

四、诊断与鉴别诊断

(一)诊断

①药物性肝损伤(?);②慢性胃炎;③胆囊结石伴慢性胆囊炎;④腰椎间盘突出症术后。

根据病史及化验检查,入院诊断:药物性肝损伤。诊断依据:①中年女性,否认肝炎家族史。4个月前因腰椎间盘突出症手术治疗,术前曾口服中药1周。②因乏力、纳差、眼黄、尿黄2个月余入院。③查体:神志清,精神可,全身皮肤黏膜明显黄染及出血点,未见肝掌及蜘蛛痣,巩膜明显黄染,双肺呼吸音清,未闻及干湿性啰音,心率80次/分钟,律齐,各瓣膜听诊区未闻及病理性杂音。腹部平坦,腹肌软,全腹无压痛、反跳痛,肝脾肋下未触及,肝上界于右锁骨中线第5肋间叩浊,肝区叩痛阳性,莫菲氏征阴性,腹水征阴性,双下肢无水肿。④入院前检查肝功:总胆红素268.88 $\mu mol/L$,谷丙转氨酶57 U/L,谷草转氨酶66 U/L,碱性磷酸酶188 U/L,谷氨酰基转移酶163 U/L。胃镜:慢性萎缩性胃炎。上腹部CT平扫:胆囊结石并慢性胆囊炎可能性大,十二指肠降段壁略厚。MRCP:胆囊内低信号,结合CT平扫,考虑结石可能性大(青岛某三甲综合医院)。入院后化验检查提示排除常见嗜肝病毒感染,自身抗体阴性,暂排除自身免疫性肝病可能;并排除其他原因肝炎。

(二)鉴别诊断

患者以肝脏炎症反应及胆汁淤积为主要表现,需要与下列疾病鉴别:

1. 原发性胆汁性胆管炎(PBC)的病变部位以小叶间胆管和小胆管为主,以50岁以上的女性多见。临床上可有皮肤瘙痒、上眼内眦部出现黄色瘤,肝功能检查以肝内淤胆为特征,表现为总胆红素升高,直接胆红素升高超过间接胆红素,同时有碱性磷酸酶和谷氨酰转移酶显著升高。血清免疫球蛋白IgM显著升高,血清抗核抗体和抗平滑肌抗体阳性。

2. 原发性硬化性胆管炎(PSC)的病变部位以肝内大胆管为主,少数可波及肝外胆管,以40岁左右中年男性居多,多数患者同时合并有溃疡性结肠炎。与原发性胆汁性胆管炎相比,原发性硬化性胆管炎的发病率更低,但临床表现和实验室检查两者相似,内镜下逆行性胆管造影或经皮经肝胆管造影有助于区别。

3. 病毒性肝炎:病毒性肝炎是由多种肝炎病毒引起的以肝脏病变为主的一种传染病。临床上以食欲减退、恶心、上腹部不适、肝区痛、乏力为主要表现。部分患者可有黄疸发热和肝大伴有肝功能损害。有些患者可慢性化,甚至发展成肝硬化,少数可发展为肝癌。在我国主要为慢性乙型或丙型病毒性肝炎,查相关病毒抗原、抗体及核糖核酸可鉴别。

4. 溶血性黄疸:患者有贫血、网织红细胞增多、以非结合胆红素增高为主,尿胆原(+)、尿胆红素(−)、骨髓中红系增生明显等表现,据此做出诊断。

5. 梗阻性黄疸:主要由于肝外或肝内胆管(如肿瘤、结石、胆管炎症等)部分或完全机械性梗阻,胆汁由胆管排入肠道的过程受到阻碍,导致胆汁淤滞,酯型胆红素反流入血引起的黄疸。肝功能检查:总胆红素(TBIL)增高($>34.2 \mu mol/L$),结合胆红素(BRD)明显升高为主,谷氨酰转肽酶(GGT)、碱性磷酸酶(ALP)、胆固醇(TG)升高,血清总胆酸(TBA)增高,腹部超声、CT或ERCP等可见梗阻部位。

五、诊疗经过

入院后治疗上给予天晴甘美、熊去氧胆酸胶囊、双环醇、丁二磺酸腺苷蛋氨酸、环磷腺苷等药物保肝、降酶、退黄、抑酸保胃等治疗,继续应用激素冲击疗法缓解胆汁淤积,同时积极联系解放军302医院专家远程会诊,会诊意见:同意患者淤胆型肝炎的诊断,考虑原因为药物性导致,患者化验 EB 病毒、巨细胞病毒抗体阴性,但仍不能排除上述病毒感染,建议进一步完善病毒检查,同时行 T 淋巴细胞亚群检查,排除梗阻性黄疸的情况下可行肝穿刺活检协助诊断。患者已经应用激素 2 个月,胆红素变化不大,提示激素效果不佳,且血脂升高明显,激素不良反应已经出现,建议逐渐将激素减量并停用,每三天减为半量,同时注意激素的其他不良反应,淤胆型肝炎病程长,恢复慢,必要时可行胆红素吸附治疗。患者目前病情偏重,肝细胞及胆管炎症明显,不适宜行肝脏穿刺。既往曾应用激素治疗,效果不明显,下一步将激素缓慢撤除,加强药物治疗,应用大剂量甘草酸制剂、丁二磺酸腺苷蛋氨酸、熊去氧胆酸,其他保肝药能精简尽量精简,其次胆红素高可考虑应用胆红素吸附治疗,清除体内毒素,为肝细胞再生修复创造环境,促进肝功能恢复;此后患者出现满月脸及恶心、腹痛等上消化道症状,化验血脂明显升高,考虑激素不良反应,遂逐渐将激素减量并停用,给予奥美拉唑等对症治疗,精简保肝药物,先后三次行胆红素特异性吸附治疗,复查胆红素缓慢下降,自觉症状改善,为明确病因,于 2018 年 7 月 19 日行 B 超引导下肝穿刺活检术,术后病理报告考虑药物性损伤可能,于 2018 年 8 月 13 日出院,出院前复查肝功总胆红素 50.1 μmol/L,谷丙转氨酶 42 U/L,谷草转氨酶 149 U/L,碱性磷酸酶 536 U/L,谷氨酰基转移酶 1 506 U/L,化验 AKP、GGT 较前明显升高,为排除肿瘤,复查 CT 未发现明显肝占位性病变,于 2018 年 8 月 13 日出院。出院后坚持服用熊去氧胆酸胶囊及多烯磷脂酰胆碱胶囊,于 2018 年 12 月 27 日来我院复查,肝功指标完全恢复正常。

六、诊疗体会

药物性肝炎治疗过程中,因肝损伤严重,胆汁淤积,有重型肝炎或肝衰竭倾向,肝细胞合成、代谢、解毒能力下降,应用药物尽量精简,防治加重额外肝脏负担,影响肝功能;对于高胆红素血症,内科药物控制不佳者,根据患者情况可考虑人工肝治疗,以清除体内毒素,为肝细胞再生修复创造条件;对于激素治疗应早期足量应用,对于慢性反复发作者应慎用,效果不佳者尤其注意激素副作用;同时嘱患者注意休息,清淡饮食,配合治疗。

七、科主任点评

药物性肝损伤(drug-induced liver injury,DILI)是指由各类处方或非处方的化学药物、生物制剂、传统中药(TCM)、天然药(NM)、保健品(I-IP)、膳食补充剂(Ds)及其代谢产物乃至辅料等所诱发的肝损伤[1]。DILI 发病机制复杂,往往是多种机制先后或共同作用的结果,迄今尚未充分阐明。通常可概括为药物的直接肝毒性和特异质性肝毒性作用,其过程包括药物及其代谢产物导致的"上游"事件以及肝脏靶细胞损伤通路和保护通路失衡构成的"下游"事件[2]。药物的直接肝毒性是指摄入体内的药物和(或)其代谢产物对肝脏产生的直接损伤,往往呈剂量依赖性,通常可预测,也称 InDILI。药物的直接肝毒性可进一步引起免疫和炎症应答等其他肝损伤机制。特异质性肝毒性的发生机制是近年的研究热点。药物代谢酶系(细胞色素 P450 等Ⅰ相代谢酶系和多种Ⅱ相代谢酶系)、跨膜转运蛋白(ATP 结合盒 B11 等)及溶质转运蛋白(阴离子转运多肽 181 等)的基因多态性可导致这些酶或转运蛋白功能异常Ⅲ[34]。而 HLA 的基因多态性可导致对某些药物较易产生适应性免疫应答。这些基因多态性及其表观遗传特点可增加宿主对 DILI 的易感性。药物及其活性代谢产物诱导的肝细胞线粒体受损和氧化应激可通过多种分子机制引起肝细胞损伤和死亡。持久和过强的内质网应激反应（ERSR）将打破非折叠蛋白反应（UPR）对应激的缓解效应，促进进展[5]。药物及其代谢产物可活化多种死亡信号通路，促进细胞凋亡、坏死和自噬性死亡的发生。适应性免疫攻击可能是 DILI 的最后共同事件[6]。首先，细胞损伤和死亡所产生的危险信号可活化抗原递呈细胞而诱导适应性免疫攻击。其次，许多药物代谢产物可能作为半抗原与宿主蛋白结合形成新抗原。若适应性免疫应答针对新抗原中的宿主蛋白，将导致自身免疫应答；若识别新抗原中药物代谢产物，将导致抗药物免疫应答。此外，适应性免疫应答不仅可以介导 IDILI，还可能引起肝外免疫损伤，产生发热和皮疹等全身性表现[7]。炎症应答主要是与免疫激活及一系列相关细胞和分子事件的组合，炎症和药物暴露的相互作用是 DILI 发病机制的重要假说之一[8]。外源性炎症既是 DILI 的独立易感因素，也是促使 DILI 进展的因素[9]；而药物或其代谢产物也可激发肝内炎症应答，促使 DILI 进展[10]。最后需要指出，药物在启动肝损伤的同时也将激发恢复性组织修复（RTR）[11]。肝损伤启动后，若 RTR 缺乏则损伤进展迅速，若 RTR 及时而充分则能抑制和逆转肝损伤。因此，RTR 是肝损伤进展或消退的内在决定性因素[12]。DILI 的基本治疗原则是：①及时停用可疑肝损伤药物，尽量避免再次使用可疑或同类药物[13]；②应充分权衡停药引起原发病进展和继续用药导致肝损伤加重的风险[14]；③根据 DILI 的临床类型选用适当的药物治疗；④ALF/SALF 等重症患者必要时可考虑紧急肝移植[15]。结合该患者，病情偏重，曾应用激素治疗，但效果不佳，病情反复，后给予胆红素特异性吸附治疗及精简药物治疗，病情逐步得到控制并缓慢恢复，最终达到完全康复。

参考文献：

[1] Mac Y M. HepaTox: A professional network platform to promore clinical and translational research of drug-induced liver injury in China[J]. Chin Hepatol, 2014, 19(8): 575-576.

[2] Chalasani N P, Hayashi P H, Bonkovsky H L, et al. ACG Clinical Guideline: the diagnosis and management of idiosyncratic drug-induced liver injury[J]. Am J Gastroenterol, 2014, 109(7): 950-966.

[3] Lai R T, Wang H, Gui H L, et al. Clinical and pathological features in 1 38 cases of drug-induced liver injury[J]. Chin J Hepatol, 2012, 20(3): 185-189.

[4] Devarbhavi H. An update on drug-induced liver injury[J]. J Clin Exp Hepatol, 2012, 2(3): 247-259.

[5] Miguel A, Azevedo L F, Araujo M, et al. Frequency of adverse drug reactions in hospitalized patients: a systematic review and meta-analysis[J]. Pharmacoepidemiol Drug Saf, 2012, 211: 1 139-1 154.

[6] Fan J G. Zeng M D. Li J Q, et al. Correlation between he-patic fat. 1ipid peroxidation and hepatic fibrosis in rats chroni-cally fed with ethanol and/or high fat diet[J]. Chin J Intern Med, 1997, 36(12): 808-811.

[7] Cooperative Group for Hepatic and GalI Diseases. Chinese Society of Gastroenterology. Chinese

Medical Association. Recommendations on the diagnosis and treatment of acute drug-induced liver injury(Draft)[J]. Chin J Dig,2007,27 (11):765-767.

[8] Zhao P. Duan G F. Du L,et al. Systematic evaluation on the emcacy of ademetionine in patients with drug-induced liver injury[J]. Chin J Gastroenterol Hepatol,201 1,20(4): 341-344.

[9] Yu Y C. Chen C W. Interpretation of ACG guidelines for the clinical diagnosis and treatment of idiosyncratic drug-induced liver injury[J]. Chin Hepatol,2014,19(8):570- 574.

[10] Zhang L, Yang H. Pharmacovigilance idea should be introduced sufficiently into the safety monitoring and evaluation process of chinese drugs[J]. Chin J Integr Tradit West Med,2009,29 (9):863-866.

[11] Zhang Q H,Shi G F,Li Q. Diammonium glycyrrhizinate enteric-coated capsules in treatment of chronic hepatitis[J]. Chin J Infect Dis,2007,25(3):175-176.

[12] Ministry of Health Lahour and Welfare Japan.Clinical guidelines for severe side effects-drug-induced liver injury[S]. 2008.

[13] Stephens C. Andrade R J. Lucena MI Mechanisms of drug-induced liver injury[J]. Curr Opin Allergy Clin lmmu- riol,2014,4(4):286-292.

[14] Ayashi P H,Fontana R J.Clinical features,diagnosis,and natural history of drug-induced liver injury[J]. Semin Liver Dis,2014,34(2):134-144.

[15] Hou F Q,Zeng Z,Wang G Q. Hospital admissions for drug-induced liver injury:clinical features, therapy,and outcomes [J]. Cell Biochem Biophys,2012,64(2):77-83.

（吴安城）

慢性乙型肝炎(CHB)反复干扰素治疗患者一例报道

一、患者基本信息

患者刘某某,男性,46岁,汉族,职员,于2020年1月26日入院。

二、主诉

HBsAg阳性20余年,反复乏力、腹胀17年余,加重1周。

三、现病史、查体、化验检查

现病史:患者20余年前查体时发现HBsAg阳性,肝功能正常,未予特殊处理,未定期监测肝功能等指标。17余年前无明显诱因出现乏力、腹胀,进食后明显,无发热,无呕吐及腹痛,查肝功异常,住院治疗,诊断慢性乙型病毒性肝炎,予保肝、降酶、干扰素抗病毒等对症治疗,依从性好,好转出院,院外坚持抗病毒治疗,病毒阴性,肝功正常,满疗程后,自行停止干扰素应用。门诊随诊定期监测肝功能,HBV-DNA无异常,10年前因出现肝功异常,病毒反弹,考虑慢性乙型病毒性肝炎发作,再次给予干扰素抗病毒治疗,疗程1年半,监测肝功正常,病毒阴性。患者定期查体。4个月前患者自觉乏力、腹胀较前明显,食欲较前下降,B超提示早期肝硬化,门诊以"肝炎后肝硬化"收入院,经对症治疗后好转出院。1周前患者劳累后上述症状再次出现并逐渐加重,自服五酯胶囊症状无改善,HBV-DNA示73 IU/mL,为进一步诊治收入院。患者自发病以来,神志清楚,精神可,体重较前无明显下降,夜间睡眠可。

患者不吸烟,偶喝酒,其父亲母亲健在,其父母、四个姐姐均无乙肝病史,否认有其他慢性疾病史。

体格检查:中年男性,发育正常,营养中等,神志清楚,精神可,自主体位,查体合作。全身皮肤黏膜未见黄染及出血点,可见肝掌及蜘蛛痣,浅表淋巴结未触及肿大。头颅无畸形。巩膜无黄染,眼睑及球结膜无水肿、充血及苍白,两侧瞳孔等大等圆,对光反射灵敏。鼻无畸形,通气良好。外耳道无脓性分泌物。口唇无发绀,口角糜烂,伸舌居中,扁桃体无肿大,咽无充血。颈软,气管居中,甲状腺无肿大,无颈静脉怒张。胸廓对称,无畸形,双侧呼吸动度均等,双肺呼吸音清,未闻及干湿性啰音。心前区无隆起,心界不大,心率72次/分钟,律齐,各瓣膜听诊区未闻及病理性杂音。腹平软,全腹无压痛及反跳痛,Murphy征(一),肝脾肋下未扪及,肝上界位于右锁骨中线第五肋间,肝区叩痛阳性,肾区无叩痛,无移动性浊音,肠鸣音存在,无亢进。肛门、直肠、外生殖器未查。脊柱、四肢无畸形,活动正常,双下肢无水肿。跟腱反射、膝反射存在,巴宾斯基征、脑膜刺激征未引出。

检查结果。2020 年 3 月 15 日化验：癌胚抗原 2.070 ng/mL，丙肝抗体 Ⅱ 0.042 阴性，糖类抗原 199：8.650 U/mL，肿瘤相关抗原 724：2.56 U/mL，铁蛋白 86.74 ng/mL，胰岛素 11.34 μU/mL；甲状腺功能未见异常，凝血酶原时间 11.0 s，凝血酶原活度 93.0%，凝血酶原比率 1.06；乙肝表面抗原（化学发光）851.53 IU/mL↑，乙肝 e 抗原 Ⅰ 0.40 s/co 阴性，乙肝 e 抗体 Ⅰ 0.03 s/co 阳性，乙肝核心抗体 Ⅰ 10.11 s/co 阳性；AFP-L 3%：<0.5%，AFP 2.500 ng/mL；乙肝病毒 DNA 定量<5.00E+02 IU/mL；血分析未见明显异常。胸部 CT 平扫示：左肺多发钙化灶；心电图示：窦性心律，大致正常心电图；腹部 B 超提示：早期肝硬化。

四、诊断与鉴别诊断

1. 诊断：肝炎后肝硬化。

2. 鉴别诊断：引起肝硬化病因很多，在我国以病毒性肝炎为主，欧美国家以慢性酒精中毒多见。

（1）药物性肝损害：近期有使用伤肝药物的病史，如治疗结核药物异烟肼、利福平、吡嗪酰胺等，某些降糖、降血脂类药物，某些中草药等，肝功异常多以 AST 升高为主，可出现乏力、腹胀、食欲下降、黄疸等症状，甚至出现腹水、肝功能衰竭。该患者近期无服用伤肝药物病史，故可以排除该病。

（2）酒精性肝病：有长期饮酒史，一般超过 5 年，男性每日酒精摄入量≥40 g，女性每日酒精摄入量≥20 g，或 2 周内有大量饮酒史，折合酒精量>80 g/d，均可能出现酒精性肝病，化验肝功异常，并可出现乏力、食欲下降、恶心、腹胀等症状。该患者无饮酒史，故可以排除。

（3）自身免疫性肝炎：主要有原发性胆汁性肝硬化（PBC）和自身免疫性肝病。PBC 主要累及肝内胆管，自身免疫性肝病主要破坏肝细胞。该病多见于女性，常伴发热、关节疼痛等。可行自身抗体以及肝脏穿刺病理检查等进一步明确与排除。

（4）肝豆状核变性：可有肝功异常，并出现乏力、纳差等症状。血清铜及铜蓝蛋白降低，眼角膜边沿可发现凯-弗环，可查血清铜及铜蓝蛋白等进一步排除。

（5）肝静脉回流受阻：慢性充血性心力衰竭、缩窄性心包炎、肝静脉阻塞综合征（Budd-Chiari 综合征）、肝小静脉闭塞病等引起肝脏长期淤血缺氧。

（6）遗传代谢性疾病：先天性酶缺陷疾病，致使某些物质不能被正常代谢而沉积在肝脏，如肝豆状核变性（铜沉积）、血色病（铁沉积）、$α_1$-抗胰蛋白酶缺乏症等。

（7）工业毒物或药物：长期接触四氯化碳、磷、砷等或服用双醋酚汀、甲基多巴、异烟肼等可引起中毒性或药物性肝炎而演变为肝硬化；长期服用甲氨蝶呤（MTX）可引起肝纤维化而发展为肝硬化。

五、诊疗经过

患者 20 余年前发现慢性乙型病毒性肝炎，肝功异常，HBV-DNA 阳性，给予硫普罗宁、多烯磷脂酰胆碱等保肝及干扰素抗病毒治疗,效果较好,肝功持续正常 7 年,后因劳累出现病情反复,再次出现肝功异常,HBV-DNA 阳性,再次用干扰素行抗病毒治疗,仍取得良好的治疗效果,近 10 年肝功持续正常,乙肝病毒复制指标阴性。直到本次入院前 B 超提示早期肝硬化,为进一步治疗收入院,入院后化验 HBV-DNA 结果小于 500 IU/mL,进一步查高敏 HBV-DNA 结果为:73 IU/mL,考虑存在低水平复制,加用恩替卡韦抗病毒治疗,病情逐渐稳定。

六、诊疗体会

患者为 46 岁中年男性,无乙肝家族史,因 HBsAg 阳性 20 余年,反复乏力、腹胀 17 年余,加重 1 周收入院。

我国现有慢性 HBV 感染者约 7 000 万人,其中 CHB 患者约 2 000 万例[8]。HBV 感染是导致肝硬化和肝细胞癌的主要病因之一。目前我国批准用于慢性乙型肝炎或者乙肝后肝硬化的患者抗病毒的药物有两种,核苷(酸)类似物和干扰素。

现阶段核苷(酸)类似物可以分为核苷类似物和核苷酸类似物两大类,主要包括恩替卡韦(ETV)、替比夫定(LDT)、拉米夫定(LAM)、阿德福韦酯(ADV)、富马酸替诺福韦酯(TDF)。核苷(酸)类似物虽能较强地抑制 HBV 复制,但不能消除肝细胞内的 HBV 原始复制模板即共价闭合环状 DNA,不能彻底根除 HBV 感染,因此停药后容易复发。有临床研究指出,慢性乙型肝炎患者采用核苷类药物治疗多可获得显著的 HBsAg 清除效果,使 HBV-DNA 的复制几近终止,然而其 HBsAg 转阴率并不理想,1 年转阴率仅低于 3%[1]。

目前我国已批准普通 IFN-α(2a、2b 和 1b)和聚乙二醇 IFN-α(PegIFN-α)(2a 和 2b)用于慢性乙型肝炎的治疗。普通 IFN-α 在体内容易被蛋白酶降解,长效干扰素是在普通干扰素的基础上联结聚乙二醇,减少了干扰素的免疫原性,延长了血液中干扰素的半衰期,克服了普通干扰素的峰谷差别,使其在血液中的浓度相对稳定,保持有效的药物浓度。临床上现已常用聚乙二醇 IFN-α。普通 IFN-α 治疗慢性乙肝有一定的疗效,聚乙二醇 IFN-α 对 HBeAg 阴转率、HBV-DNA 阴转率、肝脏炎症及纤维化改善优于普通干扰素 α,且不良反应少[2]。Yeh 等[3]研究表明聚乙二醇 IFNα-2a 治疗 HBeAg 阳性慢性乙型肝炎患者比治疗 HBeAg 阴性慢性乙型肝炎患者更有效,而在 HBeAg 阴性慢性乙型肝炎患者停药后 HBsAg 5 年累计转阴率为 9.8%。干扰素治疗的优点是疗程有限、不易产生耐药,停药后能获得持续免疫应答,获得持续应答的患者仅占 25%～45.3%,荟萃分析研究表明干扰素治疗的长远利益在于减少肝脏疾病发展为肝硬化和肝癌[4]。但不良反应较多,常见不良反应有流感样症状、内分泌和代谢性疾病、外周血细胞和血小板计数下降、神经精神异常和消化道症状等[5-6],有研究者对 183 例使用过聚乙二醇干扰素 α 进行监测,有 175 例出现不良反应,大部分为中轻度,其中外周血细胞下降发生率最高为98.3%,其次是流感样症、注射局部反应、甲状腺功能异常等[7]。

HBV 感染是导致肝硬化和肝细胞癌的主要病因之一。HBV 感染者血液中 HBV-DNA 复制水平是了解肝内病毒水平、HBV 感染诊断、疗效监控和指导用药的重要指标。

抑制 HBV 复制是减轻肝脏炎症，维持 ALT 水平的关键因素。

七、科主任点评

该患者血常规、血脂、血糖、肾功能、甲状腺功能、自身免疫性肝病系列、心电图、胸部 X 线、腹部 B 超检查均未见异常。甲、丙、丁、戊型肝炎抗体均为阴性。患者自觉无特殊不适，查体未见阳性体征。既往体健，无外伤、手术史，无输血及血制品史，无烟酒嗜好。无乙型肝炎家族史。入院诊断为早期肝硬化。

根据《慢性乙型肝炎防治指南（2015 年更新版）》[8]，该患者抗病毒治疗指征不明显，但目前已有肝硬化客观依据，且病毒载量低，HBsAg 水平低，患者治疗期望值高，欲实现临床治愈，为防止肝硬化失代偿及肝癌的发生，综上考虑给予抗病毒治疗。核苷类药物为口服给药，可快速降低血清中 HBV-DNA 载量，有效恢复肝功能，不良反应少而轻微，但因不能彻底清除病毒，所以需长期用药，但长期用药耐药率高，HBsAg 转换率低。干扰素和核苷（酸）类似物属于两类作用靶点不同的抗病毒药物：干扰素具有免疫调节和抗病毒的双重作用，通过增强 HBV 特异性 CTL 功能、经干扰素信号通路产生多种抗病毒蛋白等多个环节作用于 HBV 复制、转录等重要生物学过程，从而达到抗病毒及增强机体免疫功能的效果。IFN 与核苷类药物相比其疗程有限，HBsAg 和 HBeAg 清除率高，疗效相对持久，无耐药变异问题。核苷（酸）类似物则主要是竞争性抑制 HBV-DNA 多聚酶的关键位点，直接抑制病毒复制，进而改善肝组织炎性反应。两类不同作用靶位的药物在理论上存在协同作用、增加疗效的可能。受艾滋病和慢性丙型肝炎患者抗病毒治疗联合用药策略可以显著提高疗效的启发，CHB 患者联合抗病毒治疗正受到临床学者的重视，相应的循证医学证据也不断涌现。实际上，干扰素与核苷类似物联合治疗 10 年前就进入临床治疗学家的视野。2005 年发表的一项大规模的国际多中心、前瞻性、安慰剂对照的聚乙二醇干扰素Ⅲ期临床研究结果显示，814 例 HBeAg 阳性的 CHB 患者按照 1∶1∶1 随机分组应用聚乙二醇干扰素 α-2a、聚乙二醇干扰素 α-2a＋LAM、LAM 单药治疗 48 周并随访 24 周。48 周疗程结束时，HBV-DNA＜400 拷贝/mL 在 3 组分别为 25％、69％和 40％，平均降幅分别 4.5、7.2 和 5.8 lg 拷贝/mL。聚乙二醇干扰素 α-2a、聚乙二醇干扰素 α-2a＋LAM 组的 HBeAg 血清学转换率分别为 32％和 27％均高于 LAM 单药治疗组的 19％，HBV-DNA≤1×10^4 拷贝/mL 的比率分别为 32％和 34％均高于 LAM 组的 22％，而 YMDD 变异检出率在聚乙二醇干扰素 α-2a＋LAM 组（4％）显著低于单用拉米夫定组（27％），差异均有统计学意义。聚乙二醇干扰素 α-2a 组（8 例）和聚乙二醇干扰素 α-2a＋LAM 组（8 例）共有 16 例患者发生 HBsAg 血清学转换，而 LAM 组无一例发生 HBsAg 清除[4]。该研究因为聚乙二醇干扰素 α-2a＋LAM 组与单用聚乙二醇干扰素 α-2a 组相比未增加 HBeAg 清除率，故而不支持联合治疗方案，然而在 HBV-DNA 降低率方面聚乙二醇干扰素 α-2a＋LAM 组均明显优于单用聚乙二醇干扰素 α-2a 组和 LAM 组；在耐药发生和清除 HBsAg 等方面，以干扰素为基础的联合方案仍较拉米夫定单药治疗有明显优势。从现在的眼光来看，当年该结果及类似的报告在研究设计上仍然有诸多借鉴和启发：首先是研究设计治疗时间偏短，48 周过早停药导致相当高比例的停药后病毒学反弹,若能适当延长疗程,有可能在 HBV-DNA 持续受抑的前提下获得更高的 HBeAg 或 HBsAg 清除率;更重要的是干扰素与核苷(酸)类似物的联合治疗为渐趋严重的核苷(酸)类似物耐药问题提出了可能的解决方案,因而有理由期待设计更为严谨的临床研究来进一步证实联合治疗的优势。

近期研究发现,经普通煮沸法定量检测乙肝病毒基因(HBV-DNA)复制水平低于检测下限,可能还有部分患者存在低水平复制,而这可导致肝功能反复或长期异常,导致肝炎隐匿性进展,甚至进展到肝硬化等恶性终末期肝病。出现病情进展后,在治疗方向上仍是抗病毒治疗为主,此患者目前口服恩替卡韦抗病毒,HBsAg 水平较低,后期可考虑加用干扰素联合抗病毒,以期取得乙肝病毒的彻底清除。因为多项研究显示两药物联合应用会增强抗病毒效果,提高 HBV-DNA 转阴率及 HBeAg 血清学转换率,降低 HBsAg 水平且有机会获得 HBsAg 转阴,从而获得临床治愈,停用 Peg-IFN α-2a 后未见 HBV-DNA 反弹,且不良反应发生率与单纯 NAs 并无差异[9-10]。

参考文献:

[1] Lee M,Oh S,Lee H J,et al. Telbivudine protects renal function in patients with chronic hepatitis B infection in conjunction with adefovir-based combination therapy[J]. J Viral Hepat,2014,21(12):873-881.

[2] 郭素娟,李智伟.聚乙二醇与普通干扰素治疗 HBeAg 阳性慢性乙型肝炎的疗效[J].肝脏,2016,21(2):119-122.

[3] Yeh M L,Peng C Y,Dai C Y,et al. Pegylated-interferon alpha therapy for treatment-experienced chronic hepatitis B patients[J].PLoS One,2015,10(4):e0122259.

[4] Liaw Y F,Kao J H,Piratvisuth T,et al. Asian-Pacific consensus statement on the management of chronic hepatitis B:a 2012 update[J]. Hepatol Int,2012,6(3):531-561.

[5] Sulkowski M S,Cooper C,Hunyady B,et al. Management of adverse effects of Peg-IFN and ribavirin therapy for hepatitis C [J]. Nat Rev Gastroenterol Hepatol,2011,8(4):212-223.

[6] Roomer R,Hansen B E,Janssen H L,et al. Thrombocytopenia and the risk of bleeding during treatment with peginterferon alfa and ribavirin for chronic hepatitis C[J]. J Hepatol,2010,53(3):455-459.

[7] 金芬,刘生友,卜学彬,等.183 例聚乙二醇干扰素 α 不良反应的集中监测[J].药物流行病学杂志,2016,25(5):290-293.

[8] Lu FM,Zhuang H. Management of hepatitis B in China[J]. Chin Med J:Engl,2009,122(1):3-4.

[9] 郭艳.恩替卡韦联合聚乙二醇干扰素 α-2a 治疗慢性乙型病毒性肝炎的临床疗效及安全性[J].北方药学,2019,16(01):170-171.

[10] 杨建锋.恩替卡韦联合干扰素治疗 HBeAg 阳性慢性乙型肝炎的临床效果[J].北方药学,2017,14(07):92-93.

（段建平　范天利）

一例急性肝衰竭原因待查及诊治经过

一、患者基本信息

患者王某,男性,17 岁,汉族,未婚,学生,于 2015 年 12 月 23 日 09:58 入院。

二、主诉

乏力、食欲差 7 天,皮肤黄、嗜睡 3 天。

三、现病史、体格检查、化验检查

7 天前,出现全身乏力,食欲差、进食量明显减少,恶心、呕吐胃内容物数次,腹胀不适,无腹痛、腹泻,发热,体温峰值 38.2℃,咽痛,无畏寒、寒战,无头痛,轻嗽无痰,无鼻塞、流涕,小便颜色渐黄,进行性加深,尿量正常。在当地乡镇医院就诊,按"上呼吸道感染",应用热毒宁、头孢曲松钠输液治疗 2 天,体温下降到正常,但全身皮肤出现红色皮疹,散在分布,伴瘙痒。3 天前出现皮肤黄,精神差,嗜睡,转至当地县医院就诊,血常规检查:WBC 12.5×10⁹/L,HB121 g/L,PLT 187×10⁹/L。肝功:TBIL 182.4 μmol/L,DBIL 87.2 μmol/L,ALT>1 000 U/L,AST>1 000 U/L,ALB 33.4 g/L,血氨 64 μmol/L,病毒性肝炎标志物(甲、乙、丙、丁、戊)均阴性,为进一步治疗转至本院,门诊医师以"急性黄疸型肝炎(病原未定)"收入院。发病来体重无明显变化,大便通畅,无陶土色便,无呕血、黑便。

流行病学史、既往史及个人史、家族史:居住在本地。否认肝炎、结核等传染性疾病密切接触史,否认不洁饮食史,否认输血史和吸毒史,否认全身性疾病史。无食物或药物过敏。父母健康,否认传染病及遗传性疾病。

体格检查:体温 36.5℃,脉搏 78 次/分钟,呼吸 18 次/分钟,血压 120/75 mmHg。青少年男性,发育正常,营养中等,嗜睡状态,反应迟钝,计算力下降,皮肤黏膜、巩膜黄染,全身皮肤可见散在充血性丘疹,疹间皮肤正常,压之褪色。无出血点及瘀斑,无皮肤色素沉着,未见肝掌、蜘蛛痣。浅表淋巴结未触及肿大。咽部充血,扁桃体肿大,未见脓性分泌物。心脏、肺部听诊未闻及异常。腹软,全腹无压痛及反跳痛,Murphy 征(一),肝肋下未触及,脾左肋下 3 cm,肝区叩击痛阳性,双肾区无叩击痛,移动性浊音阴性,双下肢无水肿,扑翼样震颤阳性,双侧肱二、三头肌腱反射及跟、膝腱反射均存在,不亢进。双侧 Babinski 氏征、Kernig 氏征均阴性。

辅助检查:2015 年 12 月 24 日,血常规:白细胞 12.73×10⁹/L,中性粒细胞 2.77×10⁹/L(21.7%),血红蛋白 149 g/L,血小板 219×10⁹/L,淋巴细胞数 9.01×10⁹/L

(71.5%),单核细胞 0.58×10^9/L,嗜酸性粒细胞 0.12×10^9/L,嗜碱性粒细胞 0.16×10^9/L。生化检查:总胆红素(TBIL)207.2 μmol/L,直接胆红素(DBIL)110.6 μmol/L,间接胆红素(IBIL)96.6 μmol/L,丙氨酸转氨酶(ALT)598 U/L,天冬氨酸转氨酶(AST)1 106 U/L,血清白蛋白(ALB)35.2 g/L,尿素氮(BUN)3.0 mmol/L,肌酐(CREA)49 μmol/L,甘油三酯(TG)1.42 mmol/L,乳酸脱氢酶(LDH)712 U/L,碱性磷酸酶(AKP)210 U/L,谷氨酰基转移酶(GGT)72 U/L,血氨 58 μmol/L;血凝四项:凝血酶原时间 25.8 s,凝血酶原活动度 26%,纤维蛋白原 1.82 g/L,D-二聚体 0.57 mg/L;病毒性肝炎全套:甲、乙、丙、丁、戊肝抗体均阴性;EBV-IGM、CMV-IgM、抗 HIV、TPPA 均阴性;红细胞沉降率 26.00 mm/h;C 反应蛋白 10.2 mg/L;降钙素原<0.05 ng/mL;转铁蛋白 2.6 g/L。腹部 B 超:符合急性肝炎超声表现,胆囊水肿,脾大。胸部、头部 CT 未见明显异常。

表1 血常规变化情况

日期	WBC$\times10^9$/L	HBg/L	PLT$\times10^9$/L	N%	L%
2015.12.25	14.73	149	119	20.7	72.5
2015.12.27	9.35	137	121	22.3	70.8

表2 肝功能变化情况

日期	TBIL μmol/L	DBIL μmol/L	ALT U/L	AST U/L	ALB g/L	PTA %
2015.12.25	206.4	91.2	590	906	35.2	26
2015.12.27	182.0	87.4	368	901	33.8	31

四、诊断与鉴别诊断

(一)初步诊断

1. 急性肝衰竭,原因待查

2. 上呼吸道感染

3. 药物疹(?)

诊断依据:①青少年男性,急性起病。发热、咽痛,乏力、食欲差 7 天,皮肤黄、嗜睡 3 天。②应用药物后出现皮疹。③查体:嗜睡状态,反应迟钝,计算力下降;皮肤粘膜、巩膜黄染,全身皮肤散在充血性丘疹,疹间皮肤正常,压之褪色;咽部充血,扁桃体轻度肿大;肝区叩击痛阳性,脾左肋下 3 cm,扑翼样震颤阳性。④肝功明显异常,胆红素上升,大于正常上限 10 倍,凝血酶原(PTA)26%,血氨高。病毒性肝炎指标阴性。腹部超声:符合急性肝炎超声表现,胆囊水肿,脾大。胸部、头部 CT 无异常。

(二)鉴别诊断

1. 嗜肝病毒和其他病原体感染引起的感染性肝病。肝炎病毒甲型、乙型、丙型、丁型、戊型肝炎病毒、其他病毒,如巨细胞病毒(CMV)、EB 病毒(EBV)、肠道病毒、疱疹病毒等。急性肝衰竭的特征是起病急,发病 2 周内出现以Ⅱ度以上肝性脑病为特征的肝衰竭症候群;患者表现为极度乏力,并有明显厌食、呕吐和腹胀等严重消化道症状;黄疸进行性加深(血清总胆红素≥171 μmol/L 或每日上升≥17.1 μmol/L)。有出血倾向,凝血酶原活动度(PTA)≤40%[1]。该患者肝炎病毒学指标阴性,需进一步完善其他病毒学标志物。

2. 化学药物性及中毒性肝损伤。常见损肝药物有非甾体类抗炎药、抗结核药、抗肿瘤化疗药物,而我国传统的中医中药也是引发肝衰竭的一个主要诱因[2]。药物性肝损伤[3]分为固有型和特异质型。固有型肝损伤较少见,是药物及其代谢产物对肝脏产生的直接损伤,多与药物剂量密切相关,常常可预测;而特异质型肝损伤在临床上较为多见,个体差异较明显,多与药物剂量无相关性。多数患者可仅有肝脏酶学指标改变而无明显症状,部分患者可有乏力、食欲缺乏、恶心、呕吐、黄疸、腹胀等症状,少数患者可能会出现过敏表现、肝外器官损伤的表现。病情严重者甚至会出现肝衰竭。该患者发病前未服药及接触毒性物质,可以排除。

3. 细菌及寄生虫等病原体感染,严重或持续感染(如败血症、血吸虫病)等。感染[4,5]是导致患者死亡的危险因素,肝衰竭时肝脏解毒能力降低、肠道屏障功能障碍、免疫抑制等,均促进了内毒素血症的发生,内毒素血症进一步触发机体炎症因子释放,加速肝细胞的损伤与坏死。该患者发病初期有发热、咽痛等表现,需进一步完善血培养、肥达氏反应、CRP、降钙素原(PCT)、红细胞沉降率等感染指标,以观察是否存在细菌、寄生虫等病原体感染因素。

4. 遗传代谢性肝病。肝豆状核变性、遗传性糖代谢障碍等。肝豆状核变性是遗传代谢性肝病中较为常见的一种,为常染色体隐性遗传,基因突变导致体内铜代谢障碍,过量的铜沉积于肝脏、角膜、神经系统、骨骼等部位引起器官结构和(或)功能的改变,进而引起相应的临床症状。暴发性肝功能衰竭是较为少见但极为严重的类型。发病年龄多在17~19 岁。本病主要表现为肝功异常、肝脾肿大、急慢性肝炎、肝硬化、神经精神症状、骨关节疼痛等。因发病率较低,无特异性临床表现,常以各种类型神经精神症状为首发,各年龄段均可发病。以青少年发病为主,故青少年出现不明原因的神经系统症状或肝功能损害时应高度警惕肝豆状核变性[6]。该患者为青少年期发病,是遗传代谢性肝病的高发年龄,需进一步排除。

5. 自身免疫性肝病。自身免疫性肝病主要是指患者由于免疫异常进而引发的慢性肝脏疾病的统称,临床上常见的原发性胆汁性胆管炎(PBC)、自身免疫性肝炎(AIH)及原发性硬化性胆管炎(PSC)等均属于自身免疫性肝病的范畴[7]。部分患者进展快,出现急性肝衰竭表现,预后不良。需进一步完善自身免疫性抗体及 IgG 等免疫学指标以明确。

6. 创伤休克引起的缺血性肝病。缺血性肝炎是指在没有任何急性肝炎病因的情况下,肝细胞出现损伤,表现为急性、短暂的(5~25 d)丙氨酸转氨酶升高(高于正常值的 20 倍),其特点是有原发的肝细胞损伤,但没有胆汁淤积的现象。其诊断需要排除其他的肝细胞损伤,并且可以通过组织学观察到肝小叶中心细胞出现明显坏死来进一步确诊[8]。该患者无缺血缺氧、休克、充血性心力衰竭等原因,可以排除此种原因。

7. 肿瘤、血液疾病等其他原因。血液系统恶性疾病包括白血病、淋巴瘤是儿童和青少年时期肿瘤相关性肝衰竭最主要的原因。肿瘤相关性肝衰竭主要指由实体器官肿瘤或恶性血液病引起的肝脏恶性浸润,造成肝细胞缺血坏死、代谢与合成等功能障碍。在儿童和青少年人群中此类肝衰竭尚无确切流行病学资料,但发病率低于感染、中毒等所致肝衰竭[9]。该患者需进一步完善 B 超、CT 及血液学等检查明确诊断。

五、诊疗经过

入院后进一步检查结果。2015 年 12 月 24 日,血常规:白细胞 $12.73 \times 10^9/L$,血红蛋白 149 g/L,血小板 $219 \times 10^9/L$,中性粒细胞 $2.77 \times 10^9/L$,淋巴细胞数 $9.01 \times 10^9/L$,单核细胞 $0.58 \times 10^9/L$,嗜酸性粒细胞 $0.12 \times 10^9/L$,嗜碱性粒细胞 $0.16 \times 10^9/L$;尿、粪便常规未见异常;生化指标:总胆红素 207 $\mu mol/L$,丙氨酸转氨酶(ALT)598 U/L,天冬氨酸转氨酶(AST)1 106 U/L,碱性磷酸酶 210 U/L,谷氨酰基转移酶 72 U/L,血氨 58 $\mu mol/L$;凝血酶原时间 25.8 s,凝血酶原活动度 26%;乙肝病毒 DNA 定量 $< 5.00 \times 10^2$ IU/mL;乙肝五项定量:乙肝表面抗原(化学发光)0.04 IU/mL,乙肝表面抗体 I 211.59 mIU/mL,乙肝 e 抗原 I 0.36 s/co,乙肝 e 抗体 I 2.28 s/co,乙肝核心抗体 I 0.75 s/co;甲肝抗体、丙肝抗体检测阴性;戊肝抗体 IgM 阴性,戊肝抗体 IgG 阴性,丁肝抗原阴性,丁肝抗体 IgM 阴性,丁肝抗体 IgG 阴性,庚肝抗体 IgG 阴性;巨细胞抗体阴性,EB 抗体阴性;自身免疫性肝病相关自身抗体均阴性;红细胞沉降率 26.00 mm/h;C 反应蛋白(CRP)10.2 mg/L;降钙素原(PCT)< 0.05 ng/mL。B 超:符合肝炎急性期表现,胆囊水肿,呈双边征,脾大(5.4 cm×13.1 cm),无腹水。头部 CT:未见明显异常。病情分析:根据该患者特点认为急性肝衰竭诊断明确,但肝衰竭原因尚不明确。给予初步治疗方案:复方甘草酸苷、腺苷蛋氨酸、还原型谷胱甘肽保肝、退黄治疗;葡萄糖酸钙抗过敏。需考虑因素:第一,是否非嗜肝病原体感染?需进一步查相关病原;第二,患者为青少年,不能排除血色病、肝豆状核变性等遗传代谢性疾病,需进一步明确;第三,是否存在自身免疫性肝病;第四,皮疹是一个单纯的药物疹,还是疾病的一个伴随症状?需完善了下面检查项目,包括感染性、免疫性、代谢性、肿瘤标志物、血液疾病及影像学检查。动态观察肝功、血凝指标以及血常规变化情况。

2015 年 12 月 26 日进一步检查的结果:铜蓝蛋白 620 mg/L(200～600),血铜 926 $\mu g/L$;眼科 K-F 环阴性;血清铁 20.31 $\mu mol/L$,铁蛋白 182 ng/L,转铁蛋白 2.6 g/L;自免肝抗体 ANA、ASMA、AMA、RO-52、SP100 LC-1、AMA-M2 均(-);免疫球蛋白 IgG 11.53 g/L,IgA 2.47 g/L↑,IgM 3.36 g/L,补体 C 40.2 mg/L,补体 C 31.39 mg/L;肥达氏及外斐氏反应阴性;血培养未见细菌生长;EBV-IgM 阴性;CMV-IgM 阴性;异型淋巴细胞可见;结核抗体阴性;肿瘤标志物 CEA 1.02 ng/mL,AFP 1.15 ng/mL,CA199:20.85 U/mL;心脏超声未见明显异常;腹部 CT 未见占位性病变,脾大。分析病情:铜蓝蛋白略高,血清铜正常,未见 K-F 环,自免肝抗体阴性,CT 亦未见明显胆管异常,不支持代谢性、免疫性肝损伤。肝损无加重趋势,但淋巴细胞比例持续高,结合患者发热、病程中曾有咽痛,皮疹,是否存在 EBV 感染可能?虽然多次查 EBV 抗体阴性,为明确诊断,外送检测 EBV-DNA。结果:EBV-DNA 3.518E+05 IU/mL,结合患者发热、病程中曾有咽痛,皮疹,脾大,淋巴细胞异常增多,患者诊断为:①急性肝衰竭,EBV 感染;②传染性单核细胞增多症。皮疹为 EBV 感染所致。原治疗方案基础上,联合更昔洛韦抗 EBV 治疗。

病情进展:2015 年 12 月 31 日,患者再次出现发热,体温峰值上升至 39.5℃,物理降温效果差,无畏寒,寒战。皮疹较前增多,部分皮疹呈出血性,压之不褪色。体力及食欲差。应用头孢曲松钠,体温未下降至正常,波动在 38.5℃～39.8℃。血常规提示血细胞三系呈下降趋势。

表 3　血常规变化情况

日期	WBC×10⁹/L	HB g/L	PLT×10⁹/L	N%	L%
2015.12.29	4.78	102	96	20.9	72.1
2015.12.31	3.46	92	64	21.5	71.3
2016.1.3	2.17	84	67	30.8	63.7
2016.1.6	2.87	85	70	31.2	62.4

2016 年 1 月 3 日复查结果。生化:总胆红素 134.2 μmol/L,丙氨酸转氨酶(ALT)247 U/L,天冬氨酸转氨酶(AST) 583 U/L,碱性磷酸酶 410 U/L,谷氨酰基转移酶 91 U/L,白蛋白(ALB)35.1 g/L,胆固醇 6.8 mmol/L,甘油三酯 3.4 mmol/L,LDH 802 U/L;C 反应蛋白(CRP)23.2 mg/L,降钙素原(PCT)0.1 ng/mL,EBV-DNA 2.412E+04 IU/mL,EBV-IgM 弱阳性。复查腹部超声:脾大,余无异常改变;凝血酶原活动度(PTA)37%。分析:患者持续发热,血细胞提示三系减少,是否继发血液系统疾病? 请血液科会诊——骨髓检查。骨髓检查结果(2016 年 1 月 7 日、2016 年 1 月 10 日):提示骨髓增生活跃,可见淋巴组织细胞增生,可见少数大颗粒状淋巴细胞,未见恶性细胞浸润。可见吞噬性组织细胞,吞噬多个幼红细胞或血小板。粒系所占比例降低,幼红系统增生正常。骨髓中发现嗜血现象,无恶变证据。考虑:嗜血细胞综合征。

最终诊断:①急性肝衰竭,EBV 感染;②传染性单核细胞增多症;③继发性嗜血细胞综合征。

治疗方案及转归:①保肝、退黄、人工肝支持治疗。②更昔洛韦抗病毒治疗。③转至血液科,应用甲泼尼龙、免疫球蛋白、血浆置换、间断输注血浆、抗生素等综合治疗。患者于 2016 年 3 月 7 日出院。

六、诊疗体会

本病例有如下特点:①青少年男性,既往健康,无家族性遗传病史。②急性起病,发热、咽痛,应用药物后出现皮疹,全身皮肤可见散在充血性丘疹。③乏力、食欲差 7 天,皮肤黄染,1 周内出现神经精神症状,查体:嗜睡状态,反应迟钝,计算力下降。④肝功明显异常,胆红素上升,凝血酶原活动度 26%,血氨高。⑤病毒性肝炎指标阴性。根据上述特点,诊断考虑为急性肝衰竭,原因待查。由于其发热、且在用药后出现皮疹,这些特点既能给诊断带来线索,但是也带来了混杂因素。

急性肝衰竭主要有以下原因：①嗜肝病毒和其他病原体感染引起的感染性因素；②遗传、代谢性肝病；③自身免疫性肝病；④化学药物中毒性肝病；⑤创伤休克引起的缺血性肝病；⑥血液病、肿瘤等其他原因。具体到这个患者，我们初步排除了④⑤⑥这三种情况。根据病史及入院前检查，也基本能排除嗜肝病毒感染原因。

诊疗体会：①肝衰竭多种原因，青少年中除重点排查遗传代谢性疾病外，非嗜肝病毒感染应值得重视；②EBV 感染临床表现多样，部分患者病情进展快，可出现危及生命的嗜血细胞综合征，临床医生应提高对该病的认识。

分析该病例的病情进展分为三个阶段：第一阶段（2015 年 12 月 23 日），患者起病急，体力、食欲差，出现精神症状，皮肤、黏膜黄染，肝功明显异常，PTA 低于 40%，诊断为急性肝衰竭。第二个阶段（2015 年 12 月 27 日），淋巴细胞升高，异型淋巴细胞可见，考虑到 EB 病毒感染的可能，最终查到 EBV-DNA 阳性，结合临床表现，诊断为传染性单核细胞增多症。随后查到 EBV-IgM 抗体弱阳性，对诊断是个有力的佐证。第三个阶段（2016 年 1 月 10 日）：患者持续发热 1 周以上，出血性皮疹，血细胞三系减少，铁蛋白升高，骨髓检查结果，诊断为嗜血细胞综合征。

治疗中不足：①患者起病时出现发热、咽痛，诊断不明确，被认为上呼吸道感染，应用热毒宁、头孢曲松钠输液治疗，属于经验性治疗。②输液治疗后出现皮疹，伴瘙痒，被认为药物疹。③检测出淋巴细胞增多，异型淋巴细胞阳性，高度怀疑 EB 病毒感染，但因为检测手段缺乏，未能及时检测。④EBV 感染的血清学反应复杂，给诊断造成一定困难。

七、科主任点评

急性肝衰竭的特征是起病急，发病 2 周内出现以 Ⅱ 度以上肝性脑病为特征的肝衰竭症候群；肝衰竭是由多种因素引起的严重肝脏损害，导致肝脏的合成、解毒、排泄和生物转化等功能发生严重障碍或失代偿，出现以凝血机制障碍和黄疸、肝性脑病、腹水等为主要表现的一组临床症候群，病死率极高。在我国引起肝衰竭的主要病因是肝炎病毒，尤其是乙型肝炎病毒[10]。但其他因素引起的肝衰竭仍较常见，其中 EBV 引起的肝脏损伤越来越被重视。

1. EB 病毒感染[11]是一个全身性的、复杂的、多变异的疾病。相关疾病谱广，包括常见的传染性单核细胞增多症，以及鼻咽癌、淋巴瘤、胃癌等恶性肿瘤，以及病毒相关的嗜血细胞综合征。

2. 嗜血细胞综合征（HPS）：是指以良性组织细胞异常增生和活化且伴随嗜血现象的一组综合征。是一组因遗传性或获得性免疫缺陷导致的，以过度炎症反应为特征的疾病。其发病机制：是致病因素激活 T 淋巴细胞促使其分泌大量细胞因子如 IL-2，IL-18，TFN-γ 等，引起 T 细胞接到的"细胞因子风暴"，从而刺激和激活大量组织细胞增生并吞噬血细胞。

诊断标准：①发热：体温＞38.5℃，持续＞7 d；②脾大；③血细胞减少：血红蛋白＜90 g/L，血小板＜$100×10^9$/L，中性粒细胞＜$1.0×10^9$/L 且非骨髓造血功能减低所致；④高三酰甘油血症和低纤维蛋白原血症；⑤在骨髓、脾脏、肝脏或淋巴结里找到噬血细胞；

⑥血清铁蛋白升高：铁蛋白≥500 μg/L；⑦NK 细胞活性降低或缺如；⑧sCD25（可溶性白细胞介素-2 受体）升高。必要时结合分子诊断[12]。

3. HPS 分为原发性和继发性。2 岁以前发病为原发性，8 岁以后为继发性。2～8 岁之间的应进行分子生物学诊断，仍不明确的按原发性。继发性按病因不同，又分为感染性、恶性肿瘤相关嗜血细胞综合征和伴发自身免疫病的巨噬细胞活化综合征。感染性嗜血多继发于病毒、伤寒、结核、真菌等感染，而 EBV 为较常见因素。

参考文献：

[1] 李兰娟，任红.传染病学[M].第 9 版. 北京：人民卫生出版社，2018.

[2] Lei C J, Wu L P. Clinical types and biochemical indexes in patients with drug-induced liver failure[J/CD]. Chin J Liver Dis(Electronic Version),2018,10(1):70-73.

[3] 杨雪，涂荣芳，杨晋辉.药物性肝损伤的研究进展[J].临床肝胆病杂志，2020,36(3):509-513.

[4] 张东敬，周彬，侯金林.慢加急性肝衰竭预后模型的研究进展[J].临床肝胆病杂志，2018, 34(6): 1 351-1 356.

[5] Wang C, Ma D Q, Luo S, et al. Incidence of infectious complications is associated with a high mortality in patients with hepatitis B virus-related acute-on-chronic liver failure[J]. World J Clin Cases, 2019, 7(16): 2 204-2 216.

[6] 田丽.29 例肝豆状核变性患者的临床特点分析[D].大连医科大学,2016:1-40.

[7] 高晓琴，赵永勋，任茜，等. 药物诱导的自身免疫性肝炎的研究进展[J].临床肝胆病杂志,2017,33 (11):2 222-2 225.

[8] Lightsey J M,Rockey D C.current concepts in ischemic hepatitis[J]. Curr Opin Gastroentenl,2017, 33(3):158-163.DOI:10.1097/MOG.0355.

[9] 孙汀，王春霞，张育才.儿童肿瘤相关性肝衰竭的诊断与治疗[J].中国小儿急救医学,2019,26(1):5-8.

[10] 中华医学会感染病学分会肝衰竭与人工肝学组，中华医学会肝病学分会重型肝病与人工肝学组.肝衰竭诊治指南(2018 年版)[J]. 中华肝脏病杂志,2019,27(1):18-26

[11] Kimura H, Kawada J. Ito Y. Epstein-Barr virus-associated lymphoid malignancies: theeppanding spectrum of hematopoietic neoplasms [J]. Nagoya J Med Sci,2013,75(3-4):169-179.

[12] 嗜血细胞综合征中国专家联盟，中华医学会儿科学分会血液学组. 嗜血细胞综合征诊治中国专家共识[J]. 中华医学杂志,2018,98(2): 91-95.

（马艳丽）

一例原发性胆汁性肝硬化(PBC)的诊治

一、患者基本信息

患者姜某,52 岁,女性,已婚,农民,2020 年 6 月 5 日入院。

二、主诉

反复乏力、牙龈出血 2 年,加重伴腹胀 3 个月。

三、现病史、查体、化验检查

患者 2 年前无明显诱因出现反复乏力,时有牙龈出血,无腹胀、腹痛,无身目尿黄,无皮肤瘙痒,无消瘦,未行诊治。3 个月前患者因车祸外伤于当地人民医院住院治疗,发现肝功异常,上腹部 CT 提示肝硬化,脾大。后至青岛某医院门诊就诊,查体发现线粒体抗体阳性;上腹部 CT 提示肝硬化,脾大,门静脉高压及胃食管静脉曲张可能性大,诊断为"原发性胆汁性肝硬化,门静脉高压,食管胃底静脉曲张,脾大",给予保肝药物,口服尤思弗及对症支持治疗,患者出现全身皮肤瘙痒,伴腹胀,无发热,无恶心呕吐,无腹痛,无头晕乏力,胸闷不适,复查肝功异常。为求进一步治疗来我院,门诊以"肝硬化"收入我科。患者自发病以来,神志清楚,精神可,小便色黄,大便通畅,夜间睡眠可,体重较前无明显变化。

体格检查:中年女性,发育正常,营养中等,自主体位,神清语利,查体合作。全身皮肤黏膜无明显黄染,可见肝掌及蜘蛛痣。全身浅表淋巴结未触及肿大。头颅无畸形,眼睑无水肿,结膜无充血,巩膜明显黄染,两侧瞳孔等大等圆,对光反射灵敏。耳鼻无异常分泌物,双耳听力正常。口唇无发绀,伸舌居中,咽无充血,扁桃体不大。颈对称,无颈静脉怒张及颈动脉异常搏动,颈软无抵抗,气管居中,甲状腺不大。胸廓对称无畸形,胸骨无压痛。呼吸动度一致,语颤均等。两肺叩清音,肝肺相对浊音界位于右侧锁骨中线第 V 肋间。两肺呼吸音清,未闻及干湿啰音。心前区无隆起,心尖冲动无弥散,心前区未及震颤,心界不大,心率 72 次/分钟,律整,各瓣膜听诊区未闻及杂音。周围血管征阴性。腹部软,无压痛及反跳痛,肝脾肋下未触及,肝区叩痛阳性,腹水征阴性,肠鸣音正常。肛门外生殖器未查。脊柱四肢无畸形,关节活动无受限,双下肢无水肿。双侧肱二、三头肌腱反射及跟、膝腱反射均存在,不亢进。双侧 Babinski 征、Kernig 征均阴性。

化验检查。血常规:白细胞 2.41×10^9/L,红细胞 3.92×10^{12}/L,血细胞比容35.40%,血小板 75.00×10^9/L,单核细胞比率 10.00%,中性粒细胞数 1.19×10^9/L,嗜酸性粒细胞数 0.03×10^9/L;总胆红素 22.7 μmol/L,直接胆红素 6.0 μmol/L,间接胆红素 16.7 μmol/L,

谷丙转氨酶 169 U/L,谷草转氨酶 116 U/L,谷草/谷丙 0.7,碱性磷酸酶 146 U/L,谷氨酰基转移酶 73 U/L,白蛋白 31.2 g/L,白/球比值 0.9,前白蛋白 103 mg/L,总胆汁酸 69 μmol/L,高密度脂蛋白胆固醇 1.61 mmol/L,低密度脂蛋白胆固醇 2.52 mmol/L,胆碱酯酶 2 677 U/L,肌酐 38 μmol/L,钙 1.99 mmol/L,铜蓝蛋白 121 mg/L,肌酸激酶同工酶 34 U/L,免疫球蛋白 G 16.39 g/L,免疫球蛋白 A 2.75 g/L,免疫球蛋白 M 9.12 g/L,补体 C4 0.08 mg/dL,补体 C1q 382 mg/L,特异性生长因子 102 U/L;凝血酶原时间 13.5 s,凝血酶原活度 71.0%,凝血酶原比率 1.30,国际标准化比值 1.29,凝血酶时间 18.1 s。尿液:葡萄糖阴性,尿隐血阴性;丁肝抗原阴性,丁肝抗体 IgM 阴性,庚肝抗体 IgG 阴性,巨细胞抗体阴性,EB 抗体阴性;乙肝表面抗原(化学发光)<175.00 IU/mL,乙肝 e 抗原 I 0.35 s/co,乙肝 e 抗体 I 1.92 s/co,乙肝核心抗体 I 0.11 s/co;戊肝抗体 IgM 阴性;甲胎蛋白 2.72 ng/mL,癌胚抗原 3.510 ng/mL,甲肝抗体 0.548,丙肝抗体 II 0.042;层粘连蛋白 87.33 ng/mL,透明质酸酶 341.50 ng/mL,III 型前胶原 N 端肽 67.31 ng/mL,IV 型胶原 58.01 ng/mL,甘胆酸 20.09 μg/mL,抗肝肾微粒体抗体 2.05 U/mL,抗核抗体 365.70 U/mL,抗线粒体 M2 125.96 U/mL,平滑肌抗体 59.98 U/mL,抗 SP100 抗体 53.19 U/mL,抗 SSA-R052 抗体 136.09 U/mL。腹部 B 超:肝硬化,肝内多发略高回声结节,考虑肝硬化结节;胆囊息肉;脾大。肝纤维化彩色多普勒检查:CAP249 dB/m,E38.5 kPa。吲哚菁绿药物浓度测定:ICG 血浆清除率 0.085/min。心电图:窦性心律,冠状动脉供血不足。肝穿刺病理检测:①无 HBV 感染的免疫组化证据;②汇管区炎性纤维组织伴胆小管增生,假小叶形成。考虑原发性胆汁性肝硬化,肝硬化期。免疫组化:CK7(+),CK19(+),HBcAg(−),HBsAg(−),HepPar(+),Arg-1(+),CD34(−),SMA(+),beta-catenin(+),网状纤维染色(+),Masson(+),IgG4(−)。

四、诊断与鉴别诊断

1. 诊断:①原发性胆汁性肝硬化失代偿期。②慢性肝衰竭。

2. 鉴别诊断:①肝内外胆管阻塞引起的继发性胆汁性肝硬化,上腹部超声检查提示肝硬化,未发现肝外胆管梗阻的表现。肝内外胆管无阻塞较为明确。②原发性硬化性胆管炎、药物性肝内胆汁淤积、病毒性肝炎后肝硬化以及其他类型肝硬化等鉴别。③重叠综合征:完善自身抗体谱检查排除原发性胆汁性肝硬化合并自身免疫性肝炎,合并干燥综合征等其他自身免疫性疾病。

五、诊疗经过

患者入院后给予熊去氧胆酸延缓病情,异甘草酸镁、多烯磷脂酰胆碱保肝、降酶。复查:白细胞 2.77×10^9/L↓,红细胞比容 33.40%↓,血小板 68.00×10^9/L↓,单核细胞比率 10.50%↑,中性粒细胞数 1.38×10^9/L↓,嗜酸性粒细胞数 0.03×10^9/L↓;层粘连蛋白 62.95 ng/mL↑,透明质酸酶 239.00 ng/mL↑,III 型前胶原 N 端肽 78.35 ng/mL↑,IV 型胶原 63.86 ng/mL↑,甘胆酸 12.75 μg/mL↑;总胆红素 18.3 μmol/L,谷丙转氨酶 158 U/L↑,谷草转氨酶 142 U/L↑,碱性磷酸酶 137 U/L↑,谷氨酰基转移酶 53 U/L↑,白

蛋白 32.2 g/L↓,白/球比值 1.0↓,前白蛋白 106 mg/L↓,总胆汁酸 92 μmol/L↑,高密度脂蛋白胆固醇 1.74 mmol/L↑,低密度脂蛋白胆固醇 2.02 mmol/L↓,胆碱酯酶 2 110 U/L↓,钙 2.06 mmol/L↓,镁 0.65 mmol/L↓,铜蓝蛋白 173 mg/L↓,脂蛋白 a 340 mg/L。提示肝功能较前改善少。加用非诺贝特 300 mg 晚餐后顿服治疗 2 周后,患者腹水较前明显减少,碱性磷酸酶 122 U/L↑,谷氨酰基转移酶 49 U/L,ALT,AST 均较前明显降低,好转出院。

六、诊疗体会

患者为 52 岁中年女性,反复乏力、牙龈出血、腹胀为主要临床表现入院。入院后检查 AMA-M2 抗体阳性,诊断为原发性胆汁性肝硬化。原发性胆汁性肝硬化(PBC)现在称为原发性胆汁性胆管炎,是中年妇女最常见的胆汁淤积性疾病之一,可导致肝内胆管逐渐破坏,导致门静脉炎症,胆汁淤积。长时间的肝胆汁淤积会导致肝硬化和门静脉高压[1]。

PBC 早期患者,大多数无明显临床症状。有研究表明约 1/3 的患者可长期无任何临床症状,但是大多数无症状患者会在 5 年内出现症状。乏力和皮肤瘙痒是最常见的临床症状。此外,随着疾病的进展以及合并其他自身免疫性疾病,也可出现胆汁淤积症相关的临床表现和自身免疫性疾病相关的临床表现[2]。

乏力为本患者主诉之一,也是常见的非特异性临床症状。乏力是 PBC 最常见的症状,但常被忽视,实际上,40%～80% 的 PBC 患者可见明显的乏力。乏力可发生在 PBC 的任何阶段,与组织学分期及肝功能损害程度无相关性。可表现为嗜睡、倦息、正常工作能力丧失、社会活动兴趣缺乏和注意力不集中等,从而导致了生活质量的降低。并且另有研究表明乏力是 PBC 患者死亡的独立预测因素[3]。

此外,瘙痒可见于 20%～70% 的 PBC 患者,约 75% 的患者在诊断前即存在皮肤瘙痒。可表现为局部或全身瘙痒,通常于晚间卧床后较重,或因接触羊毛、其他纤维制品、热或怀孕而加重。

患者住院期间行肝穿刺病理检查,发现处于疾病后期,产生肝硬化和门静脉高压的一系列并发症,如腹水、食管胃底静脉曲张,严重可以并发肝性脑病、上消化道出血等。门静脉高压也可见于疾病早期,即在肝硬化发生之前就出现门静脉高压症。其发病机制可能与门脉末支静脉闭塞消失,导致结节再生性增生有关。

患者的实验室检查符合 PBC 的典型表现,存在碱性磷酸酶升高、γ-谷氨酰转肽酶升高等典型的胆汁淤积表现,同时 AMA-M2 亚型阳性。血清 AMA 是诊断 PBC 的特异性指标,尤其是 AMA-M2 亚型的阳性率为 90%～95%。但 AMA 阳性也可见于其他疾病,如 AIH 患者或其他病因所致的急性肝功能衰竭(通常一过性阳性)。此外,AMA 阳性还可见于慢性丙型肝炎、系统性硬化病、特发性血小板减少性紫癜、肺结核、麻风、淋巴瘤等疾病。

除 AMA 外,有研究证实抗核抗体(ANA)也是诊断 PBC 的重要标志。大约 50% 的 PBC 患者 ANA 阳性,尤其是在 AMA 呈阴性时可作为诊断的另一重要标志。对 PBC 较特异的抗核抗体包括：抗 Sp100、抗 Gp210、抗 P62、抗核板素 B 受体；在 ANA 阴性的 PBC 患者中，约 85％有一种或一种以上的抗体阳性。此外，关于抗 SOX13 抗体、抗 SUMO-1 抗体、SUMO-2 抗体等抗体在 PBC 诊断中的价值也有报道，但诊断价值仍需进一步验证。ANA 不仅在诊断中具有价值，对疾病进展的预测也有一定帮助。有研究表明抗 Gp210 抗体是发展为肝功能衰竭的危险因素，而抗着丝点抗体与门静脉高压的发生相关[5]。

患者符合 2015 年原发性胆汁性肝硬化的诊断和治疗共识的诊断标准。

1. 病因不明的 ALP 和/或 GGT 升高，建议常规检测 AMA 或 AMA-M2。

2. 对于 AMA 或 AMA-M2 阳性的患者，肝穿刺活检并非诊断所必需的检查。但是 AMA/AMA-M2 阴性患者，或者临床怀疑合并其他疾病如自身免疫性肝炎、非酒精性脂肪性肝炎，需行肝穿刺活检协助诊断。

3. 如果符合下列三个标准中的两项则可诊断 PBC

(1)反映胆汁淤积的生化指标如 ALP 升高。

(2)AMA 或 AMA-M2 阳性。

(3)血清 AMA/AMA-M2 阴性，但肝穿刺病理符合 PBC。

4. 肝脏酶学正常的 AMA 阳性者应每年随访胆汁淤积的生物化学指标。

患者肝脏病理结果提示患者处于 PBC 失代偿期，临床上药物治疗效果不佳，预后较差。PBC 的自然史大致分为四个阶段[4]。第一阶段为临床前期：AMA 阳性，但生化指标无明显异常。第二阶段为无症状期：主要表现生化指标异常，但没有明显的临床症状。第三阶段为症状期：患者出现乏力、皮肤瘙痒等临床症状。从症状出现起，平均生存时间为 5～8 年。有症状患者的门静脉高压相关并发症 10 年内发生率为 10％～20％，高于无症状患者。当患者出现食管胃底静脉曲张时，预后较差，3 年的生存率仅为 59％，第一次出血后 3 年生存率约 46％。第四阶段为失代偿期：患者出现消化道出血、腹水、肝性脑病等临床表现。此阶段以胆红素进行性升高为特点，当胆红素达到 2 mg/dL 时，平均生存时间为 4 年，达到 6 mg/dL,时，标志着患者进入终末阶段，平均生存时间为 2 年。

患者的实验室检查符合 PBC 的典型表现。胆汁淤积为 PBC 典型的生化表现。ALP 是本病最突出的生化异常，96％的患者可有 ALP 升高，通常较正常水平升高 2～10 倍，且可见于疾病的早期及无症状患者。血清 γ-谷氨酰转肽酶（γ-GT）亦可升高，但易受酒精、药物及肥胖等因素影响。ALT 和 AST 通常为正常或轻至中度升高，一般不超过正常上限值的 5 倍，如果患者的血清转氨酶水平明显升高，则需进一步检查以除外其他病因。

患者诊断较为明确，因处于 PBC 四期，治疗效果不佳，主要给予熊去氧胆酸治疗。目前熊去氧胆酸（Ursodeoxycholic Acids，UDCA)是美国食品和药物管理局批准的唯一治疗原发性胆汁性肝硬化的药物，也是欧洲肝病研究协会推荐用于原发性胆汁性肝硬化的唯一药物[6]。25UDCA 是一种天然产生的亲水性胆汁酸，是主要胆汁酸鹅去氧胆酸的 7-β-同分异构体。UDCA 抑制肠道对胆汁酸的吸收，增加胆汁中胆汁酸的分泌，增加肝细胞对有毒物质的排出。在晚期疾病中，胆汁酸在肝细胞内积聚，造成炎症状态，导致细胞坏死和凋亡。UDCA 起抗炎作用,刺激胆管细胞分泌富含碳酸氢盐的液体,减少胆汁淤积。最后,UDCA 增加胶束的形成,降低胆汁酸对细胞膜的毒性作用,从而起到保护胆管细胞和肝细胞的作用[7]。

临床上使用 UDCA 治疗可改善 PBC 患者的生化指标。多个大型随机对照研究及荟萃分析结果表明,UDCA 可以有效地降低血清胆红素、碱性磷酸酶、谷氨酰转肽酶、丙氨酸转氨酶、门冬氨酸转氨酶及胆固醇等水平。UDCA 能改善对治疗有应答的 PBC 患者疾病进展。国外研究发现,对 UDCA 治疗有应答的 PBC 患者的生存率与健康对照组相似。UDCA 药物副作用较少,主要包括腹泻、胃肠道不适、体重增加、皮疹和瘙痒加重等。皮瘙痒的加重通常是一过性的,且发生率较低。虽然没有证据显示 UDCA 有致畸作用,但妊娠前及妊娠早期不推荐使用。

经治疗后发现患者对 UDCA 生化应答欠佳。目前国际上有多种评价 UDCA 治疗后生化应答的标准。例如,2006 年 Pares[8]等提出的巴塞罗那标准:经 UDCA 治疗一年后,ALP 较基线水平下降＞40％或恢复至正常水平。2008 年 Chopechot 等提出巴黎Ⅰ标准:UDCA 治疗一年后,ALP≤3 ULN＜正常值上限),AST≤2 ULN,胆红素≤1 mg/dL[9]。2011 年提出的针对早期 PBC(病理学分期为Ⅰ～Ⅱ期)的巴黎Ⅱ标准:UDCA 治疗 1 年后,ALP 及 AST≤1.5 ULN,总胆红素正常。我国的研究表明,出现临床症状后就诊、肝脏生化指标明显异常以及自身免疫特征较多者,对 UDCA 的应答欠佳。此外,有研究发现,评估 UDCA 生化应答的时间可由 1 年提前到 6 个月,以便及时发现生化应答欠佳的患者并给予治疗[10]。

有生化应答者其长期预后较好,而生化应答欠佳者长期预后差。对 UDCA 生化应答欠佳的患者,目前尚无统一治疗方案。已有多项研究探索了对应答欠佳患者的治疗方法,包括甲氨蝶呤、吗替麦考酚酯、他汀类药物、水飞蓟宾、大剂量 UDCA 等,但其疗效均尚未经大样本随机对照临床研究证实。布地奈德、贝特类降脂药及新药 6-乙基鹅去氧胆酸(OCA)在早前的试验研究中显示出一定疗效[11]。

患者没有表现出明显的胆汁淤积症相关临床表现,如骨病、脂溶性维生素缺乏及高脂血症等。住院期间及出院后给予口服钙剂及脂溶性维生素治疗。PBC 患者骨代谢异常可导致骨软化症和骨质疏松。骨软化症很容易通过补充钙和维生素 D 而纠正。PBC 患者骨质疏松发生率显著高于年龄、性别相匹配的健康人群。文献报道 PBC 患者骨质疏松的发生率为 14％～52％,骨量减少发生率为 30％～50％。绝经后老年女性、体重指数低、肝纤维化程度严重、病程长、病情重的患者骨质疏松发生率更高。脂溶性维生素缺乏,虽然 PBC 患者胆酸分泌减少可能会导致脂类吸收不良,但临床上脂溶性维生素 A、D、E 和 K 的明显缺乏并不常见。维生素 A、D、B 和 K 水平的降低,可导致夜盲、骨量减少、神经系统损害和凝血酶原活力降低等。PBC 患者常伴有高脂血症,胆固醇和甘油三酯均可升高,典型表现为高密度脂蛋白胆固醇升高。目前尚无证据表明它可增加动脉粥样硬化的危险性。通常并不需要降脂治疗,但当患者存在其他心血管危险因素时,在适当的监测下,应用他汀及贝特类药物也是安全的。

在发现患者 UDCA 效果不佳后,给予 UDCA 联合非诺贝特治疗,患者 ALP 降低明显,GGT 回复正常。非诺贝特主要用来降低有心血管疾病风险的患者的胆固醇水平,亦可降低低密度脂蛋白(LDL)和极低密度脂蛋白(VLDL)水平,并且能升高高密度脂蛋白(HDL)水平和降低甘油三酯(TG)水平。非诺贝特可以单独使用也可以与他汀类药物联用来治疗高胆固醇血症和高甘油三酯血症。日本、美国、欧洲以及我国的学者先后报道了非诺贝特在生化应答欠佳的 PBC 中的应用。一项荟萃分析显示,UDCA 联合非诺贝特较 UDCA 单药治疗能改善患者 ALP、GGT、IgM 及甘油三酯的水平,但对皮肤瘙痒及 ALT 水平的改善无统计学差异。联合用药与单药相比在副作用的发生上无统计学差异。此外,一些小样本量的研究显示,加用苯扎贝特可以改善对 UDCA 生化应答欠佳患者的生化指标[12]。

患者肝功能较差,预后不佳,给予 UDCA 治疗后效果较差,考虑为 UDCA 应答不佳,给予非诺贝特治疗后病情趋于稳定,腹水减少,ALP、GGT 等指标好转,ALT、AST 恢复正常。临床上可考虑用于这一类患者的治疗,但其长期疗效仍需进一步验证。

七、科主任点评

原发性胆汁性肝硬化(PBC)又名原发性胆汁性胆管炎,是一种主要以肝内中小胆管的非化脓性进行性损伤为特征的自身免疫性疾病。PBC 是肝病科、消化科常见的肝病种类,临床上首次诊断多见于 40～60 岁的女性。欧美国家流行病学调查发现,40 岁以上女性中 PBC 的发生率大约为 1/600。既往认为此病在我国少见,近年来随着对此病认识的加深,发现我国的 PBC 患者并不少见。PBC 临床表现缺乏特异性,因此很容易被误诊而延误治疗。PBC 属免疫介导性疾病,但免疫治疗效果不理想。

该患者反复乏力、腹胀 2 年余,诊断时已经进入肝硬化失代偿期,按照 2015 年原发性胆汁性肝硬化诊断和治疗共识处于疾病的第 3～4 阶段,表现为肝脏功能衰竭、胆汁淤积的各种临床表现,治疗起来较为困难。研究显示,胆汁性肝硬化患者应用熊去氧胆酸联合非诺贝特治疗可明显降低总胆红素、直接胆红素、总胆固醇、ALP、γ-GGT、AST 等指标。本患者对 UDCA 治疗应答不佳,给予非诺贝特联合 UDCA 治疗取得较好的疗效,提示有较好的临床价值。可进一步增加例数、延长观察疗程及增加观察指标,进行更深入的研究,提供更有参考价值的数据。

参考文献:

[1] Gunaydin M, Bozkurter Cil A T. Progressive familial intrahepatic cholestasis: diagnosis, management, and treatment. Hepat Med, 2018, 10: 95-104.

[2] 原发性胆汁性肝硬化(又名原发性胆汁性胆管炎)诊断和治疗共识(2015). 肝脏, 2015, 20(12): 960-968.

[3] Jones D E, Al-Rifai A, Frith J, Patanwala I, Newton J L. Corrigendum to "The independent effects of fatigue and UDCA therapy on mortality in primary biliary cirrhosis: Results of a 9 year cohort follow-up" J. Hepatol. 2010 Nov, 53(5):911-917; J Hepatol. 2011, 55(3): 737.

[4] Myers R P, Shaheen A A, Fong A, et al. Epidemiology and natural history of primary biliary cirrhosis in a Canadian health region: a population-based study. Hepatology, 2009, 50(6): 1 884-

1 892.

[5] European Association for the Study of the Liver. EASL Clinical Practice Guidelines: The diagnosis and management of patients with primary biliary cholangitis. J Hepatol, 2017, 67(1): 145-172.

[6] Carey E J, Ali A H, Lindor K D. Primary biliary cirrhosis. The Lancet, 2015, 386(10003): 1 565.

[7] Poupon R. Ursodeoxycholic acid and bile-acid mimetics as therapeutic agents for cholestatic liver diseases: an overview of their mechanisms of action. Clin Res Hepatol Gastroenterol, 2012, 36 Suppl 1: S3-12.

[8] Parés A, Caballería L, Rodés J. Excellent long-term survival in patients with primary biliary cirrhosis and biochemical response to ursodeoxycholic Acid. Gastroenterology, 2006, 130(3): 715-720.

[9] Corpechot C, Abenavoli L, Rabahi N, et al. Biochemical response to ursodeoxycholic acid and long-term prognosis in primary biliary cirrhosis. Hepatology, 2008, 48(3): 871-877.

[10] Zhang L N, Shi T Y, Shi X H, et al. Early biochemical response to ursodeoxycholic acid and long-term prognosis of primary biliary cirrhosis: results of a 14-year cohort study. Hepatology, 2013, 58(1): 264-272.

[11] Wong K A, Bahar R, Liu C H, Bowlus C L. Current treatment options for primary biliary cholangitis. Clin Liver Dis, 2018, 22(3): 481.

[12] 张小玉，张红梅，王雷，臧志栋. 苯扎贝特联合熊去氧胆酸治疗原发性胆汁性肝硬化的临床效果. 江苏医药，2019，45(12): 1 265-1 267, 1 272.

（陈　鹏）

慢性乙型肝炎合并肝血色病一例报道

一、患者基本信息

患者张某某,男,46岁,汉族,已婚,工人,于2020年3月14日入院。

二、主诉

反复乏力、腹胀、尿黄23年,加重1周。

三、现病史、体格检查、化验检查

现病史:患者23年前无明显诱因出现全身乏力、腹胀、尿黄,于我院就诊,化验肝功异常、HBsAg阳性,HBV-DNA阳性(患者自述结果,具体不详),遂收住院治疗,予以保肝、降酶对症治疗,住院2月余,病情好转出院,未予抗病毒治疗,HBV-DNA自行转阴。出院后不定期查体,肝功能反复异常,表现为直接胆红素和间接胆红素均轻度升高,未予特殊处理;2005年腹部B超提示肝硬化,2008年、2009年曾发作两次上消化道出血,均于开发区人民医院住院内科保守治疗,2012年因脾大、脾功能亢进行脾栓塞治疗,手术顺利。患者间断服用中草药代茶饮,未系统治疗。入院前一周患者自觉症状加重,2020年3月7日来我院门诊就诊,化验血分析:白细胞3.03×10^9/L↓,红细胞2.64×10^{12}/L,血小板91.00×10^9/L↓;肝功:总胆红素33.3 μmol/L,白蛋白30.2 g/L,高敏HBV-DNA<30 IU/mL,为求进一步诊断治疗于2020.3.14以"肝硬化"收住院。

患者不吸烟、不喝酒,其父亲、大姑均死于肝硬化腹水(具体肝硬化原因不明确),母亲健在,其母亲、四个姐姐均无乙肝病史,否认有其他慢性疾病史。

体格检查:中年男性,营养中等,神志清,面色呈古铜色,皮肤黏膜无黄染,巩膜轻度黄染,可见肝掌、蜘蛛痣,浅表淋巴结未触及肿大。双侧乳腺无异常发育,心肺(一),腹软,肝脾肋下均未触及肿大,全腹部无压痛、反跳痛,未触及异常包块,腹水征阴性,双下肢无浮肿。

辅助检查。2020年3月15日化验血分析:白细胞2.93×10^9/L↓,红细胞3.82×10^{12}/L,血红蛋白133.00 g/L,红细胞平均体积100.50 fL↑,平均血红蛋白量34.80 pg↑,血小板88.00×10^9/L↓,单核细胞比率8.90%↑,中性粒细胞比率45.00%,嗜酸性粒细胞比率5.50%↑,嗜碱性粒细胞比率1.40%↑,淋巴细胞数1.15×10^9/L,中性粒细胞数1.32×10^9/L↓,大型血小板比率47.70%↑;AFP-L 3%:<0.5%,AFP 1.400 ng/mL;血凝六项:凝血酶原时间13.9 s↑,凝血酶原活度68.0%↓,凝血酶原比率1.34↑,国际标准化比值1.34↑,纤维蛋白原1.62 g/L↓,FDP浓度0.6 μg/mL,D-二聚体0.07 mg/L;肿

瘤相关物质测定 80 mAU/mL↑；铁蛋白 331.60 ng/mL。生化：总胆红素 30.5 μmol/L↑，直接胆红素 10.4 μmol/L↑，间接胆红素 20.1 μmol/L↑，丙氨酸氨基转移酶 32 U/L，天门冬氨酸氨基转移酶 39 U/L，碱性磷酸酶 109 U/L，谷氨酰基转移酶 15 U/L，白蛋白 33.5 g/L↓，白/球比值 1.1↓，前白蛋白 109 mg/L↓，总胆汁酸 132 μmol/L↑，总胆固醇 4.0 mmol/L，甘油三酯 0.60 mmol/L，高密度脂蛋白胆固醇 2.10 mmol/L↑，低密度脂蛋白胆固醇 1.91 mmol/L↓，胆碱酯酶 4 329 U/L，葡萄糖 4.2 mmol/L，尿素氮 3.3 mmol/L，EGFR 肾小球滤过率 122.54，肌酐 51 μmol/L，钾 4.1 mmol/L，钠 139.0 mmol/L，氯 107 mmol/L，二氧化碳结合力 23 mmol/L，钙 2.20 mmol/L，镁 0.71 mmol/L，磷 1.05 mmol/L，尿酸 185 μmol/L，转铁蛋白 1.9 g/L↓，视黄醇结合蛋白 8 mg/L↓，乳酸脱氢酶 276 U/L↑，肌酸激酶 465 U/L↑，肌酸激酶同工酶 37 U/L↑，α-羟丁酸脱氢酶 250 U/L↑，免疫球蛋白 A 4.71 g/L↑，免疫球蛋白 M 0.59 g/L↓，补体 C3 0.27 mg/dL，补体 C4 0.06 mg/dL↓，补体 C1q 125 mg/L↓。2020 年 3 月 18 日行肝穿刺，2020 年 3 月 27 日报告肝穿刺结果提示，免疫组化：乙肝表面抗原阴性、核心抗原阴性，综合光镜、免疫组化、特殊染色：活动性肝硬化，改良 Scheuer 评分：G2S4，伴肝铁沉积 3 级。注：①乙肝请结合临床和病毒学检测；②此病例肝细胞及枯否细胞内见较多的铁颗粒沉积，请结合血清铁、转铁蛋白、饮酒史、药物史（包括含铁药物）、血常规、网织红细胞计数、溶血试验、红细胞脆性试验等综合分析；③建议做遗传性血色病相关基因检测。2020 年 3 月 29 日复查血分析：白细胞 2.67×10⁹/L↓，红细胞 3.98×10¹²/L，血红蛋白 141.00 g/L，平均血红蛋白量 35.40 pg↑，血小板 92.00×10⁹/L↓，淋巴细胞比率 38.60%，单核细胞比率 8.60%↑，中性粒细胞比率 45.00%，嗜酸性粒细胞比率 7.10%↑，淋巴细胞数 1.03×10⁹/L，中性粒细胞数 1.20×10⁹/L↓，RBC 分布宽度 SD 49.10%，RBC 分布宽度 CV 13.20，血小板分布宽度 14.00 fL，平均血小板体积 12.00 fL，大型血小板比率 39.30%，血小板压积 0.11，网织红细胞% 1.32%，网织红数绝对值 52.5×10⁹/L，未成熟 RET 比率 9.4%，弱荧光 RET 比率90.6%，中荧光 RET 比率 7.9%，强荧光 RET 比率 1.5%；糖化血红蛋白 0.2 g/dL，血红蛋白 9.90 g/dL，糖化血红蛋白% 3.9%↓；肝功：总胆红素 39.3 μmol/L↑，直接胆红素 10.5 μmol/L↑，间接胆红素 28.8 μmol/L↑，丙氨酸氨基转移酶 29 U/L，天门冬氨酸氨基转移酶 31 U/L，碱性磷酸酶 113 U/L，谷氨酰基转移酶 14 U/L，白蛋白 34.4 g/L↓，白/球比值 1.1↓，前白蛋白 95 mg/L↓，总胆汁酸 72 μmol/L↑，总胆固醇 4.1 mmol/L；葡萄糖 4.9 mmol/L；转铁蛋白 2.0 g/L。激素六项：睾酮 67.12 ng/mL↑，垂体泌乳素 5.40 ng/mL，卵泡生成素 9.03 mIU/mL，促黄体生成素 4.97 mIU/mL，雌二醇 62.00 pg/mL↑，孕酮 P 0.30 ng/mL。心电图示：窦性心律，窦性心动过缓，多导联 ST 段改变；腹部 B 超提示：肝硬化、脾大。

四、诊断与鉴别诊断

(一)诊断

患者有明确慢性乙型肝炎病史 23 年，肝功反复异常，且肝硬化失代偿，但 HBV-DNA 阴性，未行抗病毒治疗，患者曾发作 2 次上消化道出血，曾因脾功能亢进行脾栓塞手术,患者肝硬化失代偿无法单纯用慢性乙型肝炎并发来解释,所以入院后行肝穿刺活检,结合患者病史、症状、体征、辅助检查及患者家族史,同时按照血色病的欧美诊断治疗规范[1]以及排外继发性血色病,目前诊断为:①肝炎后肝硬化失代偿期;②原发性肝血色病;③慢性乙型肝炎。

(二)鉴别诊断

引起肝硬化病因很多,在我国以病毒性肝炎为主,欧美国家以慢性酒精中毒多见。

1. 病毒性肝炎:主要为乙型、丙型和丁型肝炎病毒感染,占 60%～80%,通常经过慢性肝炎阶段演变而来,急性或亚急性肝炎如有大量肝细胞坏死和肝纤维化可以直接演变为肝硬化,乙型和丙型或丁型肝炎病毒的重叠感染可加速发展至肝硬化。甲型和戊型病毒性肝炎不发展为肝硬化。

2. 慢性酒精中毒:在我国约占 15%,近年来有上升趋势。长期大量饮酒(一般为每日摄入酒精 80 g 达 10 年以上),乙醇及其代谢产物(乙醛)的毒性作用,引起酒精性肝炎,继而可发展为肝硬化。

3. 非酒精性脂肪性肝炎:随着世界范围肥胖的流行,非酒精性脂肪性肝炎(NASH)的发病率日益升高。新近国外研究表明,约 20%的非酒精性脂肪性肝炎可发展为肝硬化。据统计 70%不明原因肝硬化可能由 NASH 引起。目前我国尚缺乏有关研究资料。

4. 胆汁淤积:持续肝内淤胆或肝外胆管阻塞时,高浓度胆酸和胆红素可损伤肝细胞,引起原发性胆汁性肝硬化或继发性胆汁性肝硬化。

5. 肝静脉回流受阻:慢性充血性心力衰竭、缩窄性心包炎、肝静脉阻塞综合征(Budd-Chiari 综合征)、肝小静脉闭塞病等引起肝脏长期淤血缺氧。

6. 遗传代谢性疾病:先天性酶缺陷疾病,致使某些物质不能被正常代谢而沉积在肝脏,如肝豆状核变性(铜沉积)、血色病(铁沉积)、α_1-抗胰蛋白酶缺乏症等。

7. 工业毒物或药物:长期接触四氯化碳、磷、砷等或服用双醋酚汀、甲基多巴、异烟肼等可引起中毒性或药物性肝炎而演变为肝硬化;长期服用甲氨蝶呤(MTX)可引起肝纤维化而发展为肝硬化。

8. 自身免疫性肝炎可演变为肝硬化。

9. 血吸虫病:虫卵沉积于汇管区,引起纤维组织增生,导致窦前性门静脉高压,但由于再生结节不明显,故严格来说应称为之为血吸虫性肝纤维化。

10. 隐源性肝硬化:隐源性肝硬化是指通过现有的诊断技术,尚不能明确病因的肝硬化,但随着病原学诊断水平的不断发展和进步,原来归属为"隐源性肝硬化"者,其病因已被逐渐阐明,目前病因仍不明者占 5%～10%。

五、诊疗经过

患者肝功能异常,胆红素偏高、白蛋白偏低,入院后予以保肝、退黄及对症支持治疗,患者乙肝小三阳,腹部 B 超提示肝硬化,但由于患者常规化验 HBV-DNA 及高灵敏 HBV-DNA 均阴性,故未予抗病毒治疗,但患者肝硬化失代偿期无法单纯用慢性乙型病毒性肝炎来解释,所以与患者充分沟通后于 2020 年 3 月 18 日行肝穿刺活检术。

2020 年 3 月 27 日报告肝穿刺结果提示。免疫组化：乙肝表面抗原阴性、核心抗原阴性，综合光镜、免疫组化、特殊染色：活动性肝硬化，改良 Scheuer 评分：G2S4.伴肝铁沉积 3 级。注：①乙肝请结合临床和病毒学检测；②此病例肝细胞及枯否细胞内见较多的铁颗粒沉积，请结合血清铁、转铁蛋白、饮酒史、药物史（包括含铁药物）、血常规、网织红细胞计数、溶血试验、红细胞脆性试验等综合分析；③建议做遗传性血色病相关基因检测。于是 2020 年 4 月 1 日患者于院外检测机构行血色病基因检测，2020 年 4 月 15 日检测报告提示未检测到遗传性血色病 1/2/3/4 型相关基因外显子编码区的治病变异。但由于该疾病的临床表现、相关基因变异类型均十分多样，通过现有的基因检测技术难以实现检测到所有类型变异。故阳性结果可以再次印证血色病诊断，阴性结果仍不能排除。相关检查结果如下。

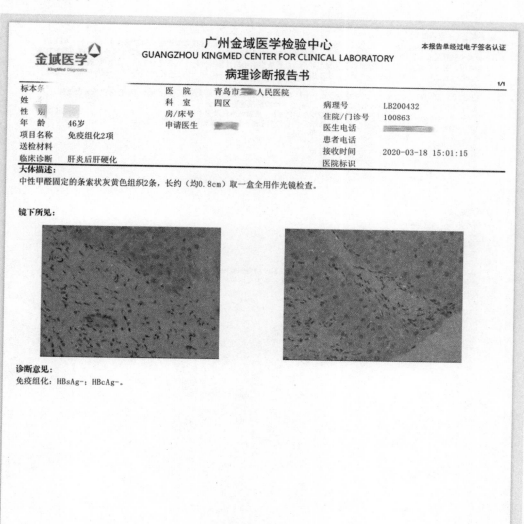

广州金域医学检验中心
GUANGZHOU KINGMED CENTER FOR CLINICAL LABORATORY

本报告单经过电子签名认证

肝活检病理检测报告单

1/2

标本条码	医 院	青岛市　　人民医院	病理号 LB200432
病人姓名	科 室	四区	住院/门诊号 100863
性 别	房/床号		申请医生
年 龄 46岁	接收时间	2020-03-18 15:01:15	医生电话
项目名称 疑难复杂肝病			患者电话
送检材料			
临床诊断 肝炎后肝硬化			

大体描述：

中性甲醛固定的条索状灰黄色组织2条，长约（均0.8cm）取一盒全用作光镜检查。

镜下描述（主要病变）：

肝小叶结构紊乱，约可见17个汇管区，间质少量淋巴细胞浸润，大部分汇管区或者纤维间质胆管缺失（10/17），可见边缘性小胆管反应。纤维组织大量增生，以汇管区纤维结缔组织增生为主，可见大量P-P桥接纤维化及多个假小叶形成。部分肝细胞水肿，部分肝细胞内见淤胆性颗粒及黄褐色颗粒，灶性肝细胞小泡性脂肪变性，脂肪变少于5%，偶见气球样变肝细胞，少许点灶状坏死，枯否细胞无明显增生，未见Mallory小体。局灶轻度界面炎。小叶间静脉无扩张，少部分肝窦扩张。大多数中央静脉缺如。

免疫组化：HBsAg-；HBcAg-；CD68显示个别肝窦枯否细胞活化；SMA显示星状细胞活化；MUM-1汇管区少数淋巴细胞+；IgG-；IgG4-；CK7、CK19显示部分胆管缺失，CK7显示少数肝细胞胆管化生。

特殊染色：masson和天狼猩红示纤维组织大量增生，大量P-P桥接纤维化及多个假小叶形成；网染示肝网状支架紊乱及部分重构；PAS+，显示肝糖原含量无明显增加；DPAS-；铁染显示部分肝细胞及枯否细胞较多铁颗粒沉积；铜染-。

诊断意见：

综合光镜、免疫组化、特殊染色：

-活动性肝硬化。

-改良Scheuer评分：G2S4。

-伴肝铁沉积3级。

注：1、乙肝请结合临床和病毒学检测。2、此病例肝细胞及枯否细胞内见较多铁颗粒沉积，请结合血清铁、转铁蛋白、饮酒史、药物史（包括含铁药物）、血常规、网织红细胞计数、血清铁及转铁蛋白、溶血试验、红细胞脆性试验等综合分析。3、建议做遗传性血色病相关基因检查。

广州金域医学检验中心
GUANGZHOU KINGMED CENTER FOR CLINICAL LABORATORY

本报告单经过电子签名认证

肝活检病理检测报告单

2/2

标本条码	医 院 青岛市███人民医院	病理号 LB200432
病人姓名	科 室 四区	住院/门诊号 100863
性 别	房/床号	申请医生 ███
年 龄 46岁	接收时间 2020-03-18 15:01:15	医生电话 ███
项目名称 疑难复杂肝病		患者电话 ███
送检材料		
临床诊断 肝炎后肝硬化		

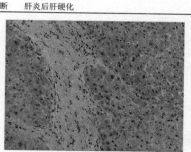

纤维化间隔无胆管

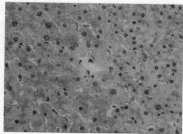

肝细胞内较多黄褐色颗粒

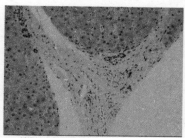

纤维组织大量增生，胆管缺失伴小胆管反应

铁染+

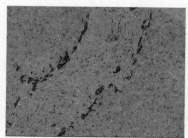

小胆管CK7+

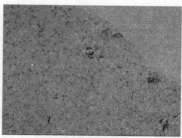

CK7可见少数肝细胞胆管化生

报告医师：

收样点：青岛市███人民医院-检验科
报告日期：2020-03-27 17:35:42

GZ001XRAWDW3BFQ

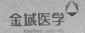

青岛金域医学检验所有限公司
Qingdao Kingmed Center for Clinical Laboratory Co. Ltd.

检验结果报告单

1/3

标本编号				
病				
性				
年 龄	46岁		采样时间	
民 族		申请医生	接收时间	2020-04-01 12:06:59
联系电话				

项目名称：遗传性血色病1/2/3/4型相关基因检测套餐(测序+MLPA)
临床提示：肝炎.遗传性血色病？

检测结果： 未检测到明确的致病变异。

遗传性血色病1/2/3/4型相关基因（详见方法学说明）测序均未见致病变异。

相关检查结果：
利用MLPA技术对受检者样本相关基因进行检测，未检测到任何缺失突变或重复突变。（详见方法学说明）

结果解释：
未检测到遗传性血色病1/2/3/4型相关基因外显子编码区的致病变异。
阴性结果降低了患者存在致病变异的可能性。但由于该疾病的临床表现、相关基因变异类型均十分多样，通过现有的基因检测技术难以实现检测到所有类型的变异。

所检测到的基因变异的解释：
未检测到遗传性血色病1/2/3/4型相关基因外显子编码区的致病变异。

这意味着，在本方法的可检测范围内没有见到任何的致病变异。此时应注意，几乎所有的基因检测方法都无一例外地存在某些局限性，具体请仔细查看"方法学说明"部分对于方法性能的描述。尤其是当临床上十分疑似的病例却没有检测到致病变异时。

其他建议：
由于基因检测技术本身存在一定的局限性，因此在未检测到致病变异之时，临床判断应该主要依靠临床表型、其他相关检查以及家族史。
建议到具有资质的机构进行遗传咨询。

临床意义：
1、遗传性血色病(hereditary-hemochromatosis,HHC)又称特发性血色病或原发性血色病，是由于控制铁代谢的相关基因发生突变，所编码蛋白功能发生改变，进而使机体铁摄入和储留机能紊乱，导致机体内铁质吸收过多或排出减少，使组织器官中铁质进行性沉积，逐渐导致实质脏器功能损害，通常累及肝脏、胰腺、心脏及关节、皮肤、内分泌腺等器官，从而表现为肝硬化、肝癌、糖尿病、心律失常、心肌病及关节炎、青铜色皮肤色素沉着、性腺机能减退等临床病症的遗传性铁代谢缺陷疾病。
2、HHC呈常染色体遗传，目前研究证实存在5个相关突变基因，NCBI数据库和OMIM数据库将HHC分为4型：I型血色病，最为常见，占白人HHC的80%-90%，突变基因为血色病基因HFE。II型（青少年血色病，JH），常于30岁前发病，分为IIA和IIB两亚型，突变基因为HFE2和HAMP。III型血色病，突变基因为转铁蛋白受体2（TFR2），临床表现与I型相似。IV型血色病，突变基因为SLC40A1。
3、I、II和III型血色病为常染色体隐性遗传，而IV型血色病为常染色体显性遗传。

六、诊疗体会

血色病[1]是指铁过量沉积于肝脏、胰腺、心脏及其他实质器官,并对这些器官的结构和功能造成损害的疾病状态。多发生于北欧人,亚洲人和黑人发病率低,在我国发病罕见。血色病(HC)是一组罕见的因铁代谢紊乱引起体内铁负荷过重所致的疾病,根据病因可分为原发性血色病(primary haemochromatosis,PHC)和继发性血色病(secondary haemochromatosis,SHC),PHC 又称遗传性血色病(heritage haemochromatosis,HH),属常染色体隐性遗传性疾病,是由 6 号染色体短臂上的血色病遗传基因(hemochromatosis gene,HFEgene)突变引起肠道铁的过度吸收所致;SHC 多继发于血液病(如地中海贫血)、多次大量输血、过量应用铁剂、铁利用障碍所致贫血、慢性肝病等。HC 起病隐匿、进展缓慢,男性多见,早期可无症状,随着病情的进展体内过多的铁沉着在脏器组织,引起不同程度的基质细胞破坏、纤维组织增生及脏器功能障碍,临床可表现[2]为:①非特异性全身症状:乏力、疲劳、嗜睡、淡漠、体质量减轻;②特异性器官损害症状:腹痛(肝肿大、肝硬化)、关节痛(关节炎)、糖尿病(胰腺)、闭经(肝硬化)、性功能减退(脑垂体、肝硬化)、心力衰竭、心律失常、皮肤色素沉着等症状。实验室检查可发现血清铁、铁蛋白、转铁蛋白饱和度明显增高。CT 和磁共振能间接提示血色病,以往肝活检是诊断 HC 的金标准,随着基因检测的出现,肝活检的作用由诊断转向对已确诊患者进行预后评价[2]。Elmberg 等[3]研究表明血色病时由于铁超载继发肝硬化甚至肝癌的危险性显著提高。所以本例患者出现皮肤色素沉着、肝脾肿大、肝硬化,可认为均直接或间接地与血色病有关。同时结合肝活检病理检查[4,5]本例倾向考虑为 PHC,此患者其父亲、大姑均死于肝硬化腹水,病因未明确,但不排除血色病肝硬化的可能性,虽然暂时未发现明确家族史,建议其家人健康体检时注意行铁代谢等相关检查,当然也可到有条件的医院行基因筛查,力求早发现、早诊断、早治疗[6]。HC 是北欧白人中常见的遗传性疾病,其人群中发病率可达 $1/200$[7],而在我国非常罕见,从 1957 年首次报道至今约 200 例,而血色病并发乙型肝炎个案报道极少,由于血色病在临床上并不多见,临床上常由于对其缺乏认识而导致无法早期确诊甚至误诊误治。早期诊断、早期治疗可防止肝硬化等并发症的发生,减少肝癌的发生,而晚期预后不良。结合本例我们有如下体会:①临床发现肝肿大、血清铁及铁蛋白升高的患者,要考虑血色病可能。同时对血清铁代谢异常的人群或者血色病患者的一级亲属应注意筛查,以早期发现该病。②血色病患者肝功能可正常,可发生肝硬化失代偿,甚至发展为肝癌,肝功能在前 3 个月完全正常,6 个月时仅出现胆碱酯酶稍下降,说明该病起病隐匿,不易引起临床医师的注意。而 6 个月内患者出现心包积液,心功能不全,心内科会诊考虑与原发病有关,同时 AFP 明显升高、Hb 和 PLT 明显降低,说明该病晚期进展快,预后不良。③CT 和 MRI 等影像学检查可提示血色病,腹部 CT 可提示肝大、肝脏密度弥漫性增高,CT 值约 92 HU,这与田春梅等[8]研究报道的血色病的 CT 值是一致的;MRI 示肝实质于 T_1WI、T_2WI 信号普遍减低,考虑血色素沉着症。MRI 在诊断本病的作用可能大于 CT。④由于实验室检查缺乏特异性指标,我院尚不能进行 HC 的基因检测,肝穿刺活检病理检查成为确诊的主要依据。本例患者入住我科后考虑不排除血色病,进一步的肝穿刺肝组织病理证实了该诊断。当然在诊断本病时,应注意与其他可引起肝脏肿大的疾病如肝脓肿、脂肪肝、酒精性肝硬化、肝豆状核变性、肝淀粉样变等相鉴别。⑤血色病的治疗常用两种方法:静脉放血和螯合剂治疗。而反复放血排出体内的铁是此病最有效、最经济的治疗方法[9]。对该患者拟采用放血疗法以观疗效,但患者因个人原因自动出院,至今仍在随访中。范振平等[10]对1991—2010年国内血色病荟萃分析得出祛铁、放血疗法对于早期患者疗效好。当然晚期患者,有条件者可行肝移植治疗。此病如能在肝硬化发生前进行放血治疗,其健康和寿命可与正常人一样[11]。因此,对高危人群及血色病患者进行早期诊断和及时处理非常必要。故提供此病例,以期引起重视,以望提高诊疗质量。

七、科主任点评

血色病是由于铁代谢的先天障碍,致使过多铁沉积在肝、心、胰、皮肤等组织器官,造成肝硬化、心肌病、糖尿病等。如同时合并丙型病毒性肝炎、乙型病毒性肝炎、酒精性肝炎等,该病极易漏诊。而往往治疗单一疾病,疗效欠佳。如果发现有古铜色面容的慢性肝病尤其是肝硬化的患者,应做好鉴别诊断,除外该病。该患者有明显的肝硬化表现,且乙肝小三阳,很容易诊断为乙肝肝硬化,但该患者乙肝病毒阴性,及时行肝穿刺活检明确了病因。虽然行血色病相关基因检测未发现相关阳性结果,但血色病相关基因较多,患者仅检测了四种常见基因,故不能完全排除血色病,结合患者肝穿刺结果及临床特点,临床可以诊断原发性肝血色病。本文报道了1例肝血色病合并乙型肝炎的病例,同时复习了国内外相关文献,总结了此少见代谢性疾病的病因、临床资料、临床表现、诊断以及治疗方法,以期在今后的临床工作中提高对本病的认识,力求对高危人群及血色病患者做到早发现、早诊断、早治疗。此病例不足之处在于:①未行溶血试验及红细胞脆性试验检测,未行上腹部CT及磁共振检查;②未进行血色病相关治疗以观察治疗效果,从而临床验证血色病诊断;③未行抗乙肝病毒治疗以观察临床效果从而排除乙肝导致的肝硬化。

参考文献:

[1] 李丽,贾继东,王宝恩.血色病的欧美诊断治疗规范[J].胃肠病学和肝病学杂志,2008,17:1-3.

[2] Bacon B R, Adams P C, Kowdley K V, Powell L W, Tavill A S. Diagnosis and management of hemo-chromatosis: 2011 practice guideline by the American Association for the Study of Liver Diseases[J]. Hepatology,2011, 54: 328-343.

[3] Elmberg M, Hultcrantz R, Ekbom A, Brandt L, Olsson S, Olsson R, Lindgren S, Lööf L, Stål P, Waller-stedt S, Almer S, Sandberg-Gertzén H, Askling J.Cancer risk in patients with hereditary hemochro-matosis and in their fi rst-degree relatives[J]. Gastroen-terology,2003, 125: 1 733-1 741.

[4] 卢韶华,谭云山,宿杰·阿克苏,王岫南.原发性血色病伴肝癌临床病理观察[J].诊断病理学杂志,2006,13:31-33.

[5] 梁丽,赵景民,周光德,熊璐,李文淑,王海滨,郭晓东,赵雨来,刘树红,韦立新.血色素沉积症20例临床病理分析[J].解放军医学杂志,2011,36:75-79.

[6] 孙晓敏,任大宾,徐萍,杨小娟,赖跃兴,何桂钧,万红宇.原发性肝血色病并急性胆源性胰腺炎1例

[J]. 世界华人消化杂志,2010，18：521-523.

[7] Adams P，Brissot P，Powell L W. EASL international consensus conference on haemochromatosis [J]. JHepatol,2000，33：485-504.

[8] 田春梅,张林,许昌,杨青霖,王山山,冯艳. 血色病ＣＴ表现[J]. 中外医学研究,2011，9：51-52.

[9] Pietrangelo A. Hereditary hemochromatosis-anew look at an old disease[J]. N Engl J Med,2004，350：2 383-2 397.

[10] 范振平,石红霞,张文瑾,史雪敏,蔡少平,吉英杰,高峰,何卫平. 1991—2010 年国内血色病荟萃分析[J]. 临床荟萃,2011，26：2 132-2 136.

[11] Niederau C，Fischer R，Pürschel A，Stremmel W，Häussinger D，Strohmeyer G. Long-term survivalin patients with hereditary hemochromatosis[J]. Gas-troenterology,1996，110：1 107-1 119.

（董玉虹　范天利）

丙肝肝硬化失代偿期抗病毒治疗一例

一、患者基本信息

患者贾某某,男,63岁,汉族,已婚,于2019年8月7日入院。

二、主诉

发现肝硬化1年余,双下肢水肿半年。

三、现病史、体格检查、化验检查

现病史:患者1年前于某县级市医院查体时行肝功检查发现肝功能异常,CT示:①肝硬化、脾大;②胆囊结石。当时大夫告知有丙肝可能,患者未在意,未予诊治。半年前无明显诱因出现双下肢凹陷性水肿,左下肢为著,偶有双手及眼睑水肿,无肝区不适,无反酸、烧心、食欲不振,无胸闷、胸痛,偶有头晕,无头痛,无腹痛、腹泻,于青岛某附属医院就诊,行超声示肝硬化、脾大,胆囊结石、胆囊壁增厚毛糙;乙肝全套＋HCV示丙肝抗体IgG(＋)、HBsAg(－)、HBsAb(－)、HBeAg(－)、HBeAb(＋)、HBcAb(＋),诊断为"丙肝肝炎后肝硬化(?)",未行治疗,今为求进一步诊治来我院就诊,门诊以"丙肝肝炎后肝硬化(?)"收入我科。患者自本次发病以来,精神、饮食可,睡眠欠佳,小便色黄,便秘,3～4天1次,体重无明显变化。既往10余年前曾患肝血吸虫病,已治愈。"糖耐量受损"1年余,血糖最高7.0 mmol/L,未予治疗;"脑供血不足"病史1年余,应用"阿司匹林"等药物治疗。

体格检查:中老年男性,发育正常,营养中等,肝病面容,神志清楚,精神可,自主体位,查体合作。全身皮肤黏膜轻度黄染,未见出血点,可见肝掌,未见蜘蛛痣,浅表淋巴结未触及肿大。头颅无畸形。巩膜无黄染,眼睑及球结膜无水肿、充血及苍白,两侧瞳孔等大等圆,对光反射灵敏。鼻无畸形,通气良好。外耳道无脓性分泌物。口唇无发绀,伸舌居中,扁桃体无肿大,咽无充血。颈软,气管居中,甲状腺无肿大,无颈静脉怒张。胸廓对称,无畸形,双侧呼吸动度均等,双肺呼吸音清,未闻及干湿性啰音。心前区无隆起,心界不大,心率70次/分钟,律齐,各瓣膜听诊区未闻及病理性杂音。腹平软,全腹无压痛及反跳痛,Murphy征(－),肝脾肋下未扪及,肝上界位于右锁骨中线第六肋间,肝区叩痛阴性,肾区无叩痛,无移动性浊音,肠鸣音存在,无亢进。肛门、直肠、外生殖器未查。脊柱、四肢无畸形,活动正常,双下肢凹陷性水肿,左下肢为著。跟腱反射、膝反射存在,巴宾斯基征、脑膜刺激征未引出。

四、诊断与鉴别诊断

入院诊断：①肝硬化；②脑血管供血不足。

诊断依据：①患者老年男性，慢性起病，既往有脑供血不足病史；②发现肝硬化1年余，双下肢水肿半年；③1年前查体发现时已经有肝硬化，且丙肝抗体阳性，未进一步检查，未治疗；④查体：神志清，精神可，全身皮肤黏膜轻度黄染，未见出血点，可见肝掌，未见蜘蛛痣，浅表淋巴结未触及肿大。巩膜无黄染，双肺呼吸音清，未闻及干湿性啰音。心前区无隆起，心界不大，心率70次/分钟，律齐，各瓣膜听诊区未闻及病理性杂音。腹平软，全腹无压痛及反跳痛，Murphy征（－），肝脾肋下未扪及，肝区叩痛阴性，无移动浊音，双下肢凹陷性水肿。

鉴别诊断：

1. 酒精性肝硬化：患者多有长期大量饮酒的历史（＞5年，折合酒精量男性≥40 g/d，女性≥20 g/d，或2周内有大量饮酒史折合酒精量＞80 g/d），常醉酒，可无症状，或有恶心、干呕。右上腹胀痛，纳差，黄疸，体重减轻等非特异性症状，病情加重，可有精神神经症状，以及肝掌、蜘蛛痣，男性乳房发育，肝功能异常（其中AST/ALT比值＞2，GGT、MCV升高是酒精性肝病的特点，戒酒后这些指标可明显下降，12周内基本恢复正常），并排除其他原因引起肝功异常者，肝炎病毒标志物阴性。B超、CT等影像学检查可协助诊断。该患者无大量饮酒史，可排除此诊断。

2. 血吸虫性肝硬化：患者多有疫区疫水接触史，病原学诊断采取粪便沉淀孵化法，血清环卵沉淀试验，免疫酶标法测IgM，IgG，IgE抗体阳性。肝功异常，肝硬化表现，主要以门静脉高压表现为主，超声可见纤维网状图像，有长方形纤维结构。其他肝病少见这种现象，并排除其他原因引起肝功异常者。肝活检可见汇管区嗜酸性脓肿，假结节及纤维增生，可找到虫卵。

3. 原发性胆汁性肝硬化（PBC）：是一种慢性进行性胆汁淤积性肝病，多发生于中青年女性，初期无明显症状，后期可有黄疸、皮肤瘙痒。除肝功异常（AKP、GGT等微胆管酶明显升高）外另有关节炎，肾小球肾炎等自身免疫性疾病的表现，查自身抗体可为阳性。诊断主要依靠自身抗体的检测和病理组织检查。

五、诊疗经过

入院后化验检查。血分析（2019-08-08，8：30：18）：白细胞 4.79×10⁹/L，血红蛋白 139.00 g/L，红细胞平均体积 101.00 fL↑，平均血红蛋白量 33.80 pg↑，血小板 53.00×10⁹/L↓，中性粒细胞数 2.46×10⁹/L，RBC分布宽度SD 55.60％↑；生化及心肌酶（2019-08-08，9：33：29）：总胆红素 61.9 μmol/L↑，直接胆红素 24.6 μmol/L↑，间接胆红素 37.3 μmol/L↑，谷丙转氨酶 53 U/L↑，谷草转氨酶 99 U/L↑，谷草/谷丙 1.9↑，谷氨酰基转移酶 151 U/L↑，总蛋白 58.8 g/L↓，白蛋白 28.0 g/L↓，白/球比值 0.9↓，前白蛋白 72 mg/L↓，总胆汁酸 88 μmol/L↑，总胆固醇 3.1 mmol/L↓，低密度脂蛋白胆固醇 1.32 mmol/L↓，胆碱酯酶 2 129 U/L↓，葡萄糖 5.2 mmol/L，尿素氮 6.5 mmol/L，EGFR肾

小球滤过率 109.63，肌酐 50 μmol/L，钠 139.0 mmol/L，氯 115 mmol/L↑，二氧化碳结合力 15 mmol/L↓，钙 1.97 mmol/L↓，转铁蛋白 1.5 g/L↓，视黄醇结合蛋白 5 mg/L↓，乳酸脱氢酶 418 U/L↑，肌酸激酶 180 U/L，肌酸激酶同工酶 31 U/L↑，α-羟丁酸脱氢酶 283 U/L↑，免疫球蛋白 G 16.42 g/L↑，免疫球蛋白 A 4.54 g/L↑，补体 C4 0.19 mg/dL↓；血凝六项（2019-08-08，9：46：29）：凝血酶原时间 15.6 s↑，凝血酶原活度 57.0%↓，凝血酶原比率 1.50↑，国际标准化比值 1.49↑，活化部分凝血活酶时间 43.4 s↑，纤维蛋白原 1.54 g/L↓，凝血酶时间 22.0 s↑；甲胎蛋白（2019-08-08，9：28：31）：AFP-L 3%：13.10%↑，AFP 28.600 ng/mL↑；丙肝抗体Ⅱ 21.220 阳性，其他嗜肝病毒学指标均阴性；血清（2019-08-09，15：20：51）：丙肝病毒 RNA 定量 3.535E＋06 IU/mL↑；血清（2019-08-18，10：25：59）：丙肝分型 2a；腹部彩超：肝硬化，胆囊息肉（多发），脾大。肝纤维化扫描示：CAP(dB/m)215，E(kPa)44.3。心电图：窦性心律，T 波改变（$T_{V_1}＞T_{V_5}$）。胸部 CT 示：①双肺尖异常密度影，考虑炎性病变（陈旧性？）可能，请结合临床；②肺气肿；③主动脉及冠状动脉钙化。入院给予硫普罗宁、腺苷蛋氨酸、复方甘草酸单铵 s、人血白蛋白、舒肝宁、呋塞米、螺内酯、乳果糖等药物以保肝、降酶、退黄、利尿、补充白蛋白、润肠通便治疗。患者肝硬化失代偿，基因型 2a 型，综合评估患者病情，给出抗丙肝病毒治疗方案为：索磷布韦维帕他韦片（丙通沙）[1] 1 片每天 1 次口服，联合利巴韦林分散片。停用部分可能出现相互作用的药物。患者开始抗病毒治疗之后复查各项指标均平稳。服药后第 10 天，患者一天未排大便，出现嗜睡，计算力下降，反应迟钝，扑翼样震颤阳性，考虑并发性脑病，给予 6AA、门冬氨酸鸟氨酸颗粒抗肝性脑病治疗，继续给予乳果糖口服润肠通便。并行头部 CT 平扫检查示：①左侧基底节区小结节状低密度影，考虑扩大血管周围间隙可能；②脑萎缩，请结合临床必要时进一步检查。患者第二天反应力、计算力恢复正常，扑翼样震颤消失。服药半月，丙肝 RNA 从 3.535E＋06 IU/mL 降至检测值以下。患者病情平稳好转出院。出院随访服药依从性好转，目前病情平稳，复查肝功能较前明显好转。

六、诊疗体会

直接抗病毒药物为丙型肝炎肝硬化失代偿期的主要抗病毒治疗药物，根据药物代谢特点，不建议经肝脏代谢的 NS3/4A 蛋白酶抑制剂类直接抗病毒药物用于失代偿期肝硬化患者。NS5B、NS5A 抑制剂对 CYP450 酶系无明显影响。近年指南推荐以索磷布韦为基础方案，包括泛基因型方案索磷布韦/维帕他韦、索磷布韦联合达拉他韦，1、4、5、6 型特异性方案索磷布韦/来迪派韦 24 周或上述方案联合利巴韦林 12 周，12/24 周持续病毒学应答率可达 88%～100%，42%～53% 患者肝脏储备功能改善。等待肝移植患者中经直接抗病毒药物治疗，15.5%～49% 暂时不需肝移植，索磷布韦/来迪派韦、索磷布韦联合达拉他韦治疗患者 10.3%～19.2% 免于肝移植。直接抗病毒药物的临床应用为失代偿期丙型肝炎肝硬化提供了安全可靠的抗病毒治疗方案。本病例特点：①诊断：患者 1 年前发现丙肝抗体阳性，未治疗，病史超过 6 个月，慢性丙肝诊断明确。肝脏影像学提示肝硬化、脾大，查体可见肝掌、蜘蛛痣，已是肝硬化失代偿期。②治疗：现阶段丙肝已经可以治愈，一旦查出患者有丙肝，应尽早行抗病毒治疗，丙肝抗病毒治疗的目的[2]是清除或持续抑制体内的 HCV,以改善或减轻肝损害、阻止进展为肝硬化、肝衰竭或 HCC,并提高患者的生活质量。[3]失代偿期肝硬化患者 HCV 的清除有可能降低肝移植的可能,改善肝功能,提高生存期。DAA 药物上市前干扰素联合利巴韦林是抗丙肝治疗的有效药物,失代偿期肝硬化患者,多难以耐受 IFNα 治疗的不良反应,该患者 1 年前已知患有丙肝,未在意,导致肝细胞长期破坏,肝硬化形成。给治疗增强难度,药物选择比较局限。治疗期间应警惕肝功能加重。[1]失代偿期肝硬化患者禁用蛋白酶抑制剂方案,可采用索磷布韦/来迪帕韦(基因 1,4,5,6 型)或索磷布韦维帕他韦(全基因型)+利巴韦林治疗 12 周,利巴韦林起始剂量可为每日 600 mg,并根据耐受性进行剂量调整。[1]失代偿期肝硬化患者如存在利巴韦林禁忌证或不能耐受利巴韦林治疗,可采用索磷布韦/来迪帕韦(基因 1、4、5、6 型)或索磷布韦维帕他韦治疗 24 周[4],失代偿期肝硬化患者中不良事件发生风险高,必须加强临床及实验室监测频率。减少或停用可能具有相互作用的药物。该患者基因分型为 2a 型,目前说明可用吉利德公司泛基因型的丙通沙(索磷布韦维帕他韦)。利巴韦林用药剂量需要注意,监测血分析变化,避免药物不良反应,患者用药过程中出现轻度的肝性脑病。本病的治疗终点:在治疗结束后 12 周或 24 周时采用敏感检测方法(检测下限<15 IU/mL)[5],血清或血浆中 HCV-RNA 不可测(SVR12 或 SVR24)。肝硬化患者应持续检测 HCC 的发生,因为获得 SVR 后虽可降低但不能完全消除 HCC 发生风险。

分析:丙型肝炎肝硬化肝功能失代偿是丙型肝炎病毒感染进展的严重阶段,肝硬化失代偿患者 DAAs 抗病毒治疗期间不良事件发生风险极高,因此应在有 HCV 治疗经验中心进行治疗,抗 HCV 治疗期间需进行严密的监测,如果发生严重失代偿应停止治疗。治疗后也要继续随访及评估。失代偿期肝硬化患者 DAAs 抗病毒治疗的疗效低于无肝硬化及代偿期肝硬化患者,SVR 率约为 94%[7,8]。可预防性应用肝性脑病、消化道出血药物。与患者及家属做好沟通,对患者的临床表现严密观察。不足之处:患者在抗病毒治疗期间出现肝性脑病发作。出现嗜睡症状时就应意识到可能出现肝性脑病,及早应用相关药物治疗。对患者出现的症状进行具体分析。

七、科主任点评

我们通常认为与慢性乙型肝炎相比,丙型肝炎进展缓慢,但一旦进入肝硬化,疾病进展加快,丙肝肝硬化如不积极治疗,每年有 3.6%~6.0%的患者发生肝功能恶化或失代偿,1.3%~3.3%发生原发性肝癌。失代偿期肝硬化被认为是慢性丙型肝炎患者最主要的死亡原因之一。5 年生存率仅 50%,死亡原因多与反复顽固性腹水、肝衰竭、感染、肝性脑病等有关。因此,失代偿期患者更需要尽早行抗病毒治疗。近年来,直接抗病毒药物在肝硬化患者中获得良好的疗效,安全性也高。患者治疗过程中应进行疗效监测和安全性监测。疗效监测主要是检测 HCV-RNA,应采用灵敏度高的实时定量 PCR 试剂(检测下限<15 IU/mL),如果高敏的 HCV-RNA 检测不可及时,可使用非高敏 HCV-RNA 检测(检测下限≤1 000 IU/mL)。建议在治疗的基线、治疗第 4 周、治疗结束时、治疗结束后 12 或 24 周检测 HCV-RNA。接受包含 DAAs 治疗方案的患者每次就诊时均需评估临床不良反应,需在基线、治疗后 4、12、24 周或有临床症状时监测 ALT 水平。蛋白酶

抑制剂在严重肝损伤患者中的不良反应发生率很高,因此含有蛋白酶抑制剂治疗方案(格卡瑞韦/哌仑他韦、艾尔巴韦/格拉瑞韦、利托那韦/帕立瑞韦/奥比他韦联合达塞布韦、索磷布韦/维帕他韦/伏西瑞韦,阿舒瑞韦联合达拉他韦等)禁用于失代偿期肝硬化或失代偿病史患者。对于接受利托那韦/帕立瑞韦/奥比他韦、达塞布韦方案治疗的肝硬化患者,基线、接受治疗的最初 4 周以及之后出现临床指征时,应进行肝功能检测,包括直接胆红素。EGFR 下降的患者索磷布韦治疗中需每个月监测肾功能[10]。治疗期间,ALT出现 10 倍升高,需提前终止治疗;ALT 升高但小于 10 倍时,伴有疲乏、恶心、呕吐、黄疸或胆红素、碱性磷酸酶、INR 显著升高,需提前终止治疗;ALT 升高小于 10 倍,且无症状者,密切监测,每 2 周复查一次,如果 ALT 水平持续升高,需提前终止治疗。使用 DAAs治疗,特别应了解药品说明书中指出的具有相互作用的其他药物,如果可能的话,HCV治疗期间应停止有相互作用的合并用药,或者转换为具有较少相互作用的合并用药。为尽量避免药物不良反应及 DDI,在相同疗程可获得相似的 SVR 率时,2 种 DAAs 药物的联合用药优于 3 种 DAAs 联合用药。该病例患者具体感染时间不明确,发现时已经出现肝硬化失代偿期[1],丙肝感染具有隐匿性,多数感染者并不知道感染 HCV,肝硬化失代偿期抗病毒容易引起并发症,难治性,治疗过程中应严密进行疗效检测及安全性检测。由于患者处于疾病晚期,多伴有其他器官受累,抗病毒治疗需谨慎[6],虽然索磷布韦/RBV 具有较好的疗效并在一定程度上改善肝功能,但长期预后和是否改善门静脉高压还需要进一步观察。

参考文献:

[1] Chung R T, Ghany M G, Kim A Y, et al. Hepatitis C Guidance 2018 Update:AASLD-IDSA recommendations for testing, managing, and treating hepatitis C virus infection[J]. Clinical Infectious Diseases, 2018.

[2] BunchorntavakuL C, Maneratnapom M. Chavalitdharngd. nt wih hepatis C infcion and renad disese. World J Hepatol, 2015, 7(2):23-25.

[3] European Association for the Study of the Lier. EASL Recom-mendations on treatment of Hepatitis C 2015 [J]. J Hepatol, 2015, 63(1):199-236.

[4] Geneva:World Health Organization. Guidelines for the Screening, Care and Treatment of Persons with Hepatitis C Infection. 2014 Apr.

[5] Vander Meer A J, Veldt B J, Feld J J, et al. Association between sustained virological response and all-case mortalityamong patients with chronic hepatitis C and advanced hepatic fibrosis [J]. JAMA, 2012, 308(24):2 584-2 593.

[6] Afdhal N, Everson G, Calleja J L, et al. O68 Sofosbuvir and ribavirin for the treatment of chronic HCV with cirrhosis and portal hypertension with and without decompensation:early virologic response and safety [J]. Journal of Hepatology, 2014, 60(1):S28-S28.

[7] Fattovich G Giustina G, Degas F, et al. Morbidity and mortality in conpensated cirrhosis type C:a retrospective follow up study of 384 patients [J]. Gastroenterolo Gy, 1997, 112(2):463-472.

[8] Curry M P, O'Leary J G, Bzowej N, et al. Sofosbuvir and Velpatasvir for HCV in Patients with Decompensated Cirrhosis.[J]. New England Journal of Medicine, 2015, 373(27):2 618-2 628.

［9］Balistreri W F，Murray K F，Rosenthal P，et al. The safety and effectiveness of ledipasvir-sofosbuvir in adolescents 12-17 years old with hepatitis C virus genotype 1 infection.［J］. Hepatology，2017，66(2)：371-378.

［10］中华医学会肝病学分会，中华医学会感染病学分会.丙型肝炎防治指南(2019 年版)［J］.中华肝脏病杂志，2019，27(12)：962-979.

（戴仲秋）

不明原因肝硬化一例

一、患者基本信息

患者侯某某,女,25岁,汉族,未婚,职员,于2018年8月22日入院。

二、主诉

反复乏力、肝功能异常3年。

三、现病史、体格检查、辅助检查

现病史:3年前患者无明显原因及诱因出现乏力、尿黄,在当地医院查体发现肝功能异常(具体数值不详),未进一步诊治。其后患者时感乏力,未再复查肝功。3周前患者查体时再次发现肝功能异常,TBIL 33.3 μmol/L、ALT 45 U/L、AST 60 U/L;B超提示慢性肝病表现,于当地医院住院治疗(具体用药不详),病因未明。为求进一步专业系统诊治,于2018年8月22日至我院初诊,门诊以"慢性肝炎,病原未定"收入我科。患者自发病以来,神志清,精神可,轻度乏力,食欲较好,无恶心、呕吐,无厌油腻,无腹胀、腹痛及腹泻,无皮肤瘙痒,无自发性鼻衄及牙龈出血,无发热、畏寒,无头晕、头痛,无咳嗽、咳痰,无胸闷、心慌,夜间睡眠可,小便黄,无尿频、尿急、尿痛及尿血,尿量正常,大便无明显异常,体重较前无明显下降。

否认肝炎患者密切接触史,否认不洁饮食、注射史,否认输血史,否认疫区旅居及疫水接触史。既往体健。生于原籍,无外地久居史,生活方式健康,作息规律,无饮酒嗜好,无药物滥用史,无化学毒物及放射性物质接触史。父母体健,否认家族传染性疾病史及遗传疾病史。

体格检查:体温36.5℃,脉搏78次/分钟,呼吸18次/分钟,血压14.67/9.33 kPa(110/70 mmHg)。青年女性,发育正常,营养中等,神志清,精神可,自主体位,查体合作。全身皮肤黏膜未见明显黄染,未见出血点及色素沉着,可见肝掌及蜘蛛痣。全身浅表淋巴结未触及肿大。头颅无畸形,五官发育正常,眼睑无水肿,巩膜轻度黄染,结膜无苍白、充血及水肿,双侧瞳孔等大等圆,对光反射灵敏。鼻无畸形,通气良好。外耳道通畅,无脓性分泌物。口唇无发绀,伸舌居中,咽无充血,扁桃体无肿大。颈软,无抵抗,气管居中,甲状腺无肿大,颈静脉无怒张。胸廓对称,无畸形,双侧呼吸动度均等,双肺叩诊音清,未闻及干湿性啰音。心前区无隆起,心界不大,心率78次/分钟,心律齐,各瓣膜听诊区未闻及病理性杂音。腹部平坦,未见腹壁静脉曲张,未见异常包块及胃肠型,腹软,全腹无压痛及反跳痛,墨菲征阴性,肝肋下未触及,脾肋下2 cm可触及,表面光滑,质地正常,无压痛,无摩擦感,肝上界位于右锁骨中线第五肋间,肝区叩痛阳性,肾区无叩痛,移动性浊音阴性,肠鸣音正常。脊柱、四肢无畸形,活动正常,双下肢无水肿。双侧肱二、三头肌腱反射及跟、膝腱反射均存在,双侧巴宾斯基征、克氏征均阴性。

辅助检查:2018-07-31 肝功 TBIL 33.3 μmol/L、ALT 45 U/L、AST 60 U/L;B 超提示慢性肝病表现(当地医院)。

四、入院诊断与鉴别诊断

(一)初步诊断

慢性肝炎

诊断依据:①慢性起病,病程较长,病情反复;②反复乏力、肝功异常 3 年;③查体:可见肝掌、蜘蛛痣,巩膜黄染,肝区叩痛阳性;④辅助检查:肝功 TBIL 33.3 μmol/L、ALT 45 U/L、AST 60 U/L;B 超提示慢性肝病表现。

(二)鉴别诊断

1. 病毒性肝炎:是由多种肝炎病毒,包括甲、乙、丙、丁、戊、庚等引起的肝脏病变,常见乏力、食欲减退、恶心、上腹不适、肝区痛等临床表现,实验室可见肝功能明显异常,包括酶学和(或)胆红素升高。患者肝炎病毒标志物检测均阴性可排除。

2. 酒精性肝炎:是由长期大量饮酒所致的肝脏疾病,一般超过 5 年,折合乙醇量男性≥40 g/d,女性≥20 g/d;或在 2 周内有大量饮酒史,折合乙醇量>80 g/d。该患者无饮酒史,可排除。

3. 药物性肝炎:是由于药物或/及其代谢产物引起的肝脏炎症性损害,可引起肝功能明显异常。患者无损肝药物服用史,可排除。

4. 中毒性肝炎:是由物理、化学、生物等亲肝毒物(如磷、砷、四氯化碳等)所致的肝脏病变。患者无上述毒物接触史,可排除。

5. 非酒精性脂肪性肝病:是指除外酒精和其他明确的肝损因素所致的,以弥漫性肝细胞大泡性脂肪变为主要特征的临床病理综合征,可依靠体检、肝功、肝脏影像学、肝活检确诊。该患者可排除。

6. 自身免疫性肝炎:是与自身免疫有关的肝病,女性多见,除肝病常见临床表现外,常有肝外表现,依靠肝功能检查、免疫学检查、组织病理学检查等可确诊。该患者可排除。

7. 遗传代谢性肝病:是因基因突变所引起的肝脏代谢障碍性疾病,如肝豆状核变性(铜沉积)、血色病(铁沉积)、肝卟啉病、α-抗胰蛋白酶缺乏症等,需依靠生化、分子生物学诊断,该患者需进一步筛查。

五、诊疗经过

患者入院后完善化验检查:白细胞 3.97×10^9/L,血小板 97×10^9/L,中性粒细胞数 0.97×10^9/L,中性粒细胞比率 24.50%;总胆红素(TBIL)26.2 μmol/L,间接胆红素

(IBIL)10.3 μmol/L,丙氨酸氨基转移酶(ALT)46 U/L,天门冬氨酸氨基转移酶(AST)71 U/L,AST/ALT 1.5,谷氨酰基转移酶(r-GT)71 U/L,白蛋白 37.4 g/L,白/球比值(A/G)1.1,总胆汁酸(TBA)135 μmol/L;凝血酶原时间(PT)15.4 s,凝血酶原活动度(PTA)60%,凝血酶原比率(PT-R)1.48,国际标准化比值(PT-INR)1.46,活化部分凝血活酶时间(APTT)43.8 s。透明质酸酶(HA)752.90 ng/mL,Ⅲ型前胶原 N 端肽(PCⅢ)134.20 ng/mL,Ⅳ型胶原(IV-C)121.20 ng/mL;甘胆酸 28.30 ug/mL;乙肝七项均阴性;甲肝抗体、丙肝抗体、戊肝抗体、庚肝抗体均阴性;巨细胞病毒抗体、EB 病毒抗体均阴性;ANA 抗体谱、自身免疫性肝病抗体谱均阴性;免疫球蛋白 A 2.54 g/L,免疫球蛋白 M 2.34 g/L 高,补体 C4 0.10 mg/dL;血清铁蛋白、转铁蛋白、铜蓝蛋白均无异常。肝脏 CAP 值 171 dB/m,脂肪变<11%;E 值 16.2 kPa,对应病理分期 F3F4。上腹彩超:肝硬化。上腹 CT 平扫:肝硬化、脾大、肝内钙化灶、肝内密度欠均。

为明确肝硬化病情、病因,进一步的措施包括:

(1)肝穿刺活检及病理会诊。上海阿克曼医学检验所(肝穿刺组织):轻度慢性肝炎,G1S2;肝细胞轻度水肿变性肿胀,请结合临床排除轻微药物性肝损害等因素。免疫组化结果:CK7(+),CK19(+),CD34(-),HepPar-1(+),Arg-1(+),HBsAg(-),HBcAg(-),CD4(+),β-catenin(膜阳性),网状纤维染色(+),Masson(+)。中国人民解放军第三〇二医院病理会诊:(肝穿组织)慢性肝损害,病变程度相当于 G2S3-4,伴含铁血黄素沉积(铁染色++),不除外慢性药毒性肝损害,并结合基因学检查进一步除外遗传性血色病等。首都医科大学附属北京友谊医院肝脏临床病理会诊:镜下描述肝穿组织共见 11 个中小汇管区,小叶结构紊乱。主要病变为多数汇管区扩张,纤维组织增生,纤维间隔形成,多数汇管区门脉支或消失,或见门脉支异常扩张疝入肝实质,汇管区未见明显炎性细胞浸润,小胆管保留,胆管上皮排列尚整,汇管区周边可见较为明显的细胆管反应。小叶内时见点灶状坏死,肝窦略扩张,部分可见窦内淤血伴窦周纤维化,部分窦内皮 CD34 染色阳性,小叶内肝细胞普遍 CK7 染色阳性,少数肝细胞铁染色阳性。病理—临床诊断:特发性门静脉高压,肝纤维化 S3。分析:①门脉支消失,动脉供血优势,部分窦内皮 CD34 染色阳性提示血窦毛细血管化;②汇管区炎症轻,纤维组织增生,桥接纤维间隔形成,可见明显窦周纤维化。上述病理特点:符合肝血管病,建议除外肝动脉—门脉瘘;

(2)完善磁共振检查。青岛某医院上腹磁共振平扫:①肝实质信号不均,肝右后叶异常信号灶,建议增强检查;②肝硬化,脾大。上腹磁共振增强:①肝右后叶占位性病变,建议结合临床行 CT 平扫、普美显增强扫描进一步检查;②肝内多发 DWI 高信号结节,建议普美显增强扫描进一步检查;③肝硬化,脾大,食管下段、胃底静脉曲张。肝脏普美显增强:①肝右后叶异常信号,结合病史,考虑肝穿刺后血肿或干酪样坏死形成可能大,建议复查;②肝硬化、脾大,结合外院影像学资料,不除外遗传性疾病(威尔森氏症或其他)可能,建议结合临床及化验检查;③肝实质强化信号不均,考虑部分为一过性灌注异常,部分性质待排,建议随诊复查。

(3)筛查遗传代谢性疾病。深圳华大临床检验中心血色病基因检测结果:未发现受检者在检测范围内存在已知或疑似致病性突变;杭州迪安医学检验中心 AARS,ANO5,

CAPN3 等共 5 075 个遗传性疾病基因组合外显子测序,结果:未检出任何致病突变、疑似致病突变及临床意义均阴性未明变异。结合血清学(铁蛋白、转铁蛋白、可溶性转铁蛋白受体、结合珠蛋白、铜蓝蛋白)等检查排除了遗传性血色病、威尔森氏症。

(4)与北京解放军第三〇二医院肝胆外科远程会诊,建议行全腹部血管三维重建以了解有无血管疾患。综合上述,明确诊断"肝硬化",结合患者肝功能明显减退,门静脉高压表现(食管胃底静脉曲张、脾大伴脾功能亢进),最终诊断为"肝硬化 失代偿期"。住院期间给予患者注射用复方甘草酸单铵 S、注射用硫普罗宁、苦黄注射液、肝爽颗粒、复方鳖甲软肝片、和安等药物保肝、退黄、抗肝纤维化及对症支持治疗。经治疗,患者乏力、尿黄有所改善,肝功好转。

六、诊疗体会

分析患者病例特点:①患者反复乏力、肝功能异常 3 年,提示慢性起病,病程较长,病情反复。②查体发现肝掌、蜘蛛痣、脾大,提示患者肝功能减退,门静脉高压可能,为肝硬化患者较常见体征。③白细胞数(以中性粒细胞为主)及血小板计数减少,提示患者可能存在肝硬化并脾大,伴脾功能亢进。④血清 TBIL、IBIL 升高,r-GT 升高,TBA 高,ALT、AST 轻度升高甚或不高,AST/ALT 倒置,A/G 下降,凝血酶原时间延长、凝血酶原活度降低,提示患者肝细胞坏死严重,肝脏代谢、合成功能差,该生化特征符合肝硬化。⑤提示患者肝脏合成功能减退。⑥血清学肝纤维化指标、肝脏硬度值明显升高均提示患者肝纤维化严重。⑦B 超、CT、磁共振检查提示肝硬化、脾大、食管胃底静脉曲张。⑧肝活组织检查及病理会诊见假小叶形成,纤维化明显,成为患者诊断肝硬化的金标准。综合上述分析,诊断为"失代偿期 肝硬化"。

经入院后一系列排查,基本除外了由肝炎病毒、药物、工业毒物、酒精、脂肪、自身免疫、心源、营养障碍、血吸虫及血色病、威尔森氏症所致的肝硬化。患者肝硬化病因不明,根据肝穿刺活检结果及影像学检查提供的"蛛丝马迹",采取了以下措施:①进一步详细询问了患者出生、成长、生活、学习、工作所处环境及可能接触的药物毒物,再次除外药物、中毒所致肝损害因素。②首都医科大学附属北京友谊医院病理—临床诊断:特发性门静脉高压,肝纤维化 S3,分析了病理特点符合肝血管病,建议除外肝动脉—门脉瘘;北京解放军第三〇二医院肝胆外科远程会诊也建议行全腹部血管三维重建以了解有无血管疾患。因诸多原因,患者最终未进一步检查。

该患者肝硬化病因不明,但尚不能归结为隐源性肝硬化(CC),CC 是排除性诊断,在寻找病因及诊断过程中仍然存在较多问题与不足,包括:①肝活检虽有助病因学诊断及肝硬化程度评价,但因为是有创性操作,重复性差,一次所取肝组织标本极为有限,有时不能准确反映肝硬化病变全貌;同样一份活检标本,不同的病理机构所出具的结果差异较大,说明病理人员诊断能力差距可能。②部分肝血管系统疾病可导致不同程度的肝纤维化及肝硬化[1]。该患者肝组织病理特点符合肝血管病,应当完善数字减影血管造影(DSA)、全腹部血管三维重建等检查。③其他肝硬化相关遗传代谢疾病,如肝淀粉样变、α-抗胰蛋白酶缺乏、糖原累积症、肝性卟啉病等,在患者病史、临床及实验室检查基础上,可行排除诊断,必要时进一步筛查。④应完善内镜检查了解患者食管、胃底静脉曲张程度,测定门静脉压力、肝脏吲哚菁绿清除试验等,以上均有助于评估患者肝硬化程度、肝脏储备功能。

七、科主任点评

肝硬化是临床常见的慢性进行性肝病,参考肝硬化诊治指南(2019),结合本病例,系统复习下肝硬化的相关知识,包括定义、病因、病理[2],诊疗现况及待解决的问题[3-4]。

(一)定义

肝硬化(hepatic cirrhosis)是指发生在各种慢性肝病基础上,以肝广泛纤维化为特征的终末期肝病。

(二)病因、病理生理

1. 病因。①在我国主要为病毒性肝炎,乙型、丙型和丁型肝炎病毒感染,占 60%～80%;②慢性酒精中毒,为欧美国家肝硬化主要病因;③非酒精性肝病(NAFLD)的发病率和患病率逐年攀升,近年来越来越多的研究发现与证实,NAFLD 为现阶段导致隐源性肝硬化的主要原因[5-6];④持续肝内淤胆或肝外胆管阻塞时引起原发或继发性胆汁性肝硬化;⑤慢性充血性心力衰竭、缩窄性心包炎、肝静脉阻塞综合征(Budd-Chiari)、肝小静脉闭塞病等引起肝脏长期淤血缺氧形成肝硬化;⑥遗传代谢性疾病,如先天性酶缺陷疾病,致使某些物质不能被正常代谢而沉积在肝脏,包括肝豆状核变性、血色病、α-抗胰蛋白酶缺乏症等;⑦长期接触四氯化碳、磷、砷等或服用异烟肼、某些中草药等可引起中毒性或药物性肝炎而演变为肝硬化;⑧自身免疫性肝炎肝硬化;⑨血吸虫性肝纤维化;⑩隐源性肝硬化占 5%～10%。

2. 病理生理。以肝脏弥漫性纤维化、再生结节和假小叶形成为病理特征。代偿期肝硬化无明显病理生理特征,失代偿期主要出现门静脉高压和肝功能减退两大类病理生理变化。

(三)诊断

肝硬化的诊断需综合考虑病因、病史、临床表现、并发症、检验、影像学及组织学等检查。在肝硬化的诊断方面,指南首次提出了临床上可将肝硬化分为代偿期、失代偿期、再代偿期和肝硬化逆转。代偿期肝硬化单纯依靠临床、实验室检查有时很难诊断,往往需要肝组织活检才能确诊。失代偿期肝硬化多伴有腹水、消化道出血、肝性脑病等并发症,临床容易诊断。"再代偿"定义为肝硬化患者出现失代偿后,由于病因被有效控制、并发症被有效治疗或预防等,可在较长时间内(至少 1 年内)不再出现肝硬化失代偿事件(腹水、消化道出血、肝性脑病等),但仍可存在代偿期肝硬化的临床和实验室检查特点,目前该定义仍存在争论。肝硬化纤维化逆转的标准:①Ishak 评分,纤维化分期降低≥1 期;②通过治疗后 P-I-R 分类下降。代偿期肝硬化常属于 Child-Pugh A 级,失代偿期肝硬化则属 Child-Pugh B/C 级。

(四)治疗

肝硬化治疗包括病因治疗、抗炎和抗肝纤维化治疗、并发症防治、营养支持治疗。

1. 病因治疗及抗炎和抗肝纤维化治疗。除了病因治疗和抗炎治疗，还应注意抗肝纤维化治疗。目前，尚无抗纤维化西药经过临床有效验证。中医学认为肝纤维化基本病机是本虚标实，主要治疗原则有活血化瘀法、扶正补虚法和清热(解毒)利湿法等。代表药物有扶正化瘀胶囊、安络化纤丸、复方鳖甲软肝片等，临床研究发现，在抗病毒治疗基础上加用这些药物治疗慢性乙型病毒性肝炎患者可进一步减轻肝脏纤维化。

2. 并发症的防治。①顽固性腹水推荐三联治疗：利尿药物、白蛋白和缩血管活性药物。不推荐使用多巴胺等扩血管药物。对于肝硬化合并乳糜性腹水、血性腹水应寻找病因并进行相应治疗，应用特利加压素和生长抑素缓解病情，饮食调整等。②在食管胃静脉曲张出血时，将特利加压素放在药物治疗的第一位，还可应用生长抑素及其类似物或垂体后叶素等；在药物治疗效果欠佳时可考虑三腔二囊管或行急诊内镜下套扎、硬化剂或组织黏合剂治疗，药物联合内镜治疗的效果和安全性更佳，可行介入治疗(TIPS)或手术治疗。一级预防不推荐非选择性β阻滞剂(NSBB)同时联合内镜治疗。不推荐硝酸酯类药物单独或与NSBB联合进行一级预防，对于伴有腹水的食管胃静脉曲张的一、二级预防，不推荐使用卡维地洛，NSBB应减为半量。门静脉高压性胃病和肠病出血多表现为慢性出血和缺铁性贫血，首选治疗药物是NSBB，并应补充铁剂。急性出血可使用特利加压素或生长抑素类似物，并可应用抗菌药物。③对脓毒症和严重感染者，在使用抗菌药物的同时可给予大剂量人血白蛋白，在低血压时应加用缩血管活性药物。④轻微肝性脑病可使用乳果糖、拉克替醇、L-鸟氨酸、L-门冬氨酸和α晶型利福昔明等。⑤一旦发生急性肾功能损伤(AKI)，应减少或停用利尿药物，停用可能有肾毒性的药物、血管扩张剂或非甾体抗炎药。推荐使用缩血管活性药物，适量使用晶体液、人血白蛋白白或血制品，以扩充血容量。不推荐使用小剂量多巴胺等扩血管药物作为肾保护药物。⑥肝硬化性心肌病(CCM)尚缺乏特异性的药物，药物治疗效果有限。强心苷类药物不能有效改善CCM患者的心脏收缩力。当患者血压不高时，禁用血管扩张剂，慎用利尿剂。肝移植可能有助于缓解CCM。⑦肝肺综合征，目前缺乏有效的药物治疗，低氧血症明显时可给予氧疗，改变疾病结局主要依靠肝移植。⑧门静脉血栓(PVT)急性期主要为应用药物抗凝，抗凝治疗越早，门静脉再通率则高。首选低分子肝素，也可口服华法林。其他治疗方法还包括TIPS、溶栓、外科手术。慢性PVT需要开展个体化治疗。⑨对脾肿大伴脾功能亢进症，无消化道出血史者，不建议行预防性脾切除。⑩肝性骨病：骨质疏松患者可以在给予钙剂、维生素D的基础上使用双膦酸盐。当EGFR<35 mL/(min·1.73 m²)时，应禁用唑来膦酸。

3. 营养支持治疗。对于营养不良的肝硬化患者，每日能量摄入30～35 kcal/kg[①]，每日蛋白质摄入为1.2～1.5 g/kg，首选植物蛋白。并发严重肝性脑病时，可酌情减少或短时限制口服蛋白质摄入。根据患者耐受情况，逐渐增加蛋白质摄入至目标量。建议少量

---

① 1 kcal=4.18 kJ。

多餐,每日 4～6 餐。

(五)待解决的问题

肝硬化无特效治疗,关键在于早期诊断,给予病因及对症处理,阻止肝硬化进一步发展,积极防治并发症,至终末期,肝移植是唯一有效手段。肝硬化的临床诊治仍有许多待解决的问题,包括适用于肝硬化患者无创动态检测肝静脉压力梯度(HVPG)的新技术的研发;可消除腹水、黄疸、炎症等影响的新一代肝脏硬度测定诊断技术的研发;特异性、敏感性较强的轻微型肝性脑病(MHE)检测方法的研发;失代偿期肝硬化再代偿的诊断标准,肝硬化和(或)门静脉高压逆转的诊断标准的确定;中医中药抗肝纤维化肝硬化临床疗效和机制的研究;顽固性腹水利尿药物、人血白蛋白与血管活性药物应用剂量、疗程及安全性评估;脓毒症及严重感染抗菌药物、人血白蛋白和血管活性药物应用的临床研究;肝硬化上消化道出血一、二级预防特效药物的研发等。

参考文献:

[1] 宁会彬,等.肝血管病变与肝硬化的关系[J].临床肝胆病杂志,2018,34(1):27-30.

[2] 万学红.诊断学[M].第 9 版.北京:人民卫生出版社,2018.

[3] 中华医学会肝病分学会.肝硬化诊治指南.实用肝脏病杂志,2019,22(6):770-792.

[4] 徐小元.解毒肝硬化诊治指南难点与新颖之处.实用肝脏病杂志,2020,23(1):4-6.

[5] Younossi Z M,Blissett D,Blissett R,et al.The economic and clinical burden of nonalcoholic fatty liver disease in the United States and Europe.Hepatology,2016,64:1 577-1 586.

[6] Rinaldi L,Nascimbeni F,Giordano M,et al.Clinical features and natural history of cryptogenic cirrhosis compared to hepatitis C virus-related cirrhosis.World J Gastroenterol,2017,23:1 458-1 468.

(支晓丽)

一例肝衰竭救治体会

一、患者基本信息

患者王某某,男,54岁,汉族,已婚,农民,于2014年6月4日10:00入院。

二、主诉

反复乏力,腹胀3年,加重伴恶心,尿黄1月。

三、现病史、体格检查、化验检查

现病史:3年前无明显诱因出现乏力、腹胀、纳差,于当地医院就诊,化验"HBsAg"阳性,病毒载量在检测值之上,肝功不详,诊为"慢性乙型病毒性肝炎",给予恩替卡韦抗病毒,服用1月后自行停药,开始应用中草药保肝治疗,期间曾间断复查,肝功好转,3个月后复查病毒载量在检测值之下,转氨酶正常,遂停用保肝药物。半年前再次出现乏力、腹胀、纳差,偶有呃逆,无恶心呕吐,无腹痛腹泻,于青岛某附院化验AST 54 U/L,白蛋白26.52 g/L,腹部B超提示肝硬化、脾大、胆囊结石,腹水(大量),诊为肝硬化失代偿期,自服偏方治疗2个月余,腹胀减轻,腹水减少。1个月前上述症状再发,并伴有恶心呕吐、嗳气反酸,无腹痛腹泻,无自发性出血,无尿频尿急尿痛,小便颜色发黄,大便正常,无发热,于市海慈医院化验总胆红素51 μmol/L,直接胆红素15 μmol/L,间接胆红素36 μmol/L,ALT 123 U/L,AST 151 U/L,ALB 33 g/L,HBV-DNA 2.71E+06 IU/mL,腹部B超提示腹水,自服中草药调理,应用20付后自觉好转停药,未复查;1天前症状反复去青医附院就诊,给予恩替卡韦抗病毒及保肝利尿治疗,病情无好转,为进一步诊治,以"肝硬化"收住我院。患者自发病以来,神志清,精神欠佳,饮食较差,小便颜色深黄,大便通畅,无白陶土样便及黑便,体重较前下降约5 kg。

既往健康,无烟酒等不良嗜好,其父亲因"肝肿瘤"去世。

体格检查:体温36.5℃,脉搏86次/分钟,呼吸20次/分钟,血压90/60 mmHg。神志清,精神欠佳,面色晦暗,全身皮肤黏膜及巩膜明显黄染,可见肝掌、蜘蛛痣,心肺听诊未闻及异常,腹软,左下腹压痛,无反跳痛,肝脾肋下未触及,肝区叩痛阴性,墨菲征阴性,腹水征阳性,双下肢无水肿。

辅助检查:肝功能:总胆红素51 μmol/L,直接胆红素15 μmol/L,间接胆红素36 μmol/L,ALT 123 U/L,AST 151 U/L,ALB 33 g/L;HBV-DNA 2.71E+06 IU/mL,AFP 6.38 ng/mL;腹部B超示:肝实质弥漫病变,胆囊壁水肿,脾略大,腹水,脾门部低回声——副脾(外院2014年5月)。

四、诊断与鉴别诊断

(一)初步诊断

1. 乙肝肝炎后肝硬化失代偿期

2. 自发性腹膜炎

3. 药物性肝损伤(?)

诊断依据:①反复乏力、腹胀3年,加重伴恶心、尿黄1个月;②有"肝病"家族史;③有慢肝症状、体征:面色晦暗、肝掌及蜘蛛痣,皮肤、巩膜明显黄染,左下腹有压痛,无反跳痛,肝区叩痛阳性,腹水征阳性;④辅助检查:HBsAg阳性,肝功呈慢性损伤,白蛋白低下,HBV-DNA 2.71E+06 IU/mL,外院B超提示肝硬化、脾大、腹水;⑤病程中多次应用中草药、偏方治疗。

(二)鉴别诊断

1. 药物性肝损伤:很多药物都可以导致肝损伤,常见的有解热镇痛药、抗结核药、抗肿瘤药、降脂药物,以及一些中草药等,药物性肝损伤可呈肝细胞损伤型、胆汁淤积型、混合型、血管损伤型(如土三七可引起肝小静脉闭塞症),因此应注意询问患者用药史加以鉴别。该患者病程中多次应用中草药、偏方,尤其近1个月仍在应用中草药,基于中草药成分复杂,患者临床症状逐渐加重,因此药物性肝损伤不能完全排除。

2. 自身免疫性肝病:是一组由于自身免疫异常导致的肝脏疾病,突出特点是血清中存在自身抗体,包括自身免疫性肝炎、原发性胆汁性胆管炎及原发性硬化性胆管炎,需进一步行血清学检查,必要时行肝组织活检明确。

3. 胆道梗阻:常见原因是胆管结石和肿瘤,主要表现为梗阻性黄疸、皮肤瘙痒、大便颜色变浅甚至灰白。急性梗阻性化脓性胆管炎患者在出现黄疸前常有胆绞痛、寒战、高热,外周血白细胞总数及中性粒细胞显著增高。B超、CT、MRI、逆行胰胆管造影、ERCP等检查可发现肝内外胆管扩张、结石、炎症或肿瘤等病变有助于鉴别。

4. 原发性肝癌:多有慢肝病史,出现肝肿大、肝区疼痛、有或无血性腹水、无法解释的发热等要考虑此病,需行AFP等肿瘤标志物及影像学检查明确。该患者有"肝肿瘤"家族史,有肝硬化基础,入院应行有关检查排除。

五、诊疗经过

入院后予以完善检查,肝功:总胆红素149.3 μmol/L,直接胆红素50.1 μmol/L,间接胆红素99.2 μmol/L,谷草转氨酶215 U/L,谷丙转氨酶285 U/L,谷氨酰胺转移酶86 U/L,前白蛋白125 mg/L,白蛋白25.3 g/L,总胆汁酸140 μmol/L,胆碱酯酶1 510 U/L;电解质:钠122.4 mmol/L,氯88 mmol/L;尿分析:管型2个/μL,尿胆原2+,尿酮体2+,蛋白质+-,胆红素3+;甲胎蛋白137.20 ng/mL;癌胚抗原3.610 ng/mL;乙肝五项定量:乙肝表面抗原Ⅱ5132.00,乙肝e抗原531.20,乙肝核心抗体0.004;HBV-DNA定量1.338E+07 IU/mL;糖类抗原199,肿瘤相关抗原724正常,铁蛋白854.00 ng/mL;其他病原学检查阴性;凝血酶原活动度(PTA)37.9%;血分析:血小板 103.00×10^9/L,血红蛋白 126.00 g/L,白细胞 6.07×10^9/L,红细胞 3.60×10^{12}/L,N 71.8%。腹部 B 超提示肝硬化、胆囊多发结石、脾大、大量腹水;胸片未见异常。心电图:窦性心律,左前分支传导阻滞。从检查看患者总胆红素上升,肝脏合成指标下降,凝血酶原活动度<40%,达到肝衰竭诊断标准,在肝硬化基础上出现慢加亚急性肝衰竭,入院后应用恩替卡韦、天晴甘美、舒肝宁、复合辅酶、多烯磷脂酰胆碱、利尿剂、瑞甘、奥美拉唑、乳果糖、左氧氟沙星等保肝抗病毒、抗感染及纠正电解质紊乱、预防肝性脑病等治疗。根据病情建议应用血制品支持,患者及家属暂不同意。患者入院后乏力、消化道症状(腹胀、恶心、呕吐)加重,尿黄加深,左下腹压痛,反跳痛弱阳性,病情持续进展,因其入院前曾应用多次中草药,考虑存在药物性肝病,加用谷胱甘肽促进肝脏解毒,应用腺苷蛋氨酸、前列地尔加强保肝退黄,促进肝细胞再生,患者体温持续正常。为了解腹水性质,减轻腹胀,于 2014 年 6 月 6 日行腹腔穿刺放腹水 1 390 mL,化验腹水常规:淡黄色,李凡他试验阴性;有核细胞计数 6 110×10^6/L,多核细胞百分比 34%,单核细胞百分比 66%,提示感染性腹水,继续应用左氧氟沙星抗感染,于 2014 年 6 月 10 日(治疗 5 天后)复查:凝血酶原活动度 26.1%,总胆红素上升至 239.7 μmol/L,白蛋白 28.4 g/L,电解质紊乱好转,血分析:白细胞 4.43×10^9/L,N 68.60%,血小板 64.00×10^9/L,中性粒细胞比例下降;但患者消化道症状仍较明显,极度乏力,腹水消退不明显,B 超提示大量腹水,检验指标恶化,患者及家属同意应用血制品,开始应用白蛋白、冰冻血浆,与家属沟通血浆置换事宜。考虑其抗感染力度不足,2014 年 6 月 11 日予以联合头孢米诺钠抗感染,利尿剂调整为托拉塞米,体检时发现患者出现心脏早搏,给应用环磷腺苷保护心肌;2014 年 6 月 12 日腹水培养回报:阴沟肠杆菌生长,予以调整抗生素,加大抗感染力度,改用比阿培南抗感染,关于血浆置换血透室会诊:患者合并冠心病,心律失常,血透风险加大,暂时不适合血浆置换,继续药物保肝、抗感染及血制品支持、防治并发症治疗。2014 年 6 月 14 日复查:总胆红素 140.8 μmol/L,白蛋白 30.0 g/L,凝血酶原活动度 26.1%,HBV-DNA 6.085E+04 IU/mL;2014 年 6 月 16 日再放腹水 1 900 mL,来立信腹腔注射,白蛋白临时输注。应用比阿培南抗感染后,患者腹痛开始减轻,乏力、食欲开始改善,随后化验指标也逐渐好转,比阿培南应用 18 天,患者腹痛缓解,腹水明显减少,抗生素应用疗程已足,遂予以停。约 1 个月复查:凝血酶原活动度 35.0%,总胆红素 212.9 μmol/L,白蛋白 40.3 g/L,HBV-DNA 定量<500 IU/mL,总胆红素有所波动,但临床症状明显好转;2 个月复查:凝血酶原活动度 48.0%,总胆红素 152.5 μmol/L,白蛋白 30.0 g/L;半年后复查:凝血酶原活动度 79.0%,总胆红素 36.0 μmol/L,白蛋白 34.8 g/L。

六、诊疗体会

该病例为临床上较常见的在乙肝肝硬化基础上并发慢加亚急性肝衰竭,合并原发性腹膜炎的病例之一。病例特点如下:①中年男性,慢性起病,有"肝肿瘤"家族史;②未系统及规范治疗,曾短期应用抗病毒药物,自行停药,致使 HBV 复制活跃,肝功反复损伤,病情不断进展至肝硬化失代偿;③合并严重感染:有大量腹水,腹部明显压痛,也有反跳痛,存在腹膜炎体征,腹水化验提示感染性腹水,腹水培养出条件致病菌阴沟杆菌;④病程中多次应用中草药、偏方等,不排除合并药物性肝损伤可能;⑤存在电解质紊乱:低钠、低氯等。治疗上从以下几方面入手:①一般治疗:卧床休息,加强监护,补足热量,维持内环境平衡。②抗病毒治疗:患者病毒复制活跃,按《慢乙肝防治指南(2019年版)》[1]给予规范抗病毒治疗,终生服用,同时进行依从性教育,争取患者理解并配合。③全方位保肝,药物较全面:应用甘草酸类、谷胱甘肽、多烯磷脂酰胆碱、腺苷蛋氨酸、前列地尔等,兼顾药物性肝损伤治疗。④并发症防治:肝衰竭患者容易出现相关的并发症,并发症越多,病死率就越高。感染是肝衰竭患者极易出现的严重并发症[2],需高度重视,及时识别。该患者入院时有腹部压痛、反跳痛,腹水大量,考虑腹腔感染,给予抗感染治疗,并留取标本送检。后期腹水培养提示阴沟杆菌生长,对抗生素的应用提供了指导,选用对阴沟肠杆菌敏感的比阿培南治疗,效果满意。这也是该例患者抢救成功的关键因素之一,因此对于怀疑有感染的肝衰竭患者,及时采集标本送检,对于指导抗生素应用意义重大。另外该例患者同时还兼顾其他并发症的防治,比如肝性脑病、电解质紊乱等,给予相应的处理。⑤支持治疗:患者消化道症状突出,摄入不足,肝脏合成及储备能力差,在药物保肝治疗基础上,加强营养支持,间断应用血制品,对腹水消退、感染的控制以及肝细胞再生修复都不可或缺。本例患者抢救成功,与上述积极的内科综合治疗分不开。回顾该病例也存在一定缺憾:①经验应用抗生素力度不够,对于有明显腹膜炎症状患者,单用左氧氟沙星远远不够,应及早进行升级或联合;②感染性指标检查不全面,比如CRP、PCT等,血清感染性指标对于判断感染程度,评估疗效有参考价值,因此对于存在感染的病例,要及时监测。

七、科主任点评

该例患者诊断明确,为乙型肝炎后肝硬化失代偿期、慢加亚急性肝衰竭、原发性腹膜炎。慢加亚急性肝衰竭(ACLF)是临床中常见的综合征,预后差,病死率高。亚太肝病学会对ACLF的定义是指在慢性肝病基础上(不论既往是否诊断慢性肝炎/肝硬化)出现的急性肝损伤症候群,表现为4周内出现黄疸(血清胆红素≥85.5 μmol/L)、凝血异常(INR≥1.5或PTA<40%)伴随腹水和(或)肝性脑病患者,具有28 d高病死率[3]。而欧洲肝病学会慢性肝衰竭合作组对ACLF定义为失代偿期肝硬化患者伴器官功能衰竭以及28 d内病死率>15%[4]。我国2018年版《肝衰竭诊治指南》对慢加急性(亚急性)肝衰竭诊断标准为:在慢性肝病基础上,由各种诱因引起,以急性黄疸加深、凝血功能障碍为肝衰竭表现的综合征,可合并包括肝性脑病、腹水、电解质紊乱、感染、肝肾综合征、肝肺综合征等并发症,以及肝外器官功能衰竭。患者黄疸迅速加深,血清总胆红素≥10×ULN(正常值上限)或每日上升≥17.1 μmol/L;有出血表现,PTA≤40%(或INR≥1.5)。根据不同慢性肝病基础分为3型,A型为在慢性非肝硬化肝病基础上发生的ACLF;B型为在代偿期肝硬化基础上发生的ACLF,通常在4周内发生;C型为在失代偿期肝硬化基础上发生的ACLF[5],该病例达到慢加亚急性肝衰竭诊断标准,按我国标准符合C型ACLF。

患者入院后立即按肝衰竭处理,给予卧床休息,加强监护、应用恩替卡韦抗病毒,天晴甘美、舒肝宁、复合辅酶、多烯磷脂酰胆碱抗炎、保肝,应用利尿剂促进利尿,瑞甘、奥美拉唑、乳果糖预防肝性脑病及消化道出血等并发症,应用左氧氟沙星抗感染,经上述治疗后患者消化道症状无改善,病情持续进展,黄疸加深,腹水消退困难,考虑腹腔感染未有效控制,此时腹水培养结果未回,遂经验联合头孢米诺钠抗感染。

感染是肝衰竭常见的并发症,肝衰竭患者并发细菌和真菌感染比率可高达80%,其主要原因可能与肝衰竭患者免疫力低下、菌群失调(质量和数量的改变)、肠道功能障碍、通透性增加、肠道细菌移位、肝脏免疫功能紊乱等因素有关[6]。有文献报道,并发感染的慢加急性肝衰竭患者的病死率高达74.5%(119/160)[7],肝衰竭并发细菌感染的特点是条件致病菌居多,起病隐匿,常无先兆,早期临床表现不典型。待临床症状显现时,感染已经较严重,治疗难度加大。因此,根据临床经验及早发现并发细菌感染的迹象尤为重要。一般来说,在肝衰竭患者病程中出现以下情况应高度警惕细菌感染:血常规检查白细胞及中性粒细胞较基础值升高,并有逐渐升高的趋势;有顽固性腹水者,血清白蛋白不是很低,但利尿效果差;无明确腹水而有腹部压痛及反跳痛;病情好转后又不明原因的加重;留置各种导管者出现畏寒、发热;口腔出现类似"鹅口疮"样表现;粪便次数多而量少,伴有腹部不适、坠胀甚至里急后重;不明原因的腹痛、腹胀、尿量减少;输液反应后血象升高;不明原因的反复低热等等。一旦出现上述情况,即考虑患者合并感染可能。

肝衰竭合并感染的病原菌有一定的规律性,如革兰氏阴性菌的感染在腹腔感染、泌尿道感染及下呼吸道感染中占有重要的地位。①自发性细菌性腹膜炎(SBP)的致病菌大多为肠道内正常需氧菌群,>90%为单一菌种感染,革兰氏阴性杆菌占45%~55%,以大肠埃希菌最为常见,其次为肺炎克雷白杆菌。革兰氏阳性球菌占10%~34%,如常见的肺炎链球菌及其他链球菌属。②院内获得性肺炎(HAP)以革兰氏阴性杆菌为主,占60%以上,常见菌有铜绿假单胞菌、肺炎克雷白杆菌、大肠杆菌、其他假单胞菌等;革兰氏阳性球菌约占20%,主要是金黄色葡萄球菌、凝固酶阴性葡萄球菌、草绿色链球菌及肺炎链球菌等。③胆道感染最常见的致病菌是大肠杆菌,其次是产气杆菌、变形杆菌、厌氧菌属、克雷伯菌属等。④尿路感染最常见的致病菌为大肠埃希菌,其次为粪链球菌、肺炎克雷伯菌和无乳链球菌。⑤细菌性肠炎的致病菌以痢疾杆菌最常见,其次为空肠弯曲菌和沙门氏菌。此外,真菌常引起胃肠道、腹腔、呼吸道、胆道和泌尿道感染,病原体以念珠菌属,如白色念珠菌为首,其次是曲霉菌和隐球菌。由于严重感染可造成肝衰竭的不良预后,甚至导致患者死亡,故临床上对于肝衰竭患者并发细菌和(或)真菌感染,应立即经验性抗感染治疗。抗生素治疗的原则是广谱、强效、足量,抗生素选择时应以感染器官、系统的常见病原菌为基础,考虑病原菌耐药和混合菌感染的可能性,注意药物的肝肾毒性。目前,碳青霉烯类或β内酰胺类加β内酰胺酶抑制剂能覆盖70%以上的病原菌,已成为经验性治疗的首选,多采用"降阶梯"的策略,疗程视病情缓解情况而定,一般在10~14 d。

另外,病原学检查对于确诊感染并指导临床抗生素应用具有重要的意义[8]。因此,对于考虑有感染因素存在的ACLF患者需尽早、及时留取标本进行病原微生物培养。而在临床实际工作中,大多数病例细菌学检查的阳性率并不高。如何提高送检标本细菌培养阳性率,需要医护共同重视各个环节。如送检培养标本原则上要在抗生素使用之前完成,如已使用过抗生素或正在使用抗生素的患者,最好在用药间隙患者血药浓度低峰时采集;抽取血培养标本尽量在患者寒战或体温刚刚开始升高时留取标本,应同时在不同部位采血2套,连续送检3次;痰标本采集时间以清晨的痰为好,应先漱口再从气管深部咳出痰液(非唾液),吐入无菌容器内,及时送检,连续2~3天;粪便标本宜用无菌棉签取粪便中央或黏液部分,尿标本应采集清晨中段尿或留置导尿管收集;腹水标本由于普通腹水培养阳性率低,采用腹水床旁接种血培养瓶增菌(阳性率较普通消毒容器增加1倍),或腹水(>10 mL)离心、同时行血培养,可提高培养阳性率。

本例患者有大量腹水,左下腹压痛及反跳痛,入院初期先应用左氧氟沙星、头孢米诺钠抗感染,疗效不满意,经验抗感染力度不够,患者腹水消退不明显,黄疸加深,给予适量放腹水,并及时留取腹水化验,床旁接种血培养瓶增菌,腹水常规回报细胞数较高,腹水细菌培养提示阴沟肠杆菌生长,为条件致病菌,证实细菌性腹膜炎存在,由于一次腹水细菌培养即有阳性发现,给治疗赢得了时机,遂给予调整敏感抗生素,改用比阿培南,同时加强保肝支持治疗,积极防治并发症,稳定机体内环境,患者感染得到了有效控制,临床症状改善,检验指标逐渐好转。

该病例给我们提示:及时发现和判断肝衰竭患者并发细菌感染,予以强有力的抗感染治疗,关系到肝衰竭救治的成败。临床医生要熟悉肝衰竭并发细菌感染的原因、诱因,综合应用检验手段和临床经验,选用敏感的抗生素,最大程度地控制感染,对于提高肝衰竭患者的抢救成功率,降低病死率十分重要。

参考文献:

[1] 慢性乙型肝炎防治指南(2019年版)[J]. 中华实验和临床感染病杂志(电子版),2019,13(6):441-465.

[2] 刘芳红,赵久法.肝衰竭并发感染的危险因素及对近期预后的影响[J].齐齐哈尔医学院学报,2018,39(2):137-140.

[3] 陈婧,苏海滨,胡瑾华.《2019年亚太肝病学会共识建议:慢加急性肝衰竭管理更新》摘译[J].临床肝胆病杂志,2019,35(11):1 933-1 936.

[4] Moreaur, Jalanr, Ginesp, et al. Acute-on-chronic liver failure is a distinct syndrome that develops in patients with acute decompensation of cirrhosis [J]. Gastroenterology,2013,144(7):1 426-1 437.

[5] 李兰娟,韩涛.肝衰竭诊治指南(2018年版)[J].中华传染病杂志,2019,37(1):1-9.

[6] 高佳师,许振宇,李琏,等.肝衰竭继发感染的预后评估,[J].中华传染病杂志,2019,37(5):271-274.

[7] 谢冬英,邬喆斌.乙型肝炎慢加急性肝功能衰竭继发感染的临床特点及其与疾病转归的关系.中华临床感染病杂志,2010,3(2):73-75.

[8] 王英杰.肝衰竭并发细菌感染与抗生素治疗[J].实用肝脏病杂志,2014,17(2):117-120.

(赵文革)

一例甲胎球蛋白患者升高的诊疗体会

一、患者基本信息

患者乔某某,女,57岁,退休,汉族,已婚,2018年6月27日入院。

二、主诉

反复乏力、腹胀、尿黄4年,加重20余天。

三、现病史、体格检查、化验检查

现病史:患者于4年前自觉周身乏力明显,懒动,食欲欠佳,无恶心、呕吐,腹胀,进食后加重,无腹痛、腹泻,小便色黄,量可,大便正常,来我院就诊。化验肝功:HBsAg阳性,肝功异常。腹部B超示:肝硬化。诊断为"肝炎肝硬化(活动性)"收住院。入院后给予保肝、降酶等治疗,肝功恢复,好转出院。3年前病情反复,在我院以"肝炎肝硬化"住院治疗,给予保肝、降酶治疗,口服恩替卡韦片抗病毒治疗,肝功恢复正常,好转出院。出院后坚持口服恩替卡韦片,患者2个月前诊断"肝细胞癌",在我院行手术治疗。近20天感全身酸痛、头痛,食欲欠佳,小便色黄,为进一步诊疗,门诊以"肝硬化"收入院。

查体:体温36.4℃,脉搏60次/分钟,呼吸15次/分钟,血压146/74 mmHg。神志清,精神可。皮肤、巩膜无黄染,未见蜘蛛痣及肝掌。心肺听诊未发现异常。腹平软,上腹部可见一长约20 cm手术瘢痕,无压痛及反跳痛,肝脾肋下未触及,莫菲氏征阴性,肝区叩痛阳性,腹水征阴性,双下肢无水肿。双侧肱二、三头肌腱反射及跟、膝腱反射均存在,不亢进。双侧Babinski氏征、Kernig氏征均阴性。

辅助检查。2017-10-19:AFP 52.06 ng/mL,腹部B超:肝硬化,脾略大。

2017-11-09:AFP 66.78 ng/mL。

2017-11-10:上腹部CT平扫。①肝左外叶低密度影,建议增强进一步检查;②肝硬化,脾大(轻度)。在外院行上腹部磁共振成像、上腹部磁共振增强成像、MRCP:①肝脏轻度形态改变,不除外肝硬化,请结合临床及其他检查;②肝内未见明显占位性病变;③胆囊、胰腺、脾未见明显异常。

2018-02-26:AFP 197.60 ng/mL,腹部B超:肝硬化。

2018-03-01:上腹部CT平扫。①肝左外叶低密度影(较前片变化不著),请结合临床必要时增强进一步检查;②肝硬化,脾大(轻度)。

2018-03-21:AFP 207.9 ng/mL 超声造影提示:未见明显强化结节。

2018-04-23:AFP 428.70 ng/mL。

2018-04-25：外院（三甲综合）上腹部增强 MRI：肝左外叶占位，考虑海绵状血管瘤可能。

2018-05-03：AFP 479.5 ng/mL。

2018-05-05：行手术治疗切除，肝肿瘤质硬，包膜完整，切开后呈灰白色，未见明显坏死组织，送病理检查见下图所示。

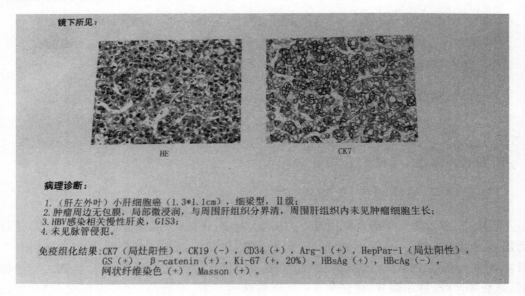

镜下所见：

HE   CK7

病理诊断：
1.（肝左外叶）小肝细胞癌（1.3*1.1cm），细梁型，Ⅱ级；
2.肿瘤周边无包膜，局部微浸润，与周围肝组织分界清，周围肝组织内未见肿瘤细胞生长；
3.HBV感染相关慢性肝炎，G1S3；
4.未见脉管侵犯。

免疫组化结果：CK7（局灶阳性），CK19（−），CD34（+），Arg-1（+），HepPar-1（局灶阳性），GS（+），β-catenin（+），Ki-67（+，20%），HBsAg（+），HBcAg（−），网状纤维染色（+），Masson（+）。

2018-05-11：AFP 135.6 ng/mL。

2018-05-23：AFP 27.43 ng/mL。

2018-10-30：上腹部 CT 增强。①肝术后改变；②肝硬化可能、脾略大。

四、诊断与鉴别诊断

（一）诊断

1. 肝炎肝硬化

2. 肝细胞癌术后

诊断依据：①中年女性，病史较长；②HBsAg 阳性，肝功异常，腹部 B 超示：肝硬化，恩替卡韦抗病毒治疗至今；③AFP 异常，肝内结节行手术治疗，病理诊断为小肝细胞癌。

（二）鉴别诊断

1. 儿童期血清 AFP 含量检测：肝癌，肝母细胞瘤，性腺畸胎母细胞瘤，肝炎等 AFP 含量增高。

2. 成人血清 AFP 含量检测：60%～70%原发性肝癌患者 AFP 含量增高，睾丸癌、卵巢肿瘤、恶性畸胎瘤、胰腺癌、胃癌、肠癌、肺癌等患者 AFP 含量也增高。

3. 急慢性肝炎、肝硬化等良性肝病患者血清 AFP 水平有不同程度升高，但大多低于 1 000 ng/L，其升高与肝细胞坏死和再生程度有关，且随着肝功能的恢复，病情好转，AFP 水平会逐渐下降。

4. 一般良性肝病 AFP 含量增多是一过性的,一般持续 2～3 周。而恶性肿瘤则持续性升高。因此,动态观察血清 AFP 含量既可鉴别良性和恶性肝病,又可早期诊断肝癌。

5. 生理情况下,AFP 由新生的幼稚肝细胞分泌,胎儿的肝细胞没有发育(分化)完全,分泌的 AFP 量很大,可通过脐带血进入母体血液中,所以妊娠期孕妇的 AFP 会呈阳性。

五、诊疗经过

2017 年 10 月 19 日发现患者 AFP 52.06 ng/mL,为异常;腹部 B 超:肝硬化,脾略大,随后动态监测。2017 年 11 月 9 日患者检查 AFP 66.78 ng/mL 持续异常。2017 年 11 月 10 日行上腹部 CT 平扫:①肝左外叶低密度影,建议增强进一步检查;②肝硬化,脾大(轻度)。在外院行上腹部磁共振成像、上腹部磁共振增强成像、MRCP:①肝脏轻度形态改变,不除外肝硬化,请结合临床及其他检查;②肝内未见明显占位性病变;③胆囊、胰腺、脾未见明显异常。继续动态监测相关指标。2018 年 2 月 26 日患者检查 AFP 上升为 197.60 ng/mL;腹部 B 超:肝硬化。2018 年 3 月 1 日行上腹部 CT 平扫:①肝左外叶低密度影(较前片变化不著),请结合临床必要时增强进一步检查;②肝硬化,脾大(轻度)。2018 年 3 月 21 日患者检查 AFP 207.9 ng/mL,遂进一步行超声造影提示:未见明显强化结节。2018 年 4 月 23 日患者检查 AFP 428.70 ng/mL,2018 年 4 月 25 日于外院行上腹部增强 MRI:肝左外叶占位,考虑海绵状血管瘤可能。2018 年 5 月 3 日患者检查 AFP 479.5 ng/mL,考虑患者 AFP 持续上升,结合患者慢性肝病基础,建议患者行手术治疗。遂该患者于 2018 年 5 月 5 日行手术治疗切除肝内结节,术中见肝肿瘤质硬,包膜完整,切开后呈灰白色,未见明显坏死组织,送病理检查明确为小肝细胞癌。遂患者诊断为:①肝炎肝硬化;②肝细胞癌术后。

六、诊疗体会

本病例有如下特点:①中年女性,慢性乙型病毒性肝炎病史,规律口服抗病毒药物;②起病隐匿,AFP 持续异常;③影像学检查发现结节,但不支持恶性结节;④手术处理可疑结节,并取病理明确诊断。根据上述特点考虑为:①肝炎肝硬化;②肝细胞癌术后。

分析:通过对此病例的诊治过程,该患者 AFP 持续保持较高水平,虽多次进行影像学检测均未发现较为明确的癌灶,但较高的 AFP 水平仍是引起临床医生的足够警惕,故在取得患者及家属同意下,进一步行手术治疗,最终病理确认恶性程度,从而及早进行治疗,改善预后。这位患者是不幸的但又是幸运的。不幸的是最终确认为恶性肿瘤,但幸运的是:①在多种影像学不支持恶性结节的情况下,血清 AFP 持续给予"警钟"提示。②在影像学不支持的情况下,尽管手术治疗为有创手段,存在多种风险,该手术依然得到了患者及家属的信任及配合,从而更早地诊断及治疗。

七、科主任点评

原发性肝细胞癌(HCC)是我国常见的恶性肿瘤之一,每年新发和死亡病例占全球总数的 50% 左右[1],其起病隐匿,预后差,生存期短,5 年生存率仅为 14.1%,排在肿瘤相关死亡的前三位,早发现、早诊断、早治疗可显著改善预后,具有重要临床意义[2-3]。原发性肝癌主要包括肝细胞癌(hepatocellular carcinoma,HCC)、肝内胆管癌(intrahepatic cholangiocarcinoma,ICC)和HCC-ICC混合型3种不同病理学类型[4],三者在发病机制、生物学行为、组织学形态、治疗方法以及预后等方面差异较大,其中HCC占85%～90%。因此,本文中的"肝癌"指HCC。

目前对原发性肝癌疾病筛查中,血清AFP是当前诊断肝癌和疗效监测常用且重要的指标[5]。

血清AFP是1956年Bergstrandh和Czar在人胎儿血清中发现的一种单一多聚体肽链的糖蛋白。人类的AFP在妊娠的4～8周主要在胎儿的卵黄囊产生,在11.5周卵黄囊变性,AFP则主要由肝脏产生,胃肠道亦可产生少量的AFP。由肝脏合成的AFP分泌到胎儿血液中,12～15周达高峰,血清浓度可达为2 000～3 000 ng/mL;其后逐渐下降,出生时可降至13～86 ng/mL,出生后1～2年降至成人水平,AFP含量约为10～25 ng/mL。羊水中的AFP来自胎儿,妊娠早期羊水中即含有高水平的AFP,在13～16周时为2 000 ng/mL;以后随妊娠周数的增加而下降,至40周时下降至20～30 ng/mL。妊娠妇女在妊娠的12～14周血中AFP开始上升,到32～34周时达高峰,为380～500 ng/mL;以后缓缓下降。母血中AFP是胎儿通过胎盘输入的。

AFP的生化特性中,人类的AFP基因位于第4对染色体上(4q11—21),它是单链多肽,属于近球蛋白,电泳时位于白蛋白与球蛋白之间,其分子量依据测定方法和该蛋白的糖基化程度不同从67 000到74 000不等,沉淀系数为4.5,此蛋白由18种氨基酸组成,含糖约4%。AFP肽链氨基酸序列与白蛋白相似,其蛋白部分由590个氨基酸组成,N端232氨基酸处与一条糖链相结合,它的编码基因位于4号染色体,与血清白蛋白、维生素D结合蛋白同属一大家族。但近年来已发现了AFP的异质体。另外,AFP与不饱和脂肪酸有高度亲和性,因而推测它在恶性增殖细胞运送这些物质时起一定作用。目前还有一些研究表明,AFP可能作为一个重要的体内免疫调节因子,通过T细胞发挥作用。在正常成人体内,AFP基因表达并未完全关闭,还可以检测到低浓度存在于血清,但当常人处于某些病理状况或者是肝脏损坏的情况下,AFP含量会明显增高,所以,研究AFP这种微量免疫类球蛋白的浓度变化,在临床上,可提早用体外诊断的方法发现人体的病理变化,并指导临床诊疗。

AFP于20世纪70年代开始在临床上逐渐广泛应用于HCC的诊断和鉴别诊断、疗效评估、复发和预后评价[6,7,8],提高了HCC的早期诊断水平[9];然而,临床上有不少肝癌患者AFP水平正常,而且在一些情况下,即使患者未患HCC,AFP同样会升高,比如病毒性肝炎活动期、肝细胞再生、妊娠、或某些其他的肿瘤如生殖细胞肿瘤、胃癌、睾丸癌等[10];故近期的Hepatology等杂志发表的文献表明,AFP作为最常用的HCC标志物,在HCC的有效监测和诊断中缺乏足够灵敏度和特异性,仍有15%～20%患者的AFP会处于正常的范围或是含量很弱[11]。那么AFP检测在肝癌筛查中是否还能继续发光、发热?

AFP生物学作用研究的新发现:①AFP对肿瘤细胞增殖作用的影响。在正常成人的血清中，AFP 基因表达并未完全关闭，用敏感的方法可以检测到低浓度 AFP 的持续存在。AFP 可出现于正常人并且在某些肝脏损伤和病理状态下产生增多，表明成年个体不仅可继续合成 AFP，而且可以调节其表达水平，发挥生物学作用。由于 AFP 是一种在胚胎时期或是病理状态下的基因表达产物，伴随着胚胎发育和细胞分裂旺盛过程，因而我们推测它在肿瘤发生发展过程中不仅仅是一种伴随现象，而有可能是促进肿瘤细胞生长的内源性物质。体外观察发现，小剂量的 AFP 对人肝癌 HepG2 细胞、H-22 细胞和 Ehflich 腹水癌细胞有直接促增殖作用。从人脐带血中提取 AFP，作用于体外培养人肝癌 Beff402 细胞，以 MTT 活细胞计数、3H-TdR 人和细胞周期时相等指标观察，表明 AFP 具有单独促进肝癌细胞增殖作用。而与 AFP 结构相似的人血清白蛋白则没有这样的功能，说明 AFP 作用有高度特异性。1998 年 Elena Dudich 等通过体外实验研究证明 AFP 能单独或协同生长因子对多种细胞的增殖有促进作用。并注意到 AFP 对肝癌细胞生长的调节有双相效应，即低含量的 AFP（<100 ng/mL），特别是当有其他细胞因子存在时，AFP 能促进细胞增殖，但大剂量时（>100 ng/mL），则可诱导细胞凋亡。但通常情况下体内肿瘤所合成的 AFP 量<100 ng/mL，所以 AFP 对肝肿瘤患者主要表现为促进癌细胞生长的作用。②AFP 对肿瘤逃逸机体免疫功能的影响。最近有研究表明，AFP 结构和成人血清白蛋白相似，属于白蛋白家族，是胎儿体内的主要蛋白质，具有免疫抑制作用，它能有效抑制母体对胎儿的排斥，能抑制原发性肝癌患者和荷肝癌小鼠的免疫系统功能。这是由于 AFP 具有改变 CD4＋和 CD8＋等 T 淋巴细胞亚群的比例和导致淋巴细胞死亡的作用。用 AFP 基因的某些碱基片段作为表位目的基因，发现表达这些表位基因的蛋白质具有抑制 T 淋巴细胞的免疫应答功能。说明 AFP 的某些结构域具有免疫抑制作用。Mizejewski 等总结多年来对 AFP 功能的研究结果，提出 AFP 是一种免疫抑制性蛋白质。最近有人通过注射肝癌细胞诱导小鼠免疫耐受，导致体内 AFP 升高，发现 AFP 可抑制免疫攻击，促进肝癌细胞生长。虽然 AFP 对机体免疫应答有抑制作用，但其生物学功能却很复杂。机体抗肿瘤的重要机制之一是肿瘤细胞的凋亡，主要由肿瘤坏死因子（tumor necrosis factor，TNF）家族及其受体（TNFR）介导。有人用反转录 PCR 法检测肝癌细胞的 TNFR，发现癌细胞 TNFR 的表达停止或丢失的患者均有 AFP 表达量升高，说明 AFP 可能通过调节 TNFR 的表达，从而使肝癌逃避机体的免疫监视。

AFP 测定方法的评价：每个肿瘤患者对于各种肿瘤标志物都有各自的基础水平。大多数病例中，尤其是患恶性疾病之前，各种肿瘤标志物的个体正常水平是未知的，如 AFP，所以研究 AFP 等肿瘤标志物的正常及病理状况下的含量对于检测患者状况具有很大的指导意义，在 20 世纪 70 年代后，通过广泛的临床应用，证实 AFP 是诊断肝癌的可靠指标之一，因此深入研究 AFP 的含量测定对于指导临床肝病诊断以及疾病的治疗仍有很大的意义。

30 多年来，尽管肝癌的基础和临床研究取得了很大的进展，但肝癌患者总生存率还是相当不尽人意。在临床工作中，由于原发性肝癌发病隐匿，目前应用的各种方法包括肝癌早期诊断的主要方法包括：影像学诊断、蛋白标志物检测、分子标志物检测等途径，但对其早期检出率仍然较低。而且影像学检查中 CT、磁共振价格昂贵且存在放射等因素,相对之下 AFP 定量测定和 B 超检查则具有方法简单、快速和方便的特点,可对肝癌高危人群进行肝癌的大规模普查,所以尽管 AFP 准确性受到限制,单一此指标作为肝癌诊断重要依据存在漏诊的现象[12,13,14],缺乏足够的灵敏度和特异性,仍是当前诊断原发性肝细胞癌常用而又重要的方法,也是肝癌筛查的主要手段之一,能提高肝癌的检出率,使之有更多的根治性治疗机会,以最终达到提高生存率的目的。同时诊疗过程中,与患者的有效沟通,患者及家属的信任也是诊疗的基础,只有信任和配合,才能达到有效的病情跟踪,从而制定最佳诊疗方案,让患者获得最大的收益。

中国人口基数大,世界上约有一半肝癌患者在中国。据有关研究报道,我国肝癌的每年死亡人数高达 11 万,占癌症总发生率 21%,在恶性肿瘤致死顺位中占第二位,仅次于肺癌[15]。其 5 年生存率更是显著低于其他肿瘤,给社会带来了十分沉重的医疗负担[16]。因此合理筛查,以期早期发现,早期治疗,提高患者的生存时间及生活质量尤为重要。但早期肝癌诊断依赖于价格昂贵的影像学仪器和经验丰富的影像学专家,因此建议对肝癌高危人群分层筛查技术研究,实施精准干预。对不同风险的高危者采用不同筛查方案,实施精准干预。各种影像学及血清肿瘤标记物检查手段各有特点,应该强调综合应用、优势互补、全面评估。

参考文献:

[1] Jemal A, Bray F,Center M M,et al.Global cancer statistics[J]. CA Cancer J Clin,2011,61(2):69-90.

[2] 蒋凤,雷宇,钟珊,等.577 例原发性肝癌患者临床特征和治疗方案选择分析[J].实用肝脏病杂志,2014,7(5):237-240.

[3] 李玉柱,张玉敏,寇永妹,等.血清 GGT、AFP 和 AFP-L 3 联合检测对原发性肝癌诊断的临床意义[J].中国热带医学,2013,13(7):866-868.

[4] 司元全,王秀芹,高华,等.甲胎蛋白和甲胎蛋白异质体联合检测对肝癌的诊断价值及其与肝癌大小的相关性研究[J].检验医学与临床,2017,14(11):1 523-1 524.

[5] Trinchet J C,Alperovitch A,Bedossa P,et al.Epidemiology, prevention,screening and diagnosis of hepatocellular carcinoma[J]. Bull Cancer, 2009,96(1):35-43.

[6] Bertino G, Neri S, Bruno C M, et al. Diagnostic and prognostic valueof alpha-fetoprotein, des-7-carboxy prothrombin and squamous cellcarcinoma antigen immunoglobulin M complexes in hepatocellular carcinoma[J]. Minerva Med,2011, 102(5): 363-371.

[7] Ma W J, Wang H Y, Teng L S. Correlation analysis of preoperative serum alpha-fetoprotein(AFP) level and prognosis of hepatocellular carcinoma(HCC) after hepatectomy[J]. World J Saurg Oncol, 2013,11:212.

[8] 梁嵘.肝癌早期血清标志物研究的新进展.中国癌症防治杂志,2012,24(1):84-87.

[9] Li F, Fan Y C, Gao S, et al. Methylation of serum insulin- like growth factor binding protein 7 promoter in hepatitis B virus-associated hepatocellular carcinoma[J]. Genes Chromos Cancer,2014, 53(1):90-97.

[10] 周鹏,曲辉,孙国瑞,等.血清 AFP 阳性胃癌患者的临床病理及预后[J].中华普通外科杂志,2013, 28(10):740-743.

[11] 张琼月,陈俊辉.肿瘤标志物在早期肝癌诊断中的价值[J].医学综述,2016,22(1):76-79.

[12] 王晓燕.联合检测血清 GP73、AFP 及 AFP-L3 在原发性肝癌中的诊断价值[J].标记免疫分析与临床,2017,24(1):64-66.

[13] 杨永昌,贾志凌,张颖,等.肿瘤标志物 AFP-L3、AFP、AFU 在原发性肝癌早期诊断中的应用评价[J].中国急救复苏与灾害医学杂志,2016,11(7):682-684.

[14] 应赞,田军.甲胎蛋白联合甲胎蛋白异质体 L3 诊断原发性肝癌的 Meta 分析[J].中国中西医结合消化杂志,2016,37(12):945-948.

[15] 陆伦根.原发性肝癌的早期筛查及诊断[J].临床肝胆病杂志,2017,33(7):1 257-1 261.

[16] 郑荣寿,左婷婷,曾红梅,等.中国肝癌死亡状况与生存分析[J].中华肿瘤杂志,2015,37(9):697-702.

（王千钧）

核苷类药物规范化治疗一例

一、患者基本信息

患者郭某某,男,31 岁,汉族,已婚,职员,于 2019 年 5 月 7 日入院。

二、主诉

发现 HbsAg 阳性 10 余年,发热 2 周,头晕、恶心 4 天。

三、现病史、体格检查、辅助检查

患者于 10 余年前发现 HbsAg 阳性,肝功正常,未行系统治疗,2 年前无明显诱因出现全身乏力,食欲欠佳,恶心,无呕吐,未治疗,此后上述症状时有反复,时感乏力明显,腹胀,3 年前以"慢性乙型病毒性肝炎"住我院治疗,始服用替比夫定抗病毒治疗,病情好转,6 个月前患者自行停服替比夫定,2 周前患者出现发热,体温最高达 40℃,于外院急诊抗感染、退热治疗(具体用药不详),4 天体温降至正常,但感头晕,恶心明显,伴口苦,右上腹部不适,同时发现尿黄,昨日感上述症状加重,为进一步治疗来我院,门诊以"慢性乙型病毒性肝炎"收入我科。

体格检查:体温 36.5,脉搏 62 次/分钟,呼吸 20 次/分钟,血压 127/55 mmHg。青年男性,神志清,精神可。全身皮肤黏膜无黄染及出血点,可见肝掌,未见蜘蛛痣,浅表淋巴结未触及肿大,巩膜轻度黄染。心肺听诊未闻及异常。腹部软,全腹无压痛及反跳痛,肝脾肋缘下未触及,肝上界于右锁骨中线第 5 肋间叩浊,肝区叩痛阳性,墨菲征阴性,腹水征阴性,肠鸣音正常。双下肢无水肿。

辅助检查。2019 年 5 月 8 日肝功:总胆红素 82.9 μmol/L,直接胆红素 50.3 μmol/L,间接胆红素 32.6 μmolL,丙氨酸氨基转移酶 1 489 U/L,天门冬氨酸氨基转移酶 1 144 U/L,碱性磷酸酶 127 U/L,谷氨酸转肽酶 231 U/L,HBV-DNA 8.745E+06 IU/mL,乙肝五项定量:乙肝表面抗原＞250 IU/mL,乙肝表面抗体 0.18 mIU/mL,乙肝 e 抗原 I 313.62 s/co 阳性,乙肝 e 抗体 I 15.82 s/co 阴性,乙肝核心抗体 I 7.89 s/co 阳性,凝血酶原活动度 72％。B 超示:慢性肝实质损害。

四、诊断与鉴别诊断

(一)诊断

慢性乙型病毒性肝炎。

（二）鉴别诊断

1. 酒精性肝炎：该类患者有长期大量饮酒史或者酗酒史，可有乏力、食欲不振、恶心、呕吐、肝区疼痛等症状，有时伴发热，一般为低热，常有黄疸，查体可有肝大并有触痛，查肝功异常，AST、AKP、GGT 明显升高，AST/ALT 常大于 2，但 AST 和 ALT 数值很少大于 500 U/L，病毒学指标阴性，超声或者 CT 检查可提示酒精肝。

2. 自身免疫性肝炎：多见于女性，起病缓慢，也有急性起病者，症状轻重不一，一般表现为不适、黄疸，临床以自身抗体阳性及免疫球蛋白升高为特征，病毒学指标阴性，需行自身抗体检查以排除，确诊依赖肝活检。

3. 药物性肝损害：有使用肝损害药物的历史，潜伏期一般为 5～90 天，临床表现可同病毒性肝炎相似，可有乏力、食欲不振、恶心、呕吐、尿色深等前驱症状，生化检查 ALT、AST 明显升高，可伴有血清胆红素升高，轻型患者停药后肝功能可逐渐恢复，肝炎病毒标志物阴性。

4. 肝豆状核变性：血铜及铜蓝蛋白降低，眼角膜边缘可发现凯-弗环（Kayser-Fleischer）

5. 感染中毒性肝炎：如流行性出血热、恙虫病、伤寒、钩端螺旋体病、阿米巴肝病、急性血吸虫病、华支睾吸虫病等。主要根据原发病的临床特点和实验室检查加以鉴别。

6. 其他病毒所致肝炎：巨细胞病毒感染（CMV）：在新生儿期常为隐性感染，婴儿期可引起致死性肺炎。临床表现：成人感染可有非常不同的临床表现，类似传染性单个核细胞增多症，但常无咽峡炎和颈后淋巴结肿大。发热是较显著的症状，可持续至黄疸后不退。黄疸继续 2～3 周，甚至长达 3 个月。ALT 和 ALP 增高，消化道症状和血清转氨酶增高都不及病毒性肝炎明显。血象有不典型淋巴细胞。偶尔发生致死性的大块肝细胞坏死；有时引起肉芽肿性肝炎。可伴长期不明原因发热，偶有胆汁淤滞。CMV 可引起输血后肝炎；在免疫抑制患者则可引起播散性疾病，肝炎是疾病的一部分。慢性 HBV 混合感染 CMV 的患者大多病变加重，可使病变活动，甚至发生活动性肝硬化。可自尿或唾液分离病毒，或 PCR 检测病毒核酸。血清 IgM 抗 CMV 阳性。肝组织见腺泡内淋巴细胞和多形核细胞灶性聚集，肝细胞核内有 CMV 包涵体。传染性单核细胞增多症：是由人疱疹Ⅳ型病毒（EBV）引起的全身性单核吞噬细胞反应。多见于青少年。发热、咽峡炎、皮疹、全身性淋巴结肿大、脾肿大。约半数患者有轻微黄疸。外周血白细胞数正常或增高，异型淋巴细胞占 10%～50%。血清 ALT 多明显增高，但不及病毒性肝炎。IgM 抗 EBV 是特异性的血清标志物等。可根据原发病的临床特点和病原学、血清学检查结果进行鉴别。在艾滋病、器官移植、免疫抑制的患者对其他病毒易感受而发生肝炎。单纯疱疹：在生命的某一时期都会感染单纯疱疹Ⅰ或Ⅱ型病毒。婴儿疱疹肝炎可能是全身疱疹性疾病的一部分；成人播散性疱疹病罕见，但可侵犯一些慢性消耗性疾病；应用肾上腺皮质激素和器官移植的患者，甚至可发生暴发性疱疹肝炎。患者发热，血象白细胞减少，ALT 明显增高。可不出现疱疹性黏膜皮肤病变。柯萨奇病毒：可引起成人肝炎，自血液分离出病毒，恢复期出现补体结合抗体。水痘-带状疱疹病毒：在水痘或带状疱疹时可并发肝炎。麻疹病毒：大多数成人麻疹有轻微肝脏损害，5% 出现黄疸。副黏液病毒：引起散发的巨细胞肝炎,见于小儿或成人,病情严重。肝组织见巨核肝细胞,电镜下肝细胞浆内有副黏液病毒核壳结构。

7. 非嗜肝病毒引起的肝炎:一些非嗜肝病毒有时也可引起急性肝炎。艾滋病大大增加各种原来罕见的病毒引起的肝炎,且常是致死性的。用大剂量免疫抑制剂的患者,如在器官移植,对许多病毒易感受而发生肝炎。非嗜肝病毒损害肝脏也损害其他脏器;偶尔主要表现为肝炎,与病毒性肝炎难以区别。可有黄疸和血清转氨酶增高,常较轻。肝脏组织学改变常非特异性:腺泡内灶性坏死、脂肪性变,肝血窦和汇管区单个核细胞浸润;腺泡结构完整。

五、诊疗经过

2017 年 4 月 2 日患者首次入院后基线指标:肝功总胆红素 16.1 μmol/L,直接胆红素 3.0 μmol/L,间接胆红素 13.1 μmolL,丙氨酸氨基转移酶 349 U/L,天门冬氨酸氨基转移酶 109 U/L,HBV-DNA 1.830E+08 IU/mL,乙肝五项定量:乙肝表面抗原 23 994.49 IU/mL,乙肝表面抗体 0.49 mIU/mL,乙肝 e 抗原 I 1 194.41 s/co 阳性,乙肝 e 抗体 I 56.83 s/co 阴性,乙肝核心抗体 I 10.82 s/co 阳性,入院后给予替比夫定抗病毒治疗及保肝治疗。

2017 年 4 月 18 日复查:肝功总胆红素 13.3 μmol/L,直接胆红素 8.7 μmol/L,间接胆红素 4.6 μmolL,丙氨酸氨基转移酶 39 U/L,天门冬氨酸氨基转移酶 31 U/L,HBV-DNA 1.830+08 IU/mL,乙肝五项定量:乙肝表面抗原 23 994.49 IU/mL,乙肝表面抗体 0.49 mIU/mL,乙肝 e 抗原 I 1 194.41 s/co 阳性,乙肝 e 抗体 I 56.83 s/co 阴性,乙肝核心抗体 I 10.82 s/co 阳性,肝功逐渐恢复,病情趋于稳定。出院后患者未定期规律进行复查。直至自行停服替比夫定。

此次入院后患者肝功能损伤较重,HBV-DAN 复制活跃,病毒载量高,考虑系因患者自行停用抗病毒药物有关,立即给予服用替诺福韦 300 mg 每天 1 次,腺苷蛋氨酸 1.5 mg 静脉点滴,天晴甘美 160 mg 静脉点滴,还原型谷胱甘肽 2.4 静脉点滴加强保肝治疗。

2019 年 5 月 11 日复查。肝功总胆红素 13.3 μmol/L,直接胆红素 8.7 μmol/L,间接胆红素 4.6 μmolL,丙氨酸氨基转移酶 39 U/L,天门冬氨酸氨基转移酶 31 U/L,HBV-DNA 1.631+03 IU/mL。乙肝五项定量:乙肝表面抗原＞250 IU/mL,乙肝表面抗体 0.39 mIU/mL,乙肝 e 抗原 I 37.15 s/co 阳性,乙肝 e 抗体 I 2.78 s/co 阴性,乙肝核心抗体 I 8.77 s/co 阳性,凝血酶原活动度 80%。

2019 年 6 月 14 日复查:肝功总胆红素 12.1 μmol/L,直接胆红素 5.5 μmol/L,间接胆红素 6.6 μmolL,病氨酸氨基 23 U/L,天门冬氨酸氨基转移酶 27 U/L,HBV-DNA＜500+02 IU/mL,乙肝五项定量:乙肝表面抗原＞250 IU/mL,乙肝表面抗体 1.27 mIU/mL,乙肝 e 抗原 I 13.15 s/co 阳性,乙肝 e 抗体 I 1.88 s/co 阴性,乙肝核心抗体 I 10.77 s/co 阳性,凝血酶原活动度 80%,肝功恢复正常,HBV-DAN 阴转,取得良好效果。

六、诊疗体会

乙型肝炎病毒(hepatitis B virus,HBV)感染是全球最重大公共卫生安全问题之一,作为乙肝大国,中国 HBV 感染者约 9 000 万例,居于全球之冠。现有 CHB 患者约 2 800 万例,每年因肝硬化、肝癌等乙肝相关并发症死亡的患者高达 26.3 万例[1]。

防治乙肝最有效的方法是实施规范的筛查、预防,达到早发现、早诊断和早治疗。慢性乙肝的主要治疗措施包括抗病毒、抗炎、抗氧化、抗纤维化、免疫调节和对症治疗,其中抗 HBV 治疗是关键,为病因治疗。国内外权威专业学会发布的各个指南均推荐采用高效且耐药率低的抗病毒药物长期治疗,规范的抗病毒治疗措施能长期最大限度地抑制 HBV 复制,减轻肝细胞炎症坏死及肝脏纤维组织增生,延缓和减少肝功能衰竭、肝硬化失代偿、HCC 和其他并发症的发生,改善患者生命质量,延长其生存时间。对于部分适合条件的患者,应追求临床治愈[2,3]。

慢性乙型肝炎(CHB)抗病毒治疗疗程长,尤其是核苷(酸)类似物(NAs)需长期应用。

HBV 共价闭合环状 DNA(ccc DNA)作为病毒基因组保存形式和病毒转录模板,即使抗病毒治疗也难以清除,成为乙肝临床治愈的最大障碍[4]。目前,国内外指南中推荐的一线药物 ETV、TDF 长期治疗能够显著降低 ccc DNA 水平,却不能直接降低其转录活性,从而无法有效抑制病毒蛋白的产生,因此难以获得持久的免疫学控制,使其需要长期甚至终身治疗。

一旦停药,可能出现病毒的复发,随之而来的生化学反弹,甚至发生肝功能衰竭的可能。有研究显示,抗病毒治疗过程中自行停药或减药等因素为乙肝肝硬化患者经抗病毒治疗后仍进展为肝癌的危险因素,需格外重视[5]。但在实际情况中,患者依从性难以保证,依从性差是导致病毒学突破的原因之一。有研究报道[6]显示,在开始用药前 3 个月患者依从性为 97.1%,自费后用药依从性下降至 84.5%,继续用药随访至 54 个月患者用药依从性仅为 60.3%。即使不考虑经济因素,应用免费药物患者 1.0 年的依从性为 98.4%,完全依从者只有 32.0%,很多患者均存在漏服现象。

因此抗病毒治疗的过程定期监测则应作为临床治疗计划的重要部分。该定期监测应涉及抗病毒治疗的疗效、用药依从性,以及耐药情况和不良反应。

(1)核苷类药物的疗效及耐药不良反应监测:血常规、肝脏生物化学指标、HBV-DNA 定量和 HBV 血清学标志物、肝脏硬度值测定等,每 3~6 个月检测 1 次;腹部超声检查和 AFP 等(无肝硬化者每 6 个月 1 次,肝硬化者每 3 个月 1 次);必要时做增强 CT 或增强 MRI 以早期发现 HCC。采用 TDF 者,每 6~12 个月检测 1 次血磷水平、肾功能,有条件者可监测肾小管早期损伤指标。

(2)密切关注患者治疗依从性问题:包括用药剂量、使用方法,是否有漏用药物或自行停药等情况,确保患者已经了解随意停药可能导致的风险,提高患者依从性。

总之,乙肝抗病毒治疗为长期治疗,也是乙肝治疗过程中的关键治疗,在于抗病毒过程中,患者发生病情的反复,在警惕发生耐药的情况下,还需注意有无不规范用药的存在。只有规范的治疗及监测,才能达到最佳的治疗效果。

七、科主任点评

慢性乙型肝炎(CHB)威胁全球人类健康,其中 1/3 以上的慢性感染者在中国。抗病毒治疗是慢性乙型肝炎的核心治疗措施。核苷(酸)类药物是目前抗病毒治疗的主流药物。同时,核苷类似物在使用过程中遇到一系列难以回答的问题,例如核苷(酸)类药物的不规律服用可能出现耐药率提前出现,耐药的预防和处理;耐药出现后挽救治疗方案如何选择(联合或是序贯);停药时机的把握等。我们注意到,核苷类似物不规律服用是早期出现耐药问题的核心。目前核苷类似物的使用也主要把握两点:一是充分发挥药物的抗病毒功效,二是尽量避免耐药的发生。对已经处于慢性 HBV 感染的大量人群,尤其是已逐渐进入免疫清除期即发病阶段的患者,以持久地抑制 HBV 复制为首要目标的核苷(酸)类药物治疗成为临床治疗的主要手段。通过大量循证医学证据证实,核苷酸类似物(NUCs)可以显著减缓和防止乙型肝炎进展为肝硬化、肝衰竭和肝细胞癌,从而成为目前的主流疗法并广泛使用。

虽然核苷(酸)类药物的广泛应用为广大慢性乙肝患者带来福祉,然而亦存在疗程长,停药后易复发等不足。此类病例在万千乙肝抗病毒患者治疗过程中,是经治医生常常会面对的问题—依从性,青年患者的依从性问题尤为严重,由于长期服用抗病毒药物使其精神焦虑,自行停药是大部分青年患者无奈选择。此患者停药后,未规律定期复查,感染后诱发机体免疫功能下降,导致乙肝病毒复发,消化道症状明显而就诊,当再次得到了及时规范的治疗后取得明显恢复。但不是所有的患者都能得到如此及时的挽救治疗,有大部分患者发病时无明显症状,因而错过了最佳就医时间,而导致肝衰竭,最终不得不走向肝移植的道路,通过这个简单却常见的病案,再次给乙肝规范化治疗敲响了警钟,及时、早期给予广大患者提供规范化治疗,强化患者管理理念,为患者的健康保驾护航。

探讨慢性乙型肝炎(CHB)患者服用核苷类药物抗病毒治疗的健康教育方法,以提高疗效。针对需长期服用核苷类药物的患者在治疗前、中和治疗后,采取个别指导、专题讲座、健康咨询,利用宣传栏、电视录像提供宣传资料进行宣传,建立用药检测和随访记录等多种方法进行健康教育指导。从而提高患者用药依从性和合作性,提高了治疗效果。CHB 药物治疗中,应加强健康教育,引导患者合理用药、配合治疗以提高疗效。

参考文献:

[1] Chen S, Li J, Wang D, et al. The hepatitis B epidemic in China should receive more attention[J]. Lancet, 2018, 391(10130): 1 572.

[2] European Association for the Study of the Liver. EASL 2017 clinical practice guidelines on the management of hepatitis B: a 2015 update[J]. Hepatol Int, 2016, 10(1): 1-98.

[3] 中华医学会肝病学分会, 中华医学会感染病学分会. 慢性乙型肝炎防治指南(2015 更新版)[J]. 中华肝脏病杂志, 2015, 23(12): 888-905.

[4] Nassal M. HBV ccc DNA: viral persistence reservoir and key obstacle for a cure of chronichepatitis B[J]. Gut, 2015, 64(12): 1 972-1 984. DOI: 10.1136/gutjnl-2015-309809.

[5] Lai C L, Yuen M F. Prevention of hepatitis B virus-related hepatocellular carcinoma with antiviral therapy[J]. Hepatology, 2013, 57(1): 399-408. DOI: 10. 10 02/hep.28115.

[6] 陶军秀, 李晓东, 曹婷, 等. 恩替卡韦治疗 HBeAg 阴性慢性乙型肝炎患者的依从性调查[J]. 临床肝胆病杂志, 2017, 33(8): 1 558-1 560.

(王莉莉)

一例慢性乙型病毒性肝炎合并自身免疫性肝病
患者的诊疗体会

一、患者基本信息

患者宋某某,女,35岁,汉族,已婚,自由职业者,于2019年8月29日入院。

二、主诉

HBsAg阳性10余年,乏力、厌食、尿黄1周。

三、现病史、体格检查、化验检查

现病史:患者10余年前查体发现HBsAg阳性,肝功正常,HBV-DNA阳性,口服"贺普丁"抗病毒,2~3年后复查肝功仍正常,HBV-DNA阳性,遂自行停药。2018年3月因反复发热到青岛某院就诊,查肝功异常,HBV-DNA阳性,在门诊给予保肝及富马酸替诺福韦二吡呋酯口服抗病毒治疗。此后多次复查肝功均正常,一直口服抗病毒药物。1周前无明显诱因出现乏力、懒动,休息不能缓解,食欲差,厌油、恶心,未呕吐,无发热、腹痛、腹泻,偶有肝区不适,无肩背部放射痛,无皮肤瘙痒,无鼻衄、牙龈出血,尿黄如浓茶水样。到我院就诊,查肝功:TBIL 79.5 μmol/L,DBIL 48 μmol/L,ALT 1081 U/L,AST 802 U/L,GGT 346 U/L,乙肝五项定量示小三阳,HBV-DNA＜5.00E＋02 IU/mL。B超:慢性肝病超声表现、胆囊壁呈慢性炎症改变。

既往体健,否认肝炎家族史。

体格检查:体温36.5℃,脉搏78次/分钟,呼吸19次/分钟,血压108/72 mmHg。发育正常,营养中等,神清语利,查体合作。全身皮肤黏膜轻度黄染,未见出血点,可见肝掌及蜘蛛痣,巩膜轻度黄染。咽无充血,扁桃体不大,两肺呼吸音清,未闻及干湿啰音。心率78次/分钟,律整,各瓣膜听诊未闻及杂音。腹部平坦,未见腹壁静脉曲张及胃肠蠕动波,腹肌软,无压痛、反跳痛,肝脾肋下未触及,墨菲征阴性,肝上界在右锁骨中线第五肋间,肝区叩痛阳性,移动性浊音阴性,肠鸣音正常,双下肢无水肿。

辅助检查。血分析:白细胞9.62×10⁹/L,红细胞4.13×10¹²/L,血红蛋白125.00 g/L,血小板170.00×10⁹/L,淋巴细胞比率3.60%↓,单核细胞比率2.70%↓,中性粒细胞比率93.40%↑,嗜酸性粒细胞比率0.00%↓,淋巴细胞数0.35×10⁹/L↓,中性粒细胞数8.98×10⁹/L↑,嗜酸性粒细胞0.00↓;AFP 12.24 ng/mL,甲肝抗体0.331阴性,丙肝抗体Ⅱ 0.682阴性,丁肝抗原阴性,丁肝抗体IgM阴性,丁肝抗体IgG阴性,庚肝抗体IgG阴性,巨细胞抗体IgM阴性,EB抗体IgM阴性,戊肝抗体IgG阴性,戊肝抗体IgM

阴性。生化组合＋心肌酶谱＋免疫组合：总胆红素 100.4 μmol/L↑，直接胆红素63.4 μmol/L↑，间接胆红素 37.0 μmol/L↑，直胆比间胆 1.7↑，谷丙转氨酶 877 U/L↑，谷草转氨酶 643 U/L↑，碱性磷酸酶 152 U/L↑，谷氨酰基转移酶 299 U/L↑，白蛋白33.7 g/L↓，前白蛋白 96 mg/L↓，总胆汁酸 189 μmol/L↑，总胆固醇 2.4 mmol/L↓，高密度脂蛋白胆固醇 0.46 mmol/L↓，低密度脂蛋白胆固醇 1.39 mmol/L↓，葡萄糖 7.6 mmol/L↑，视黄醇结合蛋白 7 mg/L↓，免疫球蛋白 G 23.52 g/L↑，免疫球蛋白 A 2.78 g/L↑，补体 C4 0.18 mg/dL↓，补体 C1q 335 mg/L↑。血凝六项：凝血酶原时间 14.1 s↑，凝血酶原活度 65.0%↓，凝血酶原比率 1.36↑，国际标准化比值 1.35↑，活化部分凝血活酶时间 42.1 s↑，纤维蛋白原 1.43 g/L↓，凝血酶时间 19.3 s↑。自免肝谱：抗核抗体 50.72 U/mL↑，抗线粒体 M2 26.84 U/mL↑，F-肌动蛋白 83.64↑。肝纤维化组合＋肝胆酸：层粘连蛋白 89.93 ng/mL↑，透明质酸酶 273.00 ng/mL↑，Ⅲ型前胶原 N 端肽 126.70 ng/mL↑，Ⅳ型胶原 121.80 ng/mL↑，甘胆酸＞40 μg/mL↑。胸片：心肺未见明显异常；心电图：窦性心律、多导联 ST-T 改变，请结合临床；上腹部 CT 平扫：①肝硬化、脾大可能；②肝内密度欠均，请结合临床必要时进一步检查；③胆囊炎可能，请结合临床；④心膈角区结节，淋巴结可能。上腹部 CT 平扫：①肝硬化、脾大可能；②肝内密度欠均，请结合临床必要时进一步检查；③胆囊炎可能，请结合临床；④心膈角区结节，淋巴结可能。肝穿刺病理提示：①慢性肝炎，G2S3，汇管区炎细胞浸润伴纤维组织增生，有短小纤维桥架形成，尚无完整假小叶形成；②肝细胞普遍肿胀，胞浆疏松透亮，排列拥挤，偶见肝细胞胆汁淤积，未见肝细胞脂肪变性。免疫组化结果：CK17（－），CK19（增生胆小管阳性），CD10（＋），CD34（－），HepPar-1（＋），Arginase-1（＋），GS（灶阳性），HBcAg（－），HBsAg（－），CD45/LCA（＋），网状纤维染色（＋），Masson 三色染色（＋）。

四、诊断与鉴别诊断

(一)初步诊断

慢性乙型病毒性肝炎。

诊断依据：①HBsAg 阳性 10 余年，乏力、厌食、尿黄 1 周；②10 余年前查体发现 HBsAg 阳性，肝功正常，HBV-DNA 阳性，曾口服"贺普丁"抗病毒治疗，后自行停药，1 年前再次口服"富马酸替诺福韦酯"抗病毒；③入院时体温正常，全身皮肤黏膜轻度黄染，可见肝掌、蜘蛛痣，巩膜轻度黄染，肝区叩痛阳性；④入院前查肝功：TBIL 79.5 μmol/L，DBIL 48 μmol/L，ALT 1 081 U/L，AST 802 U/L，GGT 346 U/L，乙肝五项定量示小三阳，HBV-DNA＜5.00E＋02 IU/mL。B 超：慢性肝病超声表现、胆囊壁呈慢性炎症改变。

(二)鉴别诊断

1. 药物性肝损害：近期有使用伤肝药物的病史，如治疗结核药物异烟肼、利福平、吡嗪酰胺等，某些降糖、降血脂类药物，某些中草药等，肝功异常多以 AST 升高为主，可出现乏力、腹胀、食欲下降、黄疸等症状，甚至出现腹水、肝功能衰竭。该患者近期无服用伤肝药物病史，故可以排除该病。

2. 酒精性肝病：有长期饮酒史，一般超过 5 年，男性每日酒精摄入量≥40 g，女性每日酒精摄入量≥20 g，或 2 周内有大量饮酒史，折合酒精量＞80 g/d，均可能出现酒精性肝病，化验肝功异常，并可出现乏力、食欲下降、恶心、腹胀等症状。该患者无饮酒史，故可以排除。

3. 自身免疫性肝炎：主要有原发性胆汁性肝硬化(PBC)和自身免疫性肝病。PBC 主要累及肝内胆管，自身免疫性肝病主要破坏肝细胞。该病多见于女性，常伴发热、关节疼痛等。可行自身抗体以及肝脏穿刺病理检查等进一步明确与排除。

4. 溶血性黄疸：常有药物或感染等诱因，表现为贫血、腰痛、发热、血红蛋白尿、网织红细胞升高，黄疸大多较轻，主要为间接胆红素升高。治疗后(如应用肾上腺皮质激素)黄疸消退快。

5. 肝外梗阻性黄疸：常见病因有胆囊炎、胆石症、胰头癌、壶腹周围癌、肝癌、胆管癌、阿米巴脓肿等。有原发病症状、体征，肝功能损害轻，以直接胆红素为主，肝内外胆管扩张。

6. 其他病毒所致肝炎：巨细胞病毒感染、传染性单核细胞增多症等。可根据原发病的临床特点和病原学、血清学检查结果进行鉴别。

7. 感染中毒性肝炎：如流行性出血热、恙虫病、伤寒、钩端螺旋体病、阿米巴肝病、急性血吸虫病、华支睾吸虫病等。主要根据原发病的临床特点和实验室检查加以鉴别。

8. 脂肪肝及妊娠急性脂肪肝：脂肪肝大多继发于肝炎后或身体肥胖者。血中三酰甘油多增高，B 超有较特异的表现。妊娠急性脂肪肝多以急性腹痛起病或并发急性胰腺炎，黄疸深，肝缩小，严重低血糖或低蛋白血症，尿胆红素阴性。

9. 肝豆状核变性：血铜及铜蓝蛋白降低，眼角膜边缘可发现凯-弗环(Kayser-Fleischer)。

五、诊疗经过

入院后给予五酯胶囊、水飞蓟宾葡甲胺片、舒肝宁、复方甘草酸苷、环磷腺苷、富马酸替诺福韦二吡呋酯片等药物保肝、降酶、退黄、抗病毒治疗。住院当晚输注舒肝宁后出现畏寒、寒战、高热，考虑对舒肝宁过敏，临时静滴地塞米松 5 mg。住院后短期复查肝功，胆红素水平短暂下降后进行性升高，最高升至 198.2 $\mu mol/L$，出现酶胆分离，患者自觉症状逐渐加重，后加用丁二磺腺苷蛋氨酸、谷胱甘肽、熊去氧胆酸保肝、退黄治疗，肝功逐渐恢复，IgG 降至 17.7 g/L，住院期间患者病毒量始终低于最低检测值。

六、诊疗体会

追问病史，患者 1 年前发病时肝功轻度异常，病毒量仅为 10^3，发病前反复发热，可能当时肝功异常并不是乙肝病毒活动引起，而是与自身免疫状态有关。本次发病时病毒量低于最低检测值，治疗初期保肝、退黄、降酶效果欠佳，应用 1 次地塞米松胆红素水平出现短暂下降，我们倾向于患者在慢性乙型病毒性肝炎的基础上合并自身免疫性肝炎，加用丁二磺腺苷蛋氨酸及熊去氧胆酸后肝功逐渐恢复，IgG 水平进行性下降。由于上述治疗效果较好,未加用激素长期治疗。

　　HBV 感染的自然病程是复杂的和多变的,同时受到很多因素的影响,包括感染的年龄、病毒因素(HBV 基因型、病毒变异和病毒复制的水平)、宿主因素(性别、年龄和免疫状态)和其他外源性因素,如同时感染其他嗜肝病毒和饮酒等[1]。临床上 HBV 感染包括从症状不明显的肝炎到继续有症状的肝炎,甚至急性重型肝炎,从非活动性 HBsAg 携带状态到慢性肝炎、肝硬化等各种状况,有 15%～40% 的慢性 HBV 感染者会发展为肝硬化和晚期肝病。慢性 HBV 感染的自然病程一般可分为以下四个阶段[2]。

　　第一阶段为免疫耐受期,其特点是 HBV 复制活跃,血清 HBsAg 和 HBeAg 阳性,HBV-DNA 滴度较高,血清 ALT 水平正常或轻度增高,肝组织学无明显异常或有轻度异常。患者临床表现无症状,常见于围生期感染的患者,可持续存在数十年。

　　第二阶段为免疫清除期,患者免疫耐受消失进入免疫活跃期,表现为 HBV-DNA 滴度下降、ALT 升高和肝组织学有坏死炎症等,这一阶段可持续数月到数年。

　　第三阶段为非活动性或低(非)复制期,这一阶段表现为 HBeAg 阴性,抗 HBe 阳性,HBV-DNA 检测不到或低于检测下限,ALT/AST 水平正常,肝细胞坏死炎症缓解,这一阶段也称为非活动性 HBsAg 携带状态。

　　第四阶段为再活跃期,非活动性抗原携带状态可持续终生,但也有部分患者可能随后出现自发的或免疫抑制剂等导致 HBV-DNA 复制,出现伴或不伴 HBeAg 阳性血清学转换,HBV DBA 滴度升高和 ALT 升高。

　　儿童和成人 HBeAg 阳性慢性乙型肝炎患者中,于 5～10 年后发展为非活动或低(非)复制期的比例分别为 50% 和 70%。前 C 区和 C 区变异株可以通过阻止和下调 HBeAg 表达而引起 HBeAg 的血清转换,患者可有肝炎反复发作。成人慢性 HBV 感染者每年有 0.1%～1% 的人出现 HBsAg 的血清消除。

　　乙型肝炎的发病机制非常复杂,目前尚未完全明了。HBV 侵入人体后,未被单核-吞噬细胞系统清除的病毒到达肝脏或肝外组织,如胰腺、胆管、脾、肾、淋巴结、骨髓等。病毒包膜与肝细胞膜融合,导致病毒侵入。HBV 进入肝细胞后即开始其复制过程,HBV-DNA 进入细胞核形成共价闭合环状 DNA(cccDNA),以 cccDNA 为模板合成前基因组 mRNA,前基因组 mRNA 进入胞质作为模板合成负链 DNA,再以负链 DNA 为模板合成正链 DNA,两者形成完整的 HBV-DNA。HBV 复制过程非常特殊,细胞核内有非常稳定的 cccDNA 存在;有一个反转录步骤[3]。

　　肝细胞病变主要取决于机体的免疫应答,尤其是细胞免疫应答。免疫应答既可以清除病毒,亦可导致肝细胞损伤,甚至诱导病毒变异。各种原因导致的 HBV 复制增加均可启动机体免疫对 HBV 应答反应。机体免疫反应不同,导致临床表现各异。当机体处于免疫耐受状态,不发生免疫应答,多成为无症状携带者;当机体免疫功能正常时,多表现为急性肝炎,成年感染 HBV 者常属于这种情况,大部分患者可彻底清除病毒;当机体免疫功能低下、不完全免疫耐受、自身免疫反应产生、HBV 记忆突变逃避免疫清除等情况下,可导致慢性肝炎;当机体处于超敏反应,大量抗原-抗体复合物产生并激活补体系统,以及在肿瘤坏死因子、白细胞介素-1、白细胞介素-6、内毒素等参与下,导致大片肝细胞坏死,发生重型肝炎[4]。

乙型肝炎外肝损伤主要由免疫复合物引起。乙型肝炎早期偶尔出现的血清病样表现很可能是循环免疫复合物沉积在血管壁,导致膜性肾小球肾炎伴发肾病综合征,在肾小球基底膜上可检出 HBsAg、免疫球蛋白和补体 C3;免疫复合物也可导致结节性多动脉炎。这些免疫复合物多数是抗原过剩的免疫复合物。

乙型肝炎慢性化的发生机制尚未充分明了,有证据表明,免疫耐受是关键因素之一。由于 HBeAg 是一种可溶性抗原,HBeAg 的大量产生可能导致免疫耐受。免疫抑制亦与慢性化有明显关系。慢性化还可能与遗传因素有关。初次感染 HBV 的年龄越小,慢性携带率越高。可能由于免疫系统发育未成熟,机体处于免疫耐受状态有关,不发生免疫应答。成人急性乙型肝炎恢复后长期携带 HBsAg 则可能与遗传因素有关。

乙型肝炎的治疗根据患者的具体情况采取综合治疗方案,包括合理的休息和营养、心理平衡、改善和恢复肝功能,调节机体免疫,抗病毒、抗肝纤维化等治疗。

自身免疫性肝炎的发病机制尚不清楚。目前认为遗传是其主要因素,遗传易感性可影响机体自身抗原的免疫反应性及其临床表现。人白细胞抗原(HLA)DR3 和 DR4 是 AIH 的独立危险因子。此外,病毒感染、药物和环境可作为促发因素,促使其发病。体液免疫和细胞免疫均参与 AIH 的自身免疫,病毒的分子模拟也可能是自身免疫的发病机制之一[5]。①体液免疫反应:抑制性 T 细胞功能缺陷可导致 B 细胞功能失调,继而产生针对肝细胞膜的自身抗体 IgG,在肝细胞膜表面形成抗原抗体复合物。抗原抗体复合物可被 NK 细胞所识别,产生抗体依赖细胞介导的细胞毒作用,导致肝损害。②细胞免疫反应:抗原递呈细胞、抗原抗体系统、细胞毒 T 细胞等参与了细胞免疫反应。抗肝肾微粒体抗体可识别肝细胞表面表达的细胞色素 P450IID6 等特异性自身抗原。在碎屑样坏死区域以抑制性淋巴细胞核细胞毒淋巴细胞为主,而 B 细胞和 NK 细胞减少,提示细胞毒 T 细胞是主要的致病因素。③病毒的分子模拟:在急性感染 HAV 和 HBV 置换发生的 AIH,说明病毒感染可促发 AIH,这可能与分子模拟有关。如 HCV 的基因组与 AIH 患者的自身抗原 P450IID6,GOR-47 有同源性,这些有分子模拟的病毒可增加遗传易感者的自身抗原负荷从而激发自身免疫。病毒感染后所产生的内源性干扰素可增加肝细胞表面表达 HLA,损害抑制性 T 细胞功能,促进自身抗体产生。

自身免疫性肝炎临床女性多见,起病缓慢,亦有急性起病者。病程一般超过 6 个月,但不满 6 个月者也可诊断 AIH。症状轻重不一,轻者可无症状;一般表现为不适、黄疸。约有 1/4 患者表现类似于急性病毒性肝炎。早期肝大,但后期缩小,不能触及,通常有蜘蛛痣、脾大、晚期可有腹水、水肿、肝性脑病。

肝外表现可有持续发热伴急性、复发性、游走性大关节炎;女性通常有闭经;可有牙龈出血、鼻出血;满月面容、痤疮、多体毛、皮肤紫纹;还有桥本甲状腺炎等甲状腺异常。

根据临床表现、实验室检查和肝穿刺活检可诊断 AIH。在诊断 AIH 时要排除活动性病毒感染(包括巨细胞病毒和 EB 病毒),无输血及血制品应用史,无过量饮酒史,无肝毒性药物应用史,并要排除胆道疾病、肝肉芽肿、肝铁或铜沉积。AIH 根据血清学免疫性检查可分为三型[6]。

Ⅰ型：又称为经典型，占 AIH 的绝大部分。70％为女性，年龄主要分布于 10～20 岁和 45～70 岁两个阶段。特征为血清 SMA 和 ANA 阳性，部分有抗肌动蛋白抗体，其中聚合 F-肌动蛋白的自身抗体具有高度特异性。

Ⅱ型：西欧高发，儿童多见，仅占 AIH 的 4％。其特征为抗 LKM1 和（或）肝细胞浆Ⅰ和（或）肝细胞浆Ⅰ型抗体(LC1)阳性，ANA 和 SMA 阴性。

Ⅲ型：多见于 30～50 岁的女性，特征为抗可溶性肝细胞抗原(SLA)和抗肝胰抗体(LP)阳性，一般 ANA 和 LKM1 阴性，但 SMA 可阳性。由于 11％的Ⅰ型 AIH 亦有抗SLA 阳性，故有人认为Ⅲ型可能为Ⅰ型的一种亚型。

此外，尚有人将自身抗体阴性的 AIH 称为Ⅳ型，其临床表现与Ⅰ型相似，可能存在目前尚不能检测的某些抗体。Ⅳ型与 AIH 与慢性隐匿性肝病的区别是它对糖皮质激素治疗有效，而后者无效。

治疗主要应用免疫抑制剂，以糖皮质激素为首选[7]。多数患者用泼尼松龙 30 mg/d一个月病情可缓解，但 9％的患者无效。在使用糖皮质激素时可合用硫唑嘌呤，以减少糖皮质激素的用量及不良反应。此外，环孢素和 KF506 可用于糖皮质激素无效或因糖皮质激素不良反应而停药者，但这两种药存在肾毒性。熊去氧胆酸具有免疫调节、保护肝细胞和去除脂溶性胆盐的作用，亦可试用[8]。晚期患者可行肝移植术。

自身免疫肝炎平均生存期为 12 年左右[9]。在起始 2 年的糖皮质激素治疗中 1/3 可达到 5 年缓解，2/3 复发需要再治疗。早期诊断和合适的免疫抑制剂治疗可获得持续性缓解，延长生存期，但多数患者最终仍发展为肝硬化。AIH 的预后还与 HLA 表型相关，HLA-DR3 阳性患者用激素治疗不易缓解，而 HLA-DR4 阳性患者较易缓解。

七、科主任点评

自身免疫性肝炎是免疫介导的以肝细胞损伤为特点的慢性进展性疾病[10]。女性多见，近年来发病率越来越高，但是非专科医生以及患者的认知率尚不高。因其进展同病毒性肝炎一样，都可进展成肝硬化、肝癌，所以需要加大宣传力度，提高公众认知度。目前治疗主要是应用免疫抑制剂，以糖皮质激素为首选。治疗的总体目标是获得肝组织缓解，防止肝纤维化的发展和肝功能衰竭的发生，提高患者的生存期和生活质量。临床上可行的治疗目标是获得完全生化缓解及血清转氨酶和 IgG 水平恢复正常。肝组织学完全缓解者较之未获得组织学完全缓解者肝纤维化逆转率较高，生存期也显著延长[11]。因此，肝组织学缓解可能是治疗的重要目标。

AIH 预后差异较大，未经治疗的患者可缓慢发展为肝硬化，或发展为急性、亚急性、爆发性肝病，最终以各种并发症而死亡。回顾性分析表明严重的 AIH 患者如果不治疗 3年的生存率达 50％，5 年为 10％。治疗后患者 20 年的生存率达 80％，其寿命与性别、年龄相匹配的正常健康人群无明显差异。无症状者、携带 HLA-DR3 者对预后相对较好。早期诊断并给予恰当的治疗是改善预后的重要手段。

肝穿刺活检对于肝病的诊断具有重要意义。肝穿刺病理学检查主要用于各种肝脏疾病的鉴别诊断，如鉴别黄疸的性质和产生原因，了解肝脏病变的程度和活动性，提供各种病毒性肝炎的病原学诊断依据，发现早期、静止期或尚在代偿期的肝硬化，判别临床疗效，尤其是在确定肝纤维化严重程度上是国际公认的"金标准"。目前患者的接受程度尚不高，我们在临床应多鼓励、多宣传，增加社会的认知接受程度，对于明确诊断、判断病情、指导治疗和预后评估有非常重要的意义。

参考文献：

[1] 万学红.诊断学[M].第9版.北京：人民卫生出版社,2018.

[2] 王吉耀,王辰.内科学[M].第3版.北京：人民卫生出版社,2016.

[3] 李淑香,段维佳,张栋,等.2017年自身免疫性肝炎及原发性胆汁性胆管炎研究进展[J].临床肝胆病杂志,2018,34(7):1 569-1 572.

[4] 葛均波,徐永健.内科学[M].第8版.北京：人民卫生出版社.2013,434-436.

[5] 陈灏珠.实用内科学[M].北京：北京大学医学出版社,2009.

[6] Teschke R, Danan G. Diagnosis and management of drug-induced liver injury (DILI) in patients with pre-existing liver disease[J]. Drug Saf, 2016,39(8):729-744.

[7] 顾勇,范红.自身免疫性肝炎的发病机制[J].新医学,2009(5):121-124.

[8] Cai S Y, Ouyang X, Chen Y, Soroka C J, Wang J, Mennone A, Wang Y, Mehal W Z, Jain D, Boyer J L. Bile acids initiate cholestatic liver injury by triggering a hepatocyte-specific inflammatory response[J]. JCI Insight, 2017,2(5):e90780.

[9] Tedesco D, Thapa M, Chin C Y, Ge Y, Gong M, Li J, et al. Alterations in intestinal microbiota lead to production of interleukin 17 by intrahepatic γδ T-cell receptor-positive cells and pathogenesis of cholestatic liver disease[J]. Gastroenterology, 2018, 154: 2 178-2 193.

[10] Blokker B A, Maijo M, Echeandia M, Galduroz M, Patterson A M, Ten A, et al. Fine-tuning of Sirtuin 1 expression is essential to protect the liver from cholestatic liver disease [J]. Hepatology, 2019, 69:699-716.

（赵　玮）

一例药物性肝炎的诊疗体会

一、患者基本信息

患者刘某某,女性,55 岁,汉族,已婚,退休。于 2019 年 2 月 27 日入院。

二、主诉

乏力、腹胀反复发作 2 年余。

三、现病史、体格检查、化验检查

现病史:患者 2 年前无明显诱因出现乏力倦怠,黑便(具体不详)伴有腹部不适、腹胀,无畏寒、发热,无心慌、心悸,无胸闷、憋气,无恶习、呕吐,无皮肤瘙痒,于青岛某三甲医院住院治疗,入院查血分析:WBC 5.74×10^9/L,HB 70 g/L,PLT 15×10^9/L;肝功:TBIL 48.5 μmol/L,DBIL 28.3 μmol/L,ALT 158 U/L AST 258 U/L,ALB 28 g/L;病毒学指标示阴性。腹部超声示:肝炎表现(肝脏缩小)、脾大、腹水。骨髓穿刺结果显示增生低下骨髓、红粒两系减少。住院诊断“急性消化道出血、急性肝炎(病因不明)”,给予止血、补液、保肝治疗,患者病情好转,肝功恢复出院。院外间断复查,肝功仍反复波动,间断服用口服药物水飞蓟宾胶囊 70 mg 每天 3 次,复发甘草酸苷 80 mg 每天 3 次,入院前 1 周,患者再次感腹胀、乏力明显,无呕血、黑便,无畏寒发热,无恶心、呕吐,复查肝功 TBIL 24.8 μmol/L,DBIL 16.3 μmol/L,ALT 271 U/L,AST 123 U/L,ALB 35 g/L,遂收入院。患者自患病以来,精神尚可,食欲一般,睡眠不佳,大便干结,为黄褐色成型便,小便可。

既往体健,否认乙肝、结核接触史,否认毒物接触史,否认烟酒等不良嗜好。

查体:体温 36.5℃,脉搏 75 次/分钟,呼吸 15 次/分钟,血压 130/80 mmHg。中年女性,发育正常,营养中等,神志清,精神可,自主体位,查体合作。皮肤黏膜无黄染,未见出血点,未见肝掌,未见蜘蛛痣,浅表淋巴结未触及肿大。巩膜无黄染。心肺听诊未发现异常。腹平软,无压痛及反跳痛,肝脾肋下未触及,肝上界于右锁骨中线第 5 肋间叩浊,莫菲氏征阴性,肝区叩痛阳性,腹水征阴性,双下肢无水肿。双侧肱二、三头肌腱反射及跟、膝腱反射均存在,不亢进。双侧 Babinski 氏征、Kernig 氏征均阴性。

辅助检查:

2018-04-17,肝功:TBIL 25.8 μmol/L,DBIL 16.8 μmol/L,ALT 186 U/L AST 118 U/L,ALB 36 g/L。

2019-02-27,肝功:TBIL 26.8 μmol/L,DBIL 17.8 μmol/L,ALT 276 U/L AST 133

U/L,ALB 35 g/L,铜蓝蛋白正常,免疫球蛋白正常。

2019-02-27,血常规：WBC 5.54×10^9/L, HB 110 g/L, PLT 104×10^9/L,单核细胞 0.57×10^9/L,嗜酸性粒细胞 0.45×10^9/L。

2019-02-27,病毒学指标：HBsAg 阴性,甲、丙、戊肝抗体阴性,EBV、梅毒、HIV 抗体均阴性。

2019-02-28,自身免疫抗体谱：均阴性。

2019-02-28,腹部超声示：慢性肝病损害征象。

四、诊断与鉴别诊断

(一)初步诊断

①慢性肝炎；②自身免疫性肝炎(?)；③脂肪肝(?)。

诊断依据：①中年女性；②乏力、腹胀、肝功反复异常 2 年；③否认饮酒史,否认毒物接触史。

(二)鉴别诊断

(1)自身免疫性肝炎(AIH)是由异常自身免疫反应介导的肝实质炎症性病变,多发于女性,以高丙种球蛋白血症,血清自身抗体阳性和对免疫抑制剂治疗应答为特点。AIH 的表现多种多样,常见于以慢性起病为主,但约有 10% 的 AIH 呈现急性起病,甚至呈现爆发性起病,其中急性或者爆发性起病的 AIH 易与 DILI 混淆。AIH 的病理学特征主要表现为界面性肝炎、浆细胞浸润、玫瑰花结及淋巴细胞穿入现象。

(2)酒精性肝病：患者有长期饮酒史,饮酒超过 5 年,男性每天乙醇摄入量≥40 g、女性≥20 g,或近两周内大量饮酒,每天乙醇摄取量≥80 g。乙醇计算量＝饮酒量(mL)×酒精度数×0.8。生化学表现为肝酶升高、胆红素升高、总胆汁酸升高、白蛋白下降。影像学检测,腹部 B 超可见肝脏近场增强,远场逐渐衰减,肝硬化阶段出现肝脏缩小、脾增大、腹水；CT 下表现为肝密度弥漫性减低,常低于脾肾密度。病理学改变：多见大泡性脂肪变,部分合并大泡性脂肪变为主的小泡性脂肪变、混合脂肪变。

(3)病毒性肝炎：病毒性肝炎是指嗜肝病毒引起的肝炎,如甲型肝炎、乙型肝炎、丙型肝炎、戊型肝炎。巨细胞病毒、EB 病毒也可以导致肝炎,但因为这些病毒不属于嗜肝病毒,所以不在病毒性肝炎的范畴。因为甲、乙、丙、丁、戊病毒性肝炎,临床上症状多样,可以表现隐匿,通过体检被发现,甲肝、戊肝则表现为急性起病,消化道症状明显,肝功损害。临床上可以通过乙肝五项或甲、丙肝、戊肝抗体等病毒学指标进行明确。

(4)慢性胆汁淤积性肝损伤：药物引起的慢性胆汁淤积在组织学上类似于其他原因引起的慢性胆汁淤积,如原发性胆汁性肝硬化、胆道梗阻或原发性硬化性胆管炎。

五、诊疗经过

该患者自 2017 年开始肝功反复异常,以 ALT 为主,多次住院保肝治疗,此次住院完善相关辅助检查,病毒学指标阴性,自身抗体谱阴性,免疫球蛋白正常,铜蓝蛋白正常,影像学检查未提示脂肪肝、占位、门静脉异常,病史否认饮酒史及中草药、重金属等常见损肝药物接触史,给予复方甘草酸苷、水林佳保肝降酶治疗,患者肝功明显好转,但肝功损害原因仍不明,经多次沟通,患者终同意行肝穿刺明确病情。2019-03-12 病理结果显示:慢性活动性肝炎、轻度炎症,中度纤维化,改良 Scheuer 评分 G2S3,符合药物性肝损伤。再次追问病史,患者方诉有银屑病史,为控制银屑病复发,间断服用"中草药偏方",成分不明,进一步追问服药时间,结合患者肝功异常时间,考虑中草药偏方与肝功损害有因果关系,结合病理诊断,患者更改诊断:药物性肝炎。对患者进行健康宣教,立即停用偏方治疗,给予还原性谷胱甘肽、复方甘草酸苷保肝治疗,同时对患者加强药物性肝损伤的科普。并联系皮肤科会诊,给予科学、可控的药物及物理治疗,患者后期追踪,肝功持续正常。"药物性肝炎"诊断成立明确。

六、诊疗体会

本病例有如下特点:①中年女性,有间断服用偏方史;②起病隐匿,肝功反复异常;③影像学检查排除肝内外占位;④否认饮酒史,病毒学指标阴性,自身抗体阴性;⑤乏力、消化道症状轻;⑥病理检查符合药物性肝损害。根据上述特点考虑为药物性肝炎。

药物性肝损伤(drug-induced liver injury,DILI)是各类处方或非处方的化学药物、生物制剂、传统中药(TCM)、天然药(NM)、保健品(HP)、膳食补充剂(DS)本身及其代谢产物乃至辅料或由于特殊体质对药物的超敏感性或耐受性降低所引起的不同程度的肝损伤[2-5]。据统计,在我国有 30 000 多种临床药物,约有 1 000 多种的药物可以造成肝损害[6],且由于临床用药不规范使用,导致药物性肝损伤的发病率呈上升态势,是最常见和最严重的药物不良反应之一[2,7]。引起 DILI 的常见药物有抗肿瘤的化疗药、抗结核药、中药、解热镇痛药、免疫抑制剂、降糖降脂药、抗细菌、抗真菌及抗病毒药等。国内、国外导致 DILI 的药物构成有所不同,国外报道以抗菌药为主[8],而国内有报道以中药导致的 DILI 居各种药物之首[9]。另外一些"保健品"及减肥药也经常引起 DILI,需引起大家高度注意。本例患者造成肝损害的药物考虑与控制银屑病复发,间断服用的"中草药偏方"有关。

分析:该患者为中年女性,肝功反复发作 2 年余,曾经于我院及外院多家医院诊治,"慢性肝炎""脂肪肝""自身免疫性肝炎"等均有诊断,服药更是无数。药物性肝炎的诊断属于排他性诊断,首先要确认存在肝损伤,其次排除其他肝病,并且通过因果关系评估[1]来确定肝损伤与可疑药物的相关程度,肝穿刺病理诊断可辅助明确诊断。但该患者为什么治疗 2 年,药物性肝炎的诊断才成立,考虑与以下两个方面有关:首先该患者因个人感觉患有银屑病会引来别人的异样对待,同时认为该偏方为中草药制剂,无副作用。故入院否认服用损肝药物史,毒物接触史,隐瞒银屑病及间断服用"中草药偏方"治疗银屑病病史,导致临床医师在给予诊断时考虑肝功的反复异常,更倾向于自身免疫性肝炎、脂肪肝、慢性肝炎病因不明等诊断。其次患者因对肝穿刺的担心及恐惧心理,迟迟不愿行肝穿刺。

七、科主任点评

胆汁淤积性肝病是临床常见疾病,参考其诊断和治疗共识(2015),结合本病例,系统学习下胆汁淤积性肝病的相关知识,包括定义、病因、诊断及治疗等方面。

药物性肝损害的发病机制复杂。主要原因是由药物本身所具有的不良反应,或药物所产生的超敏反应,造成肝功能明显异常等危害[10]。具体发病机制如下:①药物及其中间代谢产物对肝脏的直接毒性作用:药物经 CYP 代谢产生的亲电子基、自由基等活性代谢产物,通常与谷胱甘肽(GSH)结合而解毒。并不产生肝损伤。但过量服药或遗传性药物代谢异常时,亲电子基、自由基等活性代谢产物大量生成,耗竭了肝内的 GSH,并且通过与细胞膜磷脂质的不饱和脂肪酸结合发生脂质过氧化反应。造成膜的损害、钙-ATP 的自稳性受到破坏,使线粒体损伤、肝细胞坏死;亲电子基团还可通过与肝细胞蛋白半胱氨酸残基的巯基、赖氨酸残基的氨基等亲核基团共价结合,致肌动蛋白凝聚而细胞骨架破坏,使细胞膜失去其化学及生理特性而产生细胞坏死。药物及其代谢产物亦可干扰细胞代谢的某个环节,影响蛋白的合成或胆汁酸的正常分泌,使肝细胞损伤或/和胆汁淤积。这类药物性肝损伤是剂量依赖性的、可以预测的,并在动物身上可以复制出来。②机体对药物的特异质反应(idiosyncracy),包括过敏性(免疫特异质)及代谢性(代谢特异质)。前者主要是由于药物或其活性代谢产物作为半抗原,与内源性蛋白质结合形成具有免疫原的自身抗体,可诱导肝细胞死亡或被破坏;这种免疫原还可以被 CD4＋细胞识别,诱导产生一些细胞因子,进一步激活 CD8＋T 细胞,引起 Fas 或穿孔素介导的肝细胞凋亡、细胞损伤。后者主要与个体药物代谢酶遗传多态性有关,出现对药物代谢能力降低,使药物原型或/和中间代谢产物蓄积,产生对肝细胞的毒性。机体对药物的特异质反应所诱导的 DILI 与用药剂量和疗程无相关性,此种肝脏损伤仅发生在个别或少数人身上,对大多数人是安全的,是不可预测的,在实验动物模型上也常无法复制出来[11]。

该病的发患者群广泛,既可以是健康人群,也可以是既往已经患有肝病的人群。有研究报道,患者年龄 46 岁以上、肥胖、吸烟、饮酒、既往肝病史、乙型肝炎表面抗原(hepatitis B surface antigen,HBsAg)阳性、糖尿病以及原发疾病合并心血管疾病是 DILI 的相关因素,其中肥胖、吸烟、饮酒、有既往肝病史、HBsAg 阳性、糖尿病以及原发疾病合并心血管疾病是引起 DILI 发生的危险因素。药物性肝病可以表现为目前所知任何类型急性或慢性肝脏疾病,其临床表现多样,包括黄疸、乏力、恶心、呕吐、厌食等,并伴有转氨酶和胆红素等实验室检查的异常[12]。病情较轻者可在停药数周至数月内恢复,重者可能发生暴发性肝功能衰竭,危及生命,导致死亡。

按病程特征,药物性肝损伤分为急性药物性肝病(肝脏炎症在 6 月内消退)及慢性药物性肝病(＞6 月或再次肝损伤)。

急性药物性肝病按照临床表现特征,根据国际医学科学理事会的标准,又分为肝细胞性药物性肝病(ALT/ALP＞5)、胆汁淤积性药物性肝病(ALT/ALP＜2)及混合性药物性肝病(5＞ALT/ALP＞2)。急性重症 DILI 的临床分型中以肝细胞型最多,且多在 4 周内发病,胆汁淤积型和混合型所占比例较少,胆汁淤积型多在 3～8 周内发病,混合型呈散发现象[13]。

慢性药物性肝病又分为慢性肝实质损伤（包括慢性肝炎及肝脂肪变性、肝磷脂沉积症等）及慢性胆汁淤积、胆管硬化、血管病变［包括肝静脉血栓、肝小静脉闭塞症（VOD）、紫癜性肝病（肝紫斑病）］、非肝硬化性门静脉高压（特发性门静脉高压）。

临床上还有亚临床性肝损伤，亦称肝脏的适应性反应，仅表现为血清丙氨酸氨基转移酶和（或）ALP 水平轻微升高，一般不超过正常范围上限的 3 倍，常常自行恢复，但如为特异质或过敏体质，继续用药有可能发生严重致命的不良反应，需引起注意[14]。

对于药物性肝损害的诊断，首先要排除病毒学和酒精性肝损伤，且近期有明确的损肝药物史，方可作出可能诊断。肝组织活检只是诊断依据的一部分，帮助排除肝损伤其他原因，但不能作为 DILI 诊断的金标准。按照分型患者镜下的病理表现可以表现为：①肝细胞型肝损伤。肝细胞呈灶性或块状坏死，网状支架塌陷，汇管区和小叶内炎性反应细胞（淋巴细胞、中性粒细胞、嗜酸粒细胞）浸润，肝细胞内大量脂肪沉积，以小叶中心最为显著，同时伴胆汁淤积。②胆汁淤积型肝损伤。肝小叶中心胆汁淤积、毛细胆管内有胆栓，肝细胞和星状细胞内胆色素沉积，无炎性反应细胞浸润。③混合型肝损伤。毛细胆管、肝细胞内胆汁淤积，肝细胞呈灶状坏死及气球样变[15]。

一旦确诊或怀疑与药有关，应立即停用有关或可疑药物，这是治疗关键，促进致肝损药物清除和应用解毒剂、肝细胞保护剂，治疗肝功能衰竭。多数病例在停药后能恢复，重症患者则应绝对卧床休息，补充足量热量、足量的蛋白质、多种维生素如维生素 C、E、B 等以利肝细胞修复和再生。

解毒治疗：急性中毒的患者可采取洗胃、导泻、活性炭吸附等措施消除胃肠残留的药物，采用血液透析、腹腔透析、血液灌流、血浆置换等方法快速去除体内的药物；解毒剂的应用：包括非特异性如谷胱甘肽、N-乙酰半胱氨酸、硫代硫酸钠、甾体类激素、UDCA、S-腺苷蛋氨酸、多烯磷脂酰胆碱等及特异性螯合剂如二巯丙醇、青霉胺、巯丁二酸、巯乙胺、依地酸钙钠等。

抗炎保肝治疗：根据患者的临床情况可适当选择抗炎保肝药物治疗，包括以抗炎保肝为主的甘草酸制剂类、水飞蓟宾类、抗自由基损伤为主的硫普罗宁、还原型谷胱甘肽、N-乙酰半胱氨酸、保护肝细胞膜为主的多烯磷脂酰胆碱、促进肝细胞代谢：腺苷蛋氨酸、葡醛内酯、复合辅酶、门冬氨酸钾镁、促进肝细胞修复、再生的促肝细胞生长因子、促进胆红素及胆汁酸代谢的腺苷蛋氨酸、门冬氨酸钾镁、熊去氧胆酸等。一些中药制剂如护肝宁、护肝片、双环醇、五酯胶囊等也可选择。原则上要尽可能地精简用药。目前无证据显示 2 种或以上抗炎保肝药物对 DILI 有更好的疗效，因此尚不推荐 2 种或以上抗炎保肝药物联用[16]。在抗结核治疗等 DILI 发生风险相对高的治疗中，目前也无确切证据表明预防性应用抗炎保肝药物可减少 DILI 的发生，但在用药过程中，需注意动态监测肝功。

此外对于症状严重者、重度黄疸，有免疫高敏感性证据者且无糖皮质激素禁忌证者可选择短期应用糖皮质激素。

对病情严重，进展较快者，肝移植可能是唯一有效的治疗措施。适时使用人工肝治疗能降低患者在等待移植过程和移植后危险期的死亡率，或为肝细胞再生赢得时间[18-19]。通过保肝治疗,总有效率高达 97.6%[20]。

由于肝脏对药物代谢及效应存在性别差异[21-22],且 DILI 发病时间差异很大,与用药的关联常较隐蔽,缺乏特异性诊断标志物,因此药物性肝损伤的诊断,首先要排除病毒性或酒精性肝病,全面细致地追溯可疑药物应用史和除外其他肝损伤病因,对于建立 DILI诊断至关重要。当有基础肝病或多种肝损伤病因存在时,叠加的 DILI 易被误认为原有肝病的发作或加重,或其他原因引起的肝损伤,如临床和实验室化验不能确认 DILI,AIH不能排除,可疑药物停用后肝功仍反复异常等均应考虑肝组织活检。同时临床医护工作者应提高对 DILI 的认识,严格掌握药物的适应证和禁忌证,避免滥用或长期大量用药,尽量少用或者不用具有肝毒性的药物.对于不可避免地发生 DILI 的患者应加强监管和控制病情的加重,而预防是避免药源性疾病的关键[23]。对公众进行教育,加强健康宣教,改变中药无毒的认识偏见,同时提醒患者不要擅自服用各种中药方及偏方,提高医务人员及患者对 DILI 的警觉性,才能保证诊治的精准,并避免过度医疗。

参考文献:

[1] 中华医学会感染病学分会肝衰竭与人工肝学组和肝病学分会重型肝病与人工肝学组.肝衰竭诊治指南.实用肝脏病杂志,2013,16(3):210-216.

[2] Björnsson E S,Bergmann O M, et al. Incidence, presentation, and outcomes in patients with drug-induced liver injury in the general population of Iceland. Gastroenterology, 2013 Jun, 144(7):1 419-1 425.

[3] Fontana R J, Watkins P B, Bonkovsky H L, et al. Drug-induced liver injury network (DILIN) prospective study: rationale, design and conduct. Drug Saf, 2009, 32(1): 55-68.

[4] Chalasani, Naga P, Hayashi, Paul H, Bonkovsky, et al. ACG Clinical Guideline: the diagnosis and management of idiosyncratic drug-induced liver injury.Am J Gastroenterol, 2014, 109: 950-966.

[5] Devarbhavi H.An update on drug-induced liver injury [J]. J Clin Exp Hepatol,2012,2(3):247-259.

[6] David S, Hamilton J P.Drug-induced liver injury.US Gastroenterol Hepatol Rev, 2010,6:73-80.

[7] Miguel A, Azevedo LF, Araú jo M, et al.Frequency of adverse drug reactions inhospitalized patients: a systematic review and Meta-analysis. Pharmacoepidemiol Drug Saf,2012,21(11):1 139-1 154.

[8] Zyoud S H, Awang R, Sulaiman S A.Reliability of the reported ingested dose of acetaminophen for predicting the risk of toxicity in acetaminophen overdose patients. Pharmacoepidemiol Drug Saf, 2012, 21:207-213.

[9] 姚飞,汪燕燕.综合分析药物性肝损伤 9355 例.安徽医药,2011,15:1 312-1 314.

[10] 赵先胜,翁伦华.还原型谷胱甘肽结合复方甘草酸苷治疗酒精性肝硬化的临床效果分析[J]. 健康研究,2017,37(04):403-405.

[11] Victor J. Navarro V J.Drug-related hepatotoxicity[J]. N EnglJ Med,2006, 354(7): 731-739.

[12] 阎双缓,唐亚芳.不同剂量腺苷蛋氨酸治疗药物性肝损害疗效观察[J]. 河北医药,2015,8(37):1 188-1 190.

[13] 杨建国.急性药物性肝损伤 33 例临床特征分析[J]. 医学临床研究,2015,3(32):596-598.

[14] 姚光弼.临床肝脏病学[M]. 第 2 版.上海:上海科教出版社,2011.

[15] 王淑珍,刘晖,郑俊福,张鑫,李冰,李磊,丁惠国.儿童与成年患者药物性肝损伤临床特征比较.药物

不良反应杂志,2014,16:269-273.

[16] 于乐成,茅益民,陈成伟.药物性肝损伤诊治指南.临床肝胆病杂志,2015,31:1 752-1 769.

[17] Wu S, Xia Y, Lv X, et al. Preventive use of hepatoprotectors yields limited efficacy on the liver toxicity of antituberculosis agents inin a large cohort of Chinese patients. J Gastroenterol Hepatol, 2015,30:540-545.

[18] 张亦瑾,魏丽荣,王笑梅,等.警惕中药致药物性肝损伤.临床医学工程,2010,17(11):59-61.

[19] 邢卉春.药物性肝损伤应急对策.健康报,2010-09-29(第8版).

[20] 程燕红.药物性肝损害的临床分析及认识[J].中国实用医学,2015,10(26):176-177.

[21] 陆玮婷,李军.276例药物性肝损伤的病因和临床表现分析.中华肝脏病杂志,2006,14(11):832-834.

[22] 李平,谢同柄.132例药物性肝损伤临床分析.实用肝脏病杂志,2010,13(1):48-50.

[23] 吕剑敏,程锐,吴伟东.导致药物性肝损害的相关因素分析及针对性干预措施.世界华人消化杂志,2014,22:409-414.

（李金金）

肝豆状核变性致慢性肝衰竭一例

一、患者基本信息

患者张某某,女性,30 岁,未婚,无业,于 2019 年 10 月 08 日 09:43:17 入院。

二、主诉

发现肝豆状核变性 16 年,反复乏力、腹胀 1 周。

三、现病史、体格检查、辅助检查

患者 16 年前突发出现言语不清,四肢运动不协调,于外院诊断为"肝豆状核变性",长期规律口服"青霉胺",患者病情反复。1 周前患者感明显腹胀伴有乏力,饮食后明显,于外院治疗,诊断为"肝硬化失代偿期",给予退黄、输注人血白蛋白及血浆等综合治疗。患者为求进一步治疗来我院。

患者既往史及个人史无特殊。

体格检查:神志清,言语不利,查体合作。全身皮肤黏膜轻度黄染,巩膜轻度黄染,颌下及左前臂可见片状瘀斑,口角干裂,无肝掌及蜘蛛痣。腹部平软,脐周压痛,无反跳痛,肝脾肋下未触及,肝区叩痛阳性,移动性浊音阴性,肠鸣音正常。肛门及外生殖器未查。脊柱无畸形,双手关节畸形,关节活动稍受限,肌力 4 级,双下肢无水肿。双侧肱二、三头肌腱反射及跟、膝腱反射均存在,不亢进。双侧 Babinski 氏征、Kernig 氏征均阴性。

辅助检查:肝功能 TBIL 65.1 μmol/L,ALT 46 U/L,AST 45 U/L;PTA 31.0%。头颅 CT+腹部 CT 示脑萎缩、肝硬化、脾大。入院诊断:①肝硬化失代偿期;②肝豆状核变性;③慢性肝衰竭。

四、诊断与鉴别诊断

(一)诊断

患者肝豆状核变性诊断明确,凝血功能 PTA 小于 40%;肝功能示 TBIL 65.1 μmol/L;影像学提示肝硬化。因此明确诊断为:①肝硬化失代偿期;②肝豆状核变性;③慢性肝衰竭。

(二)鉴别诊断

1. 药物性肝病:此类患者近 3 个月内有大量应用一种或多种药物的病史,且可疑药物的给药到肝损伤出现的时间间隔多为 1～12 周,停药后肝损伤好转,常常数周内完全恢复,如停药后临床表现在几天内消失及转氨酶在 1 周内下降超过 50%则对诊断非常有意义,化验肝炎病毒标志物阴性。该患者既往长期服用青霉胺,目前无法排除合并药物性肝炎。

2. 酒精性肝病:可分为酒精性脂肪肝、酒精性肝炎及酒精性肝硬化。此类患者有大量饮酒病史,一般超过 5 年,日饮酒量折合乙醇量男性为>40 g/d,女性为>20 g/d,或 2 周内有大量饮酒史,折合乙醇量>80 g/d,查血象多有白细胞升高及营养不良性贫血,查转氨酶中度升高,以 AST 为主,谷氨酰转肽酶升高 2 倍以上,禁酒后明显下降,20%患者有高脂血症,超声检查可见肝脏体积增大,肝硬化时可有缩小,肝脏组织活检可明确诊断。该患者可排除。

3. 自身免疫性肝病:多见于中年以上女性,常伴有类风湿因子阳性及抗核抗体阳性等特点,有显著皮肤瘙痒、肝大、出现黄瘤,有显著胆汁淤积性黄疸的生化改变,IgM 明显增高,抗线粒体抗体阳性,且滴度很高。主要有原发性胆汁性肝硬化和自身免疫性慢性活动性肝炎。前者主要累及肝内胆管,为慢性非化脓性破坏性炎症,有长期持续性肝内胆汁淤积,除外肝外胆管阻塞引起的继发性胆汁性肝硬化。后者主要破坏肝细胞,诊断主要依靠自身抗体的检测。肝组织穿刺病理检查可资鉴别。

4. 嗜肝病毒引起的肝损害:如乙肝、甲肝、丙肝、戊肝、丁肝病毒及 CMV,EBV 病毒亦可致肝脏损害,临床上可表现肝炎症状。入院后完善相关检查可以排除此类疾病。

五、诊疗经过

入院后完善相关检查:嗜肝病毒标记物阴性,自免肝抗体阴性;血常规示白细胞 1.99×10^9/L,血红蛋白 102.00 g/L,血小板 27.00×10^9/L;凝血功能示凝血酶原时间 24.0 s↑,凝血酶原活度 33.0%,国际标准化比值 2.27,活化部分凝血活酶时间 50.1 s,凝血酶时间 22.8 s;肝功能示总胆红素 78.0 μmol/L,直接胆红素 22.7 μmol/L↑,间接胆红素 55.3 μmol/L,总蛋白 46.6 g/L,白蛋白 27.6 g/L;铜蓝蛋白 0.03 g/L;腹部 B 超:肝硬化、门静脉高压(脾大,侧支循环形成)。入院后给予停用青霉胺,予以腺苷蛋氨酸、熊去氧胆酸;还原型谷胱甘肽降酶,利可君升血小板、白细胞;输注血浆、血小板,维持水电解质平衡等综合治疗,患者症状缓解。复查血常规示白细胞 2.00×10^9/L,血小板 32.00×10^9/L;肝功能示总胆红素 48.4 μmol/L,直接胆红素 15.3 μmol/L,间接胆红素 33.1 μmol/L,碱性磷酸酶 133 U/L,白蛋白 24.7 g/L;凝血功能示凝血酶原时间 20.1 s,凝血酶原活度 41.0%,国际标准化比值 1.91,活化部分凝血活酶时间 53.7 s,凝血酶时间 26.1 s。患者症状好转后出院。

六、诊疗体会

肝豆状核变性是一种常染色体隐性遗传的铜代谢障碍疾病。致病基因为 ATP7B,其突变导致 ATP 酶功能减弱或丧失,使血清铜蓝蛋白合成减少以及胆道排铜障碍,导致蓄积于体内的铜离子在肝、脑、肾、角膜等处沉积[1],引起相应的临床表现,包括神经精神症状、肝生化异常、角膜 K-F 环、肾损害、溶血性贫血、骨骼肌肉损害等表现。临床上分为肝型、脑型、其他类型及混合型[2]。在世界范围内肝豆状核变性的发病率为 1/10 万~

1/3万[3]，好发年龄在 5～35 岁[4]，40 岁以后发病患者约占 3%[5]。肝豆状核变性的临床症状可不典型，因此对肝功能异常不能用常见肝病解释的患者应及时行 K-F 环、血清铜蓝蛋白、24 h 尿铜、腹部超声、头颅 MRI 等检查协助诊断[6]。

慢性肝损伤是肝硬化最重要的危险因素之一。肝豆状核变性患者铜在肝脏蓄积，往往会造成肝损伤甚至引起肝硬化。回顾本例患者病史，患者肝豆状核变性诊断明确，患者嗜肝病毒学标记物、自免肝抗体阴性，无饮酒史，可排除病毒性肝炎、自免肝、酒精性肝病；无高血压、高血糖、高血脂等高代谢综合征，可排除非酒精性肝病所致肝损伤。长期口服青霉胺祛铜治疗，患者首发症状为神经精神症状，外院门诊注重神经系统复查，未重视肝生化及肝脏影像学检查。患者本次因腹胀、乏力，发现肝硬化、脾大、黄疸高、凝血功能异常，发现患者已经处于肝衰竭阶段，错失了肝功能异常干预的机会。患者长期口服青霉胺，虽青霉胺对肝脏影响较小，无法排除合并药物性肝损伤，有必要行肝穿进一步明确。患者用药期间需警惕其副作用：如发热、皮疹、淋巴结肿大、血小板减少、肾功能不全等，多出现在用药后 1～3 周。若出现明显骨髓抑制、肾毒性、狼疮样综合征等需立即药物调整[5]。

七、科主任点评

肝豆状核变性由 Wilson 在 1912 年首先描述，故又称为 Wilson 病（WD）。是一种常染色体隐性遗传的铜代谢障碍性疾病，以铜代谢障碍引起的肝硬化、基底节损害为主的脑变性疾病为特点，对肝豆状核变性发病机制的认识已深入到分子水平。WD 的世界范围发病率为 1/100 000～1/30 000，致病基因携带者约为 1/90。本病在中国较多见。WD 好发于青少年，男性比女性稍多，如不恰当治疗将会致残甚至死亡。WD 也是至今少数几种可治的神经遗传病之一，关键是早发现、早诊断、早治疗。

根据中华医学会神经病学分会帕金森病及运动障碍学组《肝豆状核变性的诊断与治疗指南》，临床分型如下。肝型：①持续性血清转氨酶增高；②急性或慢性肝炎；③肝硬化（代偿或失代偿）；④暴发性肝功能衰竭（伴或不伴溶血性贫血）。脑型：①帕金森综合征；②运动障碍：扭转痉挛、手足徐动、舞蹈症状、步态异常、共济失调等；③口-下颌肌张力障碍：流涎、讲话困难、声音低沉、吞咽障碍等；④精神症状。其他类型：以肾损害、骨关节肌肉损害或溶血性贫血为主。混合型：以上各型的组合。

发病原因：常染色体隐性遗传性疾病。绝大多数限于同胞一代发病或隔代遗传，罕见连续两代发病。致病基因 ATP7B 定位于染色体 13q14.3，编码一种 1411 个氨基酸组成的铜转运 P 型 ATP 酶。ATP7B 基因突变导致 ATP 酶功能减弱或消失，引致血清铜蓝蛋白合成减少以及胆道排铜障碍，蓄积在体内的铜离子在肝、脑、肾、角膜等处沉积，引起进行性加重的肝硬化、锥体外系症状、精神症状、肾损害及角膜色素环等。ATP7B 基因的变异位点繁多，人类基因组数据库中记载达 300 多个位点。基因突变位点具有种族特异性，因此基因检测位点的选择要有针对性。我国 WD 患者的 ATP7B 基因有 3 个突变热点，即 R778L、P992L 和 T935M，占所有突变的 60% 左右。近年来有研究发现除ATP7B 以外其他基因如 COMMD1、XIAP、Atox1 等也与该病相关。

发病机制:正常人每日自肠道摄取少量的铜,铜在血中先与白蛋白疏松结合,在肝细胞中铜与 α_2-球蛋白牢固结合成具有氧化酶活性的铜蓝蛋白。循环中 90% 的铜与铜蓝蛋白结合,铜作为辅基参与多种重要生物酶的合成。铜在各脏器中形成各种特异的铜-蛋白组合体,剩余的铜通过胆汁、尿和汗液排出。疾病状态时,血清中过多的游离铜大量沉积于肝脏内,造成小叶性肝硬化。当肝细胞溶酶体无法容纳时,铜即通过血液向各个器官散布和沉积。基底节的神经元和其正常酶的转运对无机铜的毒性特别敏感,大脑皮质和小脑齿状核对铜的沉积也产生症状。铜对肾脏近端小管的损害可引起氨基酸、蛋白以及钙和磷酸盐的丢失。铜在眼角膜弹力层的沉积产生 K-F 环。与此同时,肝硬化可产生门静脉高压的一系列变化。

病理生理:病理改变主要累及肝、脑、肾、角膜等。肝脏表面和切片均可见大小不等的结节或假小叶,逐渐发展为肝硬化,肝小叶由于铜沉积而呈棕黄色。脑的损害以壳核最明显,苍白球、尾状核、大脑皮质、小脑齿状核也可受累,显示软化、萎缩、色素沉着甚至腔洞形成。光镜下可见神经元脱失和星形胶质细胞增生。角膜边缘后弹力层及内皮细胞质内有棕黄色的细小铜颗粒沉积。

临床表现:本病通常发生于儿童和青少年期,少数成年期发病。发病年龄多为 5~35 岁,男性稍多于女性。病情缓慢发展,可有阶段性缓解或加重,亦有进展迅速者。①神经和精神症状:神经症状以锥体外系损害为突出表现,以舞蹈样动作、手足徐动和肌张力障碍为主,并有面部怪容、张口流涎、吞咽困难、构音障碍、运动迟缓、震颤、肌强直等。震颤可以表现为静止或姿势性的,但不像帕金森病的震颤那样缓慢而有节律性。疾病进展还可有广泛的神经系统损害,出现小脑性共济失调、病理征、腱反射亢进、假性球麻痹、癫痫发作,以及大脑皮质、下丘脑损害体征。精神症状表现为注意力和记忆力减退、智能障碍、反应迟钝、情绪不稳,常伴有强笑、傻笑,也可伴有冲动行为或人格改变。②肝脏异常:肝脏受累时一部分病例发生急性、亚急性或慢性肝炎,大部分病例肝脏损害症状隐匿、进展缓慢,就诊时才发现肝硬化、脾肿大甚至腹水。重症肝损害可发生急性肝功能衰竭,死亡率高。脾肿大可引起溶血性贫血和血小板减少。③角膜 K-F 环:角膜色素环是本病的重要体征,出现率达 95% 以上。K-F 环位于巩膜与角膜交界处,呈绿褐色或暗棕色,宽约为 1.3 mm,是铜在后弹力膜沉积而成。④肾脏受损时可出现肾功能改变如肾性糖尿、微量蛋白尿和氨基酸尿。钙、磷代谢异常易引起骨折、骨质疏松。铜在皮下的沉积可致皮肤色素沉着、变黑。

辅助检查。(1)铜代谢相关的生化检查。①血清铜蓝蛋白降低:正常为 200~500 mg/L,患者<200 mg/L,<80 mg/L 是诊断 WD 的强烈证据;②尿铜增加:24 h 尿铜排泄量正常<100 μg,患者≥100 μg;③肝铜量:正常<55 μg/g(肝干重),患者>250 μg/g(肝干重)。(2)血尿常规:WD 患者有肝硬化伴脾功能亢进时其血常规可出现血小板、白细胞和(或)红细胞减少;尿常规镜下可见血尿、微量蛋白尿等。(3)肝肾功能:患者可有不同程度的肝功能改变,如血清总蛋白降低、球蛋白增高,晚期发生肝硬化。肝穿刺活检测定显示大量铜过剩,可能超过正常人的 5 倍以上。发生肾小管损害时,可表现氨基酸尿症,或有血尿素氮和肌酐增高及蛋白尿等。(4)脑影像学检查:CT 可显示双侧豆状核对称性低密度影。MRI 比 CT 特异性更高,表现为豆状核(尤其壳核)、尾状核、中脑和脑桥、丘脑、小脑及额叶皮质 T_1 加权像低信号和 T_2 加权像高信号,或壳核和尾状核在 T_2 加权像显示高低混杂信号,还可有不同程度的脑沟增宽、脑室扩大等。(5)基因诊断:WD 具有高度的遗传异质性,致病基因突变位点和突变方式复杂,故尚不能取代常规筛查手段。利用常规手段不能确诊的病例,或对症状前期患者、基因携带者筛选时,可考虑基因检测。

诊断依据:根据青少年起病、典型的锥体外系症状、肝病体征、角膜 K-F 环和阳性家族史等诊断不难。如果 CT 及 MRI 有双侧豆状核区对称性影像改变,血清铜蓝蛋白显著降低和尿铜排出量增高则更支持本病。对于诊断困难者,应争取肝脏穿刺做肝铜检测。

鉴别诊断:本病临床表现复杂,应注意和小舞蹈病、青少年性 Huntingtou 舞蹈病、肌张力障碍、原发性震颤、帕金森病和精神病等鉴别;此外,还应与急、慢性肝炎和肝硬化、血小板减少性紫癜、溶血性贫血、类风湿性关节炎、肾炎及甲状腺功能亢进等相鉴别。

疾病治疗:

1. 饮食治疗:避免进食含铜高的食物如小米、荞麦面、糙米、豆类、坚果类、薯类、菠菜、茄子、南瓜、蕈类、菌藻类、干菜类、干果类、软体动物、贝类、螺类、虾蟹类、动物的肝脏和血、巧克力、可可。某些中药,如龙骨、牡蛎、蜈蚣、全蝎等。

2. 药物治疗:以驱铜药物为主,驱铜及阻止铜吸收的药物主要有两大类药物,一是络合剂,能强力促进体内铜离子排出,如青霉胺、二巯丙磺酸钠、三乙烯-羟化四甲胺、二巯丁二酸等;二是阻止肠道对外源性铜的吸收,如锌剂、四硫钼酸盐。

(1)D-青霉胺(PCA):是本病的首选药物,为强效金属螯合剂,在肝脏中可与铜形成无毒复合物,促使其在组织沉积部位被清除,减轻游离状态铜的毒性。青霉胺与组织中的铜离子络合成铜-青霉胺复合物,从尿中排出。本要口服易吸收。药物副作用有恶心、过敏反应、重症肌无力、关节病、天疱疮,少数可以引起白细胞减少和再生障碍性贫血,视神经炎、狼疮综合征、剥脱性皮炎、肾病综合征等较严重的毒副作用。另外,当患者首次用药时应做青霉胺皮试,阴性者才能使用。本病需长期甚或终生服药,应注意补充足量维生素 B。

(2)二巯基丙磺酸:DMPS 5 mg/kg 溶于 5‰葡萄糖溶液 500 mL 中缓慢静滴,每日 1 次,6 天为 1 疗程,2 个疗程之间休息 1～2 天,连续注射 6～10 个疗程。不良反应主要是食欲减退及轻度恶心、呕吐。可用于有轻、中、重度肝损害和神经精神症状的肝豆状核病患者。

(3)三乙烯-羟化四甲胺:药理作用与 D-青霉胺相似,是用于不能耐受青霉胺治疗时的主要药物。副作用小,但药源困难、价格不菲。

(4)锌制剂:常用有硫酸锌、醋酸锌、葡萄糖酸锌、甘草锌等。在餐后 1 h 服药以避免食物影响其吸收,尽量少食粗纤维以及含大量植物酸的食物。锌剂副反应较小,主要有胃肠道刺激、口唇及四肢麻木感、免疫功能降低、血清胆固醇紊乱等。对胎儿无致畸作用。锌剂的缺点是起效慢(4～6 个月),严重病例不宜首选。

(5)四硫钼酸盐:能促进体内的金属铜较快排出,改善 WD 的症状与 PCA 相当,副作用则比 PCA 少得多。本药在国外仍未商品化,至今国内未有使用的经验。

(6)中药治疗:大黄、黄连、姜黄、金钱草、泽泻、三七等由于具有利尿及排铜作用而对 WD 有效,少数患者服药后早期出现腹泻、腹痛。使用中药治疗 WD,效果常不满意,中西医结合治疗效果会更好。推荐用于症状前患者、早期或轻症患者、儿童患者以及长期维持治疗。

3.对症治疗:有震颤和肌强直时可用苯海索口服,对粗大震颤者首选氯硝西泮。肌张力障碍可用苯海索、复方左旋多巴制剂、多巴胺受体激动剂,还可服用氯硝西泮、硝西泮、巴氯芬,局限性肌张力障碍药物治疗。无效者可试用局部注射 A 型肉毒毒素。有舞蹈样动作和手足徐动症时,可选用氯硝西泮、硝西泮、氟哌啶醇,合用苯海索。对于精神症状明显者可服用抗精神病药奋乃静、利培酮、氟哌啶醇、氯氮平,抑郁患者可用抗抑郁药物。护肝治疗药物也应长期应用。

4.手术治疗:对于有严重脾功能亢进者可行脾切除术,严重肝功能障碍时也可以考虑肝移植治疗。

5.疾病预后:本病若早发现早诊断早治疗,一般较少影响生活质量和生存期。晚期治疗基本无效,少数病情进展迅速或未经治疗出现严重肝脏和神经系统损害者预后不良,会致残甚至死亡。肝豆状核变性患者的主要死因是肝衰竭、自杀和肿瘤。尽管 20 年来早期诊断和治疗水平有了较大的进步,但肝豆状核变性患者的死亡率还是较高,预后不佳。

6.疾病预防:对 WD 患者的家族成员测定血清铜蓝蛋白、血清铜、尿铜及体外培养皮肤成纤维细胞的含铜量有助于发现 WD 症状前纯合子及杂合子,发现症状前纯合子可以及早治疗。杂合子应禁忌与杂合子结婚以免其子代发生纯合子。产前检查如发现为纯合子,应终止妊娠,以杜绝患者的来源。

本病例肝豆状核变性引起的是慢性肝衰竭,临床工作中我们亦应重视肝豆状核变性并发的暴发性肝衰竭,该并发症死亡率极高。肝损伤症状是肝豆状核变性的主要临床表现形式,其中暴发性肝衰竭型肝豆状核变性是 WD 临床上的一种特殊类型[7-9],全世界范围内患病率为 1/3 万,发病率为(15~25)/(100 万·年)[10-12],暴发性肝衰竭型是肝豆状核变性中一种少见的类型,约占肝豆状核变性的 4%~5%,其大多是个案报道[13-14]。在肝豆状核变性患者的所有阶段都可能发生暴发性肝衰竭,对于暴发性肝衰竭型肝豆状核变性发病机制的研究较少,大多是从临床特点分析的个案报道[15]。国内田沂等[16]总结 4 例暴发性肝衰竭型肝豆状核变性患者肝功能损伤的特点,暴发性肝衰竭型肝豆状核变性铜中毒引起的肝损伤以肝细胞为主,且可能与肝细胞线粒体损伤较明显有关。铜是人体必需的微量元素之一,但过量的铜沉积对人体是有害的。在肝豆状核变性患者中,尿铜、血清游离铜离子通常明显增高[17],由此可以推测暴发性肝衰竭型肝豆状核变性患者的可能发病机制是在以铜为主导因素下各种途径导致广泛肝损伤:①血液游离大量铜离子直接损害肝细胞膜,其细胞损害可能与降低细胞内谷胱甘肽水平和谷胱甘肽还原酶活性,加剧氧化应激反应,激活炎症反应有关[18];②肝细胞坏死释放大量铜离子,大大增加了血液中游离铜离子,而游离铜离子进一步加重肝损伤;③体外细胞实验显示过量的铜可活化胱门蛋白酶(依赖性和独立途径导致细胞凋亡,凋亡进一步加重肝细胞死亡[19]);④大多数暴发性肝衰竭型肝豆状核变性患者合并 Coombs 试验阴性的溶血性贫血[20],红细胞被破坏后产生大量的胆红素等代谢产物,进一步加重肝损害。有少数文献报道[21]表现为暴发性肝衰竭肝豆状核变性患者合并有自身免疫性肝炎特征,自身免疫因素可能是发生暴发性肝衰竭的机制一。

但也有报道 11 例严重肝功能不全肝豆状核变性患者均接受青霉胺,其中有 10 例在未进行肝移植的情况下存活并恢复到的代偿性肝病,只有 1 例患者肝功能不全进展并且必须进行移植[22]。由于青霉胺驱铜效率较低,且对于合并急性肾损伤、肝性脑病等多器官功能衰竭的患者的效果不明确,所以青霉胺不作为肝豆状核变性并发肝衰竭的首选治疗。

近年来越来越多报道血浆置换等内科治疗是有效的。Kido 等[23]报道通过血浆置换联合螯合剂成功救治 4 例 FWD 患者,且其中 3 例新威尔逊预测指数=11。Rustom 等[24]报道 4 例新威尔逊预测指数=11 的儿童 FWD 患者经分子吸附再循环系统治疗 14 次后,在所有的儿童中都发现了神经系统的改善或稳定,平均降低血清铜水平 28%,并使胆红素和肌酐水平降低>25%。Collins 等[25]报道应用单次白蛋白透析有效清除血液循环中的铜,减少结合胆红素以及乳酸的堆积。

明确诊断的患者需定期随访,监测临床或生化指标上的改善,以确保其治疗的依从性,并及时发现药物治疗的不良反应。肝豆状核变性是少数能有效控制的遗传病之一,若能早期诊断并及时干预,大部分患者预后良好。因此,临床医师需仔细询问病史,诊治过程中拓展思维,减少本病的误诊及漏诊。

参考文献:

[1] 中华医学会神经病学分会帕金森病及运动障碍学组.肝豆状核变性的诊断与治疗指南[J].中华神经科杂志,2008,41(8):566-569.

[2] Shah D.Wilson's disease:hepatic manifestations[J].Dis Mon,2014,60(9):465-474.

[3] Samar H,Harris Vkn,Sameer S. Wilson's disease[J].Lancet,2007,369(9565):902-903.

[4] Roberts E A,Schilsky M L.A practice guideline on Wilson's disease (vol 37,pg 1475,2003)[J].Hepatology,2003,38(2):536.

[5] European Association for Study of Liver.EASL Clinical Practice Guidelines:Wilson's disease[J].J Hepatol,2012,56(3):671-685.

[6] Roberts E A,Schilsky M L.Diagnosis and treatment of Wilson's disease:an update[J].Hepatology,200847(6):2 089-2 111.

[7] Li Wenjie J,Chen Chen,You Zhifei,et al. Current drug managements of Wilson's disease:from west to east[J].Curr Neuropharmacol,2016,14(4):322-325.

[8] Lin Lianjie,Wang Dongxu,Ding Nannan,et al. Hepatic Manifestations in Wilson's disease:report of 110 Cases[J].Hepatogastroenterology,2015,62(139):657-660.

[9] Rukunuzzaman M. Wilson's disease in bangladeshi children:analysis of 100 cases[J].Pediatr Gastroenterol Hepatol Nutr,2015,18(2):121-127.

[10] Sinyusek P,Chongsrisawat V,Poovorawan Y. Wilson's disease in thai children between 2000 and

2012 at king chulalongkorn memorial hospital[J]. J Med Assoc Thai,2016,99(2)：182-187.

[11] Guillaud O,Dumortier J,Sobesky R,et al. Long term results of liver transplantation for Wilson's disease：experience in France[J]. J Hepatol,2014,60(3)：579-589.

[12] Lankarani K B,Malek-Hosseini S A,Nikeghbalian S,et al. Fourteen years of experience of liver transplantation for Wilson's disease：a report on 107 cases from Shiraz,Iran[J]. PLoS One, 2016, 11(12)：e0167890.

[13] Weitzman E,Pappo O,Weiss P,et al. Late onset fulminant Wilson's disease：a case report and review of the literature[J]. World J Gastroenterol,2014,20(46)：17 656-17 660.

[14] Liu Jing,Luan Jing,Zhou Xiaoyan,et al. Epidemiology,diagnosis,andtreatment of Wilson's disease [J]. Intractable Rare Dis Res,2017,6(4)：249-255.

[15] Wu Fei,Wang Jing,P U Chunwen,et al. Wilson's disease：a comprehensive review of the molecular mechanisms[J]. Int J Mol Sci,2015,16(3)：6 419-6 431.

[16] 田沂,杨旭,蒋永芳,等.4 例暴发型肝豆状核变性患者的临床特点及其治疗[J]. 中华肝脏病杂志, 2010,41(9)：717-718.

[17] Purchase R. The link between copper and Wilson's disease[J]. Sci Prog,2013,96(3)：213-223.

[18] Kurasaki M,Saito T. Copper transport and metabolism[J]. Nihon Rinsho,2016,74(7)：1 103-1 110.

[19] Santos S,Matos,M,et al. Copper induced apoptosis in Caco-2 and Hep-G2 cells：expression of caspases 3,8 and 9,AIF and p53.[J]. Comp Biochem Physiol C Toxicol Pharmacol,2016,215(3)：185-186.

[20] Shah D. Wilson's disease：hepatic manifestations[J]. Dis Mon,2014,60(9)：465-474.

[21] Loudianos G,Zappu A,Lepori M B,et al. Acute liver failure because of wilson's disease with overlapping autoimmune hepatitis features：the coexistence of two diseases [J]. J Pediatr Gastroenterol Nutr,2016,63(2)：23-24.

[22] Durand F,Bernuau J,Giostra E,et al. Wilson's disease with severe hepatic insufficiency：beneficial effects of early administration of D-penicillamine[J]. Gut,2001,48(6)：849-852.

[23] Kido J,Matsumoto S,Momosaki K,et al. Plasma exchange and chelator therapy rescues acute liver failure in Wilson's disease without liver transplantation[J]. Hepatol Res,2017,47(4)：359-363.

[24] Rustom N,Bost M,Cour-Andlauer F,et al. Effect of molecular adsorbents recirculating system treatment in children with acute liver failure caused by Wilson's disease[J]. J Pediatr Gastroenterol Nutr,2014,58(2)：160-164.

[25] Collins K L,Roberts E A,Adeli K,et al. Single pass albumin dialysis (SPAD) in fulminant Wilsonian liver failure：a case report[J]. Pediatr Nephrol,2008,23(6)：1 013-1 016.

（伍广鑫）

富马酸丙酚替诺福韦(TAF)联合长效干扰素治疗慢性乙型病毒性肝炎观察

一、患者基本信息

患者褚某,女,41 岁,汉族,已婚,职员,于 2019 年 7 月 15 日入院。

二、主诉

发现乙肝表面抗原阳性 2 年余,肝功异常 2 月余,乏力 1 个月。

三、现病史、体格检查、辅助检查

现病史:2 年余前患者查体发现乙肝表面抗原阳性,无不适,未予重视;2 月余前患者再次查体发现转氨酶升高(具体不详),近 1 个月患者无明显诱因感乏力,活动后加重,肝区不适,食欲尚可,无厌油腻性食物,无恶心、呕吐,无腹痛、腹胀,大小便正常,无尿频、尿急、尿痛,无黑便及白色陶土样便,夜间睡眠一般,无鼻衄、呕血、牙龈出血,无全身皮肤瘙痒,无发热、光敏感、肌肉关节疼痛,无胸闷、憋气,无胸痛、心慌,无头晕、头痛等,遂于 3 天前就诊于青岛市市立医院门诊,查肝功示:丙氨酸氨基转移酶 243 U/L,天门冬氨酸氨基转移酶 140 U/L,给予复方甘草酸苷胶囊等保肝、降酶药物口服,症状无明显改善,遂就诊于我院,门诊医师将其以"慢性乙型病毒性肝炎"之诊断收住我科。

患者有乙肝接触史,其母患有慢性乙型病毒性肝炎。既往体健,否认不良嗜好,无异地久居史,无不洁饮食史,无肝毒性药物应用史等。

体格检查:体温 36.4℃,脉搏 56 次/分钟,呼吸 19 次/分钟,血压 105/65 mmHg。青年女性,发育正常,营养中等,神志清,精神可,自主体位,查体合作。皮肤、黏膜未见黄染,未见出血点,未见肝掌、蜘蛛痣,浅表淋巴结未触及肿大。巩膜无黄染,球结膜无水肿。心肺听诊未闻及明显异常。腹平软,全腹无压痛、反跳痛,肝脾肋下未触及,肝上界位于右锁骨中线第五肋间叩浊,肝区叩击痛阳性,莫菲氏征阴性,双肾叩痛阴性,腹水征阴性,双下肢无水肿。

辅助检查:乙肝五项定量示:乙肝表面抗原(化学发光)6 599.49 IU/mL↑、乙肝 e 抗原 I 699.29 s/co 阳性、乙肝 e 抗体 I 37.69 s/co 阴性、乙肝核心抗体 I 9.62 s/co 阳性;乙肝病毒 DNA 定量 1.180E+07 IU/mL;生化示:丙氨酸氨基转移酶 148 U/L↑、天门冬氨酸氨基转移酶 139 U/L↑、谷氨酰基转移酶 134 U/L↑、前白蛋白 153 mg/L↓、总胆汁酸 28 μmol/L↑;血常规、凝血、甲状腺功能、心肌酶谱均正常,肿瘤指标、其他嗜肝病毒、自免肝组套、铜蓝蛋白等均未见异常;胸片未见异常;心电图示:窦性心律,大致正常心电图。肝胆脾胰彩超示：慢性肝病表现，胆囊息肉；肝纤维化扫描示：CAP 209 dB/m，E4.7 kPa。

四、诊断与鉴别诊断

(一)诊断

患者有乙肝接触史，主诉"发现乙肝表面抗原阳性 2 年余，肝功异常 2 个月余，乏力 1 个月"，查体肝区叩击痛阳性，化验乙肝病毒血清标志物阳性，HBV-DNA 阳性，肝功异常；腹部彩超示慢性肝病表现、胆囊息肉；肝纤维化扫描示 CAP 209 dB/m，E 4.7 kPa。因此明确诊断为：慢性乙型病毒性肝炎、胆囊息肉。

(二)鉴别诊断

患者乏力、有乙肝家族史、乙肝"大三阳"、HBV-DNA 阳性、肝功异常（无黄疸）、B 超示慢肝表现和胆囊息肉，肝纤维化扫描 E 值可除外肝硬化，血常规、凝血均正常，肿瘤指标、其他嗜肝病毒、自免肝组套均阴性，否认饮酒史，无肝毒性药物应用史，则不考虑肝硬化、肝占位、其他嗜肝病毒感染、自免肝、酒精肝、药物肝等。该患者慢性乙型病毒性肝炎诊断较为明确；一般肝损伤患者，结合临床表现、流行病学史、化验室检查、影像学检查等综合分析，注意鉴别。

1. 其他肝胆疾病：如脂肪肝、药物性肝损害、酒精性肝病、自身免疫性肝炎、胆汁性肝硬化、硬化性胆管炎、中毒性肝炎、肝豆状核变性（HLD，又称威尔逊病，Wilson's Disease，WD）及胆石症等。重型肝炎需与妊娠急性脂肪肝、四环素急性脂肪肝、重症黄疸出血型钩端螺旋体病、药物性肝损害及肝外梗阻性黄疸相区别，如心肌梗死、心肌炎、马方综合征（又称马凡综合征，Marfan syndrome，MFS）、心力衰竭及布-加综合征（又称肝静脉阻塞综合征、Budd-Chiair 综合征）所致之淤血肝。

2. 其他病毒引起的肝炎：可利用血清病原学检查和相应临床表现作鉴别。较多见者为 EB 病毒引起的传染性单核细胞增多症，成人巨细胞病毒（CMV）肝炎，单纯疱疹病毒（HSV）、腺病毒、风疹病毒、麻疹病毒、黄热病毒、人免疫缺陷病毒（HIV）及柯萨奇病毒 B 群（CVB）等均可引起肝脏损害及类似肝炎的表现。

3. 能引起丙氨酸氨基转移酶（ALT）升高及肝脾大的疾病及药物：如伤寒、斑疹伤寒、疟疾、华支睾吸虫病、布鲁氏分枝杆菌病、慢性血吸虫病、恶性组织细胞增生症、系统性红斑狼疮（SLE）、白血病、肝淀粉样变性和原发性肝细胞性肝癌等及药物性肝损害。

4. 细菌感染引起的肝损害：如败血症、中毒性休克、大叶性肺炎、急性肾盂肾炎、肺结核、胸膜炎、肝结核及肝脓肿等。

5. 消化系统疾病：如急慢性胃炎、胃及十二指肠溃疡、胰腺炎、胆囊炎及一些肠道寄生虫可引起丙氨酸氨基转移酶（ALT）轻度升高。

6. 黄疸患者尚需与溶血性黄疸、各型先天性非溶血性黄疸（如 Dubin-Johnson 综合征、Rotor 综合征、Gilbert 综合征、Crigler-Najjar 综合征等）鉴别。

五、诊疗经过

患者慢性乙型病毒性肝炎,乙肝 e 抗原阳性、病毒载量高、肝功异常,符合抗病毒指征,在充分告知患者抗病毒药物的种类、各自特点及可能存在的不良反应、疗程、费用、可能发生变异耐药等相关问题后,患者决定于 2019 年 7 月 22 日起应用聚乙二醇干扰素 α-2b 注射液 135 μg 每周 1 次皮下注射联合富马酸丙酚替诺福韦片(TAF)25 mg 每天 1 次口服,同时给予常规保肝、降酶等对症治疗,定期复查,以评估抗病毒疗效及观察用药后不良反应。

2019 年 9 月 6 日,患者第 7 针后 HBV-DNA<5.00E+02 IU/mL,较前减低,低于最低检测限,抗病毒治疗有效;血常规示:白细胞计数 2.98×10^9/L↓、血小板计数 86.00×10^9/L↓、中性粒细胞数计数 1.49×10^9/L↓;生化示:丙氨酸氨基转移酶 109 U/L↑、天门冬氨酸氨基转移酶 209 U/L↑、碱性磷酸酶 164 U/L↑、谷氨酰基转移酶 432 U/L↑、总蛋白59.9 g/L↓、前白蛋白 117 mg/L↓;白细胞、血小板计数较前减低,考虑为干扰素不良反应,一过性骨髓抑制,嘱患者按时口服利可君片及十一味参芪片对症处理;患者肝功波动,乏力等症较前减轻,嘱继前保肝、降酶治疗。注意监测并及时发现应用干扰素不良反应的发生。

2019 年 9 月 15 日,患者第 8 针后乙肝五项定量示:乙肝表面抗原(化学发光)<175.00 IU/mL↑、乙肝表面抗体 I 0.00 mIU/mL、乙肝 e 抗原 I 2.39 s/co 阳性、乙肝 e 抗体 I 1.42 s/co 阴性、乙肝核心抗体 I 9.96 s/co 阳性;HBV-DNA<5.00E+02 IU/mL;乙肝 e 抗原、乙肝表面抗原较前减低,乙肝病毒 DNA 定量持续低于最低检测线,抗病毒治疗有效;血常规示:白细胞计数 3.28×10^9/L↓、中性粒细胞计数 1.78×10^9/L↓、血小板计数 100.00×10^9/L;肝功示:丙氨酸氨基转移酶 71 U/L↑、天门冬氨酸氨基转移酶 104 U/L↑、碱性磷酸酶 164 U/L↑、谷氨酰基转移酶 427 U/L↑、前白蛋白 134 mg/L↓,白细胞、中性粒细胞、血小板计数较前增加,肝功较前好转,治疗有效,继续当前治疗,观察病情变化。

2019 年 9 月 21 日,患者第 9 针后乙肝五项定量示:乙肝表面抗原(化学发光)37.09 IU/mL↑、乙肝表面抗体 I 0.03 mIU/mL、乙肝 e 抗原 I 2.11 s/co 阳性、乙肝 e 抗体 I 1.36 s/co 阴性、乙肝核心抗体 I 10.42 s/co 阳性;患者乙肝 e 抗原、乙肝表面抗原较前减低,抗病毒治疗有效;患者白细胞、中性粒细胞、血小板计数有波动,嘱继服利可君片对症处理;患者肝功较前好转,谷氨酰基转移酶仍略高,予停水飞蓟宾葡甲胺片口服,五酯胶囊减量,给予熊去氧胆酸胶囊口服以保肝、改善胆汁淤积等对症治疗。余治疗同前不变,观察病情变化。

2019 年 10 月 21 日,患者第 13 针(抗病毒 3 个月)后乙肝五项定量示:乙肝表面抗原(化学发光)26.88 IU/mL↑、乙肝表面抗体 I 0.00 mIU/mL、乙肝 e 抗原 I 1.55 s/co 阳性、乙肝 e 抗体 I 1.44 s/co 阴性、乙肝核心抗体 I 10.40 s/co 阳性;患者乙肝 e 抗原、乙肝表面抗原定量较前进一步下降,抗病毒治疗效果良好;血常规示:白细胞计数 2.95×10^9/L↓、红细胞计数 4.25×10^{12}/L、血红蛋白 118.00 g/L、血小板计数 83.00×10^9/L↓;肝功示:丙氨酸氨基转移酶 52 U/L↑、天门冬氨酸氨基转移酶 41 U/L、谷氨酰基转移酶 115 U/L↑、总蛋白 61.7 g/L,白细胞、血小板计数较前升高,肝功较前好转。

六、诊疗体会

慢性乙型病毒性肝炎治疗的总体目标是最大限度地长期抑制乙肝病毒,减轻肝细胞炎症坏死及肝脏纤维组织增生,延缓和减少肝脏功能衰竭、肝硬化失代偿、肝癌及其并发症的发生,从而改善生活质量和延长存活时间。治疗主要包括抗病毒、免疫调节、抗炎和抗氧化、抗纤维化和对症治疗等,其中抗病毒治疗是关键,只要有适应症,且条件允许,就应该进行规范的抗病毒治疗。对于部分适合的患者,应当追求临床治愈。临床治愈是指:停止治疗后仍保持乙肝表面抗原阴性(伴或不伴乙肝表面抗体出现),HBV-DNA 阴性,肝脏生化学指标、肝脏组织学病变改善[1]。

该患者慢性乙型病毒性肝炎诊断明确,乙肝 e 抗原阳性、HBV-DNA 阳性、肝功异常,患者无干扰素禁忌症,建议抗病毒治疗,经充分沟通后,选用了聚乙二醇干扰素 α-2b 注射液 135 μg 每周 1 次皮下注射、富马酸丙酚替诺福韦片 25 mg 每天 1 次口服联合治疗,至抗病毒治疗 3 个月,血清 HBV-DNA 检测不到,乙肝 e 抗原、乙肝表面抗原定量检测结果较前明显减低,疗效明显;辅以其他保肝药物治疗,肝功较前亦有好转。

干扰素具有抗病毒和免疫调节的双重作用,不直接杀伤或抑制病毒,而是通过细胞产生抗病毒蛋白抑制乙肝病毒复制,活化自然杀伤细胞、巨噬细胞和 T 淋巴细胞,起到免疫调节作用并增强抗病毒能力;核苷(酸)类药物主要通过抑制乙肝病毒脱氧核糖核酸多聚酶的活性,终止脱氧核糖核酸链的延长和合成,直接抑制乙肝病毒复制,能快速降低乙肝病毒脱氧核糖核酸载量[2]。近年来核苷(酸)类似物(NAs)和干扰素联合治疗逐渐得到了专家学者的关注,多次对长效干扰素序贯或联合核苷(酸)类似物的策略给予肯定,认为使用核苷(酸)类似物(NAs)降低病毒载量后联合或序贯聚乙二醇干扰素(PEG IFN-α)的方案,较用核苷(酸)类似物(NAs)单药在乙肝 e 抗原血清学转换及乙肝表面抗原下降方面有一定的优势[3-7];且聚乙二醇干扰素(PEG IFN-α)可降低乙肝相关肝癌的发生率[8]。核苷(酸)类似物和长效干扰素联合应用理论上可发挥协同作用,增加疗效,能够提高部分患者的乙肝 e 抗原血清学转换率和乙肝表面抗原清除率,是迈向乙型肝炎临床治愈的道路上的有益尝试,具有应用前景。但目前联合治疗的基线条件、最佳疗程、及持久应答率等,尚需进一步研究;且存在费用增加、副作用风险等问题,只对部分人群有效,因此临床需要进行进一步挖掘,以在策略应用前寻找到应答效果好的最适合的患者,并对方案进行优化,提高其应答率。

七、科主任点评

1. 本案创新性应用目前新型药物富马酸丙酚替诺福韦片(TAF)联合聚乙二醇干扰素 α-2b 注射液抗病毒治疗,取得理想疗效,仍在继续观察治疗中。自应用长效干扰素联合富马酸丙酚替诺福韦片(TAF)治疗后,患者乙肝表面抗原由 6 599.49 IU/mL 下降至 26.88 IU/mL,乙肝 e 抗原由 699.29 s/co 阳性下降至 1.55 s/co 阳性,治疗有效;由于富马酸丙酚替诺福韦片(TAF)上市时间短,截至目前2019年10月30日在CNKI期刊的检索,目前国内尚缺乏类似报道,具有一定创新性。

2. 富马酸替诺福韦二吡呋酯片(TDF)和富马酸丙酚替诺福韦片(TAF)均是替诺福韦(TFV)的前体药,在肝脏转化成具有抗病毒活性的替诺福韦原型,由替诺福韦发挥其抗病毒作用;有研究报道[9]替诺福韦酯联合长效干扰素治疗慢性乙肝患者临床疗效显著,可提高乙肝病毒脱氧核糖核酸转阴率、乙肝e抗原转阴率、乙肝e抗原血清转换率。同理将富马酸替诺福韦二吡呋酯片(TDF)换为富马酸丙酚替诺福韦片(TAF),有效抗病毒成分没有改变,却拥有了与富马酸替诺福韦二吡呋酯片(TDF)联合相比,更好的血浆稳定性和更强的肝脏靶向性,并且极大地降低了肾功能损伤、骨密度降低等副作用[10],可能是联合治疗更为理想的选择。

3. 目前存在的问题:①本病例观察为个案,需继续观察有无乙肝表面抗原继续下降,及乙肝e抗原血清学转换等。②本患者富马酸丙酚替诺福韦片(TAF)联合长效干扰素较以前其他核苷类似物联合长效干扰素引起的以丙氨酸氨基转移酶升高为主的肝细胞损害不同,本例患者不仅天门冬氨酸氨基转移酶较基础值翻倍,肝损伤加重,更以谷氨酰基转移酶升高为主,有免疫损伤倾向,需要进行大样本、多中心的临床试验进一步观察。

参考文献:

[1] 王贵强,段钟平,王福生,庄辉,李太生,郑素军,赵鸿,侯金林,贾继东,徐小元,崔富强,魏来.慢性乙型肝炎防治指南(2019年版)[J].实用肝脏病杂志,2020,23(01):9-32.

[2] Kim S S,Cheong J Y,Cho S W.Current nucleos(t)ide analogue therapy for chronic hepatitis B[J]. Gut Liver,2011,5(2):278-287.

[3] Wu D,Wang P,Han M,et al. Sequential combination therapy with interferon, interleukin -2 and therapeutic vaccine in entecavir-suppressed chronic hepatitis B patients:The Endeavor study[J] , Hepatol Int,2019,13(5): 573-586.

[4] Han M,Jiang J,Hou J,et al. Sustained immune control in HBeAg-positive patients who switched from entecavir therapy to pegylated interferon-α2a: 1 year follow-up of the OSST study[J]. Antivir Ther,2016,21(4):337-344.

[5] Hu P,Shang J,Zhang W,et al. HBsAg loss with peg-interferon alfa-2a in hepatitis B patients with partial response to nucleos(t)ide analog: New switch study[J]. J Clin Transl Hepatol,2018,6(1): 25-34.

[6] Ning Q,Han M,Sun Y,et al. Switching from entecavir to PegIFN alfa-2a in patients with 乙肝e抗原-positive chronic hepatitis B: A randomised open-label trial (OSST trial) [J]. J Hepatol,2014,61 (4):777-784.

[7] Chan Hly,Chan Fws,Hui A J,et al. Switching to peginterferon for chronic hepatitis B patients with hepatitis B e antigen seroconversion on entecavir-a prospective study[J]. J Viral Hepat,2019,26(1): 126-135.

[8] Ren P, Cao Z, Mo R, et al. Interferon-based treatment is superior to nucleos (t)ide analog in reducing HBV-related hepatocellular carcinoma for chronic hepatitis B patients at high risk[J]. Expert Opin Biol Ther,2018,18(10): 1 085-1 094.

[9] 夏六均,赵维群,黄浩.替诺福韦酯联合聚乙二醇干扰素 α-2a 治疗慢性乙型肝炎临床疗效及影响因素分析[J]. 实用医院临床杂志,2018,15(04):210-213.

[10] Chan H L, Fung S, Seto W K,et al. Tenofovir alafenamide versus tenofovir disoproxil fumarate for the treatment of HBe Ag-positive chronic hepatitis B virus infection:A randomized,double-blind, phase 3,non-inferiority trial[J]. Lancet Gastroenterol Hepatol,2016,1(3):185-195.

（苟　卫）

重叠综合征一例治疗体会

一、患者基本信息

患者李某某,男性,62 岁,汉族,已婚,退休,于 2018 年 5 月 26 日入院。

二、主诉

查体发现肝功异常伴乏力 2 年半。

三、现病史、体格检查、辅助检查

现病史:患者于两年半前单位查体时发现肝功异常,乙肝五项均阴性,自服复方益肝灵,以后未复查肝功。患者自觉乏力、四肢懒动、活动耐力下降,食欲可,无恶心、呕吐,无腹痛、腹胀,无反酸、烧心,无嗳气,小便色黄,无尿频、尿痛、尿急。无发热、皮疹及光过敏。大便规律,无腹泻、便秘,无黑便及脓血便。1 年半前到某区市中心医院化验肝功明显异常,TBIL 30.6 μmol/L,ALT 198 U/L,AST 184 U/L,ALP 335 U/L,GGT 1 257 U/L。来我院住院治疗,住院期间根据患者免疫组合及自身抗体谱结果,考虑"自身免疫性肝炎、原发性胆汁性肝硬化(重叠综合征)"成立,给予保肝、降酶、抗纤维化及对症治疗,好转出院。患者病情反复发作,多次住院治疗。半年前开始应用激素治疗。患者自发病以来,神志清,精神可,睡眠可,体重无明显减轻。

高血压病史 3 年,未系统治疗。痛风病史 1 年半,间断用药。桥本氏甲状腺炎病史 8 个月,口服优甲乐治疗。

饮酒史 20 余年,平均每日折合酒精 200 克。

体格检查:老年男性,发育正常,营养中等,神志清,精神可,自主体位,查体合作。慢性肝病面容,全身皮肤、黏膜无黄染,肝掌及蜘蛛痣阳性。全身浅表淋巴结未触及肿大。头颅无畸形,眼睑无浮肿,结膜无充血,巩膜无黄染,两侧瞳孔等大等圆,对光反射及调节反射灵敏。鼻无畸形,通气良好。外耳道无脓性分泌物。口唇无发绀,伸舌居中,扁桃体不大,咽部无充血。颈软,活动自如,气管居中,甲状腺无肿大,无颈静脉怒张。胸廓对称,双侧呼吸运动对称,节律规则,语音震颤对称,胸骨无压痛,两肺呼吸音清,未闻及干湿啰音。心前区无隆起,心界不大,心尖搏动无弥散,心前区未及震颤,心率 62 次/分钟,心律齐,各瓣膜听诊未闻及病理性杂音。腹部平坦,触软,无明显压痛、反跳痛,Murphy 征阴性,肝大剑下 6 cm、肋下 4 cm 可触及,质韧,无触痛,脾未触及,肝上界于右锁骨中线第六肋间叩浊,肝区有叩痛,移动性浊音阴性,双肾区无叩痛,肠鸣音 4 次/分钟。肛门、直肠、外生殖器未查。脊柱、四肢无畸形,活动自如,双下肢无水肿。腹壁反射、肱二头肌、肱三头肌、膝腱、跟腱反射均正常。双侧 Babinski 氏征、脑膜刺激征未引出。

辅助检查：腹部彩超：肝硬化、脾大。肝脏瞬时弹性硬度 43.5 kPa，肝脏脂肪变性 207 dB/m。13C 呼气试验 Hp 检验报告结果：阳性。病毒学指标均阴性。生化组合、免疫组合：总胆红素 32.6 μmol/L↑，间接胆红素 29.1 μmol/L↑，直胆比间胆 0.1↓，谷丙转氨酶 237 U/L↑，谷草转氨酶 180 U/L↑，碱性磷酸酶 335 U/L↑，谷氨酰基转移酶 1 314 U/L ↑，总蛋白 85.4 g/L↑，球蛋白 45.9 g/L↑，白/球比值 0.9↓，前白蛋白 140 mg/L↓，总胆汁酸 32 μmol/L↑，总胆固醇 8.6 mmol/L↑，甘油三酯 2.35 mmol/L↑，低密度脂蛋白胆固醇 4.64 mmol/L↑，尿酸 425 μmol/L↑，免疫球蛋白 G 20.53 g/L↑，免疫球蛋白 A 4.14 g/L↑，免疫球蛋白 M 4.75 g/L↑，补体 C1q 443 mg/L↑；自免肝谱定性：抗核抗体（1：100）阳性，抗 sp100 抗体阳性，抗 Ro52 抗体阳性，抗着丝点蛋白 B 抗体阳性。自免肝谱定量：抗核抗体 352.80 U/mL↑，抗线粒体 M2 94.05 U/mL↑，抗 GP210 抗体 71.91 U/mL↑，抗 SSA-R052 抗体 144.77 U/mL↑。肝纤维化组合、甘胆酸：层粘连蛋白 14.52 ng/mL，透明质酸酶 223.50 ng/mL↑，Ⅲ型前胶原 N 端肽 35.98 ng/mL↑，Ⅳ型胶原 34.19 ng/mL↑，甘胆酸 18.88 μg/mL↑；血分析、血凝指标均正常。病毒学指标均阴性。肿瘤标志物均阴性。

四、诊断与鉴别诊断

（一）诊断

根据患者免疫组合及自身抗体谱结果，考虑"自身免疫性肝炎、原发性胆汁性肝硬化（重叠综合征）"成立。诊断：①原发性胆汁性肝硬化。②自身免疫性肝炎后肝硬化。③酒精性肝硬化。④高血压病。⑤痛风。⑥桥本甲状腺炎。诊断依据：①发现肝功异常伴乏力两年半。查体：肝掌及蜘蛛痣阳性。肝大剑下 6 cm、肋下 4 cm 可触及，质韧，无触痛，肝区有叩痛。②肝功明显异常，免疫球蛋白 G 20.53 g/L↑、免疫球蛋白 M 4.75 g/L ↑，抗核抗体（1：100）阳性、抗线粒体 M2 94.05 U/mL↑。③有长期大量饮酒史。高血压病史 3 年，痛风病史 1 年半，桥本氏甲状腺炎病史 8 个月。

（二）鉴别诊断

1. 药物性肝病：本病患者常有明确服用导致肝损伤药物史，停用药物后肝功能可逐渐恢复，再次服用同类药物可再次出现肝功异常，而且各项病毒学标志物阴性。该患者无服用导致肝损伤药物史，故可排除本病。

2. 心源性肝硬化：有长期心脏疾病史，颈静脉怒张等上腔静脉回流受阻的体征，心脏听诊可闻及杂音，患者可出现乏力、食欲下降、腹胀、双下肢水肿等症状及体征。该患者无心脏疾病史，故可以排除该病。

3. 原发性肝癌：肝硬化患者为肝癌的高危人群，肝硬化有进一步可发展为肝癌的可能，肝细胞癌的筛查指标主要包括血清 AFP 和肝脏超声检查。对于≥35 岁的男性，具有 HBV 和（或）HCV 感染，嗜酒的高危人群，一般是每隔 6 个月进行 1 次检查。对 AFP＞ 400 μg/L，而超声检查未发现肝脏占位者，应注意排除妊娠、活动性肝病以及生殖腺胚胎源性肿瘤;如能排除,应作 CT 和(或)MRI 等检查。如 AFP 升高但未达到诊断水平,除了应该排除上述可能引起 AFP 增高的情况外,还应密切追踪 AFP 的动态变化,将超声检查间隔缩短至 1～2 个月,需要时进行 CT 和(或)MRI 检查。若高度怀疑肝癌,建议做 DSA 肝动脉碘油造影检查。该患者 AFP 不高,必要时进一步检查排除该病。

五、诊疗经过

患者明确诊断为:①原发性胆汁型肝硬化。②自身免疫性肝炎后肝硬化(重叠综合征)。起初给予熊去氧胆酸、甘草酸制剂等药物保肝、降酶、抗纤维化及对症治疗,好转出院。出院后患者病情反复发作,肝功反复异常,反复住院治疗。于 2019 年 1 月 4 日行肝穿刺活检,结果显示:①无 HBV 感染的免疫组化证据;②汇管区纤维组织增生,伴淋巴细胞及浆细胞浸润,有类淋巴滤泡形成,包裹增生小胆管,界板区有炎细胞浸润,形成界板炎,提示原发性胆汁性胆管炎(原发性胆汁性肝硬化),合并自身免疫性肝炎,肝硬化期;③肝硬化假小叶内少量肝细胞脂肪变性。2019 年 1 月 22 日开始应用激素治疗。起始剂量泼尼松 40 mg 每天 1 次。甲状腺彩超结果:考虑桥本氏甲状腺炎,甲状腺血流明显增多,请结合临床及实验室检查。患者合并甲减,嘱口服优甲乐每日半片。目前泼尼松减量至 5 mg 每日。患者生化及免疫指标:总胆红素 10.1 μmol/L,谷丙转氨酶 34 U/L,谷草转氨酶 30 U/L,碱性磷酸酶 78 U/L,谷氨酰氨基转移酶 212 U/L↑,总胆汁酸 32 μmol/L↑,甘油三酯 2.08 mmol/L↑,低密度脂蛋白胆固醇 4.58 mmol/L↑,葡萄糖 4.5 mmol/L,EGFR 肾小球滤过率 84.21↓,尿酸 392 μmol/L,免疫球蛋白 G 13.82 g/L,免疫球蛋白 M 2.70 g/L↑。

六、诊疗体会

患者以"酒精性肝硬化"收入院,入院后化验指标提示自身免疫性肝病。且患者有其他免疫病:痛风、桥本氏甲状腺炎,根据自身免疫性肝炎及原发性硬化性胆管炎诊疗指南,可确诊为:①自身免疫性肝炎;②原发性胆汁性肝硬化(重叠综合征)。起初给予应用熊去氧胆酸、大剂量甘草酸制剂及扶正化瘀片等药物治疗,病情反复发作。肝功反复异常。2019 年 1 月 4 日行肝穿刺活检,进一步证实诊断,给予激素治疗。病情逐渐趋于稳定。肝功恢复较好,且相对稳定,IgG 明显下降。患者谷氨酰氨基转移酶持续较高,通过调整熊去氧胆酸剂量,此项指标亦明显下降。经治疗患者目前病情稳定,明显改善预后。总结经验如下。

1. 对于病毒学指标阴性患者,需常规筛查免疫指标,即使患者有明确饮酒史、服药史,仍可合并自身免疫性肝病,且自身免疫因素为主要损肝因素。

2. 自身免疫性肝病可通过评分诊断,但肝穿刺活检可进一步明确诊断,为治疗提供依据。

3. 在熊去氧胆酸、大剂量甘草酸制剂及其他保肝治疗效果欠佳的情况下,需应用免疫抑制剂治疗。虽然激素的不良反应较多,但权衡利弊,激素仍为必要的治疗方法。应用激素时,对于不良反应提前给予相应的预防措施,密切观察不良反应的发生,选择合适的维持剂量。

七、科主任点评

AIH 治疗的总体目标是获得肝组织学缓解、防止肝纤维化的发展和肝衰竭的发生，延长患者的生存期和提高患者的生存质量[1]。临床上可行的治疗目标是获得完全生物化学指标缓解，即血清氨基转移酶和 IgG 水平均恢复正常。研究结果表明[2]，肝组织学完全缓解者较之未获得组织学完全缓解者肝纤维化逆转率较高，长期生存期也显著延长。因此，肝组织学缓解可能是治疗的重要目标。所有活动性 AIH 患者均应接受免疫抑制治疗，并可根据疾病活动度调整治疗方案和药物剂量。中度以上炎症活动的 AIH 患者应及时启动免疫抑制治疗，以免出现急性肝衰竭。对于轻微炎症活动患者需平衡免疫抑制治疗的益处和风险作个体化处理。暂不启动免疫抑制治疗者需严密观察，如患者出现明显的临床症状，或出现明显炎症活动可进行治疗。从肝组织学角度判断，存在中度以上界面性肝炎是治疗的重要指征。桥接性坏死、多小叶坏死或塌陷性坏死、中央静脉周围炎等特点提示急性或重症 AIH，需及时启动免疫抑制治疗。轻度界面炎患者可视年龄而区别对待。轻度界面性肝炎的老年患者可严密观察、暂缓用药，特别是存在免疫抑制剂禁忌证者。而存在轻度界面炎的年轻患者仍有进展至肝硬化的风险，可酌情启动免疫抑制治疗。对非活动性肝硬化 AIH 患者则无需免疫抑制治疗，但应长期密切随访。

药物不良反应：无论是单用泼尼松（龙）还是与硫唑嘌呤联合治疗，所有患者都必须监测相关的药物不良反应。约 10% 的患者可因药物不良反应而中断治疗。可选择该患者相对不良反应较小的免疫抑制剂进行治疗，如小剂量糖皮质激素、单剂硫唑嘌呤或二线免疫抑制剂 MMF 等，且必须尽量采用能控制疾病活动的最低剂量。长期使用糖皮质激素可出现明显不良反应，其中除了常见的"Cushing 体征"（满月脸、痤疮、水牛背、向心性肥胖等）以外，糖皮质激素还可加重骨质疏松导致脊柱压缩性骨折和股骨头缺血性坏死等骨病，并与 2 型糖尿病、白内障、高血压病、感染（包括已有的结核发生恶化）、精神疾病的发生有关。患者由于不能接受其外貌上的变化或肥胖是造成治疗中断的最常见原因（占 47%），其次为骨量减少造成的脊柱压缩（占 27%）和脆性糖尿病（占 20%）等。应尽量采用联合治疗方案，尽量减少糖皮质激素剂量，并最终过渡至硫唑嘌呤单药维持治疗方案。需长期接受糖皮质激素治疗的 AIH 患者，建议治疗前做基线骨密度检测并每年监测随访。骨病的辅助治疗包括坚持规律的负重锻炼、补充维生素 D_3 和钙质，适时给予骨活性制剂如二膦酸盐治疗。

UDCA 是 PSC 治疗方面研究最广泛的药物。UDCA 是目前唯一被国际指南均推荐用于治疗 PBC 的药物。[3]早期非对照的前瞻性研究显示小剂量 UDCA 可以改善 PSC 生物化学指标、临床症状和组织学表现。可以显著改善 PSC 患者的生物化学指标和肝脏组织学表现。随后的临床试验显示小剂量 UDCA 不能改善 PSC 患者的死亡率、肝移植及胆管相关恶性肿瘤的发生率。高剂量的 UDCA 不但不能令临床获益，而且还增加了不良事件发生的几率，如静脉曲张和需要进行肝移植的比例增加，临床预后更加不良。中等剂量的 UDCA 治疗 PSC 的临床试验显示 UDCA 可以改善患者肝脏生物化学、肝纤维化程度及胆道影像学表现；迄今为止样本量最大的中剂量 UDCA 治疗 PSC 的临床试验显示 UDCA 可以降低肝移植率及死亡率，减少胆管癌发生，但是由于试验纳入样本量不足，其结果未能达到统计学意义。最近的一项临床试验显示停用 UDCA 后患者的生物化学指标显著恶化。由于缺乏改善生存及预后的有力证据，目前欧美的 PSC 指南均不推荐使用 UDCA 治疗 PSC。鉴于目前肝移植治疗在我国广泛使用尚存在困难，因此本共识[4]建议可以对 PSC 患者尝试进行 UDCA 经验性治疗，但不推荐高剂量。其他已进行临床试验、证实没有明显临床效果或无法改善肝脏生化组织学指标的治疗药物还包括硫唑嘌呤、布地奈德、甲氨蝶呤、泼尼松、环孢素 A、秋水仙碱、他克莫司、霉酚酸酯、青霉胺、己酮可可碱等。因此上述药物也不推荐用于 PSC 的药物治疗。

AIH-PBC 重叠综合征：PBC 是一种以小叶间胆管非化脓性破坏性胆管炎为特征的自身免疫性肝病。由于疾病早中期并无肝硬化表现，建议将疾病名称改为原发性胆汁性胆管炎，仍保留 PBC 缩写，以更精确反映疾病特点，缓解患者心理压力。AIH-PBC 重叠综合征占所有 PBC 患者的 5%～15%。2008 年 Chazouillères 等提出了 AIH-PBC 重叠综合征诊断标准（巴黎标准）[5]，即 AIH 和 PBC 3 项诊断标准中的各 2 项同时或者相继出现。AIH 重叠综合征患者中，37% 对 UDCA 单剂治疗无应答，重度界面性肝炎是无应答的独立危险因素。UDCA 和免疫抑制联合治疗在 73% 初始治疗或对 UDCA 单剂治疗无应答的患者中有效，而进展期纤维化与对联合治疗无应答有关。二线免疫抑制剂（环孢素 A、他克莫司和 MMF）可诱导 54% 的对初始免疫抑制无应答的患者获得生物化学缓解。我国最新研究结果显示，糖皮质激素和 UDCA 联合治疗可显著改善重叠综合征患者的短期预后。

本病例主要特点如下。

1. 患者以"酒精性肝硬化"收入院，入院后经进一步检查发现自身免疫性肝病，提示本病可与其他肝病合并存在，需常规筛查。

2. 患者经治疗病情好转，但反复发作，肝穿提供了进一步的治疗依据，肝穿刺活检是目前我们评价肝损伤程度及病因的金标准，应尽可能地动员患者行肝穿刺活检。

3. 本患者在应用激素治疗后取得了更好的治疗效果。激素有多种不良反应，但不应谈虎色变，需权衡利弊，在充分与患者沟通的前提下，根据病情需要，合理应用激素治疗。

AIH 患者在获得生物化学缓解后一般预后较好、生存期接近正常人群。预后不佳的危险因素主要包括诊断时已有肝硬化和治疗后未能获得生物化学缓解。我国研究结果显示，合并其他系统自身免疫性疾病、肝内胆管损伤和诊断时终末期肝病模型（MELD）分数较高者与治疗应答和预后不佳有关。日本 AIH 患者的 10 年生存率为 94.9%，肝病相关病死率为 3.4%。经历 2 次以上复发的患者较获得持续缓解者生存期缩短。新西兰患者 10 年生存期在不同年龄段分别为 80%～100%，在 6 个月内未能获得 ALT 复常、血清白蛋白低于 36 g/L、入选时年龄 ≤20 岁或 ≥60 岁是肝病相关死亡的危险因素。英国患者的 10 年生存率为 84%，而 20 年生存率仅为 48%。肝组织学证实肝硬化、入选时失代偿、在治疗后 1 年未能使 ALT 复常以及每 10 年复发次数多于 4 次是预后不良的危险因素。丹麦全国的 AIH 患者（1 721 例）的 10 年生存率为 73.6%，肝脏相关病死率为

10.2%。男性和入选时肝硬化与病死率增高和肝细胞癌发生有关。在有肝组织学资料的患者(1 318例)中,28.3%的患者存在肝硬化,肝细胞癌的10年累积发生率为0.7%。在诊断后的1年内,AIH患者病死率为普通人群的6倍,之后病死率仍为2倍。10年累积病死率为26.4%,其中38.6%的死亡与肝病相关,包括3.6%死于肝细胞癌。德国的研究结果表明,年龄小于18岁、初诊时已有肝硬化、抗可溶性肝抗原/肝胰抗原(SLA/LP)阳性是短期和长期预后不佳的主要危险因素。总之,诊断时的肝硬化和治疗应答是决定患者长期预后的两个最重要危险因素。

参考文献:

[1] Dhaliwal H K, Hoeroldtbs, Dubeak, et al. Long-term prognostic significance of persisting histological activity despite biochemical remission in autoimmune hepatitis[J]. Am J Gastroenterol, 2015,110(7):993-999.

[2] 中华医学会肝病学分会.2015 自身免疫性肝炎诊断和治疗共识(2015).临床肝胆病杂志,2016,32(1):9-22.

[3] Heathcote E J. Manangement of primary biliary cirrhosis. The American Association for the Study of Liver Diseases practice guidelines[J]. Hepatology, 2000,31(4):1 005-1 013.

[4] 中华医学会肝病学分会.原发性胆汁性肝硬化(又名原发性胆汁性胆管炎)诊断和治疗共识(2015).临床肝胆病杂志,2015,31(12):1 980-1 988.

[5] Chazouilleres O, Wendumd, Serfatyl, et al. Primary biliary cirrhosis-autoimmune hepatis overlap syndrome:clinical features and response to therapy [J]. Hepatology, 1998,28(2):296-301.

（王义成）

一例慢加急性肝衰竭患者的诊疗体会

一、患者基本信息

患者周某某,男,28 岁,汉族,已婚,农民。2018 年 01 月 23 日入院。

二、主诉

发现 HBsAg 阳性 5 年余,乏力、纳差、尿黄 10 天。

三、现病史、体格检查、辅助检查

现病史:患者于 5 年余前查体时发现 HBsAg 阳性,无特殊不适,未予重视及治疗。患者于 10 天前因劳累后出现乏力、四肢懒动,食欲下降,恶心剧烈,呕吐一次,呕吐物为胃内容物,小便色黄似浓茶水样,无尿频、尿急、尿痛,无发热、寒战,无腹痛、腹泻及里急后重,无鼻及牙龈出血,无心慌、憋气。5 天前于当地医院住院治疗,诊断为"慢性乙型病毒性肝炎重度",化验肝功能:丙氨酸氨基转移酶(ALT)1 838 U/L、天门冬氨酸氨基转移酶(AST)1 688 U/L、血清总胆红素(TBIL)279 μmol/L、白蛋白(ALB)30.8 g/L,予以保肝、降酶、退黄及输血浆治疗 5 天,未行抗病毒治疗,恶心症状缓解,但乏力、纳差、尿黄进一步加重,且化验凝血功能提示凝血酶原活动度(PTA)为 22%,为求进一步诊疗,遂转来我院就诊,门诊以"①病毒性肝炎 乙型,②慢加急性肝衰竭"收入院。自发病以来,患者睡眠情况一般,精神状态欠佳,大便干结,小便同上,体重无明显下降。

患者否认长期大量饮酒史,有乙肝接触史,其母亲为乙肝肝硬化患者,否认有其他慢性疾病史。

体格检查:神志清,精神欠佳,慢性肝病面容,皮肤及黏膜重度黄染。可见肝掌、蜘蛛痣,巩膜重度黄染。双肺呼吸音清,未闻及干湿性啰音,心界不大,心率 76 次/分钟,律齐,心脏各瓣膜听诊区未闻及杂音。腹部饱满,腹肌软,无明显压痛、反跳痛,肝脾肋下未触及,Murphy 征阴性,肝上界于右锁骨中线第六肋间,肝区叩痛阳性,移动性浊音阴性。双下肢无明显水肿,扑翼样震颤阴性。

辅助检查:乙型肝炎病毒五项:其中,乙型肝炎病毒表面抗原阳性,乙型肝炎病毒 E 抗原阴性,乙型肝炎病毒 E 抗体阳性,乙型肝炎病毒核心抗体阳性。生化:总胆红素 304.8 μmol/L,直接胆红素 148.2 μmol/L,间接胆红素 156.6 μmol/L,丙氨酸转氨酶 1 556 U/L,天冬氨酸转氨酶 1 086 U/L,碱性磷酸酶 174 U/L,谷氨酰基转移酶 99 U/L,白蛋白 31.8 g/L,葡萄糖 4.0 mmol/L,尿素氮 2.4 mmol/L,EGFR 肾小球滤过率 147.75,肌酐 44 μmol/L。凝血酶原活动度 21.0%(三天后复查降至 16%)。乙肝病毒 DNA 定量

9.172E+05 IU/mL。腹部彩超提示：慢性肝实质损害，脾大。进一步行上腹部 CT 平扫提示：①肝脏密度减低，请结合临床；②符合肝硬化，脾大表现；③右肾囊肿。

四、入院诊断与鉴别诊断

(一)诊断及诊断依据

1. 诊断：①慢加急性肝衰竭；②肝炎后肝硬化；③肾囊肿（右）。

2. 诊断依据：患者有乙肝家族史，其母亲为乙肝肝硬化患者。此次发病比较急，急性黄疸加深、严重凝血功能障碍，血清 TBIL≥10×ULN，PTA≤40%，上腹部 CT 平扫提示：①肝脏密度减低；②符合肝硬化，脾大表现；③右肾囊肿。

(二)鉴别诊断

1. 酒精性肝病：患者有长期大量饮酒史，一般饮酒超过 5 年，日饮酒折合酒精量超过 40 g（女性超过 20 g），或 2 周内有大量饮酒史，日饮酒超过 80 g，肝功异常，GGT 明显升高，AST/ALT 多＞2，B 超有特异改变。该患者无长期大量饮酒史，故可基本排除该病。

2. 自身免疫性肝炎（AIH）：多见于青年女性，有慢性肝炎表现，AST、ALT 明显升高，AKP、GGT 正常或仅轻度升高，球蛋白、r 球蛋白、免疫球蛋白 IgG 明显升高，且常大于 1.5 倍正常上限，红细胞沉降率快，自身抗体 ANA、SMA 或抗-LKM-1 阳性，但 AMA 阴性。该患者自免肝谱组合均为阴性，目前表现暂不支持该病。

3. 药物性肝炎：患者近期有应用肝毒性药物史，或长期接触有蓄积性的肝毒性物质，可有发热、黄疸、瘙痒，血嗜酸粒细胞升高，肝脏损害于停药后 4～8 周可明显好转。该患者此次发病曾有应用治疗"流感"药物史，故不能排除此为诱发因素。

五、诊疗经过

根据病情先后给予还原型谷胱甘肽、异甘草酸镁、丁二磺酸腺苷蛋氨酸、门冬氨酸鸟氨酸、复方氨基酸注射液（6AA）、前列地尔、奥美拉唑、复方维生素、维生素 K$_1$、胸腺法新（日达仙）、舒肝宁、痰热清、恩替卡韦分散片、乳果糖、复合磷酸酯酶肠溶片、熊去氧胆酸胶囊等药物保肝、降酶、退黄、预防肝性脑病、抗病毒、抑酸保护胃黏膜、调节免疫以及输血浆、白蛋白等营养支持治疗，并行两次人工肝支持治疗。住院期间患者咳嗽咳痰，给予行胸部 CT 平扫提示：①右肺多发小结节，建议定期复查；②双肺纹理增多，请结合临床随诊。痰培养：金黄色葡萄球菌，考虑存在呼吸道感染，先后给予头孢曲松钠、哌拉西林钠舒巴坦钠静滴以抗感染治疗。复查痰培养无致病菌，胸部 CT 提示：右肺多发小结节影，较前片未见明显改变，考虑炎性后遗改变可能性大。考虑感染控制，后咳嗽咳痰逐渐减轻。住院期间患者出现上消化道出血，给予奥美拉唑、生长抑素、蛇毒血凝酶、酚磺乙胺等药物止血补液支持治疗，出血已控制，大便潜血阴性。经积极治疗后，患者症状体征逐渐好转，肝功能及凝血指标改善，HBV-DNA 低于检测下限，住院 83 天，病情好转出院。出院诊断为：①慢加急性肝衰竭；②肝炎后肝硬化；③肾囊肿（右）；④上呼吸道感染；⑤上消化道出血。

六、诊疗体会

(一)诊断方面

肝衰竭是多种因素引起的严重肝脏损害,导致合成、解毒、代谢和生物转化功能严重障碍或失代偿,出现以黄疸、凝血功能障碍、肝肾综合征、肝性脑病、腹水等为主要表现的一组临床症候群。基于病史、起病特点及病情进展速度,肝衰竭可分为四类:急性肝衰竭(ALF)、亚急性肝衰竭(SALF)、慢加急性(亚急性)肝衰竭(ACLF 或 SACLF)和慢性肝衰竭(CLF)。在我国引起肝衰竭的主要病因是肝炎病毒(尤其是乙型肝炎病毒),其次是药物及肝毒性物质(如酒精、化学制剂等)。儿童肝衰竭还可见于遗传代谢性疾病。[1,2]

慢加急性肝衰竭:在慢性肝病基础上,由各种诱因引起以急性黄疸加深、凝血功能障碍为肝衰竭表现的综合征,可合并包括肝性脑病、腹水、电解质紊乱、感染、肝肾综合征、肝肺综合征等并发症,以及肝外器官功能衰竭。患者黄疸迅速加深,血清 TBIL$\geq$10×ULN 或每日上升$\geq$17.1 μmol/L;有出血表现,PTA$\leq$40%(或 INR$\geq$1.5)。根据不同慢性肝病基础分为 3 型,A 型:在慢性非肝硬化肝病基础上发生的慢加急性肝衰竭;B 型:在代偿期肝硬化基础上发生的慢加急性肝衰竭,通常在 4 周内发生;C 型:在失代偿期肝硬化基础上发生的慢加急性肝衰竭[1-3]。

该患者有乙肝肝硬化的基础,此次急性发病,黄疸深、凝血功能差,存在肺部感染、消化道出血等并发症,诊断慢加急性肝衰竭成立,属于 C 型。

(二)治疗方面

目前肝衰竭的内科治疗尚缺乏特效药物和手段。原则上强调早期诊断、早期治疗,采取相应的病因治疗和综合治疗措施,并积极防治并发症。肝衰竭诊断明确后,应动态评估病情、加强监护和治疗[1-3]。

1. 一般支持治疗:①卧床休息,减少体力消耗,减轻肝脏负担,病情稳定后加强适当运动。②加强病情监护:评估神经状态,监测血压、心率、呼吸频率、血氧饱和度,记录体质量、腹围变化、24 h 尿量、排便次数、性状等;建议完善病因及病情评估相关实验室检查,包括 PT/INR、纤维蛋白原、乳酸脱氢酶、肝功能、血脂、电解质、血肌酐、尿素氮、血氨、动脉血气和乳酸、内毒素、嗜肝病毒标志物、铜蓝蛋白、自身免疫性肝病相关抗体检测、球蛋白谱、脂肪酶、淀粉酶、血培养、痰或呼吸道分泌物培养、尿培养;进行腹部超声波(肝、胆、脾、胰、肾,腹水)、胸片、心电图等物理诊断检查,定期监测评估。有条件单位可完成血栓弹力图、凝血因子Ⅴ、凝血因子Ⅷ、人类白细胞抗原(HLA)分型等。③推荐肠内营养,包括高碳水化合物、低脂、适量蛋白饮食。进食不足者,每日静脉补给热量、液体、维生素及微量元素,推荐夜间加餐补充能量。④积极纠正低蛋白血症,补充白蛋白或新鲜血浆,并酌情补充凝血因子。⑤进行血气监测,注意纠正水电解质及酸碱平衡紊乱,特别要注意纠正低钠、低氯、低镁、低钾血症。⑥注意消毒隔离,加强口腔护理、肺部及肠道管理,预防医院内感染发生。

2. 对症治疗:①护肝药物治疗的应用:推荐应用抗炎护肝药物、肝细胞膜保护剂、解毒保肝药物以及利胆药物。不同护肝药物分别通过抑制炎症反应、解毒、免疫调节、清除活性氧、调节能量代谢、改善肝细胞膜稳定性、完整性及流动性等途径,达到减轻肝脏组织损害,促进肝细胞修复和再生,减轻肝内胆汁淤积,改善肝功能。②微生态调节治疗:肝衰竭患者存在肠道微生态失衡,益生菌减少,肠道有害菌增加,而应用肠道微生态制剂可改善肝衰竭患者预后。建议应用肠道微生态调节剂、乳果糖或拉克替醇,以减少肠道细菌易位或内毒素血症。有报道粪便菌群移植(FMT)作为一种治疗肝衰竭尤其是肝性脑病的新思路,可能优于单用益生菌,可加强研究。③免疫调节剂的应用:肾上腺皮质激素在肝衰竭治疗中的应用尚存在不同意见。非病毒感染性肝衰竭,如自身免疫性肝炎及急性酒精中毒(重症酒精性肝炎)等,可考虑肾上腺皮质激素治疗(甲泼尼龙,1.0～1.5 mg/(kg·d)),治疗中需密切监测,及时评估疗效与并发症[4]。其他原因所致的肝衰竭前期或早期,若病情发展迅速且无严重感染、出血等并发症者,可酌情短期使用。胸腺素 α_1 单独或联合乌司他丁治疗肝病合并感染患者可能有助于降低 28 d 病死率。胸腺素 α_1 用于慢性肝衰竭、肝硬化合并自发性腹膜炎、肝硬化患者,有助于降低病死率和继发感染发生率[4]。对肝衰竭合并感染患者建议早期应用。该患者应用胸腺法新(日达仙)对其病情控制亦起到了很大的帮助。另外,可尝试应用粒细胞集落刺激因子,对控制过度的全身性炎症反应也有重要作用[5,6]。2014 年 APASL 发布的《慢加急性肝衰竭共识》指出:重组人粒细胞刺激因子(G-CSF)治疗 ACLF 是一项具有前景的方法,其治疗肝衰竭的临床疗效及安全性受到高度认可。随后国内有研究对 47 例 HBV-ACLF 患者经 G-CSF 治疗 2 年的随访,提示 G-CSF 可改善患者病情、预后,生存患者经 2 年观察未见血液系统恶性肿瘤发生,提示其临床应用具有一定的安全性。近期一项前瞻性研究证实:予 ACLF 患者应用 G-CSF 可动员骨髓来源干细胞,促进肝脏再生,改善临床预后,同时降低肝肾综合征和低钠血症的发生率。总结目前研究 G-CSF 治疗 ACLF 可能的机制为:①G-CSF 能动员并吸引骨髓造血干细胞定植于损伤肝脏,一方面骨髓造血干细胞可直接分化为肝细胞参与组织修复;另一方面骨髓造血干细胞可能通过旁分泌方式分泌某些因子或信号,刺激并强化内源性肝卵圆细胞(肝干细胞)的反应性增生,启动内源性修复程序;②G-CSF 可通过抑制肝细胞凋亡/坏死及发挥免疫调节,起到保护肝脏的作用。

3. 病因治疗:去除诱因,如重叠感染、各种应激状态、饮酒、劳累、药物影响、出血等。对 HBV-DNA 阳性的肝衰竭患者,不论其检测出的 HBV-DNA 载量高低,建议立即使用核苷(酸)类药物抗病毒治疗。对慢加急性肝衰竭的有关研究指出,早期快速降低 HBV-DNA 载量是治疗的关键,若 HBV-DNA 载量在 2 周内能下降 2 次方,患者存活率可提高。

4. 并发症的内科综合治疗

(1)肝性脑病:该患者化验血氨升高,但尚未出现肝性脑病症状体征,及时给予去除诱因,应用乳果糖酸化肠道,促进氨的排出,减少肠源性毒素吸收,并应用 6AA 或门冬氨酸鸟氨酸等降氨药物,可及时防治肝性脑病的发生。

(2)感染:除肝移植前围手术期患者外,不推荐常规预防性使用抗感染药物。该患者存在咳嗽症状,行 CT 检查提示肺部炎症可能,但未发热,化验血常规、CRP、PCT 均无升高,给予头孢曲松钠静滴后咳嗽症状减轻,但停药后再次加重,将抗生素升级后亦无明显改善。后再与北京医院远程会诊时,专家提出需排除真菌感染的可能。因我院不能行 G 实验检查,给予痰培养发现白色念珠菌,考虑可能存在真菌感染,预行抗真菌感染,但考虑抗真菌药物可能会加重肝损伤,需谨慎开始,故再次请呼吸内科会诊,考虑痰培养发现白色念珠菌,亦可能为口腔及气道常驻菌污染,且其影像学检查不符合真菌感染常见表现。呼吸科专家考虑肺部慢性感染可能,暂停抗生素治疗,给予中药润肺止咳处理,一月后复查 CT 无明显变化,咳嗽症状逐渐消退。从中,我们得到的经验是,肝衰竭患者免疫力低下,易发生慢性感染,不可盲目应用抗生素,需结合血常规、CRP、PCT 等炎症指标综合判断有无炎症活动再行抗感染治疗。

(3)出血:该患者在恢复期时,食欲明显好转,故进食食物较多较杂,出现呕吐,并混有咖啡色液体,考虑胃黏膜损伤导致少量出血,给予奥美拉唑抑酸保护胃黏膜后出血控制。如出现较大量出血,考虑存在门静脉高压性出血患者,为降低门静脉压力,首选生长抑素类似物或特利加压素;若内科止血不佳,可行内镜下套扎、硬化剂注射或组织黏合剂治疗止血或者行介入治疗。肝衰竭患者部分存在门静脉高压,导致食管胃底静脉曲张或者门静脉高压性胃病,易发生上消化道出血,故饮食需避免粗糙硬质食物,避免过饱,需少量多餐,同时需保持大便通畅,避免增加腹压。必要时可应用心得安降低门脉压力预防出血。

(4)脑水肿:①有颅内压增高者,给予甘露醇 0.5~1.0 g/kg 或者高渗盐水治疗;②襻利尿剂,一般选用呋塞米,可与渗透性脱水剂交替使用;③应用人血白蛋白,特别是肝硬化白蛋白偏低的患者,提高胶体渗透压,可能有助于降低颅内压,减轻脑水肿症状;④人工肝支持治疗;⑤肾上腺皮质激素不推荐用于控制颅内高压;⑥对于存在难以控制的颅内高压,急性肝衰竭患者可考虑应用轻度低温疗法和吲哚美辛,后者只能用于大脑高血流灌注的情况下。

(5)低钠血症及顽固性腹水:低钠血症是常见并发症。而低钠血症、顽固性腹水与急性肾损伤(AKI)等并发症相互关联。水钠潴留所致稀释性低钠血症是其常见原因,托伐普坦作为精氨酸加压素 V2 受体阻滞剂,可通过选择性阻断集合管主细胞 V2 受体,促进自由水的排泄,已成为治疗低钠血症及顽固性腹水的新措施。对顽固性腹水患者:①推荐螺内酯与呋塞米起始联用,应答差者,可应用托伐普坦;②特利加压素每次 1~2 mg,1 次/12 小时;③腹腔穿刺放腹水;④输注白蛋白。

(6)AKI 及肝肾综合征。防止 AKI 的发生:纠正低血容量,积极控制感染,避免肾毒性药物,需用静脉造影剂的检查者需权衡利弊后选择。AKI 早期治疗:①减少或停用利尿治疗,停用可能肾损伤药物,血管扩张剂或非甾体消炎药;②扩充血容量可使用晶体或白蛋白或血浆;③怀疑细菌感染时应早期控制感染。后期治疗:停用利尿剂或按照 1 g/(kg·d)剂量连续 2 d 静脉使用白蛋白扩充血容量,无效者需考虑是否有肝肾综合征,可使用血管收缩剂(特利加压素或去甲肾上腺素),不符合者按照其他 AKI 类型处理(如肾性 AKI 或肾后性 AKI)。

肝肾综合征治疗:①可用特利加压素(1 mg/4~6 h)联合白蛋白(20~40 g/d),治疗

3 d 血肌酐下降<25%,特利加压素可逐步增加至 2 mg/4 h。若有效,疗程 7~14 d;若无效,停用特利加压素。②去甲肾上腺素(0.5~3.0 mg/h)联合白蛋白(10~20 g/L)对 1 型或 2 型肝肾综合征有与特利加压素类似效果。

(7)肝肺综合征:PaO_2<80 mmHg(1 mmHg=0.133 kPa)时给予氧疗,通过鼻导管或面罩给予低流量氧(2~4 L/min),对于氧气量需要增加的患者,可以加压面罩给氧或者气管插管。

5. 人工肝:是治疗肝衰竭的有效方法之一,其治疗机制是基于肝细胞的强大再生能力,通过一个体外的机械、理化和生物装置,清除各种有害物质,补充必需物质,改善内环境,暂时替代衰竭肝脏的部分功能,为肝细胞再生及肝功能恢复创造条件或等待机会进行肝移植。通常,发病 1~2 周内为及时救治的黄金期,在这期间及时进行人工肝治疗对病情恢复起到至关重要的作用[7,8]。

适应证:①各种原因引起的肝衰竭前、早、中期,PTA 介于 20%~40% 的患者为宜;晚期肝衰竭患者也可进行治疗,但并发症多见,治疗风险大,临床医生应权衡利弊,慎重进行治疗,同时积极寻求肝移植机会。②终末期肝病肝移植术前等待肝源、肝移植术后排异反应、移植肝无功能期的患者。③严重胆汁淤积性肝病,经内科治疗效果欠佳者;各种原因引起的严重高胆红素血症者。

相对禁忌证:①严重活动性出血或弥散性血管内凝血者;②对治疗过程中所用血制品或药品如血浆、肝素和鱼精蛋白等高度过敏者;③循环功能衰竭者;④心脑梗死非稳定期者;⑤妊娠晚期。

并发症:人工肝治疗的并发症有出血、凝血、低血压、继发感染、过敏反应、失衡综合征、高枸橼酸盐血症等。需要在人工肝治疗前充分评估并预防并发症的发生,在人工肝治疗中和治疗后严密观察并发症。随着人工肝技术的发展,并发症发生率逐渐下降,一旦出现,可根据具体情况给予相应处理。

6. 肝移植:对于内科治疗不佳的患者,必要时积极准备肝移植。但由于肝源的短缺及高额的费用,很多患者无法实现。但临床上我们仍需要及时告知。

七、科主任点评

慢加急性肝衰竭为临床常见疾病之一,死亡率较高。该患者发病较急,进展较快,PTA 最低达 16%,且病程中出现呼吸道感染、上消化道出血等并发症,增加了治疗的难度。此病例能够救治成功,主要有以下几点经验:①我们能够在第一时间为患者行血浆置换治疗,抓住治疗的"黄金期",并给予输注血浆、白蛋白等营养支持治疗;②及时给予高效的抗病毒治疗,减少病原的损伤,同时给予保肝抗炎治疗,促进病情恢复;③日达仙的调节免疫、抑制炎症反应作用亦起到了重要作用。另外,日后我们可以尝试应用粒细胞集落刺激因子,研究对控制机体炎症风暴的作用,为患者提供更为积极的治疗。

参考文献:

[1] 中华医学会感染病学分会肝衰竭与人工肝学组,中华医学会肝病学分会重型肝病与人工肝学组.肝

衰竭诊治指南(2018 年版)[J]. 临床肝胆病杂志,2019,35(1):38-44.

[2] 丁蕊,赵红,闫杰,等.慢加急性肝衰竭的定义及治疗进展[J/CD]. 中国肝脏病杂志(电子版),2018,10(1):1-5.

[3] 李珊珊,段钟平,陈煜.慢加急性肝衰竭诊治新思路与新方法[J]. 临床肝胆病杂志,2018,34(4):877-882.

[4] 高梦丹,赵艳.慢加急性肝衰竭患者预后相关免疫因素研究进展[J]. 临床肝胆病杂志,2017(12):2 462-2 466.

[5] 黄坤,于久飞,吴丽丽,胡瑾华.粒细胞集落刺激因子治疗慢加急性肝衰竭疗效荟萃分析[J]. 传染病信息,2018(05):439-442.

[6] C Di Campli, M A Zocco, N Saulnier, A Grieco, G Rapaccini, G Addolorato, C Rumi, A Santoliquido, G Leone, G Gasbarrini, A Gasbarrini. Safety and efficacy profile of G-CSF therapy in patients with acute on chronic liver failure[J]. Digestive and Liver Disease, 2007 (12):1 071-1 076.

[7] 张勇,曾维政,蒋明德,等.血浆置换治疗慢性重型肝炎临床疗效观察[J]. 临床消化病杂志,2005,17(1):3-4.

[8] 罗燕,熊嬲.人工肝支持系统治疗重型肝病、肝衰竭的临床效果观察[J]. 临床合理用药杂志,2020(2):124-125.

（苗艳艳）

一例重叠综合征患者的诊疗体会

一、患者基本信息

患者苏某某,女性,71 岁,退休人员,于 2019 年 6 月 24 日入院。

二、主诉

反复乏力、纳差 1 年,加重 1 周。

三、现病史、查体、化验检查

现病史:患者 1 年前无明显原因出现乏力,纳差,无恶心、呕吐,无厌油,无腹痛、腹泻,无鼻衄及牙龈出血,于当地社区卫生服务中心就诊查转氨酶增高。遂来我院,检查提示自免肝抗体谱多项阳性,诊断为自身免疫性肝炎,给予保肝、降酶、利胆治疗后(具体不详),病情好转出院。期间未能规律用药。1 周前自觉乏力、纳差症状加重,于社区卫生服务中心查 TBIL 18.2 μmol/L、ALT 445 U/L、AST 316 U/L。为求进一步系统诊治,遂就诊于我院,门诊以"自身免疫性肝炎"收入我科。患者自发病以来,神志清楚,精神可,体重较前无明显下降,无自发性鼻出血及牙龈出血,小便正常,便秘 3～4 天/次,夜间睡眠欠佳。

冠心病病史 30 年,未系统服药;花粉过敏,否认药物过敏史。

查体:体温 36.5℃,脉搏 78 次/分钟,呼吸 20 次,血压 135/83 mmHg。老年女性,发育正常,营养中等,自主体位,神清语利,查体合作。面色晦暗,全身皮肤黏膜无黄染及出血点。周身浅表淋巴结未触及肿大。头颅无畸形,眼睑无水肿,结膜无充血,巩膜无黄染,两侧瞳孔正大等圆,对光反射灵敏。耳鼻无异常分泌物,双耳听力正常。口唇无发绀,伸舌居中,咽无充血,扁桃体不大。颈对称,无颈静脉怒张及颈动脉异常搏动,颈软无抵抗,气管居中,甲状腺不大。胸廓对称无畸形,胸骨无压痛,双侧乳房未见异常。呼吸动度一致,语颤均等。两肺叩清音,肝肺相对浊音界位于右侧锁骨中线第 V 肋间。两肺呼吸音清,未闻及干湿啰音。心前区无隆起,心尖搏动无弥散,心前区未及震颤,心界不大,心率 78 次/分钟,律整,各瓣膜听诊未闻及杂音。周围血管征阴性。腹平软,上腹部及右腹部轻度压痛,无反跳痛,Murphy 征(一),肝脾肋下未扪及,肝上界位于右锁骨中线第五肋间,肝区叩痛阳性,肾区无叩痛,无移动性浊音,肠鸣音存在,无亢进。肛门、直肠、外生殖器未查。脊柱、四肢无畸形,活动正常,双下肢无水肿。跟腱反射、膝腱反射存在,巴宾斯基征、脑膜刺激征未引出。

辅助检查 2019 年 6 月 19 日肝功:总胆红素 18.2 μmol/L,谷丙转氨酶 445 U/L,谷草转氨酶 316 U/L;自免肝谱。抗核抗体(1∶1 000)阳性、抗线粒体抗体 1∶1 000 阳性、抗肝肾微粒抗体阴性、抗平滑肌抗体阳性(社区卫生服务中心)。

四、诊断与鉴别诊断

(一)初步诊断

①自身免疫性肝炎;②冠状动脉粥样硬化性心脏病。

诊断依据:①老年女性,慢性起病,反复发作,冠心病病史 30 年。②反复乏力、纳差 1 年,加重 1 周。③查体:面色晦暗,肝区叩痛阳性。④辅助检查:肝功总胆红素 18.2 μmol/L,谷丙转氨酶 445 U/L,谷草转氨酶 316 U/L。自免肝谱:抗核抗体(1∶1 000)阳性;抗线粒体抗体 1∶1 000 阳性;抗肝肾微粒抗体阴性;抗平滑肌抗体阳性。

(二)鉴别诊断

1. 病毒性肝炎:此病是由多种肝炎病毒引起的,以肝脏损害为主的一组全身性传染病。目前按病原学明确分类的有甲型、乙型、丙型、丁型、戊型五型肝炎病毒。各型病毒性肝炎临床表现相似,以疲乏、食欲减退、厌油、肝功能异常为主,部分病例出现黄疸。化验病原学阳性,可鉴别此病。

2. 药物性肝病:此类患者近 3 个月内有长期大量应用一种或多种药物的病史,且可疑药物的给药到肝损伤出现的时间间隔多为 1~12 周(1 年前服用的药物基本排除是急性肝炎的诱因),停药后肝功能异常及肝损伤好转,常常数周内完全恢复,如停药后临床表现在几天内消失及转氨酶在 1 周内下降超过 50% 则对诊断非常有意义,年龄大于 50 岁,服用许多药物,服用已知有肝损伤的药物及出现特殊的自身抗体,血液药物分析阳性,肝活检有药物沉积,可诊断为药物性肝炎。该患者既往无长期大量服用肝损伤药物病史,可以排除。

五、诊疗经过

患者入院后完善相关检查,化验检查结果。2019 年 6 月 25 日血常规:白细胞 3.73×10⁹/L,红细胞 3.92×10¹²/L,血红蛋白 125.00 g/L,血细胞比容 38.30%,红细胞平均体积 97.70 fL,平均血红蛋白量 31.90 pg,平均血红蛋白浓度 326.00 g/L,血小板 94.00×10⁹/L,淋巴细胞比率 33.80%,单核细胞比率 8.80%,中性粒细胞比率 51.20%,嗜酸性粒细胞比率 5.40%,嗜碱性粒细胞比率 0.80%。乙肝五项定量:乙肝表面抗原(电化学)0.61,乙肝表面抗体 9.22 IU/L,乙肝 e 抗原 0.13 阴性,乙肝 e 抗体 0.922 阳性,乙肝核心抗体 0.009 阳性;血凝六项:凝血酶原时间 11.5 s,凝血酶原活度 86.0%,凝血酶原比率 1.11,国际标准化比值 1.10,活化部分凝血活酶时间 39.4 s,纤维蛋白原时间 17,纤维蛋白原 1.95 g/L,凝血酶时间 18.8 s,FDP 浓度 0.8 μg/mL,D-二聚体 0.07 mg/L。生化+心肌酶谱:总胆红素 34.7 μmol/L,直接胆红素 11.4 μmol/L,间接胆红素 23.3 μmol/L,直胆比间胆 0.5,谷丙转氨酶 420 U/L,谷草转氨酶 271 U/L,谷草/谷丙 0.6,碱性磷酸酶 164 U/L,谷氨酰基转移酶 247 U/L，总蛋白 70.5 g/L，白蛋白 35.2 g/L，球蛋白 35.3 g/L，白/球比值 1.0，前白蛋白 109 mg/L，总胆汁酸 50 μmol/L，总胆固醇 4.8 mmol/L，甘油三酯 0.66 mmol/L，高密度脂蛋白胆固醇 1.97 mmol/L，低密度脂蛋白胆固醇 2.25 mmol/L，胆碱酯酶 4 503 U/L，葡萄糖 6.1 mmol/L，尿素氮 4.1 mmol/L，EGFR 肾小球滤过率 91.16，肌酐 54 μmol/L，钾 4.1 mmol/L，钠 135.0 mmol/L，氯 103 mmol/L，二氧化碳结合力 24 mmol/L，阴离子间隙 8，钙 2.02 mmol/L，镁 0.65 mmol/L，磷 1.23 mmol/L，尿酸 212 μmol/L，铜蓝蛋白 0.31 g/L，转铁蛋白 2.0 g/L，脂蛋白 a 293 g/L，视黄醇结合蛋白 9 mg/L，乳酸脱氢酶 164 U/L，肌酸激酶 145 U/L，肌酸激酶同工酶 23 U/L，α-羟丁酸脱氢酶 141 U/L，免疫球蛋白 G 15.61 g/L，免疫球蛋白 A 2.03 g/L，免疫球蛋白 M 6.44 g/L，补体 C3 0.83 mg/dL，补体 C4 0.05 mg/dL，补体 C1q 341 mg/L；癌胚抗原 1.630 ng/mL；甲状腺组合：三碘甲状腺原氨酸 3.37 nmol/L，甲状腺素 132.90 nmol/L，促甲状腺激素 1.33 μIU/mL，游离三碘甲状腺原氨酸 4.09 pmol/L，游离甲状腺素 15.85 pmol/L；甲肝抗体 0.462 阴性，丙肝抗体 II 0.044 阴性；戊肝抗体 IgM 阴性；丁肝抗原阴性，丁肝抗体 IgM 阴性，庚肝抗体 IgG 阴性，巨细胞抗体 IGM 阴性，EB 抗体 IGM 阴性，糖类抗原 199：16.440 U/mL，铁蛋白 201.70 ng/mL，胰岛素 8.60 μU/mL；AFP 1.800 ng/mL；自免肝谱：ANA-X 胞浆颗粒型、抗核抗体（1∶100）阳性，抗核抗体（1∶320）阳性，抗核抗体（1∶1 000）阳性，抗线粒体抗体 1∶1 000 阳性，抗肝肾微粒体抗体阴性，抗平滑肌抗体阳性，抗线粒体抗体 M2 测定阳性，抗肝肾微粒体 1 型抗体阴性，抗肝可溶性抗原/肝胰抗原抗体阴性，抗 gp210 抗体阳性、抗 sp100 抗体阴性、抗 Ro52 抗体阴性、抗着丝点蛋白 B 抗体阴性、抗肝细胞溶质 1 抗体阴性；乙肝病毒 DNA 定量＜5.00E＋02 IU/mL。彩超：肝硬化，胆囊息肉，脾大。心电图：窦性心律，T 波改变（V3，V4 低平），请结合临床。胸部＋腹部 CT：①双肺少许陈旧灶；②冠状动脉钙化灶；③肝硬化、脾大；④胃窦壁略厚，请结合临床；⑤右肾囊肿。给予查甲肝、乙肝、丙肝、丁肝、戊肝及庚肝抗体，抗 EB 病毒抗体与抗巨细胞病毒抗体等检查均呈阴性，基本排除常见病毒性肝炎。问诊患者无饮酒史，排除酒精性肝损伤，未长期服用损肝药物，排除药物性肝损伤。影像学彩超及 CT 检查未见肝内外胆道阻塞异常。患者肝功能结果提示：①胆红素的升高无特异性，基本能排除溶血的可能；②反应肝细胞坏死的酶类：丙氨酸氨基转移酶及门冬氨酸氨基转移酶升高的特点仍不能鉴别出各种肝胆疾患；③反应胆汁淤积的酶类——谷氨酰转肽酶和碱性磷酸酶的升高提示胆汁淤积性肝病存在的可能；④球蛋白的明显升高，提示慢性自身免疫性肝病可能。至此，免疫球蛋白分类显示 IgG 15.61 g/L（正常值 6.52～14.58 g/L）升高大于两倍正常值，谷丙转氨酶升高大于 5 倍正常值，抗平滑肌抗体（SMA）阳性，基本都指向自身免疫性肝炎的可能性最大。但患者自免肝谱全套检查提示为抗核抗体（ANA）阳性，抗线粒体抗体（AMA）阳性，抗线粒体抗体 M2 测定阳性，谷氨酰转肽酶和碱性磷酸酶的升高，却提示原发性胆汁性肝硬化（PBC）可能。因此需要行肝脏组织学检查协助诊断。入院后给予注射用还原性谷胱甘肽、注射用复方甘草酸苷、熊去氧胆酸软胶囊、肝爽颗粒以保肝、降酶、利胆、抗纤维化等治疗，为明确诊断，给予肝穿刺活检，2019 年 7 月 19 日肝穿病理结果报告：①符合自身免疫肝炎，可见界面炎，肝细胞花结样结构及肝细胞内淋巴细胞穿入现象；②混合结节性肝硬化,伴小片状肝纤维化及肝实质细胞脱失;③肝细胞水肿变性。免疫组化结果:CK(增生胆小管阳性),Arg-1(+),HepPar-1(+),GS(+),HSP70(−),Glypican3(−),HBcAg(−),HBsAg(−),CD34(−),catenin(膜阳性),CK19(增生胆小管阳性),Masson(+),网状纤维染色(+),Ki-67(+,<1%)。患者经积极治疗,好转出院。

修正诊断:重叠综合征(AIH 重叠 PBC)。

六、诊疗体会

自身免疫性肝病(autoimmune liver diseases,AILD)是一种以肝细胞和肝胆管为靶点的免疫介导性疾病,这些疾病通常根据临床、生化、血清学和组织学结果综合定义。它们都具备的特征是当肝组织学出现炎性损害时,在患者体内可检测出与之相关的自身抗体[1]。重叠综合征(overlap syndrome,OS)是指患者在患病时或在病程中的某一阶段,同时具有两种 AILD 的临床及实验室特点,其中以自身免疫性肝炎(autoimmune hepatitis,AIH)—原发性胆汁性胆管炎(primary biliary cholangitis,PBC)OS 最为常见[2]。虽然 AIH-PBC OS 在 20 世纪 70 年代首次被报道,但目前其发病机制仍不清楚[3-4]。一些学者将 AIH-PBC OS 定义为具有肝炎特征的 PBC,而另一些学者将其定义为具有胆汁淤积特征的 AIH[5-6]。据估计,在 AIH 患者中 AIH-PBC OS 的患病率为 2%～19%,PBC 患者中 AIH-PBC OS〔诊断采用修订后的国际自身免疫性肝炎小组(International Autoimmune Hepatitis Group,IAIHG)标准〕的患病率为 4.3%～9.2%[7]。因而,目前尚未制定国际公认的诊断标准及专项指南指导治疗,关于其研究大多数为小样本病例对照研究或个案报道。Chazouillères[8] 提出的巴黎标准是目前诊断 AIH-PBC OS 最常用的标准,并且得到了欧洲肝脏研究协会(European Association For The Study of The Liver,EASL)和美国肝病协会的认可。但仍需要强调的是,中至重度碎屑样坏死(界面性肝炎)的组织学证据是诊断 AIH-PBC OS 的必要条件。关于组织病理学特点方面,AIH 关键性的组织病理学变化是界面性肝炎(interface hepatitis),即碎屑样坏死(piecemeal necrosis)汇管区和门管区周围炎是 AIH 的主要组织病理学表现。其特点为炎症始于门管区,然后破坏肝界板,进而引起门汇管周围慢性渐进性单个或小簇肝细胞坏死,此种变化从肝细胞坏死角度称为碎屑样坏死。由于碎屑样坏死伴有的炎性细胞浸润位于肝小叶实质区与间质区交界处,从炎症角度又称为界面性肝炎。AIH 的这种组织病理学特征提示存在针对门管区肝界板和周围肝细胞的特异性免疫攻击。在疾病进展过程中,碎屑样坏死可扩大、融合形成桥样坏死,严重者可进一步扩大为亚大块和大块肝坏死,临床上呈暴发性发病,致死性高或快速进展为肝硬化。门管区和门管区周围浸润的炎性细胞主要为淋巴—浆细胞,为 AIH 的另一组织病理学特点。这种碎屑样坏死又称淋巴细胞性碎屑样坏死,往往伴有明显的浆细胞浸润,主要位于肝界面。肝细胞玫瑰样花结(hepatocyte rosette)是 AIH 的又一组织病理学改变,表现为坏死区边缘数个水样变性的肝细胞被炎性细胞和塌陷的网状支架包绕形成花环状结构,其中心可见扩张的毛细胆管。除上述 3 个具有诊断意义的组织病理学改变外,AIH 尚可见单个肝细胞嗜酸性坏死(又称肝细胞凋亡小体)以及肝细胞水样变性和气球样变,少数病例可见多核、巨核肝细胞。PBC 最主要的组织病理学特点是出现破坏性肉芽肿性胆管炎。该病变始于小叶间/间隔内小胆管基底膜断裂，淋巴细胞通过胆管基底膜破口进入胆管上皮细胞内，引起胆管上皮细胞变性坏死，进而导致上皮样组织细胞增生，形成肉芽肿。此种形态学特征提示胆管上皮是 PBC 免疫攻击的靶目标。典型 AIH 出现淋巴细胞性胆管炎并不能认为肯定同时存在 PBC。同样，典型 PBC 出现轻度淋巴细胞性碎屑样坏死也并不意味着与 AIH 重叠。只有存在典型的界面性肝炎，同时出现明确的破坏性肉芽肿性胆管炎时，才可考虑有真性重叠综合征存在的可能。本例患者病理明确的界面炎症，因应用一段时间熊去氧胆酸后取样，虽然未见明显的胆汁淤积，但是有明确的增生胆小管。故可以诊断 AIH-PBC OS。关于治疗方面，AIH-PBC 重叠综合征，目前多数学者建议以泼尼松（龙）和熊去氧胆酸（UDCA）进行联合治疗，可能有利于缓解病情，改善患者预后。泼尼松（龙）联合 UDCA 治疗不能缓解或泼尼松（龙）副作用明显者，可加用免疫抑制剂如硫唑嘌呤。在老年 AIH 患者中，预防骨质疏松尤为重要，应鼓励常规锻炼，服用钙剂（1～1.5 g/d）和维生素 D_3（400 IU/d）。在已经有骨质疏松的患者可考虑使用二膦酸盐制剂。本例患者因考虑老年女性，在未加用糖皮质激素的情况下取得了满意的疗效，但也应注意复发的可能。

七、科主任点评

自身免疫性肝病重叠综合征是指患者同时或在病程的不同阶段存在两种自身免疫性肝病的临床、血清学、组织学特征，以 AIH-PBC 重叠综合征最为多见。IAIHG 提出，AIH 的积分系统最初目标是用于诊断 AIH，并不适用于重叠综合征的诊断，主张将自身免疫性肝病分类为 AIH、PBC、PSC、小胆管 PSC，而重叠综合征并非独立疾病，目前缺乏明确的诊断标准和治疗方案[9]。

（一）AIH-PBC 重叠综合征

原发性胆汁性肝硬化（PBC）是一种以小叶间胆管非化脓性破坏性胆管炎为特征的自身免疫性肝病。由于疾病早中期并无肝硬化表现，建议将疾病名称改为原发性胆汁性胆管炎（primary biliary cholangitis），仍保留 PBC 缩写，以更精确反映疾病特点，缓解患者心理压力[10]。AIH-PBC 重叠综合征占所有 PBC 患者的 5%～15%。2008 年 Chazouilleres 等[8]提出了 AIH-PBC 重叠综合征诊断标准（巴黎标准），即 AIH 和 PBC 三项诊断标准中的各二项同时或者相继出现。AIH 诊断标准包括：①血清谷丙转氨酶≥5 倍的正常值上限；②血清 IgG≥2 倍的正常上限或血清 ASMA 阳性；③肝脏组织学提示中重度界面性肝炎。PBC 诊断标准包括：①血清 ALP≥2 倍的正常值上限或血清 γ-GT ≥5 倍的正常值上限；②血清 AMA 阳性；③肝脏组织学表现为非化脓性破坏性胆管炎。来自欧美的研究表明，巴黎标准用于诊断 AIH-PBC 重叠综合征的敏感性和特异性分别达到92%和97%[11]。我国研究表明，血清 IgG 水平 1.3 ULN 诊断激素敏感性 PBC 的敏感性为 60%，特异性为 97%。有 88%激素敏感的 PBC 患者满足 AIH 简化积分系统的"确诊"标准（7 分）[12]。

（二）AIH-PSC 重叠综合征

原发性硬化性胆管炎（PSC）是一种较为少见的慢性胆汁淤积性肝病，其特征为肝内外胆管弥漫性炎症和纤维化，引起胆管变形和节段性狭窄，病情呈进行性发展，最终导致胆汁性肝硬化及肝功能衰竭[13]。AIH-PSC 重叠综合征的诊断标准是相加性的，即在明确的 PSC 诊断的基础上，同时存在 AIH 特征性临床表现（血清转氨酶和 IgG 水平显著升高）和肝组织学特征（中重度界面性肝炎等）。AIH-PSC 重叠综合征患者 UDCA（15～20 mg/kg）联合糖皮质激素（泼尼松龙）治疗，可改善患者血清生化指标，但是组织学及长期疗效未得到证实。

（三）PBC 合并 PSC

这种病例报道十分罕见。

参考文献：

[1] Tanaka A，Ma X，Yokosuka O，et al. Autoimmune liver diseases in the Asia-Pacific region：Proceedings of APASL symposium on AIH and PBC 201[J]. Hepatol Int，2016，10（6）：909-915.

[2] Chazouillères O. Overlap Syndromes[J]. Dig Dis，2015，33（3）：181-187.

[3] Popper H，Schaffner F. Nonsuppurative destructive chronic cholangitis and chronic hepatitis[J]. Prog Liver Dis，1970，3：336-354.

[4] Geubel A P，Baggenstoss A H，Summerskill W H. Responses to treatment can differentiate chronic active liver disease with cholangitic features from the primary biliary cirrhosis syndrome[J]. Gastroenterology，1976，71（3）：444-453.

[5] Boberg K M，Chapman R W，Hirschfield G M，et al. Overlap Syn- dromes：The International Autoimmune Hepatitis Group（IAIHG）Position Statement on a Controversial Issue[J]. J Hepatol，2011，54（2）：374-385.

[6] Czaja A J. Cholestatic phenotypes of autoimmune hepatitis[J]. Clin Gastroenterol Hepatol，2014，12（9）：1 430-1 438.

[7] Floreani A，Franceschet I，Cazzagon N. Primary biliary cirrhosis：Overlaps with other autoimmune disorders[J]. Seminars in Liver Disease，2014，34（3）：352-360.

[8] Chazouillères O，Wendum D，Serfaty L，et al. Primary biliary cirrhosis-autoimmune hepatitis overlap syndrome：Clinical features and response to therapy[J]. Hepatology，1998，28（2）：296-301.

[9] Boberg K M，Chapman R W，Hirschfield G M，Lohse A W，Manns M P，Schrumpf E. International Autoimmune Hepatitis G. Overlap syndromes：the International Autoimmune Hepatitis Group（IAIHG）position statement on a controversial issue. J Hepatol，2011，54：374-385.

[10] Beuers U，Gershwin M E，Gish R G，Invernizzi P，Jones D E，Lindor K，Ma X，et al. Changing Nomenclature for PBC：From "Cirrhosis" to "Cholangitis". Gastroenterology，2015，62：1 620-1 622.

[11] Kuiper E M，Zondervan P E，van Buuren H R. Paris criteria are effective in diagnosis of primary biliary cirrhosis and autoimmune hepatitis overlap syndrome. Clin Gastroenterol Hepatol，2010，8：530-534.

[12] Wang Q，Selmi C，Zhou X，Qiu D，Li Z，Miao Q，Chen X，et al. Epigenetic considerations and

the clinical reevaluation of the overlap syndrome between primary biliary cirrhosis and autoimmune hepatitis. J Autoimmun, 2013,41:140-145.

[13] Gregorio G V, Portmann B, Karani J, Harrison P, Donaldson P T, Vergani D, Mieli-Vergani G. Autoimmune hepatitis/sclerosing cholangitis overlap syndrome in childhood: a 16-year prospective study. Hepatology, 2001,33:544-555.

（王庆溪）

肝功正常代偿期肝硬化抗病毒治疗一例

一、患者基本信息

患者孙某某,男,66岁,汉族,已婚,退休,于2019年12月5日入院。

二、主诉

发现HBsAg阳性30余年,乏力、腹胀、肝区疼痛半年。

三、现病史、体格检查、化验检查

现病史:患者于30余年前查体发现HBsAg阳性,一直未诊治。半年前无明显诱因患者出现倦怠乏力、腹胀、餐后明显,无明显泛酸、嗳气,肝区疼痛,无肩背部放散。于2019年5月来我院就诊,门诊行B超检查提示肝硬化、脾大,肝功TBIL 21.7 μmol/L、ALT、AST、ALB正常,乙肝小三阳,乙肝病毒DNA 4.012E+03 IU/mL;肝纤维化扫描提示CAP 182 dB/m,E 12.0 kPa。建议住院治疗,因个人原因,未住院,门诊口服替诺福韦酯300 mg每天1次抗病毒治疗,于2019年10月复查乙肝病毒DNA低于正常值水平。患者门诊诊断为肝功正常的乙肝肝硬化,并给予抗病毒治疗,因办理门诊大病需要肝穿刺病理结果,故拟行肝脏组织学检查,门诊以"乙型肝炎后肝硬化"收入我科。发病以来,患者精神尚好,食欲、体力可,腹胀、肝区疼痛,晨起口苦,口中异味,无恶心、呕吐,无上腹部疼痛,泛酸胃灼热,无发热、寒战,无皮肤瘙痒,无呕血、黑便史,无腹泻,无灰白便,无鼻衄及牙龈出血,尿色发黄,大便正常,体重无明显变化。

患者既往体健,有乙肝家族史,母亲HBsAg阳性,舅舅肝癌去世。偶尔少量饮酒。

体格检查:体温36.3℃,脉搏70次/分钟,呼吸18次/分钟,血压130/80 mmHg。老年男性,慢肝面容,全身皮肤巩膜无黄染,可见肝掌,未见蜘蛛痣,心、肺听诊无明显异常。腹部平坦,未见肠型、蠕动波,无腹壁静脉曲张。脐无凸出,无分泌物。腹壁柔软,全腹无压痛及反跳痛,全腹未触及肿块。肝脏右肋下及剑突下未触及,脾脏左肋下未触及,莫菲氏征阴性,麦氏点无压痛,肝浊音界位于右锁骨中线第5肋间,肝区叩击痛阳性,脾区无叩痛,移动性浊音阴性,肠鸣音无亢进,双下肢无水肿。

辅助检查。2019年5月11日(本院)肝功:总胆红素21.7 μmol/L,谷丙转氨酶36 U/L,谷草转氨酶40 U/L,ALB 45 g/L。乙肝五项:乙肝表面抗原(电化学)阳性↑,乙肝e抗体阳性,乙肝核心抗体阳性。乙肝病毒DNA定量4.012E+03 IU/mL。B超肝硬化,脾大。2019-10-15乙肝病毒DNA定量<5.00E+02 IU/mL。肝纤维化扫描提示CAP 182 dB/m,E 12.0 kPa。B超检查提示肝硬化,脾大。

四、诊断与鉴别诊断

(一)初步诊断

乙型肝炎后肝硬化代偿期。

诊断依据：①乙肝病毒为嗜肝病毒,乙肝常起病隐匿,可迁延发展至肝硬化甚至肝癌。②发现 HBsAg 阳性 30 余年,乏力、腹胀、肝区疼痛半年入院。③查体：面色晦暗,可见肝掌,肝区叩痛阳性。④辅助检查：2019-05-11(本院)肝功：总胆红素 21.7 μmol/L,谷丙转氨酶 36 U/L,谷草转氨酶 40 U/L,ALB 45 g/L。乙肝五项：乙肝表面抗原(电化学)阳性,乙肝 e 抗体阳性,乙肝核心抗体阳性。乙肝病毒 DNA 定量 4.012E+03 IU/mL。B 超肝硬化,脾大。肝纤维化扫描提示 E 12.0 kPa。

代偿期肝硬化患者肝功一般属 Child-Pugh A 级。虽可有轻度乏力、食欲下降或腹胀症状,但无明显肝功能衰竭表现。血清蛋白降低,但仍≥35 g/L,胆红素<35 μmol/L,PTA 多大于 60%。血清 ALT 及 AST 轻度升高,AST 可高于 ALT,GGT 可轻度升高,可有门静脉高压症,如轻度食管静脉曲张,但无腹水、肝性脑病或上消化道出血。该患者肝功属 Child-Pugh A 级,有轻度食管静脉曲张,但无腹水、肝性脑病等并发症,支持代偿期肝硬化诊断。

(二)鉴别诊断

1. 原发性胆汁性肝硬化：多见于中年女性,男女比例约为 1∶9,多以皮肤瘙痒为首发症状,实验室检查特点是肝功多见 ALP 及 GGT 升高,可有免疫球蛋白增高,其中 IgM 增高尤为明显,伴高脂血症。自身抗体检查 90% 以上抗线粒体抗体阳性,尤其以抗线粒体 M2 亚型抗体阳性为其特异性。进一步化验以鉴别。

2. 酒精性肝硬化：此病患者有长期大量饮酒史或酗酒史,可有皮肤血管扩张和肝脏肿大,伴有肝功能不全和门静脉高压表现,部分患者 B 超可有肝肿大,血清病原学多为阴性,但亦可合并嗜肝病毒感染,可进一步查病原学或者进行病理检查以明确肝损害的主要原因。

3. 失代偿期肝硬化：一般属 Child-Pugh B、C 级。有明显肝功能异常及失代偿征象,如血清白蛋白<35 g/L,A/G<1.0,明显黄疸,胆红素>35 μmol/L,AST 和 ALT 升高,PTA<60%。患者可出现腹水、肝性脑病及门静脉高压症引起的食管、胃底静脉曲张或破裂出血。

五、诊疗经过

入院后完善三大常规、生化、自身抗体、凝血六项、肝纤维化组合、AFP、CEA 等肿瘤标志物、其他病原学、肝纤维化扫描、胸片、CT、胃镜等相关辅助检查,为进一步了解患者肝脏病理结果,拟行肝穿并病理检查,患者及家属同意肝穿。患者入院后辅助检查结果回报,肝纤维化扫描提示 CAP 182(dB/m),E 11.0(kPa)。CT 提示肝硬化,脾大。血清(2019-12-06,09∶26∶27)：AFP-L 3%∶<0.5%,AFP 3.800 ng/mL；白细胞 4.24×10^9/L,

红细胞 $5.59×10^{12}$/L↑,血红蛋白 179.00 g/L↑,血细胞压积 53.90％↑,平均血红蛋白量 32.00 pg↑,血小板 $110.00×10^9$/L,嗜酸性粒细胞 0.04↓;总胆红素17.8 μmol/L,直接胆红素 6.6 μmol/L↑,谷丙转氨酶 28 U/L,谷草转氨酶 21 U/L,白蛋白 48.4 g/L,总胆汁酸 30 μmol/L↑,葡萄糖 5.8 mmol/L,尿素氮 7.5 mmol/L,EGFR 肾小球滤过率 98.26,肌酐 62 μmol/L,钾 3.6 mmol/L,钠 138.0 mmol/L,铜蓝蛋白 0.24 g/L,肌酸激酶同工酶 29 U/L↑;癌胚抗原 1.900 ng/mL,丙肝抗体Ⅱ 0.037 阴性;乙肝表面抗原(电化学) 5 965.00↑,乙肝 e 抗原 0.11 阴性,乙肝 e 抗体 0.002 阳性,乙肝核心抗体0.006阳性;凝血酶原活度 79.0％;血清抗肝肾微粒体抗体 1.37 U/mL,抗核抗体 14.79 U/mL,抗可溶性肝胰抗原抗体 1.97 U/mL,抗线粒体 M2 8.29 U/mL,抗平滑肌抗体 20.93 U/mL↑,抗GP210 抗体 3.78 U/mL,抗 SP100 抗体 2.92 U/mL,抗 SSA-R052 抗体40.81 U/mL↑,抗肝细胞溶质 1 抗体阴性;血清乙肝病毒 DNA 定量<5.00E＋02 IU/mL;血清层粘连蛋白 14.47 ng/mL,透明质酸酶 118.30 ng/mL↑,Ⅲ型前胶原 N 端肽 30.14 ng/mL↑,Ⅳ型胶原 26.88 ng/mL,甘胆酸 9.22 μg/mL↑。肝硬化诊断的金标准为肝穿病理诊断,现缺乏肝脏病理结果,但结合患者病史、症状、体征及辅助检查,可明确临床诊断:乙型肝炎后肝硬化代偿期。患者自身抗平滑肌抗体、抗 SSA-R052 抗体偏高,因有乙肝肝硬化的致病因素,暂不考虑自身免疫性肝病可能,可结合肝穿病理结果进一步分析病情。对于代偿期的乙肝肝硬化的抗病毒治疗,可以有效阻断病情进展,减少肝硬化失代偿及肝细胞癌的发生。故继续替诺福韦酯抗病毒治疗,并给予肝爽颗粒口服加强抗肝纤维化治疗。入院第三天行胃镜检查提示:食道静脉轻度曲张(食管黏膜粗糙,于中下段可见蓝色蚯蚓状曲张静脉,红色征阴性)。胃镜结果提示门静脉高压,支持肝硬化诊断。入院第四天行肝穿病理检查。2019 年 12 月 15 日肝穿病理检查结果回报:①慢性肝炎早期肝硬化,少量假小叶形成,G2S4;②肝细胞无明显胆汁淤积和水肿变性。免疫组合结果:CK7(胆小管增生阳性),HepPar-1(＋),Arg-1(＋),GS(局灶阳性),CD34(－),HBsAg(＋/－),HBcAg(－),CD45(＋),Masson(＋),网状纤维染色(＋),患者出院。

四、诊疗体会

肝硬化是各种慢性肝病进展至以肝脏弥漫性纤维化、假小叶形成、肝内外血管增殖为特征的病理阶段,代偿期无明显临床症状,失代偿期以门静脉高压和肝功能严重损伤为特征[1,2]。患者常因并发腹水、消化道出血、脓毒症、肝性脑病、肝肾综合征和癌变等导致多脏器功能衰竭而死亡。建立 HBV 相关肝硬化临床诊断的必备条件包括:①组织学或临床提示存在肝硬化的证据;②病因学明确的 HBV 感染证据。通过病史或相应的检查予以明确或排除其他常见引起肝硬化的病因,如 HCV 感染、酒精和药物等。临床上常根据有无主要并发症将肝硬化分为代偿期及失代偿期。代偿性肝硬化影像学、生物化学或血液学检查有肝细胞合成功能障碍或门静脉高压症证据或组织学符合肝硬化诊断,但无食管胃底静脉曲张破裂出血、腹水或肝性脑病等症状或严重并发症;失代偿性肝硬化患者可以出现食管胃底静脉曲张破裂出血、肝性脑病、腹水等其他严重并发症[3]。

该患者住院的目的主要是明确诊断以及通过病理组织学证实继续抗病毒治疗的必

要,住院后患者积极地进行胃镜检查和肝脏组织学检查。患者胃镜提示存在门静脉高压,病理结果慢性肝炎早期肝硬化,少量假小叶形成,G2S4;最后胃镜结果和肝脏组织学结果均支持肝硬化,且病理提示患者肝功虽正常,乙肝病毒 DNA 也已低于正常值水平,但肝脏仍有炎症活动,依据乙肝防治指南,乙肝抗病毒治疗目标是最大限度地长期抑制HBV 复制,减轻肝细胞炎性坏死及肝纤维化,延缓和减少肝功能衰竭、肝硬化失代偿、HCC 及其他并发症的发生,从而改善生活质量和延长生存时间。在治疗过程中,对于部分适合的患者应尽可能追求慢性乙型肝炎(CHB)的临床治愈,即停止治疗后持续的病毒学应答、HBsAg 消失、并伴有 ALT 复常和肝脏组织学的改善[4]。抗病毒治疗是有效阻断病情进展的手段,因患者未取得临床治愈,存在 HBV 再激活和发生肝细胞癌的风险,故需继续抗病毒治疗。

是否还可选择其他抗病毒治疗方案,根据乙肝防治指南,还可选择恩替卡韦或丙酚替诺福韦,患者有肝癌家族史,可否在核苷酸药物的基础上联合聚乙二醇干扰素治疗以减少肿瘤的发生,患者为代偿期肝硬化,无高血压、糖尿病、心脏病、精神疾病等干扰素治疗的禁忌症,无上消化道出血、腹水等肝硬化的并发症,但有门静脉高压,应用干扰素治疗后有可能诱发疾病加重,诱发上消化道出血等,故应慎重,谨慎评价后决定是否应用。

五、科主任点评

本病例特点如下:该患者为老年男性,无长期大量饮酒史,有乙肝家族史,其母亲乙肝 HBsAg 阳性,舅舅因肝癌去世。B 超检查提示肝硬化,脾大,肝功正常,乙肝小三阳,乙肝病毒 DNA4.012E+03 IU/mL;肝纤维化扫描提示 CAP 182(dB/m),E 12.0(kPa)。经替诺福韦酯抗病毒治疗后乙肝病毒 DNA 降至正常值。胃镜检查提示:食道静脉轻度曲张(食管黏膜粗糙,于中下段可见蓝色蚯蚓状曲张静脉,红色征阴性)。胃镜结果提示门静脉高压,支持肝硬化诊断。肝穿病理检查结果回报:①慢性肝炎早期肝硬化,少量假小叶形成,G2S4;②肝细胞无明显胆汁淤积和水肿变性。免疫组合结果:CK7(胆小管增生阳性),HepPar-1(+),Arg-1(+),GS(局灶阳性),CD34(-),HBsAg(+/-),HBcAg(-),CD45(+),Masson(+),网状纤维染色(+)。综合上述特点,该患者无腹水、上消化道出血、肝性脑病等并发症,肝功胆红素不高,白蛋白正常,血小板不低,综上,患者符合乙肝肝硬化代偿期诊断标准,诊断成立。可除外酒精性肝硬化,患者自身抗平滑肌抗体、抗 SSA-RO52 抗体偏高,因有乙肝肝硬化的致病因素,暂不考虑自身免疫性肝病可能,通过肝穿病理结果进一步排除自身免疫性肝病。

临床医生都希望从病理学检查结果得到诊断的依据,肝组织病理学检查在肝脏疾病的诊断及鉴别诊断中具有重要作用,但肝穿刺病理组织诊断亦有其局限性。许多肝病在肝脏可呈现局部病变,如慢性肝炎和肝硬化的不均匀分布,导致有些不均匀的肝硬化肝脏病理不能支持。因此,肝穿病理检查准确率受限。随着消化道胃镜的广泛应用,临床医生对慢性肝病患者的食管以及胃部病变有了更深入的认识,食管胃底静脉曲张是门静脉高压的主要表现,对于成人一旦胃镜下观察到食管或胃底静脉曲张,就可以诊断门静脉高压,可以判断慢性肝炎已进展至肝硬化。目前患者还不是都能接受肝穿,肝穿还不能做到普遍开展,对于不能行肝穿检查的有必要胃镜检查,胃镜检查可肝穿病理检查可互相佐证,均应普遍开展。治疗上,积极的抗病毒治疗非常必要,非常有意义。且选择抗病毒治疗药物时首选应用 TDF。ETV、TDF、TAF 均是一线的 NAs 药物,TAF 目前尚未进入医保,价格较高,有研究表明,TDF 较 ETV 肝癌的发生率降低 20%,可减少肝癌的发生,对于有肝癌家族的人群,推荐应用,并应继续抗病毒治疗,在抗病毒治疗的基础上配合中药疏肝健脾,活血化瘀可取得较好的抗肝纤维化效果。

通过这个病例,我们再结合历年的乙肝防治指南系统温习 HBV 的感染、诊断、治疗等有关问题:

(一)乙型肝炎肝硬化的诊断

应符合下列(1)和(2)(病理学诊断),或(1)和(3)(临床诊断)。(1)目前 HBsAg 阳性,或 HBsAg 阴性、抗-HBc 阳性且有明确的慢性 HBV 感染史(既往 HBsAg 阳性＞6 个月),并除外其他病因者。(2)肝脏活组织检查病理学符合肝硬化表现者。(3)符合以下 5 项中的 2 项及以上,并除外非肝硬化性门静脉高压者:①影像学检查显示肝硬化和(或)门静脉高压征象;②内镜检查显示食管胃底静脉曲张;③肝脏硬度值测定符合肝硬化;④血生物化学检查显示白蛋白水平降低(＜35 g/L)和(或)PT 延长(较对照延长＞3 s);⑤血常规检查显示血小板计数＜100×10^9/L 等。临床上常根据是否曾出现腹水、食管胃底静脉曲张破裂出血和肝性脑病等严重并发症,将肝硬化分为代偿期及失代偿期[5]:①代偿期肝硬化:病理学或临床诊断为肝硬化,但从未出现腹水、食管胃底静脉曲张破裂出血或肝性脑病等严重并发症者,可诊断为代偿期肝硬化;其肝功能多为 Child-Pugh A 级。②失代偿期肝硬化:肝硬化患者一旦出现腹水、食管胃底曲张静脉破裂出血或肝性脑病等严重并发症者,即诊断为失代偿期肝硬化;其肝功能多属于 Child-Pugh B 级或 C 级。

为更准确地预测肝硬化患者的疾病进展、死亡风险或治疗效果,有学者建议将肝硬化分为 5 期,其中 1、2 期为代偿期肝硬化,3 期至 5 期为失代偿期肝硬化。1 期为无静脉曲张,无腹水;2 期为有静脉曲张,无出血或腹水;3 期为有腹水,无出血,伴或不伴静脉曲张;4 期为有出血,伴或不伴腹水;5 期为出现脓毒症。1、2、3、4 和 5 期 1 年的病死率分别为＜1%、3%～4%、20%、50% 和＞60%。并发症的出现与肝硬化患者预后和死亡风险密切相关。

(二)乙肝肝硬化抗病毒治疗的意义

最大限度地长期抑制 HBV 复制,减轻肝细胞炎症坏死及肝脏纤维组织增生,延缓和减少肝功能衰竭、肝硬化失代偿、肝细胞癌和其他并发症的发生,改善患者生命质量,延长其生存时间[6]。对于部分适合条件的患者,应追求临床治愈。(1)临床治愈(或功能性治愈):停止治疗后仍保持 HBsAg 阴性(伴或不伴抗-HBs 出现)、HBV-DNA 检测不到、肝脏生物化学指标正常。但因患者肝细胞核内 cccDNA 未被清除,因此存在 HBV 再激活和发生肝细胞癌的风险。(2)对于血清 HBV-DNA 阳性的代偿期乙型肝炎肝硬化患者和 HBsAg 阳性失代偿期乙型肝炎肝硬化患者,建议行抗病毒治疗(A1)。(3)血清 HBV-DNA 阳性、ALT 正常,有下列情况之一者建议抗病毒治疗:①肝活组织穿刺检查提示显著炎症和(或)纤维化[G≥2 和(或)S≥2](A1)。②有乙型肝炎肝硬化或乙型肝炎肝癌家族史且年龄＞30 岁(B1)。③ALT 持续正常、年龄＞30 岁者,建议行肝纤维化无创诊断技术检查或肝组织学检查,发现存在明显肝脏炎症或纤维化(A1)。④初治患者应首选强效低耐药药物(恩替卡韦、TDF、TAF)治疗。不建议 ADV 和拉米夫定用于 HBV 感染者的抗病毒治疗。

(三)瞬时弹性成像(transient elastography，TE)

TE 作为一种较为成熟的无创检查,其优势为操作简便、可重复性好,能够比较准确地识别出轻度肝纤维化和进展性肝纤维化或早期肝硬化;但其测定成功率受肥胖、肋间隙大小以及操作者的经验等因素影响,其测定值受肝脏炎症坏死、胆汁淤积以及脂肪变等多种因素影响[7]。鉴于胆红素异常对 TE 诊断效能的显著影响,应考虑胆红素正常情况下进行 TE 检查。TE 结果判读需结合患者 ALT 水平等指标,将 TE 与其他血清学指标联合使用可以提高诊断效能。TE 的临床应用:胆红素正常没有进行过抗病毒治疗者肝硬度测定值(LSM)≥17.5 kPa 诊断肝硬化,LSM≥12.4 kPa(ALT＜2×ULN 时为10.6 kPa)可诊断为进展性肝纤维化;LSM＜10.6 kPa 可排除肝硬化可能;LSM≥9.4 kPa 可诊断显著肝纤维化;LSM＜7.4 kPa 可排除进展性肝纤维化;LSM 7.4～9.4 kPa 患者可以考虑肝组织活检。转氨酶及胆红素均正常者 LSM≥12.0 kPa 诊断肝硬化,LSM≥9.0 kPa 诊断进展性肝纤维化,LSM＜9.0 kPa 排除肝硬化,LSM＜6.0 kPa 排除进展性肝纤维化,LSM 6.0～9.0 kPa 者如难以临床决策,考虑肝组织活检。

(四)肝组织活检的目的

肝组织活检的目的是评价 CHB 患者肝脏病变程度、排除其他肝脏疾病、判断预后和监测治疗应答[8]。CHB 的病理学特点是:不同程度的汇管区及其周围炎症,浸润的炎细胞以单个核细胞为主,主要包括淋巴细胞及少数浆细胞和巨噬细胞,炎细胞聚集常引起汇管区扩大,并可引起界板肝细胞凋亡和坏死形成界面炎,旧称碎屑样坏死。小叶内肝细胞变性、坏死及凋亡,并可见毛玻璃样肝细胞,肝细胞坏死形式包括点灶状坏死、桥接坏死和融合性坏死等,凋亡肝细胞可形成凋亡小体,随炎症病变活动而愈加显著[9]。尽管少数 CHB 可无肝纤维化形成,但多数往往因病毒持续感染、炎症病变活动导致细胞外基质过度沉积,呈现不同程度的汇管区纤维性扩大、纤维间隔形成,Masson 三色染色及网状纤维染色有助于肝纤维化程度的评价。明显的(significant fibrosis, Metavir 分期≥F3)进一步发展,可引起肝小叶结构紊乱,肝细胞结节性再生,形成假小叶结构,即肝硬化。病毒清除或抑制,炎症病变消退,组织学上肝纤维化及肝硬化可呈现不同程度的逆转。免疫组织化学染色法可检测肝组织内 HBsAg 和 HBcAg 的表达。如临床需要,可采用核酸原位杂交法或 PCR 法行肝组织内 HBV-DNA 或 cccDNA 检测。CHB 肝组织炎症坏死的分级和纤维化程度的分期,推荐采用国际上常用的 Metavir 评分系统。此外,采用计算机辅助数字化图像分析测定肝组织胶原面积比例可以用于临床试验的肝纤维化定量评价,但目前没有用于临床评价。

(五)肝硬化的治疗

肝硬化诊断明确后,应尽早开始综合治疗。重视病因治疗,必要时抗炎、抗肝纤维化，积极防治并发症，在抗病毒治疗的基础上，可考虑给予抗炎、抗肝纤维化的治疗。常用的抗炎保肝药物有甘草酸制剂、双环醇、多烯磷脂酰胆碱、水飞蓟宾类、腺苷蛋氨酸、还原型谷胱甘肽等。这些药物可通过抑制炎症反应、解毒、免疫调节、清除活性氧和自由基、调节能量代谢、改善肝细胞膜稳定性、完整性及流动性等途径，达到减轻肝组织损害、促进肝细胞修复和再生、减轻肝内胆汁淤积、改善肝功能的目的。在抗肝纤维化治疗中，目前尚无抗纤维化西药经过临床有效验证，中医中药发挥了重要作用。中医学认为肝纤维化基本病机是本虚标实，主要治疗原则有活血化瘀法、扶正补虚法和清热（解毒）利湿法等。目前常用的抗肝纤维化药物包括安络化纤丸、扶正化瘀胶囊、复方鳖甲软肝片等，在中医辨证基础上给予药物效果更佳，其方药组成均体现了扶正祛邪、标本兼治的原则。临床研究发现，在抗病毒治疗基础上加用这些药物治疗慢性乙型肝炎患者可进一步减轻肝纤维化。部分中药可增强 CCl4 诱导的大鼠肝纤维化组织中基质金属蛋白酶 13 的表达、抑制基质金属蛋白酶 2 和组织基质金属蛋白酶抑制剂 1/2 的表达；对保护性细胞因子过氧化物酶体增殖剂激活受体 γ 有上调作用，对核因子 κB 等细胞因子有下调作用；可通过抑制促纤维化细胞因子转化生长因子 β_1 Smads 信号通路发挥抗纤维化作用。

未经抗病毒治疗 CHB 患者的肝硬化年发生率为 2%～10%，危险因素包括宿主（年龄较大、男性、发生 HBeAg 血清学转换时＞40 岁、ALT 持续升高），病毒（HBV-DNA＞2 000 IU/mL），HBeAg 持续阳性，C 基因型，合并 HCV、HDV 或 HIV 感染，以及合并其他肝损伤因素（如嗜酒或肥胖等）。代偿期肝硬化进展为失代偿期的年发生率为 3%～5%，失代偿期肝硬化 5 年生存率为 14%～35%。非肝硬化 HBV 感染者的肝细胞癌年发生率为 0.5%～1.0%。肝硬化患者肝细胞癌年发生率为 3%～6%[10]。肝硬化、合并糖尿病、直系亲属中有肝癌者、血清 HBsAg 高水平、接触黄曲霉毒素等均与肝癌高发相关。较低的 HBsAg 水平常反映宿主对 HBV 复制和感染具有较好的免疫控制能力。研究显示，即使 HBeAg 阴性、HBV-DNA 低水平，不论 B 基因型还是 C 基因型，HBsAg 水平较高（≥1 000 IU/mL）者发生肝癌的风险仍较高。

（六）抗病毒治疗的几种药物的临床观察数据

1. 恩替卡韦（ETV）

大量数据显示，采用恩替卡韦治疗可强效抑制病毒复制，改善肝脏炎症，安全性较好，长期治疗可改善乙型肝炎肝硬化患者的组织学病变，显著降低肝硬化并发症和肝细胞癌的发生率，降低肝脏相关和全因病死率。在初治 CHB 患者中，恩替卡韦治疗 5 年的累积耐药发生率为 1.2%；在拉米夫定（Lamivudine）耐药的 CHB 患者中，恩替卡韦治疗 5 年的累积耐药发生率升至 51%[11]。

2. 富马酸替诺福韦酯（TDF）

应用 TDF 治疗 CHB 患者的多中心临床研究结果显示，可强效抑制病毒复制，耐药发生率低。采用 TDF 治疗 8 年的研究数据显示，共有 41 例次病毒学突破，其中 29 例次（70%）的原因是依从性问题，59% 发生病毒学突破的患者继续 TDF 治疗仍然获得病毒学应答，进一步的核酸序列测定未发现 TDF 相关的耐药。TDF 长期治疗显著改善肝脏组织学，降低肝细胞癌发生率。恩替卡韦耐药且血清中 HBV-DNA＞60 IU/mL 的 90 例

CHB 患者,按照 1∶1 比例随机接受 TDF 单独或联合恩替卡韦治疗 48 周,TDF 单独或联合恩替卡韦治疗组的 HBV-DNA 阴转(<15 IU/mL)率分别为 73% 和 71%,HBV-DNA 较基线分别下降 3.66 和 3.74 lg IU/mL,分别有 6 例和 3 例患者仍保持了基线的耐药,两组安全性良好。多项 TDF 治疗 NAs 经治患者的 48～168 周的研究显示,TDF 用于拉米夫定耐药、阿德福韦酯(Adefovir dipivoxil, ADV)耐药、恩替卡韦耐药或多药耐药患者的治疗,均可获得 70%～98% 的病毒学应答,且随着治疗时间的延长,病毒学应答率逐渐升高[11]。

3. 富马酸丙酚替诺福韦片(TAF)

全球Ⅲ期临床试验中,581 例 HBeAg 阳性 CHB 患者(不包括失代偿期肝硬化)接受 TAF 治疗 48 周,64% 的患者 HBV-DNA<29 IU/mL,ALT 复常率为 72%;10% 发生 HBeAg 血清学转换,HBsAg 消失率为 1%;继续治疗至 96 周,73% 的患者 HBV-DNA<29 IU/mL,ALT 复常率为 75%;HBeAg 血清学转换率增至 18%,HBsAg 消失率为 1%。285 例 HBeAg 阴性 CHB 患者(不包括失代偿期肝硬化)接受 TAF 治疗 48 周,94% 的患者 HBV-DNA<29 IU/mL,ALT 复常率为 83%,HBsAg 血清消失率为 0;继续治疗至 96 周,90% 患者 HBV-DNA<29 IU/mL,ALT 复常率为 81%,HBsAg 血清消失率<1%。96 周治疗期间,头痛(12%)、恶心(6%)和疲劳(6%)是最常见的不良事件。TAF 治疗 96 周后髋关节、腰椎的骨密度下降值(−0.33%、−0.75%)低于 TDF(−2.51%、−2.57%),两者间差异有统计学意义(P<0.001);TAF 治疗后估算的肾小球滤过率(estimated glomerular filtration rate, EGFR)下降的中位值也低于 TDF(−1.2 mg/dL 比 −4.8 mg/dL,P<0.001)[11]。

4. PegIFNα 初始单药治疗

多项多中心、随机、对照临床试验显示,HBeAg 阳性 CHB 患者采用 PegIFNα-2a 或国产 PegIFNα-2b 治疗 48 周(180 mg/周),停药随访 24 周,HBV-DNA<2 000 IU/mL 的发生率为 30%,HBeAg 血清学转换率为 30.75%～36.3%(其中基线 ALT>2×ULN 且治疗 12 周时 HBsAg<1 500 IU/mL 者可高达 68.4%),HBsAg 转换率为 2.3%～3%,停药 3 年 HBsAg 清除率为 11%。PegIFNα-2a 治疗 HBeAg 阴性慢性 HBV 感染者(60% 为亚洲人)48 周,停药随访 24 周,HBV-DNA<2 000 IU/mL 的发生率为 43%,停药后随访 48 周时为 42%;HBsAg 消失率在停药随访 24 周、3 年、5 年时分别为 3%、8.7% 和 12%[11]。

PegIFNα 治疗 24 周时,HBV-DNA 下降<2 lg IU/mL 且 HBsAg 定量>20 000 IU/mL(HBeAg 阳性者)或下降<1 lg IU/mL(HBeAg 阴性者),建议停用 PegIFNα 治疗,改为 NAs 治疗。

5. PegIFNα 与 NAs 联合治疗

对 NAs 经治 CHB 患者中符合条件的优势人群联合 PegIFNα 可使部分患者获得临床治愈。治疗前 HBsAg 低水平(<1 500 IU/mL)及治疗中 HBsAg 快速下降(12 周或 24 周时 HBsAg<200 IU/mL 或下降>1 lg IU/mL)的患者,联合治疗后 HBsAg 阴转的发生率较高。但联合治疗的基线条件、最佳疗程和持久应答率等,尚需进一步研究。

6. PegIFNα 进一步降低 HBV 相关肝癌的发生率

对单独应用 PegIFN-α 或恩替卡韦治疗的 CHB 患者,随访 5 年发现,采用 PegIFNα 治疗的患者 5 年内均未发生肝细胞癌;而采用恩替卡韦治疗者在随访第 4、第 5 年时分别有 2 例、1 例发生肝细胞癌,与模型预测发生率间差异无统计学意义($P=0.36$)。另一项包括 682 例采用 NAs、430 例应用 IFNα 单独或联合 NAs 治疗的回顾性研究显示,在中位随访时间 5.41 年时共有 31 例发生肝细胞癌,接受 IFNα 治疗患者的 10 年累积肝细胞癌发生率明显低于 NAs 治疗患者($2.7\%:8.0\%$,$P<0.001$)。PegIFNα 在降低 HBV 相关肝癌发生率方面的作用值得进一步深入研究[11]。

参考文献:

[1] Yang N, Shi J J, Wu F P, Li M, Zhang X, Li Y P, et al. Caffeic acid phenethyl ester up-regulates antioxidant levels in hepatic stellate cell line T6 via an Nrf2-mediated mitogen activated protein kinases pathway. World J Gastroenterol, 2017,23:1 203-1 214.

[2] Pellicoro A, Ramachandran P, Iredale J P, Fallowfield J A. Liver fibrosis and repair: immune regulation of wound healing in a solid organ. Nat Rev Immunol, 2014,14:181-194.

[3] EASL Clinical Practice Guidelines for the management of patients with decompensated cirrhosis. J Hepatol, 2018,69:406-460.

[4] EASL 2017 Clinical Practice Guidelines on the management of hepatitis B virus infection. J Hepatol, 2017,67:370-398.

[5] Anthony P P, Ishak K G, Nayak N C, Poulsen H E, Scheuer P J, Sobin L H. The morphology of cirrhosis: definition, nomenclature, and classification. Bull World Health Organ, 1977,55:521-540.

[6] Xu X, Duan Z, Ding H, Li W, Jia J, Wei L, et al. Chinese guidelines on the management of ascites and its related complications in cirrhosis. Hepatol Int, 2019,13:1-21.

[7] Consensus on clinical application of transient elastography detecting liver fibrosis: a 2018 update. Zhonghua Gan Zang Bing Za Zhi, 2019,27:182-191.

[8] Deniz K, Ozcan S, Ozbakir O, Patiroglu T E. Regression of steatohepatitis-related cirrhosis. Semin Liver Dis, 2015,35:199-202.

[9] Kumar M, Sakhuja P, Kumar A, Manglik N, Choudhury A, Hissar S, et al. Histological subclassification of cirrhosis based on histological-haemodynamic correlation. Aliment Pharmacol Ther, 2008,27:771-779.

[10] Arvaniti V, D Amico G, Fede G, Manousou P, Tsochatzis E, Pleguezuelo M, et al. Infections in patients with cirrhosis increase mortality four-fold and should be used in determining prognosis. Gastroenterology, 2010,139: 1 241-1 245, 1 246-1 256.

[11] The guidelines of prevention and treatment for chronic hepatitis B(2019 version). Zhonghua Gan Zang Bing Za Zhi, 2019,27:938-961.

（金　红）

一例肝性脑病的诊治体会

一、患者基本信息

患者姜某某,男性,66岁,汉族,已婚,退休,于2019年7月10日入院。

二、主诉

乏力、腹胀、尿黄2月,神志欠清2天。

三、现病史、体格检查、辅助检查

现病史:患者有长期大量饮酒史。2个月前无明显诱因出现明显乏力,伴有腹胀,小便如浓茶色,于当地医院查肝功异常,胆红素高,白蛋白水平低下,凝血酶原活动度低,肝炎病毒学指标均阴性,诊断为"酒精性肝硬化"。住院经保肝、退黄、利尿、输注人血白蛋白等治疗后,症状一度改善。1个月前曾因"肝性脑病"入住我院,经降氨醒脑等治疗后神志改善。2天前高蛋白饮食后再次出现神志欠清,今以"①肝性脑病;②酒精性肝硬化;③慢性肝衰竭;④原发性腹膜炎;⑤2型糖尿病"再次入住我院。

有饮酒史40余年,日均折合酒精160 g/d,戒除半年。"糖尿病"史20余年,曾服用二甲双胍多年,血糖控制不理想。目前应用长效胰岛素"长秀霖"12 U每天1次控制血糖。住院当日停用长效胰岛素1次。

体格检查:体温37.3℃,脉搏76次/分钟,呼吸19次/分钟,血压130/85 mmHg。老年男性,慢肝面容,营养状况可,嗜睡,神志欠清,不能正确回答问题,计算力、定向力下降,查体欠合作。全身皮肤、黏膜重度黄染,可见肝掌,未见蜘蛛痣。巩膜明显黄染,球结膜无水肿,两侧瞳孔等大等圆,直径约为3 mm,对光反射灵敏。心肺听诊无异常。肝上界于右锁骨中线第六肋间叩及,肝区叩击痛阳性。腹部膨隆,腹壁静脉显露,压痛、反跳痛均阳性,腹水征阳性,肠鸣音正常。阴囊水肿。双下肢中度水肿。双侧肱二、三头肌腱反射及跟、膝腱反射均存在,不亢进。双侧Babinski氏征、Kernig氏征、Lasague征均阴性。扑翼样震颤阳性。

辅助检查。血凝六项:凝血酶原时间20.5 s↑,凝血酶原活度40.0%↓,凝血酶原比率1.97↑,国际标准化比值1.94↑,纤维蛋白原1.02 g/L↓,凝血酶时间20.4 s↑,D-二聚体0.46 mg/L;胰岛素19.71 μU/mL↑;生化:总胆红素167.2 μmol/L↑,直接胆红素58.2 μmol/L↑,间接胆红素109.0 μmol/L↑,谷丙转氨酶37 U/L,谷草转氨酶42 U/L,总蛋白82.6 g/L↑,白蛋白29.3 g/L,前白蛋白76 mg/L↓,总胆汁酸55 μmol/L↑,胆碱酯酶3 532 U/L↓,葡萄糖19.8 mmol/L↑,尿素氮10.4 mmol/L↑,钠134.0 mmol/L↓,二氧

化碳结合力 20 mmol/L↓,乳酸脱氢酶 260 U/L↑,血氨 75.2 μmol/L↑;血分析:白细胞 10.28×10^9/L,中性粒细胞百分比 77.5%;红细胞 3.44×10^{12}/L↓,血红蛋白 121.00 g/L,血小板 82.00×10^9/L↓;AFP 2.700 ng/mL;肝纤维化:层粘连蛋白 138.50 ng/mL↑,透明质酸酶 230.90 ng/mL↑,Ⅲ型前胶原 N 端肽 51.98 ng/mL↑,Ⅳ型胶原 48.77 ng/mL↑,甘胆酸＞40 μg/mL↑。胸腹 CT:①双肺改变,肺结核(陈旧性);②主动脉、冠状动脉硬化;③肝硬化,脾大,腹水(大量),静脉曲张;④肝内密度欠均,请结合临床必要时增强进一步检查;⑤胆囊结石。

四、诊断与鉴别诊断

(一)诊断

患者有长期、大量酒精摄入史,Ⅱ型糖尿病基础病史。既往曾发肝性脑病,本次发病有大量高蛋白食物摄入明确诱因。入院以"神志欠清"为突出表现。入院后化验:血氨 75.2 μmol/L↑。肝功:总胆红素 167.2 μmol/L↑,直接胆红素 58.2 μmol/L↑,间接胆红素 109.0 μmol/L↑,谷丙转氨酶 37 U/L,谷草转氨酶 42 U/L,总蛋白 82.6 g/L↑,白蛋白 29.3 g/L↓,前白蛋白 76 mg/L↓,总胆汁酸 55 μmol/L↑,胆碱酯酶 3 532 U/L↓,葡萄糖 19.8 mmol/L↑。凝血酶原活度 40.0%,凝血酶原时间 20.5 s↑。血分析:白细胞 10.28×10^9/L,中性粒细胞百分比 77.5%。CT:肝硬化,脾大,腹水(大量)。查体:慢肝面容,营养状况可,神志欠清,不能正确回答简单问题,计算力、定向力下降,查体欠合作。全身皮肤、黏膜重度黄染,可见肝掌,未见蜘蛛痣。巩膜明显黄染,两侧瞳孔等大等圆,直径约为 3 mm,对光反射灵敏。肝上界于右锁骨中线第六肋间叩及,肝区叩击痛阳性。腹部膨隆,腹壁静脉显露,压痛、反跳痛均阳性,腹水征阳性。阴囊水肿。双下肢中度水肿。双侧肱二、三头肌腱反射及跟、膝腱反射均存在,不亢进。肌张力正常。双侧 Babinski 氏征、Kernig 氏征、Lasague 征均阴性。扑翼样震颤阳性。

综合病史、实验室、影像学及查体所见,故明确诊断为:①肝性脑病;②酒精性肝硬化;③慢性肝衰竭;④原发性腹膜炎;⑤2 型糖尿病。

(二)鉴别诊断

肝性脑病的诊断必须排除其他疾病的可能。①若以精神症状为唯一突出表现的肝性脑病,易被误诊为精神病,应注意排除;②肝性昏迷还应与引起昏迷的其他疾病鉴别,包括:代谢性脑病(如糖尿病酮症酸中毒、低血糖、尿毒症、高钠血症、低钠血症等);颅脑病变(如脑血管意外、颅内肿瘤和感染等);中毒性脑病(酒精、药物、重金属中毒等)。

五、诊疗经过

入院后患者病情曾一度呈持续加重趋势。当日神志欠清,但外界刺激尚有反应,计算力、定向力下降,瞳孔对光反应灵敏,扑翼样震颤阳性。次日早晨 6:00 左右转至深昏迷状态,呼之不应、对外界刺激无反应,双侧瞳孔散大,直径约为 5 mm,对光反射迟钝,肌张力下降,扑翼样震颤不能引出。

入院当日予普通吸氧,门冬氨酸鸟氨酸 10.0 g 加入 0.9％氯化钠注射液 500 mL 每日 1 次静滴,并常规予六合氨基酸 250 mL 每日 1 次静滴联合抗肝脑治疗。常规应用还原型谷胱甘肽 2.4 g 每日 1 次保肝、丁二磺酸腺苷蛋氨酸 2.0 g 每日 1 次退黄、呋塞米 80 mg 每日 2 次利尿。针对原发性腹膜炎,给予头孢噻肟 2.0 g 每 12 h 1 次抗感染。以中药大承气汤为主方灌肠治疗,保持大便通畅。同时予脂肪乳、复合维生素、普通胰岛素、人血白蛋白等能量、支持治疗。

因昏迷加重,次日瑞甘升为 20 g 每日 1 次静滴。复查血氨降至 50.2 μmol/L↑。急查颅脑 CT:头颅结构对称,中线结构居中。脑实质内未见明显异常密度改变。脑沟回清晰,脑池脑室未见明显增宽及狭窄。排除颅脑水肿、脑疝及颅脑占位性病变。

至第三日患者仍处于深昏迷状态,瞳孔散大,对光反射消失,对外界刺激无反应。复查血氨降至 47.6 μmol/L↑。患者病情未见根本性改善,予下病危,告知家属预后不良。家属表示知情。针对肝性脑病,此时若瑞甘继续加量,理论上可增强降氨效果。患者前 24 小时总入量约为 3 000 mL,总尿量仅为 1 000 mL 左右,肾功异常仍存在,双下肢水肿较前加重。若继续加大利尿药物使用量可能加重肝性脑病。根据瑞甘配比浓度不可超过 2％的要求,再加量 10 g,总入量需增加 500 mL,循环容量负荷加大,恐导致脑水肿及心脏、肾脏负担加重。请示科主任,经综合考量,瑞甘不予加量,继续维持 20 g 每日静滴。

第四日晚上 8:30 左右患者转至浅昏迷状态,呼之能应,但不能回答问题,瞳孔对光反射改善,肌张力改善,嗜睡。血氨降至 42.3 μmol/L↑。继续维持瑞甘 20 g 每日静滴。

第五日凌晨 4:00 左右患者神志转清,自诉饥饿明显,主动要求进食,应答切题,活动自如,瞳孔对光反应灵敏,肌力复常,扑翼样震颤阴性。瑞甘减量至 10 g 每日 1 次静滴。

第六日患者神志维持正常,瑞甘减量至 5 g 每日 1 次静滴,并停用六合氨基酸组液体。复查血氨 20.7 μmol/L,总胆红素降至 70 μmol/L,白蛋白升至 32 g/L 水平。阴囊水肿消失,双下肢水肿明显减轻。

继续巩固至第十日后出院。出院后予口服瑞甘颗粒 3 g 每日 3 次降氨,并口服双歧三联活菌改善肠道菌群。口服乳果糖 10 mL 每日 2 次酸化肠道环境,减少肠氨吸收。随访 3 个月,未再出现肝性脑病。

六、诊疗体会

肝性脑病(hepaticencephalopathy, HE)过去称为肝性昏迷(hepaticcoma),是由严重肝病引起的、以代谢紊乱为基础、中枢神经系统功能失调的综合征,其主要临床表现是意识障碍、行为失常和昏迷。门体分流性脑病(porto-systemicencephalopathy, PSE)强调门静脉高压,肝门静脉与腔静脉间有侧支循环存在,从而使大量门静脉血绕过肝脏流入体循环,是脑病发生的主要机制[1]。

导致 HE 的肝病可为肝硬化、重症肝炎、暴发性肝功能衰竭、原发性肝癌、严重胆道感染及妊娠期急性脂肪肝。

肝性脑病的临床表现和临床过程因原有肝病的不同、肝功能损害严重程度不同及诱因不同而异。急性肝功能衰竭所致的肝性脑病往往诱因不明显,肝性脑病发生后很快进入昏迷至死亡。失代偿期肝硬化病程中由明显诱因诱发的肝性脑病,临床表现的各个阶段比较分明,如能去除诱因及恰当治疗可能恢复。肝硬化终末期肝性脑病,起病缓慢,反复发作,逐渐转入昏迷至死亡。该患者属于在酒精性肝硬化、慢性肝衰竭基础上并发的慢性肝性脑病。

肝性脑病的常见诱因如下。①上消化道出血:出血后血液淤积在胃肠道内,经细菌分解作用后,产生大量的氨,由肠壁扩散至血循环,引起血氨升高,从而促发肝性脑病。②大量排钾利尿和腹腔放液:可引起低钾性碱中毒,促使 NH_3 透过血-脑屏障,进入脑细胞产生氨中毒。③高蛋白质饮食:患者摄入高蛋白饮食,血氨增高,诱发肝性脑病。④感染:机体感染时增加了肝脏吞噬、免疫及解毒功能负荷,发热引起代谢率增高与耗氧量增高,增加氨的毒性。感染增加组织分解代谢,增加了氨的产生。发热失水可加重肾前性的氮质血症。⑤药物:利尿剂、安眠药、镇静、麻醉药等。利尿剂可导致电解质平衡失调,尤其低钾,可加速肝性脑病的发生。安眠药(如安定)、镇静药、麻醉药可直接抑制大脑和呼吸中枢,造成缺氧进而加重肝脏损害。含氮药物可引起血氨增高。加重肝损害的药物也是诱发肝性脑病的常见原因,如乙醇、抗结核药等。⑥便秘:可使含氨、胺类及其有毒衍生物与肠黏膜接触时间延长,增加毒物的吸收。⑦其他:外科手术,尿毒症、分娩、腹泻等。

从诱因来看,对于该患者,高蛋白饮食为其发病主要诱因,原发性腹膜炎为次要诱因。

关于 HE 的发病机制目前主要有如下假说[2]。

(一)神经毒素

氨是促发 HE 最主要的神经毒素。虽然肾脏和肌肉均可产氨,但消化道是氨产生的主要部位,当其被吸收后通过门静脉进入体循环。肠道氨来源于:①谷氨酰胺在肠上皮细胞代谢后产生(谷氨酰胺=NH_3＋谷氨酸);②肠道细菌对含氮物质(摄入的蛋白质及分泌的尿素)的分解(尿素=NH_3＋CO_2)。氨以非离子型氨(NH_3)和离子型氨(NH_4^+)两种形式存在,两者的互相转化受 pH 梯度影响(NH_3＋H^+＝NH_4^+)。氨在肠道的吸收主要以 NH_3 弥散入肠黏膜,当结肠内 pH＞6 时,NH_3 大量弥散入血;pH＜6 时,则 NH_3 从血液转至肠腔,随粪排泄。健康的肝脏可将门静脉输入的氨转变为尿素和谷氨酰胺,使之极少进入体循环。肝功能衰竭时,肝脏对氨的代谢能力明显减退;当有门体分流存在时,肠道的氨不经肝脏代谢而直接进入体循环,血氨增高。前述的许多诱因均可致氨的生成和吸收增加,使血氨更进一步增高。

氨在 HE 中的致病作用是基于以下两个事实:①90%的 HE 患者动脉血氨明显升高;②降低血氨的措施对部分 HE 患者有效。游离的 NH_3 有毒性,且能透过血脑屏障。氨对脑功能的影响是多方面的:①干扰脑细胞三羧酸循环,使大脑细胞的能量供应不足;②增加了脑对中性氨基酸如酪氨酸、苯丙氨酸、色氨酸的摄取,这些物质对脑功能具抑制作用(见下述);③脑星形胶质细胞含有谷氨酰胺合成酶,可促进氨与谷氨酸合成为谷氨酰胺,当脑内氨浓度增加,星形胶质细胞合成的谷氨酰胺增加,谷氨酰胺是一种很强的细胞内渗透剂,其增加不仅导致星形胶质细胞而且也使神经元细胞肿胀,这是 HE 时脑水肿发生的重要原因;④氨还可直接干扰神经的电活动。

(二)神经递质的变化

1. γ 氨基丁酸/苯二氮䓬类(GABA/BZ)神经递质

大脑神经元表面 GABA 受体与 BZ 受体及巴比妥受体紧密相连,组成 GABA/BZ 复合体,共同调节氯离子通道。复合体中任何一个受体被激活均可促使氯离子内流而使神经传导被抑制。过去认为,大脑抑制性神经递质 GABA/BZ 的增加是导致 HE 的重要原因。近年的大量实验表明,脑内 GABA/BZ 的浓度在 HE 时并没有改变,但在氨的作用下,脑星形胶质细胞 BZ 受体表达上调。临床上,肝功能衰竭患者对苯二氮䓬类镇静药及巴比妥类安眠药极为敏感,而 BZ 拮抗剂如氟马西尼对部分肝性脑病患者具有苏醒作用,支持这一假说。

2. 假性神经递质

神经冲动的传导是通过递质来完成的。神经递质分兴奋和抑制两类,正常时两者保持生理平衡。兴奋性神经递质有儿茶酚胺中的多巴胺和去甲肾上腺素、乙酰胆碱、谷氨酸和门冬氨酸等。食物中的芳香族氨基酸如酪氨酸、苯丙氨酸等经肠菌脱羧酶的作用分别转变为酪胺和苯乙胺。若肝对酪胺和苯乙胺的清除发生障碍,此两种胺可进入脑组织,在脑内经 β 羟化酶的作用分别形成 β 羟酪胺和苯乙醇胺。后两者的化学结构与正常的神经递质去甲肾上腺素相似,但不能传递神经冲动或作用很弱,因此称为假性神经递质。当假性神经递质被脑细胞摄取并取代了突触中的正常递质,则神经传导发生障碍。

3. 色氨酸

正常情况下色氨酸与白蛋白结合不易通过血脑屏障,肝病时白蛋白合成降低,加之血浆中其他物质对白蛋白的竞争性结合造成游离的色氨酸增多,游离的色氨酸可通过血脑屏障,在大脑中代谢生成 5-羟色胺(5-HT)及 5-羟吲哚乙酸(5-HITT),二者都是抑制性神经递质,参与肝性脑病的发生,与早期睡眠方式及日夜节律改变有关。

对于该患者,过量摄入高蛋白食物引发氨中毒为其发病主要机制。

发生肝性脑病有两大病理生理学基础,即肝细胞功能衰竭和门体分流存在。一般认为,前者急性肝性脑病多见,后者为慢性肝性脑病常见。对于该患者,应当讲,两种病理改变均是存在的。

针对该患者,虽然未行肝脏穿刺活检,但查阅患者既往 B 超,腹部 CT 等资料,可以发现"肝脏形态失常/肝脏缩小,被膜增厚,肝边缘变钝,实质不均匀"等诸多描述。根据其形态学表现可以推知,在其长期大量饮酒的情况下,肝细胞持续变性坏死,肝实质严重萎缩,残存肝细胞数量少,再生不足。加之肝内循环障碍存在,肝细胞营养不良,处于缺血、乏氧的状况下,残存的肝细胞难以代偿合成、代谢、分泌、解毒等基础功能。由此,来自胃肠的有毒物质未能被肝细胞代谢去毒而进入体循环,此其一。

其二,B 超、CT 等报告尚有门静脉主干增宽、脾大。食道下段静脉增粗,脾门区及胃小弯侧示迂曲软组织密度影等系列描述。查体可见腹壁静脉显露,血流方向以脐为中心向四周发散,为典型"海蛇头"样改变。患者存在显著门体分流现象,有食管—胃底静脉丛与腹壁静脉丛两个侧支循环建立和开放,来自胃肠道的有害物绕过肝脏,未经肝细胞代谢,而进入体循环而至脑部。

关于侧支循环：

门静脉高压侧支循环建立开放有以下几条。①门静脉系的胃冠状静脉和腔静脉系的食管静脉、肋间静脉、奇静脉等开通。表现为胃底和食管静脉曲张。②门静脉高压时脐静脉重新开放，与副脐静脉、腹壁静脉等连接，表现为腹壁静脉曲张。③门静脉系的直肠上静脉与下腔静脉系的直肠中、下静脉沟通，表现为痔静脉扩张。

侧支循环形成是机体在门静脉高压下的无奈之举，它可以一定程度上减轻门静脉压力。但这些侧支循环会引起比较严重的并发症。实际临床中，笔者发现，侧支循环三条主要通路，往往同时存在而有所侧重，并发症各有不同。例如：①食管—胃底静脉曲张明显的患者上消化道出血并发症风险大，而痔疮出血概率小，同时脐静脉开放程度轻。②痔静脉曲张严重的患者，往往有反复痔疮出血，但其上消化道出血风险相对变小，而脐静脉开放程度亦较轻。③脐静脉开放程度重的患者，发生上消化道出血和痔疮出血的风险相对变小。但肝性脑病发生的概率大大增加。这可能相较另外两个侧支循环通路，该途径中更容易有大量的肠道有毒物质未经肝脏直接进入体循环有关。本文所述病例患者腹壁可见海蛇头状静脉曲张，表明脐静脉开放程度之重，也成为其肝性脑病反复发作的重要原因。

临床曾遇到另一例患者，以内科治疗难以控制的痔疮喷射状出血为首发症状入院，影像学检查提示食管—胃底静脉曲张与痔静脉丛曲张均严重。脐静脉无显露，无肝性脑病症状。最终经肛肠科作出血点缝合后出血方有效控制。然而该患者在1周内出现了上消化道出血。这一病例较为典型，可以从侧面反映出三条主要侧支循环通路之间存在轻重主次、此消彼长的关系。

七、科主任点评

（1）该患者为酒精性肝硬化，慢性肝衰竭患者，肝功能Child-pugh分级D级。入院时为肝性脑病Ⅱ期（昏迷前期）～Ⅲ期（昏睡期），次日随即转至Ⅳ期（昏迷期），经大剂量降氨药物近70小时后方苏醒，病例实为少见。临床中多数同类患者在积极降氨及对症治疗24 h以内苏醒，若超48 h，多因大脑不可逆性损害而死亡。该患者的诊疗过程、思路有一定的参考意义。

（2）关于诱因：追问家属，患者此次发病前曾连续高蛋白饮食。住院前1天擅自一次性饮用鲜牛奶1升，并进食猪头肉约250 g，遂再度出现肝脑症状。前一次患者肝性脑病出院时，曾对患者及家属进行健康宣教，嘱其限制高蛋白食物摄入。患者本人依从性极差，没有落实健康宣教内容，导致再次发病。可见，强化对患者及家属的饮食方面的宣教、家属对患者的院外看护颇为重要。

鲜牛奶蛋白含量约为3%，此次牛奶蛋白摄入量约为30 g，在常规服用瑞甘颗粒的情况下不足以引发严重肝性脑病。猪头肉为当地百姓餐桌上的常见荤食，营养丰富，很多嗜酒者偏好此种食物。但其蛋白及油脂含量均明显高于普通猪肉。大量摄入加重了肝衰竭患者的肝脏代谢负担，也成为患者本次发病的最主要的诱因。在以往收治的肝性脑病患者中，也曾有多位因进食猪头肉或猪肉香肠、午餐肉等兼有高蛋白、高脂肪特点的食物发病,值得临床借鉴。

肝性脑病合并低蛋白血症时,应禁食蛋白,待血氨恢复正常或病情稳定后方可补充蛋白。病情需要时,可静脉途径补充人血白蛋白,静脉途径输入的蛋白可避免肠道吸收产氨分解。

对于昏迷患者,开始数日内禁食蛋白质,供给以碳水化合物为主的食物,每日供给足够的热量和维生素。神志清醒后,可逐步增加蛋白质饮食,开始每天 20 g,以后每 3～5 天增加 10 g,但短期内不能超过 60 g/d。当再次出现肝昏迷时,蛋白质的摄入量应立即降到每日 20～30 g;没有肝性脑病症状期间,每日蛋白质食入量可在 60 g 左右,富含蛋白质的食物有鸡蛋、牛奶、奶酪、瘦肉、鱼肉、鸡肉,可以交替食用,注意控制每日总量即可。血氨升高但是症状不明显时,每日蛋白质在 30～40 g 为宜。

(3)肝性脑病发病机制有多种假说,氨中毒机制目前仍为主导学说[3],临床实际中在慢性肝性脑病患者中多见。降氨醒脑治疗可缓解大部分肝性脑病,也可印证此机制。

(4)关于降氨药物的应用:根据目前公认的降氨主要药物——门冬氨酸鸟氨酸[4]说明书,对于肝性脑病推荐参考以下方案:第一天的第一个 6 小时内用 20 g,第二个 6 小时内分两次给药,每次 10 g,静脉滴注。最终门冬氨酸鸟氨酸的浓度不超过 2%,缓慢静脉滴注。按照说明书建议,仅门冬氨酸鸟氨酸单药 40 g 需要 2 000 mL 溶媒。一般肝性脑病患者 24 h 入液量应控制在 2 500 mL 以内,肝硬化腹水患者需要严加控制,入液量一般为尿量加 1 000 mL,否则可能因低钠血症而加重肝性脑病。该患者存在大量腹水,低蛋白血症,肾功能障碍(尿素氮偏高),尿量偏少,还需兼顾其他药物应用,包括保肝、抗感染、能量支持药物,总入液量受限。这里要强调一下,在患者陷入昏迷状态,不能进食的情况之下,保肝解毒、抗菌药物、保证能量供应的药物与降氨醒脑的药物地位同等重要、缺一不可。综合权衡上述因素,在患者血氨水平没有反弹,而且已经联用六合氨基酸的情况下,我们没有使用说明书推荐剂量,而是选择了说明书推荐剂量的一半,最终达到了治疗预期。

该患者虽为个案,但在终末期肝病中尤其是慢性肝衰竭基础上的肝性脑病还是具有代表性意义。

除了瑞甘与六合氨基酸等常用降氨醒脑药物外,尚有乙酰谷酰胺、苯甲酸钠、谷氨酸钠/钾、氟马西尼等药物可作为辅助。需根据当地医院实际并严格把握适应症、禁忌症合理应用。

(5)人工肝:用分子吸附剂再循环系统(molecularabsorbentrecyclingsystem, MARS)可清除肝性脑病患者血液中部分有毒物质、降低血胆红素浓度及改善凝血酶原时间,对肝性脑病有暂时的、一定程度的疗效,有可能赢取时间为肝移植做准备[5][6]。该患者入院后短时间内进入昏迷状态,凝血机制低下。人工肝治疗需应用抗凝剂,用药后出血风险大幅增加。加之年老,存在未有效控制的糖尿病、酒精性肝硬化等基础病,经综合权衡,未考虑进行该项治疗。

(6)肝移植是治疗各种原因所致的中晚期肝功能衰竭的最有效方法之一,适用于经积极内科综合治疗和/或人工肝治疗疗效欠佳,不能通过上述方法好转或恢复者[7]。患者慢性肝衰竭,反复肝性脑病,肝移植或可改善长期预后。

（7）患者有Ⅱ型糖尿病基础病变,入院时血糖偏高,但并没有糖尿病性昏迷(糖尿病酮性酸中毒及糖尿病非酮性昏迷)叠加发生,为其病情缓解的有利因素。其入院时所查血糖为餐后血糖值,且是在当日家属未给予长效胰岛素的情况下。抢救治疗期间,停用长效胰岛素,给予普通胰岛素并及时调整剂量,血糖控制在了较理想的水平上。

（8）患者嗜酒,长期超量摄入酒精,同时存在酒精所致大脑神经细胞损害,亦为本次肝性昏迷持续时间较长的重要因素[8]。

（9）患者曾长期应用二甲双胍降糖治疗,该药可导致肝损害[9],尤其发生在有肝脏基础疾病的患者身上,可以推知,亦叠加药物性损肝因素。

（10）患者平素体格较为健壮。整个治疗过程中,心律及血压稳定,四肢肤温正常,循环灌注良好,无脱水征象。昏迷时病室肝臭明显,降氨及对症治疗后肝臭较快消退,为其最终恢复清醒的有利因素。

（11）肝硬化患者肠道菌群与肠道微环境改变与HE发生密切相关[10]。益生菌可改善肠道菌群,特别适应于应用抗菌药物之后。及时补充有益菌是患者在接下来3个月未再次发生肝性脑病的有利因素。

参考文献：

[1] 徐小元,丁惠国,李文刚,等.肝硬化肝性脑病诊疗指南[J].临床肝胆病杂志,2018,34(10):44-57.

[2] 王福生,等.希夫肝脏病学[M].第11版.北京大学医学出版社,2015:388.

[3] 张滢,朱月永.肝性脑病相关临床治疗策略[J].中国临床医生杂志,2019(12):1 400-1 402.

[4] 汤洁.门冬氨酸鸟氨酸治疗肝硬化合并肝性脑病的临床效果[J].世界最新医学信息文摘,2019(82).

[5] 中华医学会感染病学分会肝衰竭与人工肝学组,中华医学会肝病学分会重型肝病与人工肝学组.肝衰竭诊治指南(2018年版)[J].现代医药卫生,2018,34(24):3 897-3 904.

[6] 王琳,张冲,周晓颖.人工肝血浆置换联合血液滤过治疗肝功能衰竭并肝性脑病的临床效果及不良反应探讨[J].中国医药指南,2019,17(22):164-165.

[7] 刘焕业,寇建涛,马军,等.肝移植治疗肝昏迷的围手术期管理经验探讨[J].器官移植,2019,010(003):323-327.

[8] 胡晓阳,郭钟秀,李立恒.酒精性肝损伤伴脑损伤中西医研究进展[J].辽宁中医药大学学报,2020(2).

[9] 毛璐.二甲双胍致肝损害个案汇总分析[J].中国医院药学杂志,2012,000(010):814-815.

[10] 汤世豪,陈辉,韩国宏.肠道菌群与肝硬化肝性脑病的关系[J].临床肝胆病杂志,2019,35(05):182-186.

（顾义海）

急性严重性自身免疫性肝炎合并自身免疫性溶血性贫血一例

一、患者基本信息

患者牟某某,女,24岁,汉族,未婚,公司职员,于2018年4月10日入院。

二、主诉

反复乏力、纳差、尿黄2月,加重1周。

三、现病史、体格检查、辅助检查

现病史:患者于2月前无明显诱因出现倦怠乏力,食欲下降,尤厌油腻性食物,感腹胀,进食后尤著,尿黄如浓茶色,无腹痛、腹泻,无恶心、呕吐,无发热、头痛,无心慌、胸闷、憋气,在某医院化验肝功异常:ALT 376 U/L,AST 714 U/L,TBIL 108.4 μmol/L;B超提示肝硬化。曾在该院住院治疗,病情无明显缓解,后到北京302医院住院治疗,入院诊断为"自身免疫性肝炎,亚急性肝衰竭",住院期间行干细胞治疗3次,病情无明显缓解,后自动出院来我院继续诊治。该患者来诊时身目明显发黄,自觉乏力懒动,食欲不振,头晕,有时恶心,无呕吐,尿深黄如浓茶色。门诊以"自身免疫性肝炎,亚急性肝衰竭"收入我科。患者目前感乏力明显、纳差、恶心、头晕、尿黄,腹胀,大便干结,无腹痛、腹泻,无黑便及灰白色陶土样大便史,睡眠可,无咳嗽咳痰,无发热,无皮肤瘙痒,无尿频、尿急、尿痛史,无鼻衄及牙龈出血,体重无明显减轻。患者既往无已知的慢性病史,无烟酒不良嗜好,无外地居住史,无药物及食物过敏史。父母健在,无病毒性肝炎病史,否认家族遗传及代谢性疾病。

体格检查:体温36.4℃,脉搏70次/分钟,呼吸18次/分钟,血压100/70 mmHg。青年女性,面色晦暗,发育正常,营养中等,步入病房,自动体位,查体合作。神志清,精神萎靡,反应迟钝,计算力及定向力稍差,全身皮肤黏膜重度黄染,弹性良好,未见皮疹、瘀斑、出血点,未见肝掌,颈部、胸壁未见蜘蛛痣,全身浅表淋巴结未触及肿大。头颅五官无畸形,毛发分布均匀。双眼睑无浮肿,睑结膜无充血,球结膜无水肿,睑结膜略苍白,巩膜重度黄染,双侧瞳孔等大等圆,对光反射、调节反射存在。鼻无畸形,鼻腔通畅,无异常分泌物,鼻中隔居中、嗅觉无障碍,鼻旁窦区无压痛。耳廓无畸形,外耳道无异常分泌物,乳突无压痛,耳粗测听力无障碍。口唇苍白,口角无破裂,牙龈无出血、无溢脓、无萎缩,舌质紫,苔薄白,伸舌居中,无震颤,扁桃体无肿大、充血、水肿、分泌物。咽无充血,悬雍垂居中。颈部对称,运动无受限,无强直,无压痛,无包块,无颈静脉怒张,肝颈静脉回流征阴性,颈动脉无异常搏动,气管居中,甲状腺无肿大。胸廓对称,无畸形,运动无受限。胸壁无水肿,肋间隙无增宽或变窄,肋骨无压痛。双乳对称,无红肿、压痛,无肿块。双侧呼吸运动对称,语颤两侧相称、无摩擦感,双侧肺叩诊呈清音,听诊呼吸音清晰,未闻及干湿啰音,未闻及胸膜摩擦音。心前区无隆起,无异常搏动,心尖搏动无弥散,无抬举性冲动及细震颤,心界无扩大,心率 70 次/分钟,心律规则,各瓣膜听诊区未闻及病理性杂音。腹部对称、平坦,未见肠型、蠕动波,无腹壁静脉曲张。脐无凸出、无分泌物。腹壁柔软,全腹无压痛、反跳痛,未触及肿块。肝脏右肋下未触及,剑突下未触及,胆囊右肋下未触及,脾脏左肋下可触及,莫菲氏征阴性,麦氏点无压痛,肝浊音界位于右锁骨中线第 5 肋间,肝区叩击痛阳性,移动性浊音弱阳性,肠鸣音无亢进,无振水音,无血管杂音。肛门、外阴未查。脊柱无畸形,棘突无压痛,双肾区无叩痛。四肢无畸形,四肢关节无红肿及运动障碍,无杵状指(趾),双下肢无浮肿。双侧肱二头肌腱、肱三头肌腱、膝腱、跟腱反射可引出。双侧巴宾斯基征、霍夫曼氏征、克尼格氏征、布鲁津斯基征阴性。扑翼样震颤阴性。

辅助检查。肝组织病理:未做(因凝血功能差未行肝穿);抗人球蛋白试验(Coombs 试验)(+)

血凝四项:血浆凝血酶原时间 27.9 s,凝血酶原活度 30.0%,凝血酶原比率 2.68,国际标准化比值 2.60,活化部分凝血活酶时间 49.8 s,纤维蛋白原 1.33 g/L,凝血酶时间 19.5 s。

生化组合:总胆红素 265.9 μmol/L,直接胆红素 130.9 μmol/L,间接胆红素 135.0 μmol/L,直胆比间胆 1.0,谷丙转氨酶 62 U/L,谷草转氨酶 121 U/L,碱性磷酸酶 240 U/L,谷氨酰基转移酶 121 U/L,白蛋白 28.8 g/L,总胆汁酸 212 μmol/L,总胆固醇 2.2 mmol/L,高密度脂蛋白胆固醇 0.26 mmol/L,低密度脂蛋白胆固醇 1.18 mmol/L,胆碱酯酶 1 723 U/L,肌酐 39 μmol/L,钾 3.4 mmol/L,二氧化碳结合力 20 mmol/L,钙 1.96 mmol/L,尿酸 141 μmol/L,视黄醇结合蛋白 19 mg/L,乳酸脱氢酶 287 U/L,免疫球蛋白 G 28.94 g/L,补体 C4 0.05 mg/dL,C 反应蛋白 25.0 mg/L。

自免肝谱:血清抗肝肾微粒体抗体 1.61 U/mL,抗核抗体 146.96 U/mL↑,抗可溶性肝胰抗原抗体 2.13 U/mL,抗线粒体 M2 7.07 U/mL,平滑肌抗体 35.19 U/mL↑,抗 GP210 抗体 3.78 U/mL,抗 SP100 抗体 9.75 U/mL,抗 SSA-R052 抗体 140.00 U/mL↑,抗肝细胞溶质 1 抗体阴性。

病原学:乙肝五项定量:血清乙肝表面抗原(电化学)0.36,乙肝表面抗体 79.60 IU/L,乙肝 e 抗原 0.10,乙肝 e 抗体 1.310,乙肝核心抗体 0.344;甲、丙、丁、戊肝抗体阴性。

血分析:血液白细胞 3.37×10^9/L,红细胞 3.13×10^{12}/L,血红蛋白 92.00 g/L,血细胞比容 27.50%,血小板 98.00×10^9/L,单核细胞比率 14.50%,淋巴细胞数 0.76×10^9/L,RBC 分布宽度 SD 87.30%。

血清肿瘤相关物质测定 3 mAU/mL。

血清 AFP-L 3%:12.9%、AFP 3.6 ng/mL。

尿分析及沉渣检测:尿胆原(+),胆红素(+)。

粪便常规基本正常,隐血试验阴性。

心电图及胸片正常。腹部超声：肝硬化，脾大，胆囊继发改变。上腹部 CT：肝内密度分别不均，脾大。

四、入院诊断及鉴别诊断

(一)诊断及其标准

1. 诊断：①自身免疫性肝炎；②自身免疫性溶血性贫血；③亚急性肝衰竭。

2. 自身免疫性肝衰竭诊断标准。美国肝病研究协会的指南用以下标准来定义自身免疫性肝炎引起的急性肝功能衰竭：①自身免疫性肝炎（评分系统见表 1），急性发作≤26 周，凝血障碍（国际标准化比率≥1.5），PTA＜40%，以及有肝性脑病（HE）；②当脑病分别出现在 7 d、8～28 d 和＞28 d 时，急性肝功能衰竭可进一步细分为超急性、急性和亚急性；③到目前为止，还没有对急性严重自身疾病的标准化定义；④以前定义为 AIH 是一种急性表现（≤26 周），INR 值为≥1.5，PTA＜40%，有或没有肝硬化的组织学证据；⑤相关病原学（甲肝至戊肝）阴性；⑥该患者抗核抗体 146.96 U/mL↑、平滑肌抗体35.19 U/mL↑、抗 SSA-R052 抗体 140.00 U/mL↑。我们建议将 AIH 的急性表现进一步细分为非重度、重度和暴发性。可能的定义如下：①急性 AIH：黄疸，无凝血或脑病的证据；②AS-AIH：有黄疸和凝血异常（INR≥1.5），PTA＜40%，但无脑病迹象；③AS-AIH 合并ALF：黄疸、凝血病态（INR≥1.5），PTA＜40%，脑病。尽管支持这些定义的证据有限，但我们的经验表明，对急性 AIH 患者进行分层可以指导治疗并允许预测。

表 1　自身免疫性肝炎的诊断评分系统

项目	因素	评分
性别	女性 ＞3 ＜1.5	3
ALP/AST 或 ALT 比值	＞2.0 1.5～2.0 1.0～1.5 ＜1.0	2
免疫球蛋白 G 或丙种球蛋白水平 （高于正常上限的倍数）	＞1∶80 1∶80 1∶40 ＜1∶40	3
ANA，ASMA	阳性	2
抗线粒体抗体	阴性	

（续表）

项目	因素	评分
病毒标志物	阳性 阴性	 3
肝毒性药物	是 否	 1
酒精摄入	<25 g/d >60 g/d	2
并发免疫性疾病	任何非肝病的免疫性疾病	
其他自身抗体	Anti-SLA/LP, actin, LC1, pANCA	
组织学特征	界面性肝炎 浆细胞 玫瑰花环 以上都不是 胆道改变 非典型特征	
人类白细胞抗原	人类白细胞抗原 DR3 或 DR4	
治疗反应	缓解 复发缓解	2
治疗前评分	明确诊断>15 可能诊断 10～15	18
治疗后评分	明确诊断>17 可能诊断 12～17	
总计		18

（二）鉴别诊断

1. 原发性硬化性胆管炎（PSC）：其特征是肝内外胆管的广泛炎症和闭塞性纤维化。PSC 是一种胆汁淤积性肝病，与炎症性肠道疾病，特别是溃疡性结肠炎高度相关。最近的一项研究表明，遗传易感性的自身免疫是 PSC 最可能的潜在机制。其机制似乎涉及激活的巨噬细胞分泌炎症细胞因子，导致基质细胞和胆管内 T 淋巴细胞的浸润。最初的触发因素尚未确定。PSC 通常导致胆汁性肝硬化、门静脉高压和肝功能衰竭。与 PBC 相比，只有不到 10% 的 PSC 患者有自身抗体。PSC 的诊断通常基于临床和组织学结果：胆管发炎，有胆管周围圆心圆性纤维化或洋葱皮样纤维化。

2. 原发性胆汁性肝硬化（PBC）：是一种慢性进行性肝内胆管疾病，可导致肝硬化；PBC 的男女比例为 10：1。PBC 通常见于中年女性。症状包括疲劳、瘙痒和腹痛，40% 的患者没有症状，30% 到 50% 的患者有肝脾肿大，15% 的患者有脾肿大。Kita et AL1 提出这种情况是自身免疫性的，主要组织相容性复合体 2 类分子在胆管上皮上错误表达，导致胆管周围自身反应性 T 细胞积聚。PBC 的最终临床照片与其他疾病引起的肝硬化没有什么区别流程。抗线粒体抗体通常在 $90\%\sim95\%$ 的 PBC 患者中被发现；在我们的患者中，这些抗体的水平没有升高(2.5 U)。因此，对于我们的患者来说，PBC 不太可能被诊断出来。

3. 自身免疫性药物性损伤(DILI)主要有 3 个实体：①AIH 合并 DILI；②DILI 诱导的 AIH；③免疫介导的 DILI。免疫介导的 DILI 的特点很差，然而，临床医生对这一诊断的认识越来越多。许多药物都与这种情况有关，尽管罪魁祸首有时很难识别。特异性 DILI 的一个亚群表现出自身免疫性的特征。诊断可能很困难，因为临床表现、生化、血清学和组织学往往与特发性 AIH 或移植受者的急性细胞排斥反应难以区分。然而，活检仍然是推荐的，因为细微的区别，如严重的特征、黄褐斑和玫瑰花环的形成，有助于特发性 AIH 的诊断，可能提示更有可能的诊断，而在 DILI 更可能有明显的嗜酸性粒细胞浸润。抗核抗体(ANA)或抗平滑肌肌动蛋白(ASMA)阳性和免疫球蛋白升高有助于特发性 AIH 的诊断，但并非所有的免疫介导的 DILI 患者都有此现象。抗核抗体(ANA)或抗平滑肌肌动蛋白(ASMA)阳性和免疫球蛋白升高有助于特发性 AIH 的诊断。

4. Crigler-Najjar 综合征(CNS)：CNS 是一种常染色体隐性遗传病，也是以间接胆红素升高为主，是由于 UGT1A1 基因突变导致葡萄糖醛酸转移酶活性严重缺乏甚至消失所致。根据胆红素水平及苯巴比妥治疗反应，CNS 分为两型：黄疸严重，血清胆红素 $>340\ \mu mol/L$，伴有胆红素脑病、苯巴比妥治疗无效者，诊断为 CNS Ⅰ型；黄疸较轻，血清胆红素 $103\sim340\ \mu mol/L$，神经系统症状不明显，苯巴比妥($60\sim120\ mg/d$)治疗胆红素水平降低超过 30%，诊断为 CNS Ⅱ型[1]。CNS 患者的肝脏肉眼下观察可无明显异常；镜下可见肝细胞内有棕褐色颗粒沉着、毛细胆管内胆栓。通常认为 CNS 患者的肝实质不会被累及，不会产生肝硬化等严重后果。然而近年来，国外少量研究表明部分 CNS 患者可有胆汁淤积及肝纤维化。

五、诊疗经过

综合患者病史、临床表现及辅助检查结果支持自身免疫性肝炎、贫血及亚急性肝衰竭诊断，给予还原型谷胱甘肽、天晴甘美、腺苷蛋氨酸、前列地尔、优思弗保肝、降酶、退黄治疗，给予瑞甘及六合氨基酸保肝、改善血氨代谢，给予乳果糖酸化肠道通便治疗减少肠道毒素吸收，给予泮托拉唑抑酸、保护胃黏膜预防消化道出血，给予生血宁片口服补气养血对症治疗。根据中医辨证施治原则调理中药复方健脾疏肝，理气活血，利湿退黄。并给予输注人血白蛋白及冰冻血浆补充白蛋白及凝血因子支持治疗，同时给予人工肝血浆置换治疗清除体内的各种代谢毒素和致病因子。患者自身免疫性肝炎诊断明确，按照皮质类固醇标准剂量 $0.5\ mg/(kg \cdot d)$，我们给予患者每天服用 25 毫克泼尼松。经过积极保肝对症支持治疗患者不适症状渐轻，肝功及凝血功能逐渐改善，经积极治疗半年，目前患者一般情况及精神状态较好，无明显乏力，无尿黄及身目发黄，食欲好，肝功能基本恢复正常，凝血酶原活动度及 INR 指标恢复顺利，血分析血小板恢复正常，但白细胞、红细胞及血红蛋白一直未恢复正常，贫血状态未完全改善。目前病情稳定。腹部彩超：肝硬化,肝内多发强回声结节,考虑肝硬化结节,脾大。

六、诊疗体会

自身免疫性肝炎是一种特发性肝炎,以慢性肝炎、自身抗体和 γ 球蛋白水平升高为特征。AIH 是一种由针对肝细胞的自身免疫反应所介导的肝脏实质炎症,以血清自身抗体阳性、高 IgG 和(或)γ-球蛋白血症、肝组织学存在界面性肝炎为特点[1],AIH 现在被认为是一种多系统障碍,可以发生在所有年龄段的男性或女性身上。好发于女性,虽然 AIH 在男性中不太常见,但在男性中,AIH 似乎具有较高的复发率和较年轻的发病年龄[2]。尽管如此,男性的长期存活率和预后明显好于女性。分娩时的年龄呈双相分布,峰值在 10~30 岁和 40 岁以上。这种情况可能与其他肝病(例如慢性病毒性肝炎)并存,并可能由某些病毒感染(例如甲型肝炎)和化学物质引发。临床表现多样,一般表现为慢性、隐匿起病,但高达 25% 的患者可表现为急性起病,部分患者可呈波动性或间歇性发作,其中小部分可进展为自身免疫性急性肝衰竭[1]。本病例为青年女性,急性起病,既往无肝炎病史,2 月内出现肝功能进行性恶化,重度黄疸,PTA 下降至 40% 以下,结合影像学表现:与病毒相关的 ALF 患者相比,平扫 CT 显示肝脏内不均匀的低密度区域更支持 AIH 相关 ALF,根据国际自身免疫性肝炎组织提出的自身免疫性肝炎评分(见表 1),且 AS-AIH 也作为 ALF 的原因[3],因此,支持自身免疫性肝炎并发亚急性肝衰竭诊断明确。患者有明确诊断 AIH 的纳入标准,同时伴有免疫介导性疾病,为了挽救患者生命,在权衡利弊后使用糖皮质激素治疗。因为皮质类固醇的使用可能会消除移植的需要,本例患者经过积极保肝、对症及支持治疗后病情得以及时控制恢复顺利,避免了进行肝移植。

肝活检对于 AIH 患者的诊断和疾病严重程度的评估仍然至关重要[4]。AS-AIH 的组织学特点肝活检对于支持 AIH 的诊断以及排除鉴别诊断是必不可少的。AS-AIH 的组织学诊断具有挑战性,因为这些发现是非特异性的,可能与病毒性肝炎和 DILI 中的病变重叠。活检可以区分新的急性发作的疾病和慢性 AIH 的恶化。慢性 AIH 的经典组织学诊断是基于界面性肝炎、门脉炎症(富含浆细胞)和肝细胞花环[5]。AS-AIH 有不同的组织学模式,与经典的 AIH 相比,自身免疫性 ALF 的组织学特征似乎主要出现在小叶中心区[6]。这些发现可以反映一系列的严重程度,从弥漫性小叶性肝炎到汇合性小叶中心/桥接/多腺泡坏死到亚大规模肝细胞丢失[5]。然而,这些发现并不一定表明新的急性发作疾病。Hofer 等人据报道,小叶中心坏死可能预示着高达 87% 的患者出现急性 AIH。Sonthalia 等人比较了重度 AIH(包括急性慢性病)和非严重 AIH 患者的队列。重度 AIH 的组织学特征为小叶中心融合坏死,无门静脉炎症,但非重度 AIH 也存在这些改变[7]。其他研究也证实小叶中心坏死是早期和慢性 AIH 严重程度的标志。如果没有门静脉受累,这可能是新的急性发作疾病的特征。急性肝炎向慢性肝炎过渡的特点是获得进行性门静脉炎症,并随着时间的推移出现纤维化。考虑到该患者存在亚急性肝衰竭,凝血功能差,未进行肝脏组织学检测,因此我们无法对自身免疫性肝炎更深入地分析。在这个病例中,没有病毒的诱因,在他出现症状之前未接触过肝毒性药物,AIH 通常的表现是急性肝炎,以发烧、肝脏压痛和黄疸为特征。在一些患者中,急性疾病可能看起来会自发缓解,但患者总是会出现慢性肝病的体征和症状。患者的病情迅速发展为亚急性肝功能衰竭,表现为凝血障碍和黄疸,期间还曾出现腹水和肝性脑病。AIH 与多种其他免疫介导的疾病有关,已报道的自身免疫性疾病有自身免疫性甲状腺炎、Graves 病、溃疡性结肠炎、自身免疫性溶血性贫血、特发性血小板减少症、系统性红斑狼疮、干燥综合征、多发性肌炎、混合性结缔组织病、腹腔疾病和重症肌无力[8]。AIH 患者可能出现重叠症状,如原发性胆汁性肝硬化和原发性硬化性胆管炎[9]。在这例患者中,发现了两种相关疾病,即自身免疫性溶血性贫血(AIHA)和亚急性肝衰竭。由于 AMA 阴性,患者 ALP 大于 2 倍正常上限,患者未做肝穿无法明确是否存在胆管损害,原发性胆汁性肝硬化不能除外,可能存在重叠症状。自身免疫性肝炎 1 型以 ASMA 和 ANA 阳性为特征,2 型以抗 LKM-1 抗体阳性为特征,3 型以抗 SLA 抗体阳性为标志。以免疫球蛋白 G(IgG)为主的多克隆高丙种球蛋白血症在未经治疗的自身免疫性肝炎患者中是常见的。血清转氨酶(天门冬氨酸氨基转移酶(AST)和丙氨酸氨基转移酶(ALT))在初诊 100% 升高,一般值为 200~300 U/L,与肝坏死的程度相关性不大。患者出现全血细胞减少是一种相对常见的血液疾病,其中红细胞(RBC)、白细胞(WBC)和血小板均减少,它不是一种疾病实体,而是一系列可能主要或继发性涉及骨髓的疾病过程所导致的三重发现[10]。全血细胞减少症的严重程度和潜在的病理表现决定了患者的治疗和预后。因此,找出正确的病因将指导适当的治疗措施。全血细胞减少症可以是特发性的,也可以是由继发性原因引起的,如白血病、肿瘤、酶缺乏、感染、维生素缺乏、重金属中毒和/或先天性综合征。通常需要骨髓活检来确定病因。该患者 AIH 诊断明确,同时伴有免疫介导性溶血性贫血。血常规三系细胞减少,抗人球蛋白试验(Coombs 试验)阳性支持溶血性贫血,经过激素治疗后,贫血未改善,考虑同时患者存在肝硬化,脾大,脾功能亢进引起血管内溶血也是导致患者贫血的原因。急性严重的自身免疫性肝炎泼尼松和硫唑嘌呤一直是 AIH 患者药物治疗的主要药物。大约 65% 的患者对初始治疗有反应并进入组织学缓解;然而,80% 的患者在停药后复发,经治疗的肝硬化患者和非肝硬化患者的 10 年预期寿命分别为 89% 和 90%。自身免疫性肝炎的预后主要取决于肝脏炎症的严重程度。最初症状严重的患者往往比最初病情较轻的患者有更差的长期前景。同样,无论是在治疗期间还是在停药后,无法进入缓解期或出现多次复发,意味着较差的长期预后。本例患者经过积极保肝、对症及支持治疗后病情得以及时控制恢复顺利,目前病情稳定,避免了进行肝移植。

七、科主任点评

这个病例患者病情进展迅速,2 个月之内进展至肝功能衰竭,同时合并溶血性贫血,经过积极保肝、对症及人工肝支持及肾上腺皮质激素治疗病情得以控制并逐渐恢复,病情稳定,经治疗回顾分析及学习国内外最新文献关于本病研究进展考虑诊断更符合急性严重性自身免疫性肝炎合并自身免疫性溶血性贫血,病例在我科少见而且极具代表性,诊断明确,治疗及时,治疗方案合理,同时配合中药调理脏腑功能最终患者抢救成功,避免肝移植治疗。患者目前一般状态很好,肝功恢复正常,凝血酶原活动度已逐步恢复,血分析白细胞、红细胞及血红蛋白未完全改善,考虑与患者后期出现结节性肝硬化,脾功能亢进有关,也不排除患者急性严重性自身免疫性肝炎涉及继发性骨髓疾病的程度影响,如果行骨髓穿刺病理检测指导临床或许更有助于患者病情进一步恢复。

参考文献:

[1] EASL Clinical Practice Guidelines: Autoimmune hepatitis. J Hepatol, 2015, 63:971-1 004.

[2] Manns M P, Lohse A W, Vergani D. Autoimmune hepatitis-Update 2015. J Hepatol, 2015, 62:100-111.

[3] Dalekos G N, Gatselis N K, Zachou K. Acute Severe Autoimmune Hepatitis: Corticosteroids or Liver Transplantation? Liver Transpl, 2019, 25:1 588-1 589.

[4] Gatselis N K, Zachou K, Koukoulis G K, et al. Autoimmune hepatitis, one disease with many faces: etiopathogenetic, clinico-laboratory and histological characteristics. World J Gastroenterol, 2015, 21:60-83.

[5] Czaja A J. Acute and acute severe (fulminant) autoimmune hepatitis. Dig Dis Sci, 2013, 58:897-914.

[6] Miyake Y, Iwasaki Y, Kobashi H, et al. Autoimmune hepatitis with acute presentation in Japan. Dig Liver Dis, 2010, 42:51-54.

[7] Sonthalia N, Rathi P M, Jain S S, et al. Natural History and Treatment Outcomes of Severe Autoimmune Hepatitis. J Clin Gastroenterol, 2017, 51:548-556.

[8] Shanthi P, Sridhar R. A rare case of autoimmune hepatitis overlapping with autoimmune haemolytic anaemia and immune thrombocytopenic purpura in a male patient. Med J Malaysia, 2012, 67:326-328.

[9] Fan X, Zhu Y, Men R, et al. Efficacy and safety of immunosuppressive therapy for PBC-AIH overlap syndrome accompanied by decompensated cirrhosis: A real-world study. Can J Gastroenterol Hepatol, 2018, 2018:1 965 492.

[10] Dueland S, Guren T K, Boberg K M, et al. Acute liver graft rejection after ipilimumab therapy. Ann Oncol, 2017, 28:2 619-2 620.

(张迎春)

慢性肝衰竭中西医结合治疗案例

一、患者基本信息

患者焦某某,男,61岁,汉族,已婚,退休。2019年6月17日入院。

二、主诉

腹胀、乏力、纳差半月余,加重1天。

三、现病史、体格检查、辅助检查

现病史:患者半月前自觉乏力、腹胀、纳差,于青岛某医院检查CT肝硬化、脾大;腹腔积液,静脉曲张。肝功:总胆红素53.1 μmol/L,谷丙转氨酶116 U/L,谷草转氨酶103 U/L,白蛋白24.3 g/L,凝血酶原活动度40%,诊断为肝炎后肝硬化,给予保肝、抗病毒、利尿等对症治疗,患者好转后出院。近1天患者自觉乏力、纳差、腹胀加重,伴有尿黄,为求进一步诊治,门诊以"肝炎后肝硬化"收入院。

患者有乙肝接触史,否认输血史,近3个月无明确不洁饮食史,无长期大量饮酒史。2013年患有高血压病、冠心病,未规律治疗。

体格检查:体温36.4℃,脉搏70次/分钟,呼吸18次/分钟,血压110/70 mmHg。神志清,精神可。面色晦暗,皮肤巩膜轻度黄染,可见肝掌及蜘蛛痣,浅表淋巴结未触及肿大。心脏未闻及异常,双肺呼吸音粗。腹部膨隆,未见腹壁静脉曲张,腹壁柔软,全腹无压痛、反跳痛,肝脾肋下未触及,莫菲氏征阴性,肝区叩痛阳性,移动性浊音阳性,双下肢不肿。

辅助检查:2019年6月8日血常规:白细胞6.26×10⁹/L,红细胞3.34×10¹²/L↓,血红蛋白122.00 g/L,血细胞比容35.80%↓,红细胞平均体积107.20 fL↑,平均血红蛋白量36.50 pg↑,平均血红蛋白浓度341.00 g/L,血小板84.00×10⁹/L↓,淋巴细胞比率29.90%,单核细胞比率7.80%,中性粒细胞比率59.60%,嗜酸性粒细胞比率1.90%,嗜碱性粒细胞比率0.80%,淋巴细胞数1.87×10⁹/L,单核细胞0.49,中性粒细胞数3.73×10⁹/L,嗜酸性粒细胞0.12,嗜碱性粒细胞0.05,RBC分布宽度SD 61.30%↑,RBC分布宽度CV 15.30,血小板分布宽度19.50 fL↑,平均血小板体积13.70 fL↑,大型血小板比率56.20%↑,血小板压积0.12。生化+心肌酶谱+免疫组合:总胆红素62.5 μmol/L↑,直接胆红素32.3 μmol/L↑,间接胆红素30.2 μmol/L↑,直胆比间胆1.1↑,谷丙转氨酶55 U/L↑,谷草转氨酶81 U/L↑,谷草/谷丙1.5,碱性磷酸酶118 U/L,谷氨酰基转移酶105 U/L↑,总蛋白69.3 g/L,白蛋白27.6 g/L↓,球蛋白41.7 g/L,白/球比值0.7↓,前白蛋白76 mg/L↓,总胆汁酸143 μmol/L↑,总胆固醇4.5 mmol/L,甘油三酯1.22

mmol/L,高密度脂蛋白胆固醇 0.40 mmol/L↓,低密度脂蛋白胆固醇 2.89 mmol/L,胆碱酯酶 1 512 U/L↓,葡萄糖 4.5 mmol/L,尿素氮 5.5 mmol/L,EGFR 肾小球滤过率 91.65,肌酐 80 μmol/L,钾 4.1 mmol/L,钠 136.0 mmol/L,氯 105 mmol/L,二氧化碳结合力 23 mmol/L,阴离子间隙 8,钙 1.97 mmol/L↓,镁 0.69 mmol/L,磷 1.17 mmol/L,尿酸 267 μmol/L,铜蓝蛋白 0.28 g/L,转铁蛋白 1.2 g/L↓,脂蛋白 a 2 g/L,视黄醇结合蛋白 6 mg/L↓,乳酸脱氢酶 272 U/L↑,肌酸激酶 98 U/L,肌酸激酶同工酶 22 U/L,α-羟丁酸脱氢酶 218 U/L↑,免疫球蛋白 G 29.17 g/L↑,免疫球蛋白 A 2.97 g/L↑,免疫球蛋白 M 1.70 g/L,补体 C3 0.50 mg/dL,补体 C4 0.09 mg/dL↓,补体 C1q 293 mg/L↑;ABO 正定 B 型,ABO 反定 B 型,Rh 血型阳性,不规则抗体Ⅰ阴性,不规则抗体Ⅱ阴性,不规则抗体Ⅲ阴性;HIV 抗体 0.61 IU/mL,癌胚抗原 4.310 ng/mL↑,三碘甲状腺原氨酸 2.06 nmol/L,甲状腺素 92.96 nmol/L,促甲状腺激素 1.93 uIU/mL,游离三碘甲状腺原氨酸 6.02 pmol/L,游离甲状腺素 15.65 pmol/L,甲肝抗体 0.317 阴性,丙肝抗体Ⅱ 0.054 阴性,糖类抗原 199:88.120 U/mL↑,肿瘤相关抗原 724:0.89 U/mL;AFP-L 3%:7.40%,AFP 374.200 ng/mL↑;肿瘤相关物质测定 13 mAU/mL;凝血酶原时间 18.8 s↑,凝血酶原活度 40.0%↓,凝血酶原比率 1.81↑,国际标准化比值 1.79↑,活化部分凝血活酶时间 38.9 s,纤维蛋白原时间 20,纤维蛋白原 1.55 g/L↓,凝血酶时间 22.3 s↑,FDP 浓度 8.6 μg/mL↑,D-二聚体 0.81 mg/L↑。尿常规:尿胆原 2+;乙肝病毒 DNA 定量 1.335E+06 IU/mL。彩超:肝硬化,肝多发囊肿,胆囊结石(多发),脾大,腹水(中～大量)。肝纤维化扫描:脂肪衰减系数 215 dB/m,肝脏硬度 48.4 kPa。心电图:窦性心律,大致正常心电图。

四、诊断与鉴别诊断

(一)初步诊断

中医诊断:鼓胀病,脾肾阳虚兼湿热证。

西医诊断:乙肝后肝硬化;慢性肝衰竭;脾大;腹水;肝硬化伴胃底静脉曲张;冠状动脉粥样硬化性心脏病;原发性高血压。

(二)鉴别诊断

1. 中医鉴别诊断

(1)黄疸病:患者感受湿热疫毒之邪,湿热蕴结肝胆,致肝失疏泄,胆液不循常道,浸淫肌肤,下注膀胱,使身目小便俱黄,发为黄疸。湿热蕴结中焦,损伤脾胃,脾土亏虚,清阳不得布达肢体,故见体倦乏力,脾胃运化失常,则纳差,恶心、呕吐。两病病机相同,但本病无身目小便黄,故可鉴别。

(2)积证:积证是指腹内结块,或胀或痛,腹部可扪及包块,固定不移,积块部位不局限在胁肋部,严重者可出现腹胀大如鼓,水液停聚。而肝积病胁部可有痞块,但无腹痛及水液停聚腹中。两病特点不同,故可鉴别。

2. 西医鉴别诊断

（1）自身免疫性肝病：多见于中年以上女性，常伴有类风湿因子阳性及抗核抗体阳性等特点，有显著皮肤瘙痒、肝大、出现黄瘤，有显著胆汁淤积性黄疸的生化改变，IgM 明显增高、抗线粒体抗体阳性，且滴度很高。主要有原发性胆汁性肝硬化和自身免疫性慢性活动性肝炎。前者主要累及肝内胆管，为慢性非化脓性破坏性炎症，有长期持续性肝内胆汁淤积，除外肝外胆管阻塞引起的继发性胆汁性肝硬化。后者主要破坏肝细胞，诊断主要依靠自身抗体的检测。肝组织穿刺病理检查可资鉴别。

（2）酒精性肝病：有长期大量饮酒史，主要表现为酒精性脂肪肝，常无症状或症状轻微，可有乏力、食欲不振、右上腹隐痛或不适。肝脏多有明显肿大；酒精性肝炎，常发生在近期数周或数月大量饮酒后，出现食欲减退、恶心呕吐、乏力、肝区疼痛等症状，可有发热，一般为低热，常有黄疸、肝大并有触痛。严重者可并发急性肝功能衰竭；酒精性肝硬化，发生于长期大量饮酒者，可伴有慢性酒精中毒的其他表现，其临床表现与其他原因引起的肝硬化相似。

五、诊疗经过

患者入院后予肝硬化护理常规，清淡易消化饮食，中医辨证论治。完善三大常规、生化、免疫、自身抗体、凝血六项、肝纤维化组合、乙肝五项定量、AFP、CEA 等肿瘤标志物、病原学、心电图、肝纤维化扫描、B 超等辅助检查。给予注射用还原型谷胱甘肽、异甘草酸镁注射液、注射用丁二磺酸腺苷蛋氨酸、水飞蓟宾葡甲胺片、熊去氧胆酸软胶囊、恩替卡韦分散片、螺内酯片、人血白蛋白、冰冻血浆、呋塞米注射液以保肝、退黄、抗纤维化、抗病毒、营养支持治疗。中医中药：腹大胀满不舒，面色苍黄，脘闷纳呆，神倦怯寒，肢冷，小便短少不利，肌肤目珠微黄，舌质暗胖，苔微黄腻，脉弦弱。诊断为：鼓胀病，脾肾阳虚兼湿热证。给予中医中药复方温补脾肾，行气化水，方以真武汤合五苓散加减：茯苓 12 g、炒白芍 12 g、白术（麸炒）30 g、党参 30 g、鸡内金 15 g、附子 6 g、猪苓 9 g、桂枝 12 g、黄连片 3 g、六神曲 12 g、干姜片 3 g、丹参 30 g、茵陈 30 g 水煎服，每日一剂。进行健康教育，调畅情志，避免过度劳累，戒烟酒，饮食应全面、均衡、适量，忌生、冷、硬和刺激性食物。

2019 年 8 月 8 日，患者倦怠乏力减轻，肝区不适减轻，食欲稍差，无腹胀、腹痛，无恶心、呕吐，无发热、头痛，无咳嗽、咳痰，无心慌、胸闷，尿黄，尿量可，无尿频、尿急，大便正常。查体：神志清，精神可。面色晦暗，皮肤巩膜轻度黄染，未见肝掌及蜘蛛痣，浅表淋巴结未触及肿大。心脏未闻及异常，双肺呼吸音清。腹部平坦，未见腹壁静脉曲张，腹壁柔软，全腹无压痛、反跳痛，肝脾肋下未触及，莫菲氏征阴性，肝区叩痛阳性，移动性浊音阴性，双下肢不肿。化验检查。AFP-L 3％：7.50％，AFP 108.500 ng/mL↑；总胆红素 33.9 μmol/L↑，直接胆红素 16.0 μmol/L↑，间接胆红素 17.9 μmol/L，直胆比间胆 0.9，谷丙转氨酶 41 U/L，谷草转氨酶 43 U/L，谷草/谷丙 1.0，碱性磷酸酶 89 U/L，谷氨酰基转移酶 37 U/L，总蛋白 69.2 g/L，白蛋白 34.3 g/L↓，球蛋白 34.9 g/L，白/球比值 1.0↓，前白蛋白 95 mg/L↓，总胆汁酸 179 μmol/L↑，总胆固醇 4.9 mmol/L，a-L-岩藻糖苷酶 27 U/L；血清白蛋白 51.4％↓，α_1 球蛋白 4.2％↑，α_2 球蛋白 7.1％，β 球蛋白 8.6％，γ 球蛋白 28.7％↑，A/G 1.06↓；白细胞 $4.62×10^9$/L，红细胞 $3.43×10^{12}$/L↓，血红蛋白 123.00 g/L，红细胞比容 35.60％↓，红细胞平均体积 103.80 fL↑，平均血红蛋白量 35.90 pg↑，平均血红蛋白浓度 346.00 g/L，血小板 81.00×10⁹/L↓，淋巴细胞比率 35.30％，单核细胞比率 9.10％↑，中性粒细胞比率 51.80％，嗜酸性粒细胞比率 3.20％，嗜碱性粒细胞比率 0.60％，淋巴细胞数 1.63×10⁹/L，单核细胞 0.42，中性粒细胞数 2.39×10⁹/L，嗜酸性粒细胞数 0.15×10⁹/L，嗜碱性粒细胞数 0.03×10⁹/L，RBC 分布宽度 SD 52.90％↑，RBC 分布宽度 CV 13.90，血小板分布宽度 20.00 fL↑，平均血小板体积 14.40 fL↑，大型血小板比率 61.30％↑，血小板压积 0.12；凝血酶原时间 15.0 s↑，凝血酶原活度 60.0％↓，凝血酶原比率 1.44↑，国际标准化比值 1.43↑，活化部分凝血活酶时间 33.4 s，纤维蛋白原时间 17，纤维蛋白原 2.02 g/L，凝血酶时间 22.4 s↑；乙肝病毒 DNA 定量 6.603E＋03 IU/mL↑。患者各项指标较前均有好转，办理出院。

六、诊疗体会

肝衰竭是多种原因引起的严重肝脏损伤，导致其合成、解毒、排泄、生物转化功能发生严重障碍或失代偿，出现以凝血机制障碍和黄疸、肝性脑病、腹水为主要表现的一组临床症候群。在我国引起肝衰竭的主要病因是肝炎病毒（主要是乙型肝炎病毒），其次是药物及肝毒性物质（如乙醇、化学制剂等），酒精性肝损害常导致慢性肝衰竭。慢性肝衰竭诊断要点：①有腹水或其他门静脉高压表现；②可有肝性脑病；③血清总胆红素升高，白蛋白降低；④有凝血功能障碍 PTA≤40％。慢性肝衰竭分为两型：缓慢进展型与急性加重型，前者一般应有肝性脑病和（或）肝肾综合征，后者可以无肝性脑病。缓慢进展型相当于肝炎肝硬化失代偿发生肝性脑病者，急性加重型相当于在失代偿肝硬化基础上发生肝功能急剧恶化的患者。

该患者慢性起病，发病时肝脏功能衰竭，病情较重，治疗较困难。中国仍然是乙肝大国，2006 年全国乙型肝炎流行病学调查表明，我国一般人群的表面抗原携带率为 7.18％。现有的慢性感染者约为 9 300 万人，其中慢性乙型肝炎患者约 2 000 万例。据报道，每年约有 100 万人死于感染所致的肝衰竭、肝硬化、原发性肝细胞肝癌，而肝衰竭的死亡率高达 80％。所致的肝衰竭最常见的形式是慢加急性肝衰竭和慢性肝衰竭，两者在临床表现上有很多重叠之处，都表现为极度乏力，明显的消化道症状；血清 TBIL 明显升高；出血倾向明显，或低蛋白血症，腹水；伴或不伴有肝性脑病，导致临床医生常常会混淆两种疾病的诊断，但是两者无论是在疾病的进展还是治疗方面都存在着巨大的差别，慢加急性肝衰竭若早期发现，经积极的内科综合治疗及人工肝治疗，肝细胞的再生能力强，患者尚有完全恢复的可能，而对于慢性肝衰竭由于长期的肝硬化病程，正常的肝细胞被纤维结缔组织所取代，肝细胞呈进展性不可逆性的坏死，肝细胞的再生能力极差，肝移植是慢性肝衰竭唯一有效的治疗手段。

慢性肝衰竭是在慢性病毒性乙型肝炎或肝炎后肝硬化的基础上出现大块性全小叶或亚大块性新鲜的肝实质坏死。本病病因病机极为复杂，既有肝、脾、肾脏器受损之正虚，又有湿、毒、瘀、痰之实邪祸害，若正不胜邪则可致肝肾两衰，阴阳离绝而亡。慢性肝衰竭的始发病因为"湿热疫毒"。"湿热疫毒"伤于肝，湿热交织，必阻遏气机，气机受阻，血行不畅,久则必产生瘀血,而热邪亦可直接耗伤阴血。瘀血为继发的主要病理因素,正气受损以肝之体阴损伤为主。

然阴阳互根,无阳则阴无以生,无阴则阳无以化,一方面"肝之体阴受损",则阴亏血少,肝气肝阳失去了化生的物质基础,自会日益衰少,气虚阳虚成矣;另一方面"毒瘀胶着"阻于肝体,气机壅滞,肝气疏泄失常,阴血化生受阻,又反过来损伤肝体,肝体虚损又可祸及肝用,从而形成"肝体用同损"的局面。前人认为"肝为刚脏""其用为阳""肝气肝阳常有余,肝阴肝血常不足"。然肝应春令,又为气化发生之始,近代名医张锡纯将肝喻作物之萌芽,虽有蓬勃生气,却嫩脆易损,他在《医学衷中参西录》中说"不知人之元气,根基于肾,而萌芽于肝。凡物之萌芽,皆嫩脆易损。"可见肝气肝阳也会"常不足",本病又受到"湿热疫毒"的侵袭和严重的瘀血阻碍,其肝之生气焉能幸存。故肝气肝阳必遭祸害。总之"湿热疫毒"损伤肝体,即"毒损肝体"进而导致肝用受损,并产生瘀血,形成肝"体用同损""毒癖胶着"的局面,是本病最基本的病因病机。

采用中西医结合治疗方法,疗效突出,节约医疗资源,避免肝移植。中医治疗上抓住三点,一是脾肾阳虚,二是湿热残留,三是血瘀夹杂。在这三点基础上,辨证论治,方用真武汤加减温阳利水,活血祛湿,才能共奏疗效。

七、科主任点评

(一)从中医方面分析

在给予慢性肝衰竭患者实施治疗的过程中,医护人员必须要时刻注意观察患者的病情变化,从而能够及时为患者实施有效治疗。致慢性肝衰竭的发病原因主要有病毒性肝炎、酒精性肝病史两个因素,而能够对患者的预后产生干扰的主要有年龄 50 岁以上、原发性腹膜炎、肝肾综合征、合并肝性脑病、肝硬化基础、消化道出血、腹水等多种因素。而及时发现、及时诊断以及及时治疗是防治慢性肝衰竭发病的一种重要治疗方式。

慢性肝衰竭患者以瘀血发黄为基本证型特点,其兼证在病程中的分布情况是血瘀血热型多分布于病程的中期,脾虚湿困及脾肾阳虚型主要分布于晚期,气阴两虚及肝肾阴虚型以中、晚期为主。治疗上多用于中西医结合。

本例患者中医诊断为:鼓胀病,脾肾阳虚兼湿热证。方用真武汤加减,《伤寒论》:少阴病,二三日不已,至四五日,腹痛小便不利,四肢沉重疼痛,自下利者,此为有水气,……,真武汤主之。本方以附子为君药,本品辛甘性热,用之温肾助阳,以化气行水,兼暖脾土,以温运水湿。臣以茯苓、猪苓利水渗湿,使水邪从小便去;白术健脾燥湿;党参以健脾益气,桂枝以温阳通脉;干姜以温阳化阴,神曲以和胃消食,佐以白芍,其义有二:一者利小便以行水气,《本经》言其能"利小便",《名医别录》亦谓之"去水气,利膀胱";二者防止附子燥热伤阴,以利于久服缓治。黄连亦为佐药,清其湿热。本方加减能温补脾肾,行气化水,兼以柔肝养血,清利湿热。《金匮要略·水气病》篇:"石水,其脉自沉,外证腹满不喘。"又云"肝水者,其腹大,不能自转侧,胁下腹痛,时时津液微生,小便续通。脾水者,其腹大,四肢苦重,津液不生,但苦少气,小便难。肾水者,其腹大,脐肿腰痛,不得溺,阴下湿如牛鼻上汗,其足逆冷,面反瘦。"该患者就符合《水气病》篇中肾水者的描述,其治疗方法亦药温阳化饮为主。方药上应用真武汤合茵陈五苓散可以温补脾肾,行气利水。

(二)从西医方面分析

1. 疾病特点

慢性肝衰竭是随着慢性肝病的病情变化逐渐发展而来的一种疾病,该病的发病会使人的肝功能出现进行性减退或者是发生失代偿现象,最终导致患者发生严重的并发症,如肝性脑病、肾衰竭、感染以及血流动力学紊乱等。在临床中这些并发症均是常见的危重症,治疗难度比较高,加之现阶段仍未研发出直接有效的治疗药物[1]。所以,采取高效积极的治疗,精准地分析出慢性肝衰竭患者发病原因和影响预后的危险因素,能够为该病的医治提供一定的帮助[2]。至今在我国肝衰竭的发病率上,慢性肝衰竭仍是发病率最高的一种疾病分型,其发病的概率可高达 85% 左右,且乙肝病毒感染者的发病率是最高的。据相关研究显示[3],在乙肝病毒临床治疗中,乙肝病毒感染是其发病的主要原因,而酒精类型的肝毒性物质则是次要原因。所以,采取对应措施强力控制病毒性肝炎四处分散传播以及禁止酗酒是避免慢性肝衰竭发病的关键性措施[4]。患者的年龄越大,其机体内部的各个重要器官的功能就会越差,防御能力和肝细胞的增殖能力也整体比较差,正是这一特征使得患者非常容易发生各种各样的并发症,最终导致患者的预后未能够得到有效的改善[5]。所以,这种疾病患者的病死率会随着年龄的增大而提高。

而慢性肝衰竭患者的肝脏功能的强弱则是影响其预后最主要、最关键的一个因素。若是住院患者伴随有十分严重的肝脏硬化,其血清白蛋白数目就会大量降低,并且还会致使脂类代谢发生异常障碍,最终对门静脉系统的血流动力学产生不良影响,致使肝细胞由于发生缺氧以及摄入的营养不足现象而大量坏死[6]。所以在肝硬化患者中,其慢性肝衰竭发病的概率以及恶化的概率是非常高的。慢性肝衰竭在治疗的过程中,如果病情出现恶化的现象就会致使患者同时并发多种的并发症,如肝性脑病、上消化道出血、腹水等,患者一旦并发这些并发症的其中之一均会极大地影响到慢性肝衰竭临床治疗的预后[7]。

2. 治疗方案

(1)推荐肠内营养,包括高碳水化合物、低脂、适量蛋白饮食。肝性脑病患者详见"肝性脑病"部分。进食不足者,每日静脉补给热量、液体、维生素及微量元素(Ⅲ),推荐夜间加餐补充能量。

(2)积极纠正低蛋白血症,补充白蛋白或新鲜血浆,并酌情补充凝血因子。

(3)护肝药物治疗的应用。推荐应用抗炎护肝药物、肝细胞膜保护剂、解毒保肝药物以及利胆药物。不同护肝药物分别通过抑制炎症反应、解毒、免疫调节、清除活性氧、调节能量代谢、改善肝细胞膜稳定性、完整性及流动性等途径,达到减轻肝脏组织损害,促进肝细胞修复和再生,减轻肝内胆汁淤积,改善肝功能(Ⅲ)。

(4)微生态调节治疗。肝衰竭患者存在肠道微生态失衡,益生菌减少,肠道有害菌增加[8],而应用肠道微生态制剂可改善肝衰竭患者预后。建议应用肠道微生态调节剂、乳果糖或拉克替醇,以减少肠道细菌易位或内毒素血症(Ⅲ)[9]。有报道粪便菌群移植(faecal microbiota transplantation,FMT)作为一种治疗肝衰竭尤其是肝性脑病的新思路,可能优于单用益生菌[10],可加强研究。

(5)病因治疗:肝炎病毒感染:对 HBV-DNA 阳性的肝衰竭患者,不论其检测出的 HBV-DNA 载量高低,建议立即使用核苷(酸)类药物抗病毒治疗。在肝衰竭前、早、中期开始抗病毒治疗,疗效相对较好;对慢加急性肝衰竭的有关研究指出,早期快速降低 HBV-DNA 载量是治疗的关键[11]。若 HBV-DNA 载量在 2 周内能下降 2 次方,患者存活率可提高[12]。抗病毒药物应选择快速强效的核苷(酸)类药物。建议优先使用核苷类似物,如恩替卡韦、替诺福韦。

(6)非生物型人工肝支持治疗:人工肝是治疗肝衰竭的有效方法之一,其治疗机制是基于肝细胞的强大再生能力,通过一个体外的机械、理化和生物装置,清除各种有害物质,补充必需物质,改善内环境,暂时替代衰竭肝脏的部分功能,为肝细胞再生及肝功能恢复创造条件或等待机会进行肝移植。

(7)肝移植:肝移植是治疗各种原因所致的中晚期肝功能衰竭的最有效方法之一,适用于经积极内科综合治疗和/或人工肝治疗疗效欠佳,不能通过上述方法好转或恢复者。

参考文献:

[1] 王全楚,张凌云,王东琳.人脐带血间充质干细胞输注治疗慢性肝衰竭患者的近期疗效观察[J].胃肠病学和肝病学杂志,2013,22(1):22-24.

[2] 倪春红,任健,程井军,等.赤芍承气汤联合多头耳穴电脉冲刺激治疗慢性肝衰竭的疗效观察[J].湖北中医药大学学报,2016,18(6):82-84.

[3] 王莹,赵红阳.核苷类药物对乙型肝炎相关慢性肝衰竭患者 Th 类细胞因子的影响及安全性研究[J].中国实验诊断学,2016,20(8):1 323-1 324.

[4] 王莹,赵红阳.核苷类药物对乙型肝炎相关慢性肝衰竭患者细胞免疫功能及存活率的影响[J].中国实验诊断学,2016,20(10):1 693-1 695.

[5] 冀文丽,王勤英.药物性肝衰竭 34 例临床及预后因素分析[J].中国药物与临床,2014,14(6):835-836.

[6] 郑明节,周耘,吕小琴.仙灵骨葆胶囊与双氯芬酸钠缓释胶囊合用致肝衰竭 1 例[J].中国药物警戒,2014,11(8):507-508.

[7] 管彩霞.乙型肝炎病毒感染所致肝功能衰竭的实验室指标对临床预后的分析[J].山西医药杂志,2010,39(8):775-776.

[8] Cheny, Yangf, Luh, et al. Characterization of fecalmicrobial communities in patients with liver cirrhosis[J]. Hepatology,2011,54(2):562-572.

[9] Tilgh,Canipd,Mayerea.Gut microbiome and liver diseases[J]. Gut,2016,65(12):2 035-2 044.

[10] Petrof E O, Khoruts A. From stool transplants to next-generation microbiota therapeutics [J]. Gastroenterology,2014,146(6):1 573-1 582.

[11] Jindal A, Kumar M, Sarin S K.Management of acute hepatitis B and reactivation o fhepatitisB[J]. LiverInt,2013,33(Suppl1):164-175.

[12] Sunlj, Yujw, Zhaoyh, et al. Influential factors of prognosis in lamivudine treatment for patientswithacute-on-chronichepatitisBliverfailure[J]. J Gastroenterol Hepatol,2010,25(3):583-590.

(徐成振)

肝硬化失代偿期诊疗案例

一、患者基本信息

患者张某某,女,60岁,汉族,已婚,务农。于2019年4月12日入院。

二、主诉

反复乏力、右胁肋不适10余年,加重2周。

三、现病史、体格检查、化验检查

现病史:患者于10余年前劳累后自觉乏力,活动耐力下降,偶有心悸,无胸闷,无心前区疼痛。无发热、寒战。食欲下降,进食减少,无恶心、呕吐,腹胀,无腹痛、腹泻,尿黄,无尿频、尿急、尿痛,大便未见异常。在青岛某院就诊,经检查发现HBsAg阳性,肝功能异常,腹部超声提示肝硬化、脾大。诊断为乙肝肝硬化,住院治疗,期间给予保肝治疗,并行脾切除术。经治疗后病情好转,出院。2013年5月患者行肝胃底静脉栓塞术,手术失败后出现右胁肋隐痛,腹胀,腹部超声提示大量腹腔积液,遂来我院住院治疗,期间给予保肝、抗炎、抗病毒(替比夫定+阿德福韦酯)及对症治疗,经治疗后患者临床症状改善、肝功能好转、病毒载量低于检测值,病情好转出院。出院后继续服药抗病毒治疗,并规律复查。2周前,患者劳累后自觉乏力、腹胀,食欲下降,休息后症状无改善,为求进一步治疗来我院就诊,门诊以"乙型病毒性肝炎肝硬化 失代偿期"收住院治疗。患者发病后神志清,精神可,无鼻衄及牙龈出血,无皮肤黏膜出血,夜间睡眠欠佳,双目干涩,偶感隐痛、视物模糊,尿黄,无尿频、尿急、尿痛,大便未见异常。

查体:体温36.5℃,脉搏68次/分钟,呼吸18次/分钟,血压130/80 mmHg。老年女性,发育正常,营养中等,神志清,精神可,自主体位,查体合作。全身皮肤、黏膜无黄染,可见肝掌、蜘蛛痣。浅表淋巴结未触及肿大。头颅无畸形,眼睑无浮肿,结膜无充血,巩膜无黄染,双侧瞳孔等大等圆,对光反射及调节反射存在。鼻无畸形,通气良好。外耳道无脓性分泌物。口唇无发绀,口角破溃,伸舌居中,扁桃体不大,咽无充血。颈软,气管居中,双侧甲状腺未触及肿大。胸廓对称无畸形,胸骨无压痛,双肺呼吸音粗糙,未闻及干湿性啰音。心率68次/分钟,律齐,各瓣膜听诊区未闻及病理性杂音。腹部平,左上腹可见一长约20 cm陈旧性手术瘢痕。腹部散在压痛,无反跳痛,肝脾肋下未触及,Murphy征阴性,肝上界于右锁骨中线第六肋间叩浊,肝区叩痛阳性,移动性浊音阳性,双肾区无叩痛。肠鸣音正常。肛门、直肠、外生殖器未查。脊柱四肢无畸形,关节活动无受限,双下肢无水肿。腹壁反射、肱二头肌、肱三头肌、膝腱、跟腱反射均正常。双侧Babinski氏征、脑膜刺激征未引出。扑翼样震颤阴性。

辅助检查。

血分析：白细胞 3.95×10^9/L。血凝六项：凝血酶原活度 85%。乙肝五项：乙肝表面抗原（化学发光）693.29 IU/mL，乙肝 e 抗原 I 0.42 s/co 阴性，乙肝 e 抗体 I 0.02 s/co 阳性，乙肝核心抗体 I 9.05 s/co 阳性，乙肝病毒 DNA 定量＜5.00E＋02 IU/mL。生化组合：谷丙转氨酶 36 U/L，谷草转氨酶 58 U/L，白蛋白 28 g/L，总胆汁酸 48 μmol/L，总胆固醇 3.2 mmol/L，低密度脂蛋白胆固醇 1.48 mmol/L，转铁蛋白 1.7 g/L，视黄醇结合蛋白 20 mg/L。免疫组合：免疫球蛋白 A 5.14 g/L，补体 C4 1.5 mg/L，补体 C1q 246 mg/L。肝纤维化组合：层粘连蛋白 58.34 ng/mL，透明质酸酶 216.60 ng/mL，Ⅲ型前胶原 N 端肽 59.01 ng/mL，Ⅳ型胶原 30.39 ng/mL。腹部超声：肝硬化、胆囊结石、脾切除后、腹腔积液。电子胃镜：食道中下段静脉曲张（轻—重度）、胃底静脉曲张、慢性浅表性胃炎。

四、诊断与鉴别诊断

(一)初步诊断

1. 乙型病毒性肝炎肝硬化失代偿期

2. 门静脉高压症

3. 食道胃底静脉曲张

4. 胆囊结石

诊断依据：①老年女性，乙肝肝硬化病史明确。②自觉乏力、腹胀，食欲下降。③查体：可见肝掌、蜘蛛痣。移动性浊音阳性。④乙肝五项。乙肝表面抗原（化学发光）693.29 IU/mL，乙肝 e 抗原 I 0.42 s/co 阴性，乙肝 e 抗体 I 0.02 s/co 阳性，乙肝核心抗体 I 9.05 s/co 阳性，乙肝病毒 DNA 定量＜5.00E＋02 IU/mL。肝功能异常。腹部超声：肝硬化、胆囊结石、脾切除后、腹腔积液。电子胃镜：食道中下段静脉曲张（轻—重度）、胃底静脉曲张、慢性浅表性胃炎。

(二)鉴别诊断

1. 酒精性肝病：可分为酒精性脂肪肝、酒精性肝炎及酒精性肝硬化。此类患者有大量饮酒病史，一般超过 5 年，日饮酒量折合乙醇量男性为＞40 g/d，女性为＞20 g/d，或 2 周内有大量饮酒史，折合乙醇量＞80 g/d，查血象多有白细胞升高及营养不良性贫血，查转氨酶中度升高，以 AST 为主，谷氨酰转肽酶升高 2 倍以上，禁酒后明显下降，20% 患者有高脂血症，超声检查可见肝脏体积增大，肝硬化时可有缩小，肝脏组织活检可明确诊断。该患者无长期饮酒病史，可排除。

2. 药物性肝病：此类患者近 3 月内有长期大量应用一种或多种药物的病史，且可疑药物的给药到肝损伤出现的时间间隔多为 1～12 周（1 年前服用的药物基本排除是急性肝炎的诱因），停药后肝功能异常及肝损伤好转，常常数周内完全恢复，如停药后临床表现在几天内消失及转氨酶在 1 周内下降超过 50% 则对诊断非常有意义。年龄大于 50 岁，服用许多药物，服用已知有肝损伤的药物及出现特殊的自身抗体，血液药物分析阳性,肝活检有药物沉积,可诊断为药物性肝炎。该患者既往无长期大量服用肝损伤药物病史,可以排除。

3. 自身免疫性肝炎:该类疾病病因不明确,以血清中出现非器官和肝特异的自身抗体、血清转氨酶和IgG升高、组织学中大量浆细胞浸润为特点,根据自身抗体的不同可分为两型,其中抗核抗体和/或抗平滑肌抗体阳性者为Ⅰ型,抗肝/肾微粒体Ⅰ型阳性者为Ⅱ型,Ⅰ型较常见,该病多发生于女性,发病年龄呈双峰型,即青春期及绝经期前后,就诊时最常见的症状为极度乏力、纳差、恶心及嗜睡等,最常见的临床表现为黄疸,排除其他遗传性肝病、病毒性肝炎及酒精性肝病,结合实验室检查及自身抗体阳性,方可诊断明确。结合患者入院检查,可排除。

五、诊疗经过

该患者10余年前诊断为乙型病毒性肝炎肝硬化失代偿期。对于HBV相关肝硬化患者只要病毒可测,都应考虑启动抗病毒治疗。患者自2013年开始接受抗病毒治疗,病情得到有效控制,随访7年,患者生存质量提高。患者出现失代偿后,经过抗病毒治疗,病因有效控制,随访7年间不再出现肝硬化失代偿事件(腹水、消化道出血、肝性脑病等)。本次患者再次出现腹腔积液,首先排除了肿瘤,结核等原因,考虑为感染因素。入院后给予抗感染、保肝、抗病毒、利尿及对症治疗。经治疗后,患者临床症状逐渐改善,腹水消退,肝功能正常,病毒载量持续低于检测值。

六、诊疗体会

慢性HBV感染的治疗主要包括抗病毒、免疫调节、抗炎和抗氧化、抗纤维化和对症治疗,其中抗病毒治疗是关键,只要有适应证,且条件允许,就应进行规范的抗病毒治疗,以延缓病情进展,改善预后[1]。肝硬化是慢性乙型肝炎发展过程中的一部分,即疾病进程中的假小叶形成。肝硬化和慢性肝炎在核苷(酸)类似物的选择上基本相同,二者都是以恩替卡韦和替诺福韦酯作为首选;不同的是,对于肝硬化患者,干扰素的选择需要慎重。中国、亚太、欧洲,以及美国的肝病学会指南均明确指出,干扰素治疗仅仅适用于代偿期肝硬化患者,在药物选择上,核苷(酸)类似物更安全。代偿期,在选择干扰素治疗时,要考虑其相对禁忌证和安全性;失代偿期,不适合用干扰素,是干扰素治疗的禁忌证。核苷(酸)类似物治疗慢性乙型肝炎,安全性比较好,可以用于代偿期和失代偿期肝硬化患者。对于代偿期肝硬化患者,恩替卡韦和替诺福韦酯都相对安全;对于失代偿期肝硬化患者,极少部分患者应用核苷(酸)类似物可能会造成乳酸性酸中毒,但只要在应用过程中,加强实验室监测,就可以避免。总之,通过抗病毒治疗,HBV相关肝硬化患者可以获益,这是毋庸置疑的[2-4]。

研究表明[5-17],HBV相关肝硬化患者接受口服抗病毒治疗5年后,仍然有发生肝细胞癌(HCC)的风险,并且难以预测。通过长期抗病毒治疗实现持续病毒控制的HBV相关肝硬化患者罹患HCC的风险大大降低。但是,HCC的全球负担仍然很大,这表明除病毒危险因素外,其他非病毒危险因素也可能对肝癌的发生产生重大影响。对于HBV

相关肝硬化,当病毒复制受到抑制时,非病毒危险因素在肝癌发生中的作用可能会越来越明显。越来越多的证据支持这样的事实,即可改变的非病毒危险因素,如各种代谢危险因素和与生活方式有关的危险因素,会增加 HBV 相关 HCC 的发生风险。因此,除了控制病毒因素外,还需要治疗干预措施,例如生活方式改变和药物干预措施,以消除非病毒危险因素,以进一步降低 HBV 相关 HCC 的风险。

七、科主任点评

慢性乙型肝炎病毒(hepatitis B virus,HBV)感染是肝硬化的重要原因。

诊断 HBV 相关肝硬化时,可同时根据下述方面对患者的肝脏功能及其代偿能力做出准确评估,以了解患者目前的肝病进展属于代偿期或失代偿期,并对其预后、可能的死亡风险做出评估。①肝脏生物化学指标:肝脏生物化学指标中的 ALT 和 AST 等血清酶学指标升高并不能反映肝脏的特定功能受损或障碍,仅可作为提示肝损伤的标志,反映肝细胞损伤程度。生物化学指标中的胆红素水平、凝血酶原时间(PT)及凝血酶原活动度(PTA)、白蛋白和胆碱酯酶的明显异常,通常反映肝脏的部分功能受损或障碍,如排泄功能和合成功能。疾病进展,出现慢加急性(亚急性)肝功能衰竭或慢性肝功能衰竭时,上述生物化学指标可显著异常并进行性加重。出现血清总胆红素≥171 μmol/L 或每日上升≥17.1 μmol/L、胆酶分离现象、PTA 进行性降至 40% 以下等,为肝衰竭征象,提示死亡风险增加、预后不良。②吲哚氰绿(ICG)试验:ICG 试验可反映肝脏储备功能,通常以注射后 15 分钟血中 ICG 潴留率(ICGR15)或 ICG 最大清除率作为衡量肝储备功能的指标。③Child-Pugh 分级:Child-Pugh 分级是常用的评估肝脏储备功能的工具,可反映病情的严重程度。Child-Pugh 评分最初用于评估酒精性肝硬化伴静脉曲张破裂出血患者的门体分流术后死亡风险,可预测术后 1 年生存率及术后并发症的风险,但无法很好预测长期死亡风险。根据评分,可将肝硬化分为 A(5～6 分)、B(7～9 分)、C(≥10 分)3 级。通常,代偿期肝硬化一般属 Child-Pugh A 级,而失代偿期肝硬化则属 Child-Pugh B～C 级[43]。诊断时的 Child-Pugh 分级与 1 年生存期密切相关,有研究提示肝硬化患者 Child-Pugh A、Child-Pugh B、Child-Pugh C 级的 1 年生存率分别为 100%、80%、45%。④终末期肝病模型:终末期肝病模型(model for endstage liver disease,MELD)可有效预测终末期肝病的死亡风险[44,45],其计算公式为:R=3.8×ln[胆红素(mg/dL)]+11.2×ln(INR)+9.6ln[肌酐(mg/dL)]+6.4×(病因:胆汁性或酒精性 0,其他 1)。R 值越高提示病情越严重,生存率越低。MELD 评分最初用于评估经颈静脉肝内门体分流术患者的短期死亡风险,2002 年后在美国用于评估各种病因肝硬化患者的 3 个月死亡风险。由于可准确评估终末期肝病的病情严重程度和近期的死亡风险,在等待肝移植的候选者中,MELD 评分决定着器官分配的顺序。近年发展的 MELD-Na 模型也对终末期肝病的病情严重程度评估和预测死亡风险有重要价值。

研究显示[18-19],有效抑制 HBV 复制可改善肝纤维化,延缓或阻止代偿期肝硬化向失代偿期的进展,减少失代偿期患者病情进一步恶化,减少门静脉高压及相关并发症发生[20-23],延长生存期[24-25]。因此,有效的抗病毒治疗对改善疾病临床结局具有重要意义,也是目前 HBV 相关肝硬化整体治疗策略中的一个重要组成部分。抗病毒治疗是 HBV 相关肝硬化整体治疗的重要组成部分,对肝硬化失代偿期相关并发症的处理,应在抗病毒治疗基础上,进行规范化的治疗;有肝移植指征者,应及时转诊肝移植中心。

患者的随访、监测及管理,通过最初、后续评估,在全面了解患者病情基础上,制定合理的患者随访、监测策略,这不仅对判断患者的预后、评估可能的死亡风险具有重要价值,而且对采取正确治疗决策有重要指导意义。随访中应重点监测病毒复制状况、耐药风险、抗病毒治疗安全性、肝脏功能的受损及代偿能力、并发症、HCC 风险、疾病进展和死亡风险等。

参考文献:

[1] 华医学会感染病学分会中华医学会肝病学分会. 慢性乙型肝炎防治指南(2019 年版). 中华肝脏病杂志, 2019, 27(12): 938-961.

[2] Terrault N A, Lok ASF, McMahon B J, et al. Update on prevention, diagnosis, and treatment of chronic hepatitis B: AASLD 2018 hepatitis B guidance. Hepatology, 2018, 67(4): 1 560-1 599.

[3] Sarin S K, Kumar M, Lau G K, et al. Asian-Pacific clinical practice guidelines on the management of hepatitis B: a 2015 update. Hepatol Int, 2016, 10(1): 1-98.

[4] European Association for the Study of the Liver. EASL 2017 Clinical Practice Guidelines on the management of hepatitis B virus infection. J Hepatol, 2017, 67(2): 370-398.

[5] hen C J, Yang H I, Su J, et al. Risk of hepatocellular carcinoma across a biological gradient of serum hepatitis B virus DNA level. JAMA, 2006, 295(1): 65-73.

[6] Yip T C, Wong G L, Chan H L, et al. HBsAg seroclearance further reduces hepatocellular carcinoma risk after complete viral suppression with nucleos(t)ide analogues. J Hepatol, 2019, 70 (3): 361-370.

[7] Kim J H, Sinn D H, Kang W, et al. Low-level viremia and the increased risk of hepatocellular carcinoma in patients receiving entecavir treatment. Hepatology, 2017, 66(2): 335-343.

[8] Papatheodoridis G V, Manesis E K, Manolakopoulos S, et al. Is there a meaningful serum hepatitis B virus DNA cutoff level for therapeutic decisions in hepatitis B e antigen-negative chronic hepatitis B virus infection? Hepatology, 2008, 48(5): 1 451-1 459.

[9] Lok A S, McMahon B J. Chronic hepatitisB: update 2009[J]. Hepatology, 2009, 50:661-662.

[10] Lin S M Yu M L, Lee C M, et al. Interferon therapy in HBeAg positive chronic hepatitis reduces progression to cirrhosis and hepatocellular carcinoma[J]. J Hepatol, 2007,46:45-52.

[11] Manesis E K, Hadziyannis S J. Interferon alpha treatment and retreatment of hepatitis B e antigen-negative chronic hepatitis B[J]. Gastroenterology, 2001,121: 101-109.

[12] Piratvisuth T, Luo K X, et al. Sustained response to peginterferon alfa-2a(40 kD)with or without lamivudine in Asian patients with HBeAg-positive and HBeAg-negative chronic hepatitis B[J]. Hepatol Int, 2008, 2:102-110.

[13] Chan H L, Leung N W, Hui A Y, et al. A randomized, controlled trial of combination therapy for chronic hepatitis B: comparing pegylated interferon-alpha2b and lamivudine with lamivudine alone. Ann Intern Med, 2005, 142(4):240-50.

[14] Flink H J, van Z M, Hansen B E, et al. Treatment with Peg-interferon alpha-2b for HBeAg-

positive chronic hepatitis B: HBsAg loss is associated with HBV genotype. Am J Gastroenterol, 2006, 101(2):297-303.

[15] Marcellin P, Bonino F, Lau G K, et al. Sustained response of hepatitis B e antigen-negative patients 3 years after treatment with peginterferon alpha-2a. Gastroenterology, 2009, 136(7): 2 169-2 179.

[16] Lok A S, McMahon B J. Chronic hepatitis B. Hepatology, 2007, 45(2):507-539.

[17] Keeffe E B, Dieterich D T, Han S H, et al. A treatment algorithm for the management of chronic hepatitis B virus infection in the United States: an update. Clin Gastroenterol Hepatol, 2006, 4(8): 936-962.

[18] Lok A S, McMahon B J. ChronichepatitisB: update, 2009[J]. Hepatology, 2009, 50: 661-662.

[19] Xu B, Xu G G, Guo Q, et al. Long term treatment of lamivudine in chronic hepatitis B patients with severe liver fibrosis-ten-year followup outcomes of NUCB 4006 trial[J]. Chin J Infect Dis, 2011, 28:656-661.

[20] Chang T T, Liaw Y F, Wu S S, et al. Long-term entecavir therapyresults in the reversal of fibrosis/cirrhosis and continued histologicalimprovement in patients with chronic hepatitis B[J]. Hepatology, 2010, 52:886-893.

[21] Fink S A, Jacobson I M. Managing patients with hepatitis-B-related or hepatitis-C-related decompensated cirrhosis[J]. Nat Rev Gastroenterol Hepatol, 2011, 8:285-295.

[22] Zhang Q Q, An X, Liu Y H, et al. Long-term Nucleos(t)ide analogues therapy for adults with chronic hepatitis B reduces the risk of longterm complications: a meta-analysis[J]. Virol J, 2011, 8:72.

[23] Manolakopoulos S, Triantos C, Theodoropoulos J, et al. Antiviral therapy reduces portal pressure in patients with cirrhosis due to HBeAg-negative chronic hepatitis B and significant portal hypertension[J]. J Hepat, 2009, 51:468-474.

[24] Li C Z, Cheng L F, Li Q S, et al. Antiviral therapy delays esophageal variceal bleeding in hepatitis B virus-related cirrhosis[J]. World J Gastroenterol, 2013, 19:6 849-6 856.

[25] Lok, A S. Hepatitis: long-term therapy of chronic hepatitis B reverses cirrhosis[J]. Nat Rev Gastroenterol Hepatol, 2013, 10:199-200.

[26] Perz J F, Armstrong G L, Farrington L A, et al. The contributions of hepatitis B virus and hepatitis C virus infections to cirrhosis and primary liver cancer worldwide[J]. J Hepatol, 2006, 45:529-538.

(李一莹)

一例药物性肝炎患者诊疗体会

一、患者基本信息

患者刘某某,女,46 岁,汉族,已婚,自由职业。于 2019 年 5 月 8 日入院。

二、主诉

乏力、食欲不振 10 天,尿黄 5 天。

三、现病史、查体、化验检查

现病史:患者 10 天前无明显诱因出现乏力,活动后加重,无畏寒,发热,5 天前感乏力较前加重,四肢懒动,食欲不振,感恶心,未呕吐,厌油性食物,进食后感腹胀,无腹痛、腹泻,小便色黄,遂到当地人民医院就诊,查肝功明显异常:TBIL 104 μmol/L、ALT 3 230 U/L、AST 1 450 U/L,予以保肝、降酶等对症治疗,具体用药不详,1 天前复查肝功 ALT 2 545 U/L、AST 1 145 U/L,查乙肝、丙肝均阴性,血凝示 PT 16.3 s,当地医院考虑有重型肝炎趋势,建议转院治疗,为求进一步治疗急来我院。门诊以"急性肝炎"收入院。患者自起病来,神志清楚,无皮肤瘙痒,无牙龈出血及鼻衄,无尿频、尿急、尿痛,无柏油样大便及白陶土样大便,体重较前无明显改变。患者因有银屑病,发病前自服中药治疗 1 月。

体格检查:体温 36.5℃,脉搏 70 次/分钟,呼吸 16 次/分钟,血压 125/80 mmHg。全身皮肤、黏膜中度黄染,无肝掌及蜘蛛痣,巩膜中度黄染,全身可见多处脱屑。心肺听诊未闻及异常。腹平软,无压痛及反跳痛,肝、脾肋下未及,肝区叩痛阳性,腹水征阴性,双下肢无水肿。

辅助检查。生化组合:总胆红素 156.8 μmol/L↑,直接胆红素 106.0 μmol/L↑,间接胆红素 50.8 μmol/L↑,谷丙转氨酶 1 623 U/L↑,谷草转氨酶 559 U/L↑,碱性磷酸酶 118 U/L,谷氨酰基转移酶 168 U/L↑,白蛋白 35.0 g/L,前白蛋白 83 mg/L↓,总胆汁酸 267 μmol/L↑,总胆固醇 2.5 mmol/L↓,甘油三酯 3.23 mmol/L↑,高密度脂蛋白胆固醇 0.13 mmol/L↓,低密度脂蛋白胆固醇 0.58 mmol/L↓,葡萄糖 6.0 mmol/L,尿素氮 2.0 mmol/L↓,肌酐 38 μmol/L↓,钾 3.9 mmol/L,钠 133.0 mmol/L↓,阴离子间隙 7↓,钙 1.91 mmol/L↓,镁 1.08 mmol/L↑,尿酸 125 μmol/L↓;血凝六项:凝血酶原时间 14.8 s↑,凝血酶原活度 61.0%↓,凝血酶原比率 1.42↑,国际标准化比值 1.41↑;肿瘤相关物质测定 14 mAU/mL;乙肝五项:乙肝表面抗原(化学发光)0.00 IU/mL,乙肝表面抗体 I 24.10 mIU/mL↑,乙肝 e 抗原 I 0.39 s/co 阴性,乙肝 e 抗体 I 1.01 s/co 阴性,乙肝核心抗体 I 6.44 s/co 阳性;丙肝抗体阴性,甲肝抗体阴性,戊肝抗体阳性,自身抗体阴性。

腹部 B 超示符合肝炎急性期超声期表现,请结合临床,轻度脂肪肝,胆囊继发改变。

四、诊断与鉴别诊断

(一)诊断

1. 药物性肝炎

2. 银屑病

(二)鉴别诊断

1. 酒精性肝炎:是由于长期大量饮酒导致的肝脏疾病,有长期饮酒史,一般超过 5 年,折合乙醇量男性≥40 g/d,女性≥20 g/d;或 2 周内有大量饮酒史,折合乙醇量大于 80 g/d;临床上可有乏力、腹胀、食欲减退、黄疸等症状,化验 AST、ALT、GGT、TBIL、PT 等指标升高,其中 AST/ALT＞2,GGT 升高,MCV 升高,禁酒后这些指标可明显下降,但 GGT 恢复较慢,超声、CT 有典型的脂肪肝征象。该患者无嗜酒史,可排除本病。

2. 非酒精性脂肪性肝病:是指无过量饮酒史和其他可以导致脂肪肝的病因,化验示血清 ALT、AST 和(或)GGT 升高,肝组织学或影像学提示弥漫性脂肪肝,患者通常存在营养过剩、肥胖和代谢综合征相关表现。该患者需进一步排除。

3. 遗传性肝病:是指因基因突变所引起的肝脏代谢障碍性疾病,临床常见的是 Wilson 氏病,系常染色体隐性遗传性疾病,是由于突变蛋白分泌铜功能障碍,使铜在细胞沉积引起肝炎、肝硬化等,辅助检查显示血清铜和铜蓝蛋白水平下降,24 小时尿铜排泄以及肝铜浓度增加,角膜可见 K-F 环。该患者铜蓝蛋白正常,家族中无此类遗传性疾病,可排除。

4. 原发性胆汁性胆管炎(PBC):是一种慢性肝内胆汁淤积性疾病,最常见的临床表现为乏力和皮肤瘙痒;其病理特点为进行性、非化脓性、破坏性肝内小胆管炎,最终可发展至肝硬化。血清抗线粒体抗体(AMA)阳性,特别是 AMA-M2 亚型阳性对本病诊断具有很高的敏感性和特异性,血清学检查提示 ALP、GGT 升高最常见,ALT、AST 可轻度上升,免疫球蛋白的升高以 IgM 为主。该患者转氨酶、胆红素明显升高,而 ALP、GGT 及 IgM 无明显升高,抗线粒体抗体阴性,且病理学检查未提示明显胆管炎改变,可排除本病。

5. 溶血性黄疸:(1)凡能引起溶血的疾病都可产生溶血性黄疸。①先天性溶血性贫血,如海洋性贫血、遗传性球形红细胞增多症;②后天性获得性溶血性贫血,如自身免疫性溶血性贫血、新生儿溶血、不同血型输血后的溶血以及蚕豆病、伯氨喹、蛇毒、毒蕈、阵发性睡眠性血红蛋白尿等引起的溶血。(2)临床表现:一般黄疸为轻度,呈浅柠檬色,不伴皮肤瘙痒,其他症状主要为原发病的表现。急性溶血时可有发热、寒战、头痛、呕吐、腰痛,并有不同程度的贫血和血红蛋白尿(尿呈酱油或茶色),严重者可有急性肾功能衰竭;慢性溶血多为先天性,除伴贫血外尚有脾肿大。(3)实验室检查:血清总胆红素(TBIL)增加,以非结合胆红素(UCB)为主,结合胆红素(CB)基本正常。由于血中 UCB 增加,故 CB 形成也代偿性增加,从胆道排至肠道也增加,致尿胆原增加,粪胆原随之增加,粪色加深。

肠内的尿胆原增加,重吸收至肝内者也增加。由于缺氧及毒素作用,肝脏处理增多尿胆原的能力降低,致血中尿胆原增加,并从肾排出,故尿中尿胆原增加,但无胆红素。急性溶血性黄疸尿中有血红蛋白排出,隐血试验阳性。血液检查除贫血外尚有网织红细胞增加、骨髓红细胞系列增生旺盛等。本患者不符合,可排除。

6. 梗阻性黄疸:是由于肝外或肝内胆管部分或完全机械性梗阻,胆汁由胆管排入肠道受到阻碍,引起胆汁淤积、胆红素入血,导致胆红素升高。血清学检查提示总胆红素升高,以结合胆红素升高为主,ALP、GGT 及总胆酸升高,ALT 及 AST 升高不明显,尿胆红素阳性,尿胆原减少或消失,超声、CT 等影像学检查可提示占位性病变,磁共振胰胆管造影(MRCP)检查对诊断及治疗有重要意义。结合该患者化验及影像学检查结果可排除本病。

7. 先天性非溶血性黄疸:系由肝细胞对胆红素的摄取、结合和排泄有缺陷所致的黄疸,本组疾病临床上少见。如:Gilbert 综合征、Dubin-Johnson 综合征、Crigler-Najjar 综合征、Rotor 综合征。该患者暂不考虑。

五、诊疗经过

入院后给予天晴甘美、谷胱甘肽、丁二磺酸腺苷蛋氨酸、优思弗及奥美拉唑等抑酸护胃、保肝、降酶及退黄等综合治理,嘱其停用原用的中药。治疗 1 周后复查肝功总胆红素 84 μmol/L↑,直接胆红素 54.8 μmol/L↑,间接胆红素 29.2 μmol/L↑,谷丙转氨酶 308 U/L↑,谷草转氨酶 86 U/L↑,凝血酶原活度 88%↓。患者经治疗后胆红素明显下降,PTA 较前上升,消化道症状改善,病情稳定好转。继续保肝治疗,患者肝功恢复正常,病情稳定治愈出院。

六、诊疗体会

本病例有如下特点。①中年女性,急性起病,起病前有服用中药史。②起病较急,黄疸进行性加深。③影像学检查排除肝内外梗阻。④入院后完善相关病毒学指标,常见肝炎病毒学指标阴性,自身抗体阴性。⑤乏力、消化道症状重,伴皮肤瘙痒。

药物性肝损伤(DILI)是指由各类处方或非处方的化学药物、生物制剂、传统中药(TCM)、天然药(NM)、保健品(HP)、膳食补充剂(DS)及其代谢产物乃至辅料等所诱发的肝损伤[1-4]。重者可致急性肝衰竭(ALF)甚至死亡。迄今仍缺乏简便、客观、特异的诊断指标和特效治疗手段。我国于 2014 年发布了中国 HepaTox 网站(http://www.hepatox.org)[6]。LiverTox 和 HepaTox 网站分别记录了近 700 种和 400 余种常见药物的肝损伤信息,为临床医生慎重处方具有潜在肝毒性的药物及评估其风险和收益提供了重要依据。

药物性肝损伤可分为免疫特异质性药物性肝损伤和遗传特异质性药物性肝损伤。免疫特异质性药物性肝损伤有两种表现,一是超敏性,通常起病较快(用药后 1～6 周),临床表现为发热、皮疹、嗜酸性粒细胞增多等,再次用药可快速导致肝损伤;另一种是药物诱发的自身免疫性损伤,发生缓慢,体内可能出现多种自身抗体,可表现为自身免疫性肝炎或类似原发性胆汁性胆管炎(PBC)和原发性硬化性胆管炎(PSC)等自身免疫性肝病,多无发热、皮疹、嗜酸性粒细胞增多等表现。遗传特异质性药物性肝损伤通常无免疫反应特征,起病缓慢(最晚可达 1 年左右),再次用药未必快速导致肝损伤[3]。

急性药物性肝损伤的临床表现通常无特异性。潜伏期差异很大,可短至 1 至数日、长达数月。多数患者可无明显症状,仅有血清 ALT、AST 及 ALP、GGT 等肝脏生化指标不同程度的升高。部分患者可有乏力、食欲减退、厌油、肝区胀痛及上腹不适等消化道症状[3,5]。淤胆明显者可有全身皮肤黄染、大便颜色变浅和瘙痒等。少数患者可有发热、皮疹、嗜酸性粒细胞增多甚至关节酸痛等过敏表现,还可能伴有其他肝外器官损伤的表现。病情严重者可出现 ALF 或亚急性肝衰竭(SALF)。慢性 DILI 在临床上可表现为慢性肝炎、肝纤维化、代偿性和失代偿性肝硬化、AIH 样 DILI、慢性肝内胆汁淤积和胆管消失综合征(VBDS)等。少数患者还可出现肝窦阻塞综合征肝小静脉闭窦病及肝脏肿瘤等。SOS/VOD 可呈急性,并有腹水、黄疸、肝脏肿大等表现[77]。血清 ALT、ALP、GGT 和 TBIL 等改变是目前判断是否有肝损伤和诊断药物性肝损伤的主要实验室指标。血清 ALT 的上升较 AST 对诊断 DILI 意义可能更大,其敏感性较高,而特异性相对较低,一些急性药物性肝损伤患者 ALT 可高达正常值上限 100 倍以上,但也应注意某些药物性肝损伤未必出现血清 ALT 显著上升。

七、科主任点评

1. 药物性肝损伤发病时间差异很大,与用药的关联常较隐蔽,缺乏特异性诊断标志物。因此全面细致地追溯可疑药物应用史和除外其他肝损伤病因,对于建立药物性肝损伤诊断至关重要。

2. 当有基础肝病或多种肝损伤病因存在时,叠加的药物性肝损伤易被误认为原有肝病的发作或加重,或其他原因引起的肝损伤。药物性肝损伤患者中既往有肝病史者超过 6%[7];而既往有肝病史的患者约 1% 可出现药物性肝损伤[8]。如 HBV 或 HCV 感染者合并炎症性肠病(IBD)应用免疫抑制剂治疗易发生肝损伤[9],往往很难鉴定是由免疫抑制治疗导致病毒激活,还是 IBD 合并的自身免疫性肝损伤,或由于免疫抑制药物导致的药物性肝损伤,甚或这三种情况同时发生。因此,当存在多种可能病因时,仔细甄别肝损伤的最可能原因非常重要。有研究认为发生在已有肝病基础上的药物性肝损伤发病率和严重程度均可能被低估。

3. 下列情况应考虑肝组织活检:①经临床和实验室检查仍不能确诊 DILI,尤其是 AIH 仍不能排除时;②停用可疑药物后,肝脏生化指标仍持续上升或出现肝功能恶化的其他迹象;③停用可疑药物 1~3 个月,肝脏生化指标未降至峰值的 50% 或更低;④怀疑慢性 DILI 或伴有其他慢性肝病时;⑤长期使用某些可能导致肝纤维化的药物,如甲氨蝶呤等。

4. 及时停用可疑的肝损伤药物是最为重要的治疗措施。怀疑药物性肝损伤诊断后立即停药,约 95% 患者可自行改善甚至痊愈;少数发展为慢性,极少数进展为急性肝衰竭和亚急性肝衰竭。有报道,肝细胞损伤型恢复时间为(3.3±3.1)周,胆汁淤积型为(6.6±

4.2)周[6]。

药物性肝损伤的基本治疗原则是[10]：①及时停用可疑肝损伤药物，尽量避免再次使用可疑或同类药物；②应充分权衡停药引起原发病进展和继续用药导致肝损伤加重的风险；③根据 DILI 的临床类型选用适当的药物治疗；④急性肝衰竭和亚急性肝衰竭等重症患者必要时可考虑紧急肝移植。

医务人员和公众对药物安全性问题和药物性肝损伤的认知尚不够，因此药物性肝损伤发病率有逐年升高趋势。又由于各地药物种类、用药习惯（剂量和疗程）、ADR 报告制度执行力的差异，以及不同地区、不同种族及不同人群药物代谢酶的基因多态性等，使得药物性肝损伤的种类和发病率也可能存在地区差异[11、12]。

减少药物性肝损伤发生重在预防。首先要重视中草药的肝毒性，加强医务人员的培训及广大群众的宣教，提高对药物性肝损伤的认识。提高中医医师的中医辨证论治整体水平，对开中成药的西医医师进行中医辨证论治的相关培训，以避免因辨证论治失误导致的药物性肝损伤。对已有肝损伤报道的中草药慎重选用，严格限制剂量与疗程，用药过程中定期监测肝功能。对长期服用中草药的既往有慢性肝病基础或老年患者，加强肝功能监测。对既往出现药物性肝损伤患者应避免再次使用与导致肝损伤中草药有相同或相似化学成分的其他中草药。

参考文献：

[1] Björnsson E S, Bergmann O M, Björnsson H K, et al. Incidence, presentation, and outcomes in patients with drug-induced liver injury in the general population of Iceland[J]. Gastroenterology, 2013, 144(7): 1 419-1 425.

[2] Fontana R J, Watkins P B, Bonkovsky H L, et al. Drug-Induced Liver Injury Network (DILIN) prospective study: rationale, design and conduct[J]. Drug Saf, 2009, 32(1): 55-68.

[3] Chalasani N P, Hayashi P H, Bonkovsky H L, et al. ACG Clinical Guideline: the diagnosis and management of idiosyncratic drug-induced liver injury[J]. Am J Gastroenterol, 2014, 109(7): 950-966.

[4] Devarbhavi H. An update on drug-induced liver injury[J]. J Clin Exp Hepatol, 2012, 2(3):247-259.

[5] Li L, Jiang W, Wang J Y. Clinical analysis of 275 cases of acute drug-induced liver disease[J]. Front Med China, 2007, 1(1): 58-61.

[6] 茅益民. HepaTox:促进中国药物性肝损伤临床和转化研究的专业网络平台[J]. 肝脏, 2014(8): 575-576.

[7] Fontana R J, Hayashi P H, Gu J, et al. Idiosyncratic drug-induced liver injury is associated with substantial morbidity and mortality within 6 months from onset[J]. Gastroenterology, 2014, 147(1): 96-108.

[8] Vuppalanchi R, iangpunsakul S, Chalsani N. Etiology of new-onset jaundice: how often is it caused by idiosyncratic drug-induced liver injury in the United States[J]. Am J Gastroenterol, 2007, 102(3):558-562.

[9] Loras C, Gisber J P, Minguez M, et al. Liver dysfunction related to hepatitis B and C in patients with inflammatory bowel disease treated with immunosuppressive therapy[J]. Gut, 2010, 59(10):

1 340-1 346.

[10] Navarro V J, Senior J R. Drug-related hepatotoxicity[J]. N Engl J Med, 2006, 354(7):731-739.

[11] 赖荣陶, 王晖, 桂红莲, 等. 138 例药物性肝损伤患者的临床特征及肝脏组织学改变[J]. 中华肝脏病杂志, 2012, 20(3):185-189.

[12] 郝坤艳, 于乐成, 何长伦, 等. 基于 Roussel Uclaf 因果关系评估量表的药物性肝损伤 140 例诊治分析[J]. 中华肝脏病杂志, 2014, 22(12):938-941.

（孙海英）

一例酒精性肝硬化合并慢性丙型病毒性肝炎的诊治体会

一、患者基本信息

患者吴某，男，58岁，汉族，离异，无业，于2018年11月10日入院。

二、主诉

乏力、腹胀3年余，加重伴背部、腹部疼痛半月。

三、现病史、体格检查、化验检查

患者3年多来时常出现乏力、懒动，食欲不振，腹胀，进食后加重，小便色黄，未予重视。半年前因高血压在某院住院治疗期间，化验肝功异常（具体不详），诊断为"酒精性肝炎"，转至我院，以"酒精性肝硬化"住院治疗。患者减少饮酒量，经过积极保肝、支持治疗，肝功能好转，出院。之后又数次在我院住院保肝治疗。入院前半月，患者自觉症状加重，并伴有背部及腹部疼痛不适，尿色如浓茶水色，为进一步系统诊治，于2018年11月10日再次来我院就诊，门诊以"酒精性肝硬化"收入院。发病以来，患者无明显消瘦，精神状态差，夜间睡眠差，无恶寒、发热，无心慌、胸闷，时有咳嗽、咳痰，为白色黏痰，无自发性鼻衄及牙龈出血，无恶心、呕吐，无上腹烧灼感，尿色黄，量可，无尿频、尿急、尿痛，大便正常，无黑便及灰白便。患者有高血压病史半年，自服复代文、硝苯地平控释片治疗，血压尚平稳；慢性支气管哮喘病史40余年，自备支气管扩张剂"沙丁胺醇"喷雾，哮喘时常发作。患者否认肝炎密切接触史，否认输血史；无不洁饮食史及注射史；半年前曾吞食刀片，已取出；饮酒史20余年，每日摄入酒精336~448 g；吸烟史30余年，每日1盒。

查体：体温36.5℃，脉搏95次/分钟，呼吸20次/分钟，血压160/110 mmHg，慢肝面容，神志清，精神不振，皮肤、巩膜无明显黄染，面部毛细血管扩张，可见肝掌、蜘蛛痣，桶状胸，心脏听诊无明显异常，心率快，律齐，各瓣膜听诊区未闻及病理性杂音，双肺呼吸音粗，双肺底可闻及哮鸣音，未闻及湿啰音。腹平软，无腹壁静脉曲张，无脐疝，无压痛及反跳痛，肝脾肋下未触及，肝区叩击痛阳性，腹水征阴性，双下肢无明显水肿，扑翼样震颤阴性。

化验、检查：血凝六项：凝血酶原活度105.0%；乙肝五项定量：乙肝表面抗原（电化学）0.33，乙肝表面抗体4.39 IU/L，乙肝e抗原0.10阴性，乙肝e抗体0.788阳性，乙肝核心抗体0.006阳性；癌胚抗原12.320 ng/mL↑，丙肝抗体Ⅱ 38.280阳性，糖类抗原199：16.850 U/mL，肿瘤相关抗原724：0.20 U/mL，铁蛋白399.30 ng/mL；生化组合：直接胆红素 8.1 μmol/L↑，谷丙转氨酶 73 U/L↑，谷草转氨酶 249 U/L↑，谷草/谷丙 3.4↑，谷氨酰基转移酶 733 U/L↑，前白蛋白 580 mg/L↑，高密度脂蛋白胆固醇 2.21 mmol/L↑，低密度脂蛋白胆固醇 3.23 mmol/L↑，钾 3.4 mmol/L↓，阴离子间隙 17↑，尿酸 484 μmol/L↑，视黄醇结合蛋白 73 mg/L↑，乳酸脱氢酶 312 U/L↑，α-羟丁酸脱氢酶 187 U/L↑，补体 C4 0.07 mg/dL↓；血分析：白细胞 $5.95×10^9$/L，红细胞 $4.88×10^{12}$/L，血红蛋白 165.00 g/L↑，平均血红蛋白量 33.80 pg↑，血小板 $341.00×10^9$/L↑，淋巴细胞比率 48.90%↑，中性粒细胞比率 42.80%↓，中性粒细胞数 $2.55×10^9$/L，RBC 分布宽度 SD 53.80%↑，血小板分布宽度 8.80 fL↓，平均血小板体积 8.50 fL↓；丙肝抗体阳性；HCV-RNA 3.0E+05 IU/mL；腹部彩超检查，提示"慢肝(早期肝硬化)超声表现，中度脂肪肝，考虑酒精性，胆囊息肉，多发"；心脏 B 超报"左室舒张功能略低，二尖瓣少许反流"，心电图无明显异常；胸部 CT 平扫提示：①左肺下叶陈旧灶、斑点状钙化灶；②双侧肺气肿、右侧肺大疱；③纵隔内小淋巴结；④脂肪肝。请结合临床。

四、诊断与鉴别诊断

(一)诊断

1. 酒精性肝硬化
2. 原发性高血压
3. 支气管哮喘
4. 肺大疱

(二)鉴别诊断

1. 肝炎后肝硬化：患者可见于各年龄组，有肝炎病史，发热及周围神经炎少见，少见贫血及叶酸缺乏，肝脏大小正常或缩小，病毒学指标阳性可协助诊断。而酒精性肝硬化患者有多年饮酒史，年龄常大于 40 岁，常见叶酸缺乏及贫血，常见发热及周围神经炎，肝脏多为增大。从病理角度看，酒精性肝硬化多为小结节性，并且常见 Mallory 小体。肝炎后肝硬化多为大结节性，少见脂肪变性，很少见 Mallory 小体[1]。本患者有长期大量饮酒史，而丙肝病毒标志物阳性，可查到 HCV-RNA，而患者拒绝进行肝脏病理检查，故无法明确区分患者肝硬化为以上哪种因素导致，或可能两种因素均参与其中。

2. 原发性胆汁性肝硬化：80%～90%的患者为中年以上的女性，起病隐匿，没有特异性症状，突出表现是皮肤瘙痒；黄疸逐渐加深，各种药物难于收效，肝肿大，检查肝功能可见转氨酶升高，但常以 AKP、GGT 升高更为明显，常伴有骨质疏松，脂溶性维生素 A、D、E、K 等缺乏，高胆固醇血症，有时可见皮肤黄瘤突出皮肤表面，伴有自身免疫性疾病表现，如类风湿性关节炎、皮肌炎、甲状腺炎、干燥综合征等，最具特征的是血液中抗线粒体阳性[2]。本患者为中年男性，自身抗体均阴性，无自身免疫性疾病表现，故不考虑合并此病。

3. 药物性肝损害：某些药物可引起肝脏损害和淤胆，临床上出现黄疸和皮肤瘙痒。以下依据有助于药物性肝损害的诊断：可疑或明确的肝损药物使用史；常为急性起病过程,大多数患者有临床症状,尤其是黄疸和乏力的发生率较高,可伴有皮疹、发热和关节疼痛等不适;外周血嗜酸性粒细胞增多;肝功能检查常有 AKP、TBIL、ALT、AST 等不同程度的升高;停药后肝功能好转,既往有类似药物使用后出现类似肝损害病史强烈支持药物性肝损害的诊断,血清 AMA 阴性。患者否认应用损肝药物史,不支持本病。

4. 心源性肝硬化:本病除伴有慢性充血性心力衰竭外,几乎无特异性临床和实验室检查所见,早期常为充血性心力衰竭的症状和体征所掩盖,不易确定。如发现肝脏大小不随心力衰竭的发生和纠正而变化或变化不大;心衰控制后腹水仍不消退或脾脏仍不回缩时,均应注意本病存在。本患者发病早期无心衰表现,心功能尚可,故不支持本病。

5. 原发性肝癌:患者多由慢性肝炎或肝硬化发展而来,临床表现为肝区疼痛、消瘦、乏力、纳差、腹胀等,肝脏进行性增大,腹水、黄疸以及其他转移灶特征,影像学检查如腹部彩超、CT、核磁共振等可见肝内占位性病变,AFP 多升高明显。本患者影像学未提示肝内占位,并且 AFP 等肿瘤学指标正常,故可排除肝脏肿瘤。

五、诊疗经过

入院后嘱患者戒酒、戒烟,清淡优质蛋白饮食,卧床休息。静滴硫普罗宁、环磷腺苷、核黄素磷酸钠等保肝、支持治疗,但患者出现戒断症状,血压升至 170/100 mmHg 以上,大汗淋漓,心率增快至 100 次/分钟以上,心慌、胸闷,患者拒绝应用药物干预治疗,自行饮酒后上述症状明显缓解。嘱患者尽量减少饮酒量,逐渐戒酒,但患者依从性极差,持续大量饮酒。住院期间化验其丙肝抗体阳性,HCV-RNA 6.304E+06 IU/mL,病毒载量高,复制活跃,修正诊断为:①酒精性肝硬化;②慢性丙型病毒性肝炎;③原发性高血压;④支气管哮喘;⑤肺大疱。根据丙型肝炎防治指南,建议患者进行抗病毒治疗,因经济原因,患者拒绝。患者于 2019 年 1 月 18 日受凉后出现呼吸道感染,应用抗生素控制感染效果欠佳,加之患者持续吸烟,劝说无效,哮喘持续发作,请呼吸科会诊,应用激素治疗,效果欠佳,病情逐渐加重,憋气、呼吸困难,同时黄疸逐渐加深,总胆红素＞500 μmol/L,肝功能衰竭,出现低蛋白血症、电解质紊乱、顽固性胸腹水,肾功能衰竭,严重的肺部感染,哮喘持续发作,应用限制级抗生素难以控制,患者始终未停止饮酒,每日摄入酒精量均在 300 g 以上,最终各脏器功能衰竭,于 2019 年 5 月 22 日呼吸、心搏骤停,抢救无效死亡。

六、诊疗体会

(一)本患者的诊断明确

2018 年酒精性肝病防治指南指出,酒精性肝病的临床诊断标准为:有长期饮酒史,一般超过 5 年,折合乙醇量男性≥40 g/d;临床症状为非特异性,可无症状,或有右上腹胀痛、食欲不振、乏力、体质量减轻、黄疸等,随着病情加重,可有神经精神症状、蜘蛛痣、肝掌等表现[3]。AST、ALT、GGT、TBIL、PT、MCV、CDT 等指标升高,其中 AST/ALT＞2、GGT 升高、MCV 升高为酒精性肝病的特点。禁酒后这些指标可明显下降;肝脏 B 超、CT、MRI 或瞬时弹性成像检查有典型表现;排除嗜肝病毒现症感染、药物和中毒性肝损伤、自身免疫性肝病等。该患者饮酒史 20 余年,每日摄入酒精量 336～448 g,结合其化验、检查结果,诊断"酒精性肝硬化"明确。

(二)酒精性肝硬化的治疗

酒精性肝病的治疗原则是:戒酒和营养支持,减轻酒精性肝病的严重程度,改善已存在的继发性营养不良和对症治疗酒精性肝硬化及其并发症[4]。

1. 完全戒酒是酒精性肝病最主要和最基本的治疗措施。戒酒可改善预后及肝组织学损伤、降低门静脉压力、延缓纤维化进展、提高所有阶段酒精性肝病患者生存率。主动戒酒比较困难者给予巴氯芬口服。戒酒过程中要及时预防和治疗乙醇戒断综合征,可用安定类镇静治疗。已有证据表明,日均酒精摄入量和饮酒年限与酒精性肝病的肝脏损伤程度成明显正相关,治疗后持续饮酒者预后差[5]。本患者持续大量饮酒,至其死亡前仍每日摄入酒精量336 g,劝说无效,其拒绝应用药物干预戒酒,出现戒断综合征时拒绝应用镇静类药物,而是继续饮酒改善症状,大量肝细胞中毒性损害、凋亡,最终肝功能衰竭。

2. 酒精性肝病患者需要良好的营养支持,应在戒酒基础上提供高蛋白、低脂饮食,并注意补充维生素 B、C、维生素 K 及叶酸。酒精性肝硬化患者主要补充蛋白质热量的不足,血浆代用品优先选择白蛋白[6],重症患者应考虑夜间加餐。本患者治疗过程中及时应用了维生素 C 及核黄素磷酸钠(B 族维生素),加强支持者治疗,但因患者无家属陪护,主要进食外卖食品,并且每日大量饮酒后进食量极少,而因经济原因其拒绝应用白蛋白,故营养、支持治疗差,也是其肝功能恢复不良的重要原因。

3. 药物治疗:糖皮质激素可改善重症酒精性肝炎患者 28 天的生存率[7],但对 90 天及半年生存率改善效果不明显。美多他辛可加速乙醇自血液中清除,有助于改善乙醇中毒症状、乙醇依赖以及行为异常,从而提高生存率。S-腺苷蛋氨酸治疗可以改善酒精性肝病患者的临床症状和血清生物化学指标。双环醇也可以改善酒精性肝损伤,甘草酸制剂、水飞蓟素类以及还原型谷胱甘肽都有抗氧化、抗炎,保护细胞膜及细胞器的作用[8]。本患者治疗过程中上述多种药物均有应用,而因为其持续大量饮酒,营养支持治疗欠缺,故保肝、抗炎、退黄等药物治疗效果不明显,病情逐渐加重。

4. 该患者在肝硬化基础上,逐渐出现肝功能进行性减退和失代偿,表现为血清 TBIL 升高,白蛋白明显降低,出现顽固性胸腹水,难以控制的感染,以及电解质紊乱、肝肾综合征等,符合慢性肝功能衰竭的诊断。肝衰竭的内科综合治疗包括:①一般支持治疗:卧床休息,加强病情监护,推荐肠内营养,包括高碳水化合物、低脂、适量蛋白饮食。进食不足者,每日静脉补给热量、液体、维生素及微量元素,推荐夜间加餐补充能量。积极纠正低蛋白血症,补充白蛋白或新鲜血浆,并酌情补充凝血因子。进行血气监测,注意纠正水电解质及酸碱平衡紊乱,特别要注意纠正低钠、低氯、低镁、低钾血症。加强口腔护理、肺部及肠道管理,预防医院内感染发生。②对症治疗。③病因治疗。④并发症的内科综合治疗。

5. 非生物性人工肝支持治疗:人工肝是治疗肝衰竭的有效方法之一,其治疗机制是基于肝细胞的强大再生能力,通过一个体外的机械、理化和生物装置,清除各种有害物质,补充必需物质,改善内环境,暂时替代衰竭肝脏的部分功能,为肝细胞再生及肝功能恢复创造条件或等待机会进行肝移植。本患者因病程后期哮喘持续发作,憋气明显,呼吸困难,端坐呼吸,难以耐受人工肝支持治疗。

6. 肝移植:肝移植是治疗各种原因所致的中晚期肝功能衰竭的最有效方法之一,适用于经积极内科综合治疗和/或人工肝治疗疗效欠佳,不能通过上述方法好转或恢复者。本患者因经济原因不考虑此项治疗手段。

(三)慢性丙型肝炎的抗病毒治疗

该患者入院后在治疗酒精性肝损害的同时,化验、检查发现其丙肝病毒抗体阳性,HCV-RNA 载量高。即在酒精性肝损害基础上合并丙型肝炎病毒感染。肝炎病毒感染与乙醇对肝脏损伤起协同作用,在肝炎病毒感染基础上饮酒,或在酒精性肝病基础上并发乙型肝炎病毒或丙型肝炎病毒感染,都可加速肝脏疾病的发生和发展。2019 年《慢性丙型病毒性肝炎防治指南》指出,所有 HCV-RNA 阳性的患者,不论是否有肝硬化、合并慢性肾脏疾病或者肝外表现,均应接受抗病毒治疗。抗病毒治疗的目标是清除 HCV,获得治愈,清除或减轻 HCV 相关肝损害或肝外表现,逆转肝纤维化,阻止进展为肝硬化、失代偿期肝硬化、肝衰竭或 HCC,提高患者的长期生存率,改善生活质量,延长生存期。预防 HCV 传播[9-10]。患者因经济原因拒绝抗丙肝病毒治疗,丙肝病毒高水平复制,诱发免疫反应,肝脏炎症反应持续存在,加重细胞损伤及肝脏纤维化进展。酒精的毒性作用及病毒感染两种病因均未去除,导致患者病情逐渐加重,促进其死亡。

七、科主任点评

在全球范围内,有害饮酒每年约导致 330 万人死亡,全球 5.1% 的疾病负担由酒精消耗造成,我国人均酒精消耗量以及酒精性肝病(ALD)发病均呈增长趋势。酒精可对至少 200 种疾病造成影响,主要危及生命的是心血管疾病、外伤、消化道疾病,尤其是肝硬化、肿瘤等。但正如所有致病因素一样,酒精摄入需要达到一定量才会引起相应疾病损害。中美欧指南均指出,酒精摄入与肝病的发生不仅与饮酒量有关,还与饮酒方式、性别、个体差异等因素有关。我国指南同时指出肝炎病毒感染与酒精对肝损伤有协同作用。ALD 诊断的先决条件是饮酒史,需要说明的是,在中美欧指南中对于 ALD 诊断的酒精摄入阈值有所不同。EASL 指南标准为长期酒精摄入男性＞30 g/d 或女性＞20 g/d;ACG 指南建议为酒精摄入量男性＞42 g/d 或女性＞28 g/d 超过 5 年;我国指南标准为酒精摄入量男性＞40 g/d 或女性＞20 g/d 超过 5 年或 2 周内有大量饮酒史折合酒精量＞80 g/d。理论上诊断标准的酒精量需要有确切的该剂量与 ALD 的相关性研究证据支持,但在我国 ALD 人群中,这一证据还需不断积累。我国指南对于 ALD 的诊断给出了确切的诊断标准,患者有饮酒史,有相关化验指标异常及影像学提示脂肪变和(或)纤维化表现,排除其他肝脏疾病即可诊断。ALD 分为轻症 ALD、酒精性脂肪肝、酒精性肝炎、酒精性肝纤维化与酒精性肝硬化。80% 的重症 AH 患者都发生在肝硬化基础上,对此临床医师应有充分认识。对 AH 的诊断标准为 ALD 患者出现 ALT、AST 或 GGT 升高,可有血清 TBIL 增高,可伴有发热及外周血中性粒细胞升高等。AH 患者部分可进展至重型 AH(severe alcoholic hepatitis, SAH)。我国指南对 SAH 的定义为 AH 患者出现肝衰竭的表现如黄疸、凝血机制障碍、肝性脑病、急性肾衰竭、上消化道出血等。EASL 与

ACG 指南则更倾向于用具体评分量表来进行界定。其中 EASL 指南将 Maddrey 判别函数≥32 分或 Glasgow AH 评分≥9 分界定为 SAH,需考虑激素治疗。ACG 指南则将 Maddrey 判别函数＞32 或 MELD 评分＞20 分界定为 SAH。SAH 的界定一方面可对患者预后进行初步评价,另一方面可指导后续激素等治疗。

AH 的内科治疗,中美欧指南中均建议 AH 患者应首先戒酒,注意营养支持治疗,保证充分热量供应,并补充微量元素及维生素等。就激素治疗而言,我国指南指出糖皮质激素可改善 SAH 患者 28 天生存率,但对 90 天及半年生存率改善效果不明显。EASL 与 ACG 指南均明确给出了激素治疗的适应证、具体激素种类、剂量、疗程与应答指导治疗方案。具体而言,SAH 患者需应用激素治疗,建议采用泼尼松龙 40 mg/d,治疗 7 天后根据 Lille 评分下降情况决定是否继续治疗。若患者治疗 7 天后 Lille 评分＜0.45 建议继续治疗 28 天;如果患者 7 天后 Lille 评分≥0.45 则建议停止激素治疗。除此之外,EASL 指南中还建议考虑联合 N-乙酰半胱氨酸治疗。我国指南中提到了美他多辛、S-腺苷蛋氨酸等多种药物治疗,但这些药物的证据还需要进一步积累。其中,仍有一部分患者内科治疗无效,需要接受肝移植治疗。

终末期酒精性肝病患者的诊断和治疗更是世界性难题。世界上近 14%～30% 的人口受到酒精使用障碍(AUD)的影响,终末期酒精性肝病的临床表现极为复杂,表现为戒断综合征、渴求和身体依赖,以及肝外酒精相关疾病合并晚期肝硬化的并发症。这使得 AUD 的识别和评估较困难,其治疗也较困难,因为许多治疗酒精戒断综合征等并发症的药物也因肝性脑病和肝肾综合征的出现所禁忌。达到并保持戒断是治疗 AUD 和终末期酒精性肝病的主要手段,为达到这一目标,社会心理干预是治疗的重要组成部分。然而,这些干预措施在 AUD 患者中往往被证明是不够的,尤其是在由于功能和身体状况不佳导致的依从性不足的终末期肝病患者中。因此,需要结合药物治疗,但在终末期肝病患者中,可用的选择是有限的,因为许多 γ-氨基丁酸能药物促进肝性脑病的形成,而进行广泛肝脏代谢的药物应尽量避免或谨慎使用。因为有这些限制,终末期 AUD 的治疗有极大的挑战性,需要采用一种多学科的综合方法。

本患者治疗过程中,依从性极差,从未停止饮酒,并且饮酒量无减少;患者无家属陪护,饮食营养差,虽时常对患者进行心理疏导,因缺乏家人关爱,患者精神状态欠佳;因经济原因,患者拒绝抗丙肝病毒治疗,也是造成疾病进展的原因之一;患者心肺功能差,使得后期如血浆置换治疗等治疗手段受限制。故患者治疗效果差,病情持续加重,最终死亡,有其必然性。

参考文献：

[1] 江正辉,王泰龄. 酒精性肝病[M]. 北京:中国医药科技出版社,2000;132.

[2] 侯青顺,刘永鹏,柳富会,魏仁东. 肝脏病学[M]. 长春:吉林科学技术出版社,2012;227.

[3] 中华医学会肝病分会脂肪肝和酒精性肝病学组.酒精性肝病诊疗指南[J]. 中华肝脏病杂志,2006,14(3):164-166.

[4] 中华医学会肝病分会脂肪肝和酒精性肝病学组.酒精性肝病诊疗指南(2018 更新版)[J]. 中华肝脏病杂志,2018,26(3):188-194.

［5］胡海茹.酒精性肝病 85 例临床诊治分析［J］.中国实用医学杂志,2009,7(4):123-124.

［6］孙韬华,刘振胜,辛永宁.酒精性肝病治疗研究进展［J］.实用肝脏病杂志,2019,3(22):156-159.

［7］Mathurin P,Ogrady J,Carithers R L,et al.Corticosteroids improve short-term survival in patients with severe alcoholic hepatitis:meta-analysis of individusl patient data［J］.Gut,2011,60(2):255-260.

［8］Medina J,Moreno-Otero R.Pathophysiological basis for antioxidant therapy in chronic liver disease ［J］. Drugs,2005,65(17):2 445-2 461.

［9］European Association for the Study of the Liver. EASL recom-mendations on treatment of hepotitisC 2018［J］. J Hepatol,2018,69(2):461-511.

［10］John-Baptiste A A, Tomlinson G, Hsu P C,et al. Sustained responders have better quality of life and productivity compared with treatment failures long after antiviral therapy for hepatitis C［J］. Am J Gastroenterol, 2009, 104(10):2 439-2 448.

（陈晓黎）

一例自身免疫性肝炎(AIH)的诊治

一、患者基本信息

患者王某某,女,48岁,汉族,已婚,无业。于2018年5月2日入院。

二、主诉

乏力、腹胀反复发作3年余,加重伴尿黄半月。

三、现病史、查体、化验检查

现病史:患者于3年余前无明显诱因出现乏力、腹胀,伴皮肤瘙痒,化验肝功异常,转氨酶升高,胆红素超过300 μmol/L,就诊于青岛市某综合医院,考虑为"药物性肝炎",给予保肝及应用激素治疗,肝功恢复后出院,之后病情尚平稳。1年余前,患者病情出现反复,肝功异常,再次就诊于该院,行保肝及应用激素、优思弗治疗,病情好转后出院。此后肝功反复异常,3个月前曾在我院以"自身免疫性肝炎"住院治疗,经保肝、降酶等治疗后,病情好转出院。出院后间断性口服天晴甘平、优思弗等保肝药物,半月前患者自觉症状加重,全身乏力明显,食欲下降,时有恶心,未呕吐,腹胀,进食后加重,小便色黄,如浓茶水样,复查肝功明显异常,为求进一步诊治,门诊以"自身免疫性肝炎"收入院。

入院查体:体温36.2℃,脉搏78次/分钟,呼吸16次/分钟,血压148/95 mmHg。皮肤巩膜黄染明显,可见肝掌,心肺听诊无异常,腹软,无压痛及反跳痛,肝区叩击痛阳性,腹水征阴性,双下肢无水肿。

辅助检查。生化及免疫组合:总胆红素(TBIL)256.4 μmol/L↑,直接胆红素136.8 μmol/L↑,间接胆红素119.6 μmol/L↑,谷丙转氨酶(ALT)161 U/L↑,谷草转氨酶(AST)739 U/L↑,碱性磷酸酶(ALP)85 U/L,谷氨酰基转移酶(GGT)65 U/L↑,白蛋白32.5 g/L↓,总胆汁酸164 μmol/L↑,总胆固醇3.5 mmol/L↓,甘油三酯1.94 mmol/L↑,胆碱酯酶2865 U/L↓,葡萄糖4.3 mmol/L,铜蓝蛋白435 mg/L,免疫球蛋白G 16.71 g/L↑,免疫球蛋白A 2.45 g/L↑,补体C4 0.17 mg/dL↓,补体C1q 369 mg/L↑;血凝:凝血酶原活度58.0%↓。腹部B超提示:符合肝炎急性期超声表现,请结合临床;腹水(少量);肝内胆管结石;肝囊肿(左);胆囊继发改变,胆囊息肉。自免肝谱:ANA-X胞浆颗粒型,抗核抗体(1:100)阳性,抗核抗体(1:320)弱阳性。上腹部CT平扫+强化示:①肝顶部低密度灶,考虑硬化结节可能;②肝囊肿(多发);③肝右后叶胆管结石可能;④肝硬化,脾大,胆囊窝积液;⑤符合慢性胆囊炎表现;⑥脾脏小囊肿可能;⑦心膈角区淋巴结可能。2018年3月6日肝穿行病理检查结果显示:①免疫组化检查无HBV感染证据;②肝细胞无明显水肿变性,脂肪变性和胆汁淤积,无典型药物性肝炎表现;③汇管区少量淋巴、浆细胞浸润,轻微界面炎,可见肝细胞玫瑰花结构,不能排除自身免疫性肝炎可能,G2S2。

四、诊断与鉴别诊断

(一)诊断

1. 自身免疫性肝炎
2. 高血压病

(二)鉴别诊断

1. 病毒性肝炎。本病患者临床以乏力、肝区不适为常见表现,查体常有肝区叩击痛,病原学检查为阳性,临床以乙肝表面抗原、丙肝抗体为阳性,并可以查出病毒载量,病情可以进展为肝硬化、肝癌,经过积极抗病毒和保肝治疗,病情可以得到有效控制。该患者多次查病毒性肝炎病原学均阴性,可排除本病。

2. 酒精性肝炎。是由于长期大量饮酒导致的肝脏疾病,有长期饮酒史,一般超过 5 年,折合乙醇量男性大于或等于 40 g/d,女性大于或等于 20 g/d;或 2 周内有大量饮酒史,折合乙醇量大于 80 g/d;临床上可有乏力、腹胀、食欲减退、黄疸等症状,化验 AST、ALT、GGT、TBIL、PT 等指标升高,其中 AST/ALT>2,GGT 升高,MCV 升高,禁酒后这些指标可明显下降,但 GGT 恢复较慢,超声、CT 有典型的脂肪肝征象。该患者无嗜酒史,可排除本病。

3. 非酒精性脂肪性肝病。是指无过量饮酒史和其他可以导致脂肪肝的病因,化验示血清 ALT、AST 和(或)GGT 升高,肝组织学或影像学提示弥漫性脂肪肝,患者通常存在营养过剩、肥胖和代谢综合征相关表现。该患者需进一步排除。

4. 药物性肝炎。此类患者近 3 月内有长期大量应用一种或多种药物的病史,且可疑药物的给药到肝损伤出现的时间间隔多为 1～12 周,停药后肝功能异常及肝损伤好转,常常数周内完全恢复,如停药后临床表现在几天内消失及转氨酶在 1 周内下降超过 50%,则对诊断非常有意义。该患者发病前无损肝药物服用史,故可排除本病。

5. 遗传性肝病。此病是指因基因突变所引起的肝脏代谢障碍性疾病,临床常见的是 Wilson 氏病,系常染色体隐性遗传性疾病,是由于突变蛋白分泌铜功能障碍,使铜在细胞沉积引起肝炎、肝硬化等,辅助检查显示血清铜和铜蓝蛋白水平下降,24 小时尿酮排泄以及肝铜浓度增加,角膜可见 K-F 环。该患者铜蓝蛋白正常,家族中无此类遗传性疾病,可排除。

6. 原发性胆汁性胆管炎(PBC)。这是一种慢性肝内胆汁淤积性疾病,最常见的临床表现为乏力和皮肤瘙痒;其病理特点为进行性、非化脓性、破坏性肝内小胆管炎,最终可发展至肝硬化。血清抗线粒体抗体(AMA)阳性,特别是 AMA-M2 亚型阳性对本病诊断具有很高的敏感性和特异性,血清学检查提示 ALP、GGT 升高最常见,ALT、AST 可轻度上升,免疫球蛋白的升高以 IgM 为主。该患者转氨酶、胆红素明显升高,而 ALP、GGT 及 IgM 无明显升高,抗线粒体抗体阴性,且病理学检查未提示明显胆管炎改变,可排除本病。

7. 梗阻性黄疸。此病是由于肝外或肝内胆管部分或完全机械性梗阻,胆汁由胆管排入肠道受到阻碍,引起胆汁淤积、胆红素入血,导致胆红素升高。血清学检查提示总胆红素升高,以结合胆红素升高为主,ALP、GGT 及总胆酸升高,ALT 及 AST 升高不明显,尿胆红素阳性,尿胆原减少或消失,超声、CT 等影像学检查可提示占位性病变,磁共振胰胆管造影(MRCP)检查对诊断及治疗有重要意义。结合该患者化验及影像学检查结果可排除本病。

五、诊疗经过

入院后给予口服百赛诺、优思弗及静滴多烯磷脂酰胆碱、天晴甘美、丁二磺酸腺苷蛋氨酸保肝、降酶、退黄治疗,口服螺内酯、倍他乐克利尿、降压治疗,给予补充白蛋白加强支持治疗,5 月 6 日复查总胆红素 385.1 μmol/L↑、直接胆红素 197.9 μmol/L↑、间接胆红素 187.2 μmol/L↑、谷丙转氨酶 232 U/L↑、谷草转氨酶 414 U/L↑;凝血酶原活度 50.0%↓;胆红素持续升高,PTA 下降,病情持续加重,经与患者及家属沟通,给予应用甲泼尼龙 60 mg 静滴抑制免疫反应、泛生舒复预防感染、艾司奥美拉唑改善消化道症状、预防出血,口服维生素 D 及钙剂预防骨质疏松,同时行血浆置换加强支持治疗,以促进胆红素代谢,5 月 9 日复查总胆红素 196.4 μmol/L↑、直接胆红素 95.7 μmol/L↑、间接胆红素 100.7 μmol/L↑、谷丙转氨酶 116 U/L↑、谷草转氨酶 96 U/L↑,胆红素明显下降,患者及家属要求转 302 医院进一步诊治。患者转 302 医院后给予口服甲泼尼龙片 48 mg/d 继续治疗,病情好转后逐渐减量,2 周左右减至 32 mg/d,同时服用钙剂、复方甘草酸苷等,病情好转后出院,之后定期复查肝功、血糖、血分析等项目,每 3～6 月甲泼尼龙片减量 2～4 mg,目前口服甲泼尼龙片 4 mg/d 维持治疗,患者肝功正常,病情平稳。

六、诊疗体会

1. 自身免疫性肝炎(AIH)是一种针对肝细胞的自身免疫反应所介导的肝实质炎症,以自身抗体阳性、高免疫球蛋白 G(IgG)和(或)γ-球蛋白血症、肝组织学上存在界面性肝炎为特点。而部分药物性肝炎患者也可出现类似自身免疫性肝炎的表现,对于二者常很难区分。但二者治疗原则不同,因此临床上及时准确地给予正确的诊断及恰当的治疗显得尤为重要[1]。

2. 对于病因不明的急性或慢性肝炎患者,包括急性重症肝炎在内均应考虑 AIH 可能性。

3. AIH 若及早诊断,及时给予免疫抑制治疗多数患者疗效较好,但未及时治疗的患者可能发展为肝硬化甚至肝衰竭。因此尽早诊断和治疗对改善患者预后具有至关重要的作用。

4. 目前诊断可根据 AIH 诊断积分系统和简化诊断积分系统两个评分系统。前者是由国际自身免疫性肝炎小组(International Autoimmune Hepatitis Group, IAIHG)1993 年制定,并于 1999 年进行了修订,该积分系统包括肝脏组织学特征、血清生化检查、血清免疫球蛋白、自身抗体水平、病毒标志物及其他致病因素,涉及 13 个主要临床组分,共 29

项计分等级[2],治疗前积分 10～15 分或治疗后 12～17 分者为可疑 AIH,治疗前积分＞15分或治疗后＞17 分者确诊 AIH。该系统敏感性高,适用于表现复杂、不典型的疑难病例、儿童 AIH 患者诊断及用于科研,但在临床实践中过于复杂,难以推广应用。2008年 IAIHG 提出了 AIH 简化诊断积分系统,总分共 8 分,≥6 分者定为 AIH"可能",≥7分者为"确诊"AIH,其优点是方便日常临床工作应用,特异性更强,更适用于排除其他伴有自身免疫现象的疾病[3,4]。但敏感性略低,因此临床医生应该结合患者情况,根据患者血清学、免疫学等指标进行全面综合评估,必要时进行肝穿刺行组织病理学检查,以尽早诊断,及时治疗。

5. 2010 年 AASLD 指南推荐的免疫抑制剂治疗指征包括:①血清 AST 或 ALT＞10倍正常值上限;②AST 或 ALT＞5 倍正常值上限且 γ 球蛋白至少＞2 倍正常值上限;③肝组织学存在桥接样坏死或多小叶坏死表现[5,6]。无症状的轻型 AIH 可在权衡利弊的前提下应用免疫抑制剂进行治疗,而非活动性的 AIH 则尚不需免疫抑制治疗,建议密切随访观察。

6. AIH 的标准治疗为泼尼松(或泼尼松龙)单用或联合硫唑嘌呤。具体治疗方案为:①泼尼松联合硫唑嘌呤治疗:其中,泼尼松初始剂量 30 mg/d,四周内逐渐减量至 10 mg/d;硫唑嘌呤 50 mg/d。一般优先推荐使用联合治疗方案,以减少糖皮质激素的用量及不良反应,尤其适用于年龄大、骨质疏松、糖尿病、肥胖、痤疮、情绪不稳及高血压的 AIH 患者。②单药治疗:泼尼松 40～60 mg/d,4 周内逐渐减量至 20 mg/d。单药治疗适用于血细胞减少、巯基嘌呤甲基转移酶缺乏、妊娠、恶性肿瘤及疗程小于 6 个月的患者。

7. 糖皮质激素是 AIH 诱导缓解治疗的首选药物,急性起病的自身免疫性肝炎或慢性疾病基础上的急性发作应及时应用糖皮质激素治疗,如果不及时治疗可导致肝硬化、肝衰竭,且治疗过程中需密切监测和反复调整患者的激素剂量[1,7],疗程一般应维持 3 年以上,或获得生化缓解后至少 2 年以上。

8. AIH 治疗过程中应每 3～6 个月检测一次血清 ALT、AST、TBIL 和 γ-球蛋白或IgG 水平,以观察病情变化,治疗应维持以上指标将至正常范围,并且肝组织学恢复正常、无炎症活动的表现。

9. 停药后复发是 AIH 特点之一,因此停药后需严密随访观察,定期监测肝功能。停药后若血清转氨酶水平升高≥3 倍正常值上限或上升＜3 倍但 IgG 水平升高或重新出现临床症状,则认为有复发[8]。激素治疗时间越长,复发率越低。复发患者可再次给予常规初始诱导剂量的药物,达到临床缓解再可考虑减量,多次复发者可长期维持治疗。

10. 治疗过程中,应逐渐减少免疫抑制剂的用量并严密监测。复发常见于治疗停药后的前 12 个月内,也可能多年后出现[9],因此需注意随访,一旦发现病情反复尽早进行系统治疗以尽快抑制病情进展,改善预后。

11. AIH 应用免疫抑制剂治疗前应综合评估糖皮质激素治疗可能带来的潜在不良反应,长期应用患者建议治疗前行 CT 等检查排除结核、肿瘤等情况;行骨密度检查,坚持负重锻炼、补充钙剂及维生素 D,适时给予骨活性制剂如二磷酸盐治疗,并每年监测随访;严格控制血压、血糖;警惕消化道溃疡、出血等情况发生。

12. 通过对该患者的诊治,我们看出 AIH 早期正确诊断、合理及时地应用免疫抑制剂对患者的病情控制及改善预后极其重要,同时治疗过程中除密切监测、警惕并发症发生外,需注意长期用药、逐渐减量、疗程足,不可随便停药或减量,否则可能导致病情复发。

七、科主任点评

AIH 是一种异常免疫介导的慢性进展性自身免疫性肝病,以血清转氨酶升高、高丙种球蛋白血症和自身抗体阳性为主要临床特征,AIH 的肝组织学呈现包括界面性肝炎、淋巴-浆细胞浸润和肝细胞玫瑰花环样改变、淋巴细胞穿入现象和小叶中央坏死等特征性改变。AIH 在全世界范围内均有发生,任何年龄均可发病,多见于女性,男女之比为 1:3.6[10],有两个发病年龄高峰,分别为 10~30 岁及 40 岁以上,大多数患者表现为慢性肝炎,但亦有急性肝炎起病,偶有以暴发性肝功能衰竭为发病者,在老年患者中尤为明显[11,12]。具体发病机制,目前尚未完全明确,根据现有研究认为是患者遗传易感性、病毒感染、药物等诱发因素以及免疫调节等共同作用的结果。目前尚没有一项特异性的诊断标志物,因此 AIH 的诊断需在排除病毒性肝炎、非酒精性脂肪性肝病、遗传性肝病、药物性肝损害等的基础上,根据患者临床表现、血清学检测结果和肝组织病理学表现等进行综合分析判断。目前 AIH 的诊断采用 AIH 诊断积分系统和简化诊断积分系统两个评分系统,根据各自的优缺点,临床上,建议首先采用简化积分系统,对总分不满足但临床高度怀疑 AIH 者,再以修订积分系统进行评分,以提高敏感性,减少漏诊[13]。AIH 治疗的目的是缓解临床症状,改善生化指标和组织学炎症,延缓疾病进展,阻止肝纤维化的发生、发展,预防并发症的发生,最终能持续维持缓解状态而无须药物治疗,从而改善生活质量,延长患者生存期[13-17],未及时治疗的患者可能发展为肝硬化甚至肝衰竭。因此,对明确诊断 AIH 且需进行治疗的患者,需尽快启动免疫抑制剂治疗方案。AIH 患者的标准治疗为泼尼松(或泼尼松龙)单用或联合硫唑嘌呤,提倡个体化治疗方案,对免疫抑制剂治疗不应答或应答不佳者可适当增加药物剂量或延长疗程,并根据疾病活动情况及时调整治疗方案及药物剂量,监测不良反应的发生。治疗 2 周后 90% 的患者血清生化指标可有所改善,但肝组织学的恢复一般要滞后 3~6 个月[18,19]。研究发现虽然血生化指标完全正常,但 55% 的患者仍有明显肝内炎症性病变,此时停药超过 75% 的患者病情复发[20]。因此,AIH 需长期维持治疗,建议肝组织学改善后继续维持至少 6 个月,总疗程至少持续 3 年[8,13],治疗的最终目标为实现完全缓解,即肝功能、血清 γ 球蛋白/IgG 恢复正常和肝组织学恢复正常或无活动性病变。此外,对免疫抑制剂应答欠佳者,可考虑应用其他药物如布地奈德、吗替麦考酚酯、环孢素等进行替代治疗,但具体疗效尚有待于进一步研究证实。

该患者,结合其病史、体征及辅助检查,AIH 诊断明确,考虑其诱因可能与患者 3 年前药物性肝损伤有关,之前曾短时间应用激素,此次发病为停用后复发可能性大,本次应用激素单药治疗后临床治疗效果好,副作用少,治疗及时,方案正确,疗效显著。

因此,对于 AIH 患者及早诊断,及时给予免疫抑制治疗尤为重要,多数患者疗效较好,明显提高了生活质量,改善预后。但需注意对于已存在严重伴发情况(椎体压缩、精神疾病、脆性糖尿病、控制不佳的高血压)的 AIH 患者或已知不能耐受泼尼松者不应给予免疫抑制治疗,但若 AIH 患者肝病进程加剧、病情严重,则在控制伴发情况的前提下可给予免疫抑制治疗[21]。治疗过程中,值得重视的是免疫抑制剂治疗疗程长,不可随便停药或减量,否则易引起复发,因此整个治疗及撤药过程中和停药后,均应密切随访,严密监测相关指标变化。

参考文献:

[1] 梁庆升,孙颖,邹正升.药物性肝损伤与自身免疫性肝炎[J].肝脏,2019,24(5):577-580.

[2] 马雄.自身免疫性肝炎的临床诊治[J].中华肝脏病杂志,2010,18(5):323-325.

[3] 汤雯,贾继东.2012 年自身免疫性肝脏疾病基础和临床进展[J].肝脏,2013,18(8):559-562.

[4] Miyake Y, Iwasaki Y, Kobashi H, et al. Clinical features of autoimmune hepatitis diagnosed based on simplified criteria of the International Autoimmune Hepatitis Group[J]. Dig Liver Dis,2010,42(3):210-215.

[5] 张真真,韩真.自身免疫性肝炎的诊断和治疗现状[J].国际消化病杂志,2012,32(6):337-338.

[6] Manns M P,Czaja A J,Gorham J D, et al.Diagnosis and management of autoimmune hepatitis[J]. Hepatology,2010,51(6):2 193-2 213.

[7] 陈瑞玲,王琦夏,马雄.自身免疫性肝炎精准医学的研究进展[J].国际消化病杂志,2019,39(2):77-80.

[8] 肖潇,邱德凯,马雄.自身免疫性肝炎[J].中华消化杂志,2013,33(1):63-66.

[9] 王琦夏,蒋翔,连敏,等.2015 年欧洲肝病学会临床实践指南:自身免疫性肝炎[J].临床肝胆病杂志,2015,31(12):2 000-2 019.

[10] 王吉耀,廖二元,胡品津.内科学[M].北京:人民卫生出版社,2006:477-481.

[11] 贾继东.自身免疫性肝病的基本概念和诊断思路[J].中华肝脏病杂志,2005,13(1):54.

[12] 张海燕,马雄.急性起病自身免疫性肝炎的诊断与治疗[J].中华肝脏病杂志,2012,20(5):396-397.

[13] 卞兆连,邱德凯,马雄.自身免疫性肝炎的诊治难点[J].胃肠病学,2011,16(8):449-453.

[14] Czaja A J, Manns M P. Advances in the diagnosis,pathogenesis, and management of autoimmune hepatitis[J]. Gastroenterology,2010,139(1):58-72. e4.

[15] Hoeroldt B, McFarlane E, Dube A, et al. Long-term outcomes of patients with autoimmune hepatitis managed at a nontransplant center[J]. Gastroenterology, 2011, 140(7): 1 980-1 989.

[16] 马雄,邱德凯.自身免疫性肝炎的诊断和治疗进展[J].胃肠病学,2009,14(4):206-208.

[17] Czaja A J, Freese D K; American Association for the Study of Liver Disease Diagnosis and treatment of autoimmune hepatitis[J]. Hepatology, 2002, 36(2):479-497.

[18] Hoeroldt B, McFarlane E, Dube A, et al. Long-term outcomes of patients with autoimmune hepatitis managed at a nontransplant center[J]. Gastroenterology, 2011, 140(7):1 980-1 989.

[19] 王娟.自身免疫性肝炎的临床研究进展[J].中国药物与临床,2011,11(1):56-58.

[20] 赵亮,刘亮明.自身免疫性肝炎诊疗新进展[J].中华临床医师杂志(电子版),2012,6(20):26-29.

[21] 王琦夏,邱德凯,马雄.2010 年美国肝病学会自身免疫性肝炎指南解读[J].中国医学前沿杂志(电子版),2011,3(1):8-13.

(闫秀萍)

一例乙型病毒性肝炎的诊疗体会

一、患者基本信息

患者张某某,女,37岁,汉族,已婚,职员,于2019年2月20日入院。

二、主诉

HBsAg阳性12年,乏力、腹胀1年余,加重1月。

三、现病史、体格检查、化验检查

现病史:患者于12年前查体时发现HBsAg阳性,当时无明显不适感,于当地医院检查肝功正常,后未定期检查,未正规诊治。1年余来反复出现乏力,食欲有所下降,腹胀,时有恶心,右上腹隐痛不适,无腹泻,化验肝功轻度异常,乙肝病毒量高,乙肝病毒DNA定量为4.963E+08 IU/mL,B超提示"早期肝硬化、胆囊病变",到我院住院治疗,给予应用恩替卡韦分散片抗病毒治疗,后病毒载量逐渐降低,病毒最低降至检测下限以下,肝功能好转;近1月前劳累后右上腹部胀痛症状加重,食欲有所下降,无恶心、呕吐,无腹泻及里急后重,无鼻及牙龈出血,无发热及心慌、憋气,于1月23日化验肝功轻度异常,病毒载量为3.502E+03 IU/mL,B超提示:慢性肝实质损害(早期肝硬化表现),胆囊切除术后,为进一步诊治,于2019年2月20日门诊以"肝炎肝硬化"收入院。自发病以来,患者睡眠情况一般,精神状态尚可,大小便正常,体重无明显下降。

查体:体温36.3℃,脉搏76次/分钟,呼吸18次/分钟,血压125/80 mmHg。中年女性,发育正常,营养中等,慢肝面容,自主体位,神志清楚,查体合作。全身皮肤、黏膜无黄染及出血点,可见肝掌和蜘蛛痣。周身浅表淋巴结未触及肿大。头颅无畸形,双眼睑无水肿,结膜无充血,巩膜无黄染,两侧瞳孔等大等圆,对光反射灵敏。耳鼻无异常分泌物,双耳听力正常。口唇无发绀,伸舌居中,咽无充血,扁桃体不大。颈对称,无颈静脉怒张及颈动脉异常搏动,颈软无抵抗,气管居中,甲状腺不大。胸廓对称无畸形,胸骨无压痛,双侧乳房未见异常,呼吸动度一致,语颤均等。两肺叩清音,肝肺相对浊音界位于右侧锁骨中线第V肋间。两肺呼吸音清,未闻及干湿啰音。心前区无隆起,心尖搏动无弥散,心前区未及震颤,心界不大,心率76次/分钟,律整,各瓣膜听诊未闻及杂音。周围血管征阴性。腹软,右上腹部可见一长约为2 cm手术疤痕,愈合良好,下腹部可见一长约为8 cm竖形陈旧性手术疤痕,愈合良好,未见腹壁静脉曲张,未见脐疝,无压痛、反跳痛,肝脾未触及,莫菲氏征阴性,肝上界于右锁骨中线第五肋间叩及,肝区叩击痛阳性,双肾叩击痛阴性,腹水征阴性,肠鸣音正常。肛门、外生殖器未查。脊柱四肢无畸形,双下肢无水肿。双侧肱二、三头肌腱反射及跟、膝腱反射均存在，不亢进。双侧 Babinski 氏征、Kernig 氏征、Lasague 征均阴性。扑翼样震颤阴性。

化验、检查：乙肝病毒 DNA 定量 1.084E＋04 IU/mL；凝血酶原活度 93.0％，凝血功能正常；乙肝五项定量：乙肝表面抗原（电化学）2 512.00↑，乙肝表面抗体 2 ＜2.00 IU/L，乙肝 e 抗原 1 399.00 阳性，乙肝 e 抗体 5.210 阴性，乙肝核心抗体 0.006 阳性；血生化＋心肌酶谱＋免疫组合：总胆红素 9.7 μmol/L，直接胆红素 3.6 μmol/L，间接胆红素 6.1 μmol/L，谷丙转氨酶 54 U/L↑，谷草/谷丙 0.5↓，碱性磷酸酶 41 U/L↓，谷氨酰基转移酶 21 U/L，白蛋白 47.1 g/L，球蛋白 32.6 g/L，前白蛋白 198 mg/L↓，总胆汁酸 14 μmol/L，总胆固醇 4.8 mmol/L，甘油三酯 1.01 mmol/L，高密度脂蛋白胆固醇 1.07 mmol/L，低密度脂蛋白胆固醇 3.21 mmol/L↑，胆碱酯酶 9 673 U/L，葡萄糖 5.6 mmol/L，尿素氮 3.9 mmol/L，EGFR 肾小球滤过率 124.77，肌酐 43 μmol/L↓，钾 4.1 mmol/L，钠 135.0 mmol/L，氯 102 mmol/L，肌酸激酶 29 U/L，肌酸激酶同工酶 13 U/L，α-羟丁酸脱氢酶 113 U/L，免疫球蛋白 G 14.90 g/L↑，免疫球蛋白 A 2.51 g/L↑，免疫球蛋白 M 0.58 g/L↓，补体 C3 1.19 mg/dL，补体 C4 0.19 mg/dL↓，补体 C1q 349 mg/L↑，肝功能较前波动，血脂略高，余正常；血分析示：白细胞 4.44×10⁹/L，红细胞 4.68×10¹²/L，血红蛋白 140.00 g/L，血小板 226.00×10⁹/L，淋巴细胞数 1.37×10⁹/L，中性粒细胞数 2.76×10⁹/L，血分析正常；其他嗜肝病毒均阴性，自免肝谱定性均阴性。B 超提示"早期肝硬化、胆囊病变"。

四、诊断与鉴别诊断

（一）诊断

1. 肝炎后肝硬化
2. 胆囊切除术后状态
3. 子宫腺肌病

（二）鉴别诊断

1. 自身免疫性肝炎：该病多发生于女性，发病年龄呈双峰型，即青春期及绝经期前后，就诊时最常见的症状为极度乏力、纳差、恶心及嗜睡等，最常见的临床表现为黄疸，排除其他遗传性肝病、病毒性肝炎及酒精性肝病，结合实验室检查及自身抗体阳性，方可诊断明确。该患者可进一步完善化验检查，以明确是否合并此病。

2. 酒精性肝病：此类患者有大量饮酒病史，一般超过 5 年，日饮酒量折合乙醇量男性为＞40 g/d，女性为＞20 g/d，或 2 周内有大量饮酒史，折合乙醇量＞80 g/d，多有白细胞升高及营养不良性贫血，以 AST 为主，谷氨酰转肽酶升高 2 倍以上，禁酒后明显下降，20％患者有高脂血症，超声检查可见肝脏体积增大，肝硬化时可有缩小，肝脏组织活检可明确诊断。

3. 药物性肝病：此类患者近 3 个月内有长期大量应用一种或多种药物的病史，且可疑药物的给药到肝损伤出现的时间间隔多为 1～12 周，停药后肝功能异常及肝损伤好转,常常数周内完全恢复,如停药后临床表现在几天内消失及转氨酶在 1 周内下降超过 50％,则对诊断非常有意义。该患者既往无长期大量服用肝损伤药物病史,可以排除。

4. 其他嗜肝病毒引起的肝损害:乙肝以外的嗜肝病毒,如甲肝、丙肝、戊肝、丁肝病毒及 CMV、EBV 病毒亦可致肝脏损害,临床上可表现肝炎症状。该患者尚不能完全排除此病,入院后完善相关检查,协助诊治。

5. 感染中毒性肝炎:如流行性出血热、恙虫病、伤寒、钩端螺旋体病、阿米巴肝病、急性血吸虫病、华支睾吸虫病等。主要根据原发病的临床特点和实验室检查加以鉴别。患者无上述疾病的流行病学史及临床表现等,故可以排除。

6. 肝脓肿:此病患者多有发热,肝区疼痛,压痛明显,查体肿大的肝脏表面平滑无结节。实验室检查示:白细胞和中性粒细胞升高,超声检查可发现脓肿的液性暗影区。必要时可在超声引导下做诊断性穿刺或药物试验性治疗以明确诊断。

五、诊疗经过

患者入院后给予硫普罗宁、环磷腺苷、水林佳、胸腺五肽保肝、调节免疫支持治疗,联合鳖甲煎丸抗肝纤维化治疗。给予继续行抗病毒治疗,患者病毒及肝功能异常,考虑该患者目前为部分病毒应答情况:考虑存在病毒变异,给予更换为替诺福韦继续抗病毒治疗。向患者讲明抗病毒治疗疗程和费用等情况,患者同意应用。于 2019 年 2 月 22 日更换为替诺福韦,每日一次,嘱其规律用药。患者于 2019 年 3 月 7 日复查,乙肝病毒 DNA 定量 5.082E+02 IU/mL,病毒载量降低。肝功能:总胆红素 6.7 μmol/L,直接胆红素 3.5 μmol/L,间接胆红素 3.2 μmol/L,谷丙转氨酶 54 U/L↑,谷草转氨酶 29 U/L,肝功能基本正常;后患者于门诊检查,病毒载量<5.0 E+02 IU/mL,肝功能恢复正常。

六、诊疗体会

1. 患者初始抗病毒时基础病毒载量高,可能存在原发治疗失败。导致原发性治疗失败的主要因素如下。①宿主因素:如患者依从性问题,该患者依从性良好,未漏服及自行停药,严格遵守前后两小时空腹的要求口服抗病毒药物。②药物因素:高病毒载量的慢性乙型病毒性肝炎患者应用阿德福韦酯、拉米夫定等单药治疗时 HBV-DNA 低于检测值以下的比率较低且耐药变异发生率较高[1],但恩替卡韦及替诺福韦治疗产生原发性无应答的概率相对较少。③病毒因素:患者可能存在未被检测到的耐药变异有关。

2. 据研究表明,ETV 治疗 e 抗原阳性 CHB 患者的疗效总结:治疗 48 周,HBV-DNA <300 IU/mL 比率、谷丙转氨酶(ALT)复常率、肝组织学改善率与 e 抗原血清学转换率分别为 67％、68％、72％、21％[2]。患者应用抗病毒药物后病毒未降至最低检测值以下,属于部分病毒学应答:在依从性良好的情况下,治疗 6 个月(24 周)时,仍能监测到 HBV-DNA,但下降>1 lg IU/mL[3]。判定部分病毒学应答的时间因核苷和核苷酸类似药物(NAs)类别而异,对于低耐药基因屏障 NAs,如 LAM 和 LDT,判定时间为 6 个月(24 周),而对于高耐药基因屏障 NAs,如 ETV 和 TDF,判定时间为 1 年(48 周)[4]。ETV 治疗初治的 CHB 患者的第 1、2、3、4、5 年的累计基因型耐药发生率为分别为 0.2％、0.5％、

1.2%、1.2%与1.2%[4]，该患者属部分应答，目前病毒载量较前有升高，肝功能异常，出现病毒学及生化学的突破，考虑可能存在基因耐药。

3. 关于应用恩替卡韦治疗效果欠佳的患者，Lok[5]等研究表明，对于基线 HBV-DNA ≥1.0 E+08 IU/mL 的乙肝 e 抗原阳性患者，恩替卡韦/替诺福韦联合治疗优于恩替卡韦的单药治疗，这提示对于基线 HBV-DNA≥1.0 E+08 IU/mL 的患者存在早期干预的必要，基于研究表明，对于恩替卡韦治疗 24 周应答不佳患者，指南建议推荐应用替诺福韦或加用无交叉耐药的核苷（酸）类药物联合抗病毒药物。据现有研究表明[6-9]，ETV 耐药患者建议加用或换用替诺福韦（TDF）抗病毒治疗。该患者应用恩替卡韦分散片后出现病毒载量升高，给予及时更换替诺福韦抗病毒治疗，病毒载量降至最低检测值以下，效果较好，证明抗病毒药物选择正确。

4. 关于替诺福韦酯（TDF）抗病毒治疗的相关体会。TDF 是富马酸替诺福韦二吡呋酯，口服后很快水解为替诺福韦，在细胞内磷酸化为具有活性产物替诺福韦二磷酸，与 5′-三磷酸脱氧腺苷酸竞争掺入病毒 DNA 链中，由于其缺乏 3′-OH 导致 DNA 链延长受阻而抑制病毒复制[10]。药代动力学研究显示，TDF 的药代动力学在中国人群与欧美患者无显著差异[11]。空腹口服 TDF 的生物利用度为 25%。虽然高脂饮食（指每餐热量 700～1 000 kcal，其中脂肪含量 40%～50%）可略增加 TDF 生物利用度；但一般饮食口服 TDF 的生物利用度与空腹相当，故口服 TDF 抗病毒治疗依从性较恩替卡韦更高一些。TDF 不经肝脏细胞色素 P450 酶代谢，而经肾小球直接滤过或经肾小管排泄。因此，慢性肾脏病患者如病情需要必须选择 TDF 抗病毒治疗，其 TDF 需要根据 Ccr 相应减量，该患者无肾功能异常，故正常每日口服 300 mg 即可。

TDF 治疗期间的相关检测。TDF 治疗过程中应对相关指标进行定期监测[12-14]：①生物化学指标：包括 ALT 等肝功能指标，应在治疗后开始每月检测 1 次，连续检测 3 次，以后随病情改善可每 3 个月检测 1 次。②病毒学标志物：治疗开始后每 3 个月检测 1 次 HBV-DNA，每 3～6 个月检测 1 次 HBsAg、HBeAg 和抗-HBe。③HCC 监测：每 3～6 个月检测 AFP 与腹部超声影像学（必要时做 CT 或 MRI），以早期发现 HCC。④TDF 治疗期间每月检测 1 次血肌酐、血磷与血乳酸等指标，连续检测 3 次，以后随病情改善可每 3 个月检测 1 次；如患者有骨痛、关节肌肉酸痛等不适时，应随时监测骨密度等相关指标。⑤治疗监测应遵循个体化原则，根据患者病情可相应调整，如对于失代偿期肝硬化患者及肝衰竭患者应根据病情相应增加监测频率。

关于 TDF 治疗的耐药：部分体外研究表明[15-16]，如存在 rtN236T 与 rtA194T 等变异位点，HBV 对于 TDF 的敏感性下降。虽然应用至今尚无明确的 TDF 耐药报道，但仍应参照其他 NUCs，在临床应用 TDF 过程中加强耐药的预防。

TDF 长期治疗的安全性：综合 TDF 用于 CHB 及 HIV 感染患者数据，TDF 具有良好的安全耐受性，用于 CHB 患者的临床研究观察至 7 年的安全性数据表明，患者出现血清肌酐较基线升高≥0.5 mg/dL 患者的比例为 1.7%，血磷<2 mg/dL 患者的比例为 1.5%。研究自第 4 年开始采用双能 X 线方法检测患者骨密度变化情况，结果表明治疗至第 7 年，未见患者骨密度显著变化。

七、科主任点评

关于 HBV 感染,根据 2019 年最新指南,全球有 2.57 亿慢性 HBV 感染者,慢性 HBV 感染发病机制较为复杂,迄今仍尚未完全阐明,HBV 并不直接杀伤肝细胞,病毒引起的免疫应答是导致肝细胞损伤及炎症坏死的主要机制,而炎症坏死持续存在或反复出现是慢性 HBV 感染者进展为肝硬化甚至 HCC 的重要因素。免疫反应分为非特异性免疫反应及特异性免疫反应,其中非特异性免疫应答在 HBV 感染初期发挥着重要作用,它启动后续的特异性免疫应答,而特异性免疫应答在清除 HBV 中起到主要作用[17],主要组织相容性复合物 I 类分子限制性的 CD8 细胞毒性 T 细胞可诱导病毒感染肝细胞凋亡,也可通过分泌干扰素以非细胞溶解机制抑制肝细胞内的 HBV 基因表达和复制[18];慢性感染时,HBV 特异性 T 细胞易凋亡,产生细胞因子和增值能力均显著降低,功能耗竭,可能导致 HBV 持续感染的机制之一[19]。目前认为血清和肝组织中存在大量 HBsAg,而 HBsAg 特异性细胞毒性 T 细胞数量缺乏和(或)功能不足,是导致慢性 HBV 感染者发生免疫耐受的重要原因[20]。

关于慢性 HBV 感染的治疗目标为:最大限度地长期抑制 HBV 复制[21-23],减轻肝细胞炎症坏死及肝脏纤维组织增生,延缓和减少肝功能衰竭、肝硬化失代偿、HCC 和其他并发症的发生,改善患者生命质量,延长其生存时间。

主要的治疗是抗 HBV 治疗,抗病毒治疗的适应证为:依据血清 HBV-DNA、ALT 水平和肝脏疾病严重程度,同时需要结合年龄、家族史和伴随疾病严重程度等因素,综合评估患者疾病进展风险,决定是否启动抗病毒治疗[21-23]。该患者属于代偿期肝硬化,关于肝硬化抗病毒治疗的依据为:存在肝硬化的客观依据,不论 ALT 和 HBsAg 状态,只要可检测到 HBV-DNA,均应进行积极的抗病毒治疗,故根据最新指南,该患者 1 年前抗病毒治疗符合其适应证。而对于初始治疗的患者,强调选择强效低耐药药物,推荐恩替卡韦、替诺福韦及富马酸丙酚替诺福韦。

关于 NAs 药物的疗效及安全性:①恩替卡韦(ETV),大量研究数据显示,采用 ETV 治疗可强效抑制病毒复制,改善肝脏炎症,安全性较好,长期治疗可改善乙型肝炎肝硬化患者的组织学变,显著降低肝硬化并发症和 HCC 的发生率。②富马酸替诺福韦酯(TDF),应用 TDF 治疗 CHB 患者的多中心临床研究[24-25],结果显示,可强效抑制病毒复制,耐药发生率低,TDF 长期治疗显著改善肝脏组织学,降低 HCC 发生率。多项 TDF 治疗 NAs 经治患者的 48～168 周的研究显示,TDF 用于 LAM 耐药、ADF 耐药、ETV 耐药或多药耐药患者的治疗,均可获得 70%～98% 的病毒学应答,且随着治疗时间的延长,病毒学应答逐渐升高。故该患者目前出现病毒学及生化学突破考虑耐药发生时给予将恩替卡韦更换为替诺福韦是有据可循的,且更换后监测肝功能好转,病毒下降,临床治疗效果佳。抗病毒时基础病毒较高的患者,应密切观察患者肝功能及病毒变化情况,存在原始治疗失败的概率相对来说较高,若出现病毒变异情况,应及时给予加用或者更换抗病毒药物,以免引起肝衰竭等严重不良反应。

目前关于慢性 HBV 仍存在尚待研究和解决的临床问题。①发现和评价可用于鉴别慢性 HBV 感染自然史不同时期的新标志物。②明确新的血清标志物如抗-HBc 定量水平在 ALT 水平正常患者治疗决策中的价值。③肝纤维化无创诊断指标在启动治疗、疗效评价和预测长期转归中的价值。④不同 NAs 长期治疗对肝硬化逆转及 HCC 发生率的影响。⑤指导安全停用 NAs 的临床标志及生物学标志物。⑥研发以临床治愈为目标的创新药物,并评价和现有药物的协同、联合等作用。⑦利用真实世界资料评价已上市药物的安全性、疗效和成本效益比,为临床和公共卫生决策提供证据。⑧创新 CHB 的管理模式,提高 CHB 发现率、诊断率和治疗率,降低乙型肝炎相关病死率。

参考文献:

[1] Zoulim F, Perrillo R. Hepatitis B: reflections on the current appeoach to antiwiral therapy[J]. Hepatol, 2008, 48(Suppl 1): S2-S19.

[2] Lok A S, McMahon B J. Chronic hepatitis B: update 2009. Hepatology, 2009, 50(3): 661-662.

[3] Chang T T, Gish R G, de Man R, et al. A comparison of entecavir and lamivudine for HBeAg-positive chronic hepatitis B. N Eegl[J]. Med, 2006, 353: 1 001-1 010.

[4] European Association for the Study of the Liver. EASL clinical practice guidelines: management of chronic hepatitis B virus infection[J]. Hepatol, 2012, 57(1): 167-185.

[5] Lok A S, Trinh H, Carosi G, et al. Entecavir(ETV) monotherapy for 96 weeks is comparable to combination therapy with ETV plus tenofovir(TDF) in nucleos(t)ide-naïve patients with chronic hepatitis B(CHB): the BE-LOW study. 2011, AASLD.

[6] Kim Y J, Sinn D H, Gwak G Y, et al. Tenofovir rescue therapy for chronic hepatitis B patients after multiple treatment failures. World Journal of Gastroenterology, 2012, 18(47): 6 996.

[7] Sarrecchia C, Svicher V, Volpi A, et al. Successful switch to tenofovir after suboptimal response to entecavir in an immunocompromised patient with chronic hepatitis B and without genotypic hepatitis B virus resistance. Infection, 2011, 39(4): 367-370.

[8] Petersen J, Ratziu V, Buti M, et al. Entecavir plus tenofovir combination as resue therapy in pre-treated chronic hepatitis B patients: an international multicenter cohort study. Journal of Hepatology, 2012, 56(3): 520-526.

[9] Kim S S, Cheong J Y, Lee D, et al. Adefovir-based combination as rescue therapy with entecavir or lamivudine for patients with entecavir-refractory chronic hepatitis B. Journal of Medical Virology, 2012, 84(1): 18-25.

[10] Delaney W E, Ray A S, Yang H, et al. Intracellular metabolism and in vitro activity of tenofovir against hepatitis B virus. Antimicrob Agents Chenmother, 2006, 50 (7): 2 471-2 477.

[11] Hu C Y, Liu Y M, Liu Y, et al. Pharmacokinetics and tolerability of tenofovir disoproxil fumarate 300 mg once daily: an open-label, single-and multiple-dose study in healthy chinese subjects. Clin Ther, 2013, 35(12): 1 884-1 889.

[12] European Association For The Study of The Liver. EASL clinical practice guidelines: management of chronic hepatitis B virus infection[J]. Hepatol, 2012, 57(1): 167-185.

[13] 中华医学会肝病学分会,中华医学会感染病学分会.慢性乙型肝炎防治指南.中华肝脏病杂志, 2010, 19(1): 13-24.

[14] Liaw Y F, Kao J H, Piratvisuth T, et al. Asian-Pacific consensus statement on the management of

hronic hepatitis B: a 2012 update[J]. Hpatol Lnt, 2012, 6 (3):531-561.

[15] Dupouey J, Gerolami R, Solas C, et al. Hepatitis B virus variant with the a194t substitution within reverse transcriptase before and under adefovir and tenofovir therapy. Clin Res Hepatol Gastroenterol,2012,36(2):e26-e28.

[16] Amini-Bavil-Olyaee S, Herbers U, Sheldon J, et al. The rtA194T polymerase mutation impacts viral replication and suscepbility to tenofovir in hepatitis B e antigen-positive and hepatitis B e antigen-negative hepatitis B virus strains[J]. Hepatology,2009,49(4):1 158-1 165.

[17] Isogawa M, Tanaka Y. Immunobiology of hepatitis B virus infection[J]. Hepatol Res, 2015, 45 (2):179-189.

[18] Guidotti L G, Chisari F V. Noncytolytic control of viral infection by the innate and adaptive immune response[J]. Annu Rev Immunol,2001,19:65-91.

[19] Bertoletti A, Ferrari C. Innate and adaptive immune responses in chronic hepatitis B virus infections: Towards restoration of immune control of viral infection [J]. Gut, 2012, 61(12):1 754-1 764.

[20] Cornberg M, Wong V W, Locarnini S, et al. The role of quantitative hepatitis B surface antigen revisited[J]. J Hepatol,2017,66(2):398-411.

[21] Terrault N A, Lok Asf, Mcmahom B J, et al. Update on prevention, diagnosis, and treatment of chronic hepatitis B:AASLD 2018 hepatitis B guidance[J]. Hepatology, 2018, 67(4):1 560-1 599.

[22] European Association for the Study of the Liver. EASL 2017 clinical practice guidelines on the management of hepatitis B virus infection[J]. J Hepatol, 2017, 67(2): 370-398.

[23] 中华医学会肝病学分会,中华医学会感染病学分会.慢性乙型肝炎防治指南(2015 年更新版)[J]. 临床肝胆病杂志,2015,31(12):1 941-1 960.

[24] Hou J L, Gao Z L, Xie Q, et al. Tenofovir disoproxil fumarate vs adefovir dipivoxil in Chinese patients with chronic hepatitis B after 48 weeks: A randomized controlled trial [J]. J Viral Hepat, 2015,22(2):85-93.

[25] Liang X, Gao Z, Xie Q, et al. Long-term efficacy and safety of tenofovir disoproxil fumarate in Chinese patients with chronic hepatitis B: 5-year results [J]. Hepato lnt, 2019,13(3):260-269.

（王　慧）

一例肝硬化结节癌变后综合介入
联合内科保守治疗体会

一、患者基本信息

患者彭某某,女,56 岁,汉族,已婚,农民,于 2016 年 11 月 16 日入院。

二、主诉

反复乏力、纳差 10 余年,加重 1 周。

三、现病史、查体、化验检查

患者于 10 余年前无明显诱因出现乏力、厌食,查体发现 HBsAg 阳性,同时肝功异常,就诊于我院,经保肝对症治疗,好转出院。2015 年 12 月上述症状再发加重,化验肝功异常(具体数值不详),给予"阿德福韦酯"抗病毒及保肝治疗好转后出院。定期复查,病情相对稳定。10 个月前抗病毒药物更换为"恩替卡韦分散片 0.5 mg"。2016 年 4 月 21 日腹部超声提示:肝硬化,右肝后叶强回声结节,建议进一步检查,肝囊肿(多发),胆囊结石,胆囊壁厚毛糙;AFP 78.44 ng/mL,考虑肝癌不除外收住院。入院后完善相关辅助检查,上腹部平扫及增强均未提示肝内恶性结节,且 AFP 逐渐下降。出院时 AFP 64.19 ng/mL。肝功正常出院。近一周,上述不适加重,食欲欠佳,无恶心、呕吐,无鼻及牙龈出血,无发热及心慌、憋气,无腹痛、腹泻及里急后重,为进一步诊治,今日来我院就诊,B 超及超声造影均提示肝癌可能,门诊以"①肝炎肝硬化;②肝癌"收入我科住院治疗。自发病以来,患者睡眠可,精神状态好,大小便正常,体重略有下降。

患者有乙肝密切接触史,无输血史。无高血压、心脏病、糖尿病等慢性病史。无外伤及手术史,无药物及食物过敏史,预防接种史随当地进行。患者母亲、女儿 HBsAg 阳性。

体格检查:体温 36.5℃,脉搏 68 次/分钟,呼吸 16 次/分钟,血压 134/66 mmHg。一般情况可,全身皮肤黏膜无黄染及出血点,可见肝掌,未见蜘蛛痣。全身浅表淋巴结未触及肿大。头部及五官检查无异常,扁桃体不大。双肺呼吸动度一致,语颤均等。两肺叩清音,肝肺相对浊音界位于右侧锁骨中线第Ⅴ肋间。两肺呼吸音清,未闻及干湿啰音。心前区无隆起,心尖区搏动无弥散,心前区未及震颤,心界不大,心率 68 次/分钟,律整,各瓣膜听诊未闻及病理性杂音。周围血管征阴性。腹软,无压痛、反跳痛,肝脾未触及,莫菲氏征阴性,肝上界于右锁骨中线第五肋间叩及,肝区叩击痛阳性,双肾叩击痛阴性,腹水征阴性,肠鸣音正常。肛门、外生殖器未见异常。

入院前辅助检查:2016 年 11 月 16 日 B 超及超声造影提示肝硬化,肝囊肿(多发),考虑肝癌,胆囊结石(多发)。

入院检查。甲胎蛋白(AFP)119.20 ng/mL,癌胚抗原 0.721 ng/mL,糖类抗原 199：9.650 U/mL,肿瘤相关抗原 724：0.73 U/mL;乙肝病毒 DNA 定量＜5.00E＋02 IU/mL;甲肝抗体0.346,丙肝抗体Ⅱ 0.038,丁肝抗原阴性,丁肝抗体 IgM 阴性,丁肝抗体 IgG 阴性,庚肝抗体 IgG 阴性,戊肝抗体 IgM 阴性,戊肝抗体 IgG 阴性;巨细胞抗体阴性,EB 抗体阴性;谷丙转氨酶 30 IU/L,谷草转氨酶 32 IU/L,白蛋白正常;乙肝五项定量:乙肝表面抗原(化学发光)1 229.03 IU/mL,乙肝 e 抗原Ⅰ0.79 s/co,乙肝 e 抗体Ⅰ1.40 s/co,乙肝核心抗体Ⅰ9.11 s/co;血凝六项正常;尿分析加沉渣正常;全血细胞计数示白细胞 5.52×10^9/L,红细胞 4.59×10^{12}/L,血红蛋白 144.00 g/L,血小板 145.00×10^9/L,中性粒细胞比率56.30％,淋巴细胞数 1.99×10^9/L,中性粒细胞数 3.11×10^9/L;大便常规加潜血正常;血栓弹力图示凝血功能正常;肝纤维化扫描:CAP 232 dB/m,E7.1 kPa;肝纤维化组合:Ⅲ型前胶原 N 端肽 22.65 ng/mL,Ⅳ型胶原 18.71 ng/mL,层粘连蛋白 1.45 ng/mL,甘胆酸 3.01 μg/mL,透明质酸酶 58.64 ng/mL。胸片示心肺膈未见明显异常。心电图:窦性心律,大致正常心电图。上腹部 CT 平扫:①肝右叶低密度影,较前片增大,提示肝癌可能,建议进一步检查;②肝囊肿(多发);③胆囊结石;④右肾低密度影,建议进一步检查;⑤双下肺小斑片影,请结合临床随诊。上腹部 CT 增强:①肝右后叶占位,肝 Ca 可能;②肝内小囊肿(多发);③胆囊结石;④双肾囊肿。

四、诊断与鉴别诊断

(一)诊断

1. 肝炎后肝硬化
2. 肝细胞癌
3. 多发性肝囊肿
4. 胆囊结石
5. 双肾囊肿

(二)鉴别诊断

1. 酒精性肝硬化:有长期大量饮酒史,一般超过 5 年,男性每日酒精摄入量≥40 g,女性每日酒精摄入量≥20 g,化验肝功异常,可出现乏力、食欲下降、恶心、腹胀、黄疸等症状。该患者无饮酒史,可排除。

2. 血吸虫性肝硬化:有疫区旅居史及疫水接触史,肛门或直肠检查可发现血吸虫虫卵,影像学检查提示肝硬化,可有乏力、食欲下降、腹胀、黄疸等症状,查肝功异常。该患者无疫区旅居及疫水接触史,故可排除。

3. 继发性肝癌:原发于呼吸道、胃肠道、泌尿生殖道、乳房等处的癌灶常转移至肝,大多为多发结节,临床以原发癌表现为主,血清 AFP 检测一般为阴性,但少数继发性肝癌很难与原发性肝癌鉴别,确诊的关键在于病理组织学检查和找到肝外原发癌的证据。

六、诊疗经过

高危人群的认定：在我国，肝癌的高危人群体主要包括：合并有 HBV 和/或 HCV 感染、较长时间酗酒、非酒精脂肪性肝炎、食用黄曲霉毒素污染的食物、各种原因引起的肝硬化、肝癌（HCC）家族史等群体，尤其是年龄在 40 岁以上的男性风险更大。HCC 的病因以 HBV 引起的慢性肝损伤为主[1]。

本病例半年后临床随访，门诊考虑肝癌，收住院。住院后完善相关检查认为此例患者诊断明确，下一步治疗方法如何选择？

肝癌的治疗方法有：①手术（肝切除与肝移植）；②消融（热消融，冷消融，化学消融，不可逆性电穿孔技术）；③介入治疗；④放射治疗；⑤综合治疗：包括分子靶向药物，免疫治疗，中医中药，营养支持及对症治疗。

对于具体适应证的选择及疗效分析情况参考亚太肝癌临床指南的意见如下。

肝切除与肝移植术：①Child-Pugh A 级患者，确认可完全性切除肿瘤及保证残肝功能正常的情况下，是治疗肝癌的一线治疗方法。②肝移植从肿瘤角度考虑为所有肝癌患者的最佳治疗方法，如果有肝移植条件，建议作为 Child-Pugh B 级和 C 级 HCC 患者的一线治疗。③对于肝硬化基础上 Child-Pugh A 级 HCC 患者，应在多学科团队会诊中讨论可切除性，肝移植可能是以抢救方式进行的二线治疗。

目前，HCC 的最佳手术策略一直存在争议，这表明在全球主要治疗路线图中，肝癌切除（liver cancer resection，LR）和肝移植（liver cancer transplantion，LT）的适应证指标差异很大。在考虑 HCC 的 LR 时，必须考虑根治性切除肿瘤的程度，以及病变肝脏的储备功能和未来肝残余的体积是否能够代偿。

中国肝癌诊疗指南的治疗路线图中显示 1a 期患者消融治疗，肝切除，肝移植并重的选择。

消融的治疗手段主要包括热消融，冷消融，化学消融，可逆性电穿孔技术，消融的引导方式有超声（ultrasound，US）、CT、MRI，消融的治疗方式可以包括经皮经肝、腹腔镜及开腹的方式。其中常见热消融包括射频与微波消融，冷消融包括氩氦刀及靶向刀。

经皮酒精消融术，第一次报道是在 1983 年[2]，一直延续到现在，相关报道其 5 年生存率达到 38%～60%，局部复发率根据肿瘤的大小不同，为 6%～31%。致死率为 0～3.2%，致残率为 0～0.4%。由于其主要并发症是胆汁反流，肿瘤与胃肠道的粘连或者其他原因，目前主要用于射频消融不能安全进行的情况下或者边缘不能达到完全消融的情况下[3]。

射频消融，是近年来应用最广泛的肝癌烧蚀技术。在射频消融过程中，将射频消融针插入肿瘤部位，从电极暴露部分释放的射频能量转化为热量，进而导致肿瘤坏死。有研究结果显示射频消融的 5 年总生存率（overall survival rate，OS）为 69%，中位生存时间（median survival time，MS）为 7.0 年。5 年无复发生存率（recurrence-free survival，RFS）率为 17%，RFS 治疗的中位数时间 2.0 年。多变量分析显示，年龄＞80 岁，肿瘤直径＞2 cm，多发肿瘤，是 OS 差的独立预后因素。对于 RFS，脱-γ-羧基凝血酶原（des-γcarboxy prothrombin，DCP）≥40 mAU/mL 和多个肿瘤是独立的预后因素。消融部位局部复发发生率 13%～8.9%[4]。比较射频消融治疗（radiofrequency ablation，RFA）和手术切除之间的结果并不容易。首先，两种治疗方法的适应症不同；其次，每种治疗的适应症的掌握因机构不同而异。因此，判定可通过 RFA 治疗或进行手术切除的病例可能不会在另一种情况下给予相同的治疗。有 4 项随机对照试验（randomized controlled trial，RCT）将 RFA 与手术切除进行比较。其中三个表明，RFA 和手术切除之间的 OS 相似。对 5 cm 或更小的单发 HCC 患者进行的试验显示，RFA 和切除术后 OS 和无病生存率（disease free survival，DFS）无统计学差异，但手术后并发症更多和更加严重[5]。

微波消融，经皮微波消融是通过插入组织的微波针，通电后产生微波进而加热现象，导致热消融，进而发挥治疗作用，20 世纪 90 年代进入临床[6]。第一代微波设备由于其副反应明显，治疗效果差，目前被射频消融取代。新一代微波消融设备可以在更短的时间内创建更可预测的消融区域和更大的消融体积。然而，其累计报告的经验有限。需要进一步研究，特别是从长期生存的角度进行研究。相比射频而言，其消融时间短，消融范围大，消融安全性相比射频低。随着技术的进步，微波未来的成长性较射频要高。目前国内的微波消融技术应用较为广泛。在肝脏肿瘤的消融研究中显示了良好的效果，较高的安全性。水冷微波消融治疗肝肿瘤，增加微波消融功率或延长微波消融时间，可明显扩大肝肿瘤的消融范围。肿瘤残留的危险因素包括大小、靠近大管道以及消融安全范围，其中肿瘤大小是肝癌微波治疗中残留的独立危险因素[7]。目前微波消融治疗的应用范围较为广泛，主要包括肝脏、肺脏、肾脏、骨骼、子宫、淋巴结、甲状腺等脏器。

不可逆电穿孔（irreversible electroporation，IRE），是一种非热肿瘤消融技术，它使用电脉冲诱导细胞凋亡，同时保持胆管和血管的结构完整性。在 16 项研究中，共纳入 221 名患者在肝脏（n＝129），胰腺（n＝69），肾脏（n＝14），肺（n＝6），小骨盆（n＝1）和淋巴结中治疗了 325 个肿瘤。IRE 期间未报告重大不良事件。IRE 仅引起肝脏轻微并发症，然而，胰腺中报告了三种主要并发症（胆漏，门静脉血栓形成）。肝脏肿瘤在 3 个月时的完全反应为 67%～100%（对于 3 cm 的肿瘤，93%～100%）。与对照组患者相比，胰腺 IRE 联合手术可延长生存期（20 mo vs 13 mo）并显著减轻疼痛。进而认为，在其他技术不适合的情况下，IRE 是消融胆管和血管附近肿瘤的有效方式。考虑到证据的局限性，中心性肝肿瘤的 IRE 似乎相对安全而没有严重的并发症，而胰腺 IRE 后的并发症似乎更严重。总体而言，IRE 对于难以触及的肿瘤的未来似乎很有希望[8]。

氩氦刀，有人通过研究评估冷冻消融治疗邻近各器官的包膜下肝细胞癌（HCC）的安全性和有效性。HCC 肿瘤位于胆囊、结肠、胃、肾、膈膜或腹壁附近。冷冻消融技术的成功率为 96.4%（27/28）。局部复发和无进展生存率在 6 个月时分别为 96% 和 84%，在 1 年时分别为 82% 和 43%。所有患者在随访期间均存活。VAS 疼痛评分范围为 0 至 3（平均值为 1.57）。3.6% 的患者出现严重并发症，轻微并发症发生率为 17.9%。观察到血清 AST、ALT 和胆红素水平的瞬时升高。冷冻消融是治疗与各种主要器官相邻的包膜下 HCC 的安全且有效的方法[9]。

靶向刀是我国自主研发的设备，主要输送氮气，在数十秒内急速冷冻病变组织至

－140℃以下，然后复温加热处于结冰状态的病变组织，促使细胞爆裂。重复两次冷冻—复温过程，可使靶区内肿瘤细胞破裂毁损、微血管内膜损伤并栓塞、逆转肿瘤免疫抑制状态。有人通过对 41 例的研究结果显示完全消融率为 90.2%，在平均随访时间 8 个月，41 例患者全部存活，术后 3、6 个月的累积局部复发率分别为 17.1%、25.9%，所有患者均未出现严重并发症。认为国产靶向刀治疗肝癌安全有效，能有效灭活局部瘤体[10]。其远期临床应用价值有待进一步观察。

放射治疗，简称放疗。虽然立体定向放射治疗（stereotactic radiotherapy，SBRT）和质子束（也是碳离子束）对于其他局部治疗失败的患者来说是合理的选择，但放射治疗（radiotherapy，RT）尚未显示可改善 HCC 患者的预后。尽管 HCC 被认为是放射敏感性肿瘤，但它也位于其他放射敏感性器官中，对于其他器官的潜在损伤担忧，限制其广泛应用。由于三维适形放射治疗（three-dimensional conformal radiotherapy，3D-CRT）的发展，对于 HCC 的患者没有严重毒性，可以更安全地进行放射治疗（RT）。用 RT［强度调制 RT（IMRT）和图像引导方法，包括立体定向放射治疗（SBRT）］精确靶向 HCC 的放疗技术发展，其可以改善 HCC 患者收益并降低非靶器官损伤的风险。然而，它们不会改变肝脏其他未治疗区域的高复发率。没有大规模 RCT 证明任何形式的 RT 对 HCC 患者的生存有有益的影响，并且没有就该疗法的最佳使用达成共识。因此，在美国肝病研究学会（American Association for the Study of Liver Diseases，AASLD）和欧洲肝脏研究学会（European Association for the Study of the Liver，EASL）治疗 HCC 的指南中不建议使用 RT[11]。

介入疗法在国内亦称经导管动脉化疗栓塞术（transcatheter arterial chemoembolization，TACE）治疗/介入治疗，是目前被公认为肝癌非手术治疗的最常用方法之一，经动脉化疗栓塞是最广泛使用的无法切除的 HCC 的主要治疗方法，是目前多个指南中推荐的一线治疗中期疾病患者的首选方法。TACE 的基本原理是经动脉内注射细胞毒性药物，合并栓塞肿瘤的供血血管进而导致肿瘤的细胞毒性和缺血性改变，治疗的主要机理是正常肝脏通常由来自肝动脉和门静脉的双重血液供应；门静脉供应 70%～75% 的血液，肝动脉提供 25%～30% 的血液供应。在有癌变倾向的肝结节中，来源于门静脉的血液供应较少，来自肝动脉供血增多，HCC 主要由肝动脉供血。动脉供血达到肿瘤血管供应的 95% 以上，HCC 的晚期阶段与 HCC 中动脉生成相关性较高。TACE 涉及肝癌化学治疗和肿瘤供血动脉物理栓塞的结合。通过肿瘤供血动脉灌注抗癌化疗药物可增加病灶处的局部药物浓度并减少药物的副作用。此外，对供血动脉的栓塞阻断了肿瘤的血液供应，导致肿瘤组织的缺血、缺氧和炎症坏死。影响 TACE 治疗 HCC 的治疗效果的原因较多，而肿瘤血管生成是一个重要原因。

TACE 常用于治疗不可切除的 HCC，主要包括：对于没有血管浸润或肝外扩散的无法切除的大、多发肝癌患者，建议将 TACE 作为肝癌的一线治疗方法。TACE 的治疗效果取决于 HCC 的血液供应，甚至在肝功能不全的情况下，可以通过超选的方法将导管头置于肝癌滋养动脉处，在影像学（常规 DSA）透视监测下，将抗癌药物的乳液与碘油混合，根据肿瘤大小和病变范围，计算并确定 TACE 中使用的化疗药物和碘油的剂量，然后仔细注射明胶海绵颗粒。

患者治疗方案的制定：外科切除是首选，经患者到我市多家医院肝胆外科就诊，会诊意见认为无手术指征，主要原因为患者肿瘤靠近下腔静脉，切除不彻底。肝移植患者的经济状态不支持。后续治疗选择有什么？指南内容逐一排除。放射治疗暂不考虑，患者放疗后的损伤与疗效不成比例，可能损失根治机会。微创治疗中 TACE 与消融的选择为主要方向。TACE 与消融如何选择？如何联合？进行文献回顾。

基于 TACE 的联合治疗：

2017 年发表的中国肝癌诊疗指南中推荐 TACE 的联合治疗主要有如下几种：①TACE 联合消融（RFA、MWA 等）治疗；②TACE 联合放射治疗：主要指门静脉主干癌栓、下腔静脉癌栓和局限性大肝癌介入治疗后的治疗；③TACE 联合Ⅱ期外科手术切除：大肝癌或巨块型肝癌；⑤动脉放疗栓塞（TARE）。

动脉放疗栓塞（TARE）包括将植入的放射性微球注入肿瘤供血动脉，以便在保护正常实质的同时，将肿瘤暴露在高度集中的辐射下。使用钇-90 的 TARE 是一种不断发展和有希望的区域疗法，可以补充或取代 TACE。

TACE＋射频、无水乙醇消融：有 Meta 分析的研究结果显示在纳入了 21 项涉及 2691 名患者的随机对照试验。在他们的网络荟萃分析中显示，经肝动脉化疗栓塞（TACE）和射频消融（RFA）的联合治疗与单独肝切除术相比，1 年生存率更高。单用经皮乙醇注射（percutaneous ethanol injection，PEI）和单独 RFA 相比有统计学差异，射频消融效果更好。TACE＋RFA 的 3 年生存率高于单独的 PEI 和单独的 RFA。并且 RFA＋PEI 和 PEI 之间存在统计学差异。3 年生存率，等级测试和累积概率的结果显示，TACE＋RFA 在 1 年，3 年和 5 年生存率的评估中排名最高。基于结合直接和间接比较的荟萃分析，TACE 和 RFA 的联合治疗似乎是早期 HCC 的最有效策略。另一项 Meta 分析研究认为，通过评估经肝动脉化疗栓塞（TACE）加射频消融（RFA 实验组）与 RFA 治疗（对照组）对接受肝细胞癌姑息治疗的患者的疗效。实验组的 2 年、3 年生存率高于对照组。荟萃分析表明，与对照组相比，实验组存活率更高，无复发生存率更高，肿瘤进展率更低。

TACE＋射频与外科切除对小肝癌的研究结果显示：TACE-RFA 可为患者提供可比较的一年和三年总生存率（OS）和一年无复发生存率（RFS）与手术切除率（SR）相同。然而，TACE-RFA 组合的三年 RFS 低于手术切除组，差异有统计学意义。对于手术并发症，TACE-RFA 组的主要并发症风险显著降低。

TACE＋手术切除：降级更加晚期的 HCC 选择方案之一，不是移植候选者的晚期 HCC（Ⅲ/Ⅳ期）患者可以通过使用新辅助局部区域疗法降低到"符合米兰标准"，以便他们能够成为符合移植标准的患者。这种做法已被北美越来越多的移植中心采用，并取得了可喜的成果。

TACE＋微波消融：有研究通过比较 TACE 和微波消融（microwave ablation，MWA）联合治疗在肿瘤大小≤7 cm 且肿瘤数≤5 的巴塞罗那分期（Barcelona Clinic Liver Cancer，BCLC）B 期 HCC 患者中进行 TACE 单药治疗的临床效果。结果认为与

TACE 组相比,TACE-MWA 组显著改善了无进展生存期(P=0.044)和总生存期(P=0.002)。

TACE+冷冻消融:评估 TACE 联合冷冻消融术(TACE-冷冻消融术)治疗大(主要肿瘤直径≥5.0 cm)肝细胞癌(HCC)的安全性和有效性。与单独使用 TACE 相比,TACE-冷冻消融显著提高了存活率,与 TACE 相关的并发症在两组之间具有可比性。

TACE+放射治疗:动脉放疗栓塞(TARE)包括将植入的放射性微球注入肿瘤供血动脉,以便在保护正常实质的同时,将肿瘤暴露在高度集中的辐射下。TARE 使用的钇-90 栓塞微球是一种不断发展和有希望的区域疗法,它可以补充或取代 TACE。在欧洲对中晚期肝癌患者的第二阶段研究中,部分报道 TARE 可以改善 TACE 的治疗效果。

考虑到可以进行 TACE 联合消融治疗。对于消融方法的确定,目前我市内有的方法是冷冻消融,射频,微波消融。从安全性分析,热消融安全性更高,术后肿瘤残留的风险更低。至于不可逆电穿孔及放射性粒子目前为实验阶段,我市不能开展。鉴于射频与微波的治疗原理相似,疗效相近,但是射频相对微波治疗更加安全,最终联合方案考虑为 TACE+射频消融治疗。下一个问题是患者到哪个医院进行微创治疗?目前全市从事此类手术的医生基本为放射科出身,对于影像的把握较好,但是本技术较成熟,影像把握不会有差距,综合考虑手术的效果全市能够开展的医院差距不大,重点差距在术后的恢复,我科室医生为内科出身的介入医生,术后的恢复更好,建议于我院治疗。患者表示同意。2016 年 12 月 3 日行"TACE"治疗。

为继续治疗,患者于 2017 年 1 月 4 日第三次入院。入院后进一步行加强 CT 检查,考虑碘油沉积区减少,并于 2017 年 1 月 12 日行肝 TACE 术。2017 年 2 月 19 日行"肝射频消融术",采用双针单肿瘤消融。住院 63 天肝功正常后出院。

第四次入院日期:2017 年 4 月 25 日。因门诊 B 超提示肝硬化,右肝强回声结节,考虑术后所见,建议超声造影评估,肝囊肿(多发),胆囊结石(多发)。进一步排除肿瘤复发入院,入院后完善相关检查,未见肝癌复发及新发,办理出院。

第五次入院日期:2017 年 10 月 9 日。因 2017 年 9 月 28 日增强 CT:①肝右后叶退变小结节,小肝癌不除外,请结合临床必要时进一步检查;②肝右叶术后改变,请结合临床;③肝囊肿;④肝内硬化结节,建议随诊;⑤胆囊结石;⑥双肾多发囊肿。B 超:肝硬化,右肝后强回声结节,考虑介入术后所见,右肝介入病灶旁略高回声结节,建议超声造影,肝多发囊肿,胆囊结石(多发)。超声造影提示:肝右后叶介入治疗结节旁结节,考虑小肝 Ca,请结合临床。患者病情变化考虑肝癌复发,进一步收住院治疗,住院后肝功 Child A级,一般活动能力状态好,可耐受 TACE 术。2017 年 10 月 12 日下午进行局部麻醉肝癌经导管动脉化疗栓塞术(TACE),2017 年 10 月 26 日行肝癌射频消融治疗;术后病情恢复顺利。出院日期:2017 年 11 月 10 日,住院天数:32。

第六次入院日期:2018 年 10 月 13 日。入院原因肿瘤相关物质测定 49 mAU/mL 升高。进一步检查 AFP-L 3%:<0.5%,AFP 19.500 ng/mL,癌胚抗原 0.566 ng/mL,肝功正常,上腹部磁共振平扫+增强扫描:符合肝硬化表现;肝右后叶占位,肝 Ca 治疗后?请结合病史;肝多发囊肿;胆囊结石。进一步排除肿瘤复发,治疗好转出院。

第七次入院日期：2018 年 12 月 3 日。患者自诉无明显不适。化验：肝功基本正常，AFP 44.500 ng/mL。上腹部磁共振：符合肝硬化表现；肝右后叶占位，肝 Ca 治疗后改变可能大，请结合病史；肝脏多发异常强化灶，建议结合普美显进一步检查；肝脏多发囊肿；胆囊结石；双肾囊肿；以上较前（2018 年 10 月 10 日：MR）变化不显著。行上腹部磁共振平扫＋增强扫描，未明确肝内肿瘤复发或新发，AFP 较入院下降。住院 14 天出院。

第八次入院日期：2019 年 2 月 22 日。入院原因：2018 年 12 月复查 CT 示肝内结节，AFP 略高，经磁共振检查肝癌无复发。2019 年 2 月 20 日上腹部增强 CT 提示肝癌术后改变，其下内方结节，较前片略增大，建议进一步检查；AFP 升高；考虑肝癌进展。收入院后进一步完善相关检查，考虑肝癌复发，于 2019 年 2 月 23 日行肝癌 TACE 术，术后恢复顺利，AFP 降至正常。于 2019 年 3 月 22 日行肝癌射频消融术，手术顺利。化验：谷丙转氨酶 69 U/L，谷草转氨酶 85 U/L，AFP-L 3％：＜0.5％，AFP 5.900 ng/mL；肿瘤相关物质测定 14 mAU/mL，凝血酶原活度 67.0％。治疗好转后出院。目前病情稳定，无肝癌复发。

下一步治疗选择：反复复发，是否需要干预？选择什么方式干预？干预依据是什么？

可选方案：分子靶向药物：

1. 索拉非尼：索拉非尼是一种口服激酶抑制剂，通过抑制 C-Raf，野生型 B-Raf 和突变体 B-RafV600E 的丝氨酸/苏氨酸激酶来抑制肿瘤增殖，从而发挥其抗肿瘤作用，它们是 Raf/MEK/ERK 的成分。血管内皮生长因子受体（vascular endothelial growth factor receptor，VEGFR），血小板衍生生长因子受体（platelet-derived growth factor receptor，PDGFR）和上皮生长因子受体（epithelial growth factor receptor，EGFR）下游的途径（丝裂原活化蛋白激酶 mitogen-activated protein kinase，MAPK 途径），以及通过抑制酪氨酸激酶如 VEGFR1 抑制血管生成，VEGFR2，VEGFR3，PDGFRβ，RET 和 FLT-3（FMS 相关酪氨酸激酶-3）。

2. 乐乏替尼（Lenvatinib）：REFLECT 试验结果概述。REFLECT 试验是唯一一项在这 10 年阴性试验期间具有阳性结果的试验。Lenvatinib 是一种口服激酶抑制剂，可选择性抑制参与肿瘤血管生成和肿瘤生长的受体酪氨酸激酶（如 VEGFR1，VEGFR2，VEGFR3，成纤维细胞生长因子受体：FGFR1，FGFR2，FGFR3，FGFR4，PDGFRα，KIT 和 RET）。晚期 HCC 的单臂Ⅱ期试验显示出优异的结果（TTP：7.4 个月；OS：18.7 个月）。

3. 瑞格非尼（Regorafenib）：RESORCE 试验概述。Regorafenib 是一种可口服的多激酶抑制剂，可用于蛋白激酶，如 VEGFR1，VEGFR2，VEGFR3，TIE2，PDGFRβ，FGFR，KIT，RET，RAF-1 和 BRAF。其分子结构几乎与索拉非尼的分子结构相同，这使其具有非常相似的毒性特征。与其他药物不同，对索拉非尼治疗失败或者对索拉非尼不耐受的患者进行了Ⅲ期安慰剂对照试验。在实验组中，OS 的主要终点明显优于安慰剂组（10.6 个月对 7.8 个月），PFS 和 TTP 也明显更好。在二线治疗中，Regorafenib 成为第一种与安慰剂相比显示出疗效的药物。在提供这些结果后，在索拉非尼临床广泛应用后的 2017 年 5 月的日本，瑞格非尼作为另一个加入 HCC 治疗适应症的分子靶向药物。然而,索拉非尼不耐受患者的二线治疗仍然不满意,因为该药物通常不适合在该人群中使用。

4. 卡博替尼(Cabozantinib):CELESTIAL 试验概述。该试验的结果于 2018 年在 ASCOGI 上发表。该研究纳入了 773 例无法切除的 HCC 患者,这些患者在 2013 年 9 月至 2017 年 9 月至少一次含有索拉非尼的全身化疗方案后有所进展。该试验显示,在卡博替尼组(10.2 个月)中 OS 显著优于安慰剂组(8.0 个月)OS。次要终点 PFS 在卡博替尼组(5.2 个月)中也优于安慰剂组(1.9 个月)。此外,卡博替尼组的总应答率(overall response rate,ORR)优于安慰剂组(4% 对 0.4%)(p=0.008 6)。对卡博替尼和安慰剂组中相对较低比例的患者进行了试验后治疗(25% 对 30%)。卡博替尼和瑞格非尼在 OS,ORR 和 PFS 方面具有相当的疗效。对于仅接受索拉非尼预先治疗的患者,获得了可比较的结果。与卡博替尼治疗的持续时间为 3.8 个月,与瑞格非尼(3.6 个月)相似,表明耐受性良好。由于治疗相关的 AE 导致的剂量减少和停药在卡博替尼中比在瑞格非尼中略微更常见。卡博替尼比瑞格非尼更常见手足皮肤反应和腹泻等特异性 AE,表明卡博替尼可能毒性略高于卡博替尼。

免疫调节分子:程序性死亡因子(programmed death factor,PD)-1 于 1992 年由 Tasuku Honjo 教授和他在日本京都大学的研究团队首次发现。它被命名为程序性死亡因子-1(PD-1),因为研究人员在发现它时会寻找诱导 T 淋巴细胞凋亡的分子。然后发现抑制这种途径可以通过逆转肿瘤的免疫抑制作用和恢复先天免疫活性来消除肿瘤,这促使随后在 2002 年利用该机制开发的抗肿瘤药物。1995 年,James Allison 发现了细胞毒性 T 淋巴细胞相关抗原 4(cytotoxic T lymphocyte-associated antigen,CTLA-4),并发现其抑制作用可以导致肿瘤在小鼠中消失。这种调节 T 淋巴细胞活性的分子称为免疫检查点分子,抑制这些分子的药物称为免疫检查点抑制剂。目前正在进行试验,研究 Nivolumab 和 Pembrolizumab 作为抗 PD-1 抗体,Avelumab,Durvalumab 和 Atezolizumab 作为抗 PD-L1 抗体,Ipilimumab 和 Tremelimumab 作为抗-CTLA-4 抗体用于 HCC。

Nivolumab:Nivolumab 是世界上第一种针对人 PD-1 的重组人 IgG4 单克隆抗体。在晚期 HCC(Checkmate-040 试验)的 Ⅰ/Ⅱ 期试验中,它产生了 20% 的反应率,包括两个完全反应和 67% 的疾病控制率,这是非常有吸引力的结果。在此之后,进行了扩大样本的临床研究试验。最新结果在 ASCO 2017 上公布,一线治疗 28.6 个月和二线治疗 15.6 个月的 OS 结果很理想。针对索拉非尼的 Ⅲ 期头对头试验目前正在进行中。根据 Ⅰ/Ⅱ 期试验的上述结果,Nivolumab 被美国食品药品管理局(US Food and Drug Administration,FDA)指定为优先审查项目,并于 2017 年 9 月获得批准。

Pembrolizumab:Pembrolizumab 与 Nivolumab 一样,是针对人 PD-1 的重组人 IgG4 单克隆抗体。在 Ⅱ 期试验中对 HCC 进行了研究,其结果与 Nivolumab 相似,目前正在进行安慰剂对照 Ⅲ 期试验,作为二线治疗进行研究,以治疗索拉非尼难治性 HCC 或对索拉非尼不耐受 HCC 患者。

Codrituzumab:Codrituzumab 是一种抗肝癌蛋白的人造抗体,称为磷脂酰肌醇蛋白聚糖-3。在该临床试验中,未发现 Codrituzumab 对肝癌有效。有人建议,更高剂量的

Codrituzumab 或选择高水平磷脂酰肌醇蛋白聚糖-3 或其介质 CD16 的患者可能会改善预后。

Ramucirumab:REACH-2 试验概述。REACH-2 试验的结果在 2018 年 6 月的 ASCO 年会上报告。REACH-2,基于前述 REACH 的结果,在基线 AFP 水平≥400 ng/mL 的患者中重新检查 Ramucirumab,这是一项阳性研究,证实 Ramucirumab 的 OS 显著长于安慰剂治疗的患者。PFS 和 DCR 也明显更好,表明药物有效。Ramucirumab 组 OS 为 8.5 个月,安慰剂组为 7.3 个月;差异有显著性。Ramucirumab 治疗降低了死亡率 29%。在所有亚组中,除了女性亚组,接受 Ramucirumab 的患者的 OS 比安慰剂组更长,尤其是男性,肝外转移的患者和没有血管侵犯的患者中效果更加明显。关于不良事件的结果与其他适应症的 Ramucirumab 单一疗法中显示的相似,表明这些患者具有良好的耐受性。Kaplan-Meier 生存曲线显示,在 18 个月时,Ramucirumab 组(24.5%)和安慰剂组(11.3%)之间的存活率存在显著差异,但在 12 个月时没有。Ramucirumab 的作用直到治疗后期才更加明显。

索拉非尼与 TACE 联合治疗的三项试验,即日本和韩国患者的Ⅲ期临床试验(Post-TACE 试验),将索拉非尼加 TACE 与药物洗脱珠(drug eluting beads,DEB-TACE)与安慰剂进行比较的Ⅱ期试验加上 DEB-TACE(SPACE 试验),并且迄今为止已经进行了一项Ⅲ期试验,该试验还研究了索拉非尼与 DEB-TACE(TACE 2 试验)的结合,但由于未达到延长肿瘤进展时间(tumor progression time,TTP)或无进展生存期(PFS)的主要终点。还进行了分子靶向药物 Brivanib 和 Orantinib 与 TACE 联合的Ⅲ期试验,但由于未达到延长 OS 的主要终点,它们也失败。通过从这五个阴性试验中吸取教训,新设计了 TACE 试验作为终点的"进展"定义,更好地反映了 TACE 在临床实践中的表现。

最终后续诊疗方案的确定:目前的药物治疗未明确显示患者直接受益,本例患者目前病情稳定,肝功能明显较前恢复,生活质量无下降,再加患者为农民,经济条件所限。①目前状态分子靶向药物的副反应明显,对患者生活质量有明显影响,患者收益不确定,在有限的经济条件下应用可能弊大于利,导致患者再次肿瘤复发无钱可用。②分子靶向药物应用后的严重不良反应可能明显导致患者生存期缩短。③免疫制剂总体肝癌疗效有待进一步评估。综上所述,目前患者肿瘤复发状态呈现为肿瘤单发,介入及消融技术的联合应用效果较好,花费少,生活质量及生存获益可能更大。随访观察

六、诊疗体会

1. 肝硬化,肝癌的发病过程,发病时间:在肝脏影像报告和数据系统(LI-RADS)病灶中,LI-RADS 1 随访中没有 HCC 或其他恶性肿瘤。在 LI-RADS 2 病变中,通过 24 个月的随访,0~6% 被诊断为 HCC 或其他恶性肿瘤。在 LI-RADS 3 的病变中,分别有 6%~15% 的患者在 24 个月内被诊断为 HCC 或其他恶性肿瘤。重要的是,前瞻性随访的 LI-RADS 4 病变中有 46%~68% 的患者在 24 个月内被诊断为 HCC 或其他恶性肿瘤。

本例诊断时间与文献报道相似,总体诊断及时,从典型肝硬化结节进展为原发性肝癌,经外科多位专家会诊,排除切除手术可能,无肝移植经济条件,治疗手段的选择

TACE 与消融联合方案合理,疗效较好。

2. 体现中国原发性肝癌诊疗指南的变化,消融的最大径从 3 cm 增加到 5 cm。患者的早期消融为我们的探索性肿瘤消融,对于超 3 cm 肿瘤的消融我们进行了探索,这种探索为被动性,无外科指征后争取根治性消融。肝癌的治疗应为多种治疗手段的综合应用,我们参考了 2016 年的多种文献,Meta 分析结果认为 TACE 联合消融治疗效果由于单纯消融治疗的建议。应用 TACE 与射频消融的联合,患者获得了良好的生存收益。

3. 本例的缺憾是第一次的诊断略有不足,与当时的核磁共振较缺及收费较高有关系,可能放在今天诊断会提前到第一次住院。

4. 本例患者从发病原因,临床表现,影像学表现,生化指标表现,诊断比较明确。其中需要鉴别部分主要是上腹部加强 CT 结果中对门静脉右支的表现,到底是肿瘤压迫还是肿瘤生长侵犯门静脉右支,比较困难。经过治疗后门静脉再次通畅考虑为门静脉受肿瘤压迫所致,如不能通畅考虑为门静脉受累。最终经过治疗后门静脉复通。

七、科主任点评

诊断及时,治疗方案的选择较为准确,疗效较好。患者的诊疗主要集中于 TACE 与射频消融治疗手段的联合,辅以内科保守治疗。由于肝癌预防分为以下几类:①预防危险因素的"初级预防",②在有危险因素的患者中,预防癌症发展的"二次预防"和③"三级预防",经过治疗的初期患者以防止癌症复发。在肝病学领域,"初级预防"和"二级预防"有时也指预防初始和复发性 HCC。初级预防已被证明是一种有效的措施,而仍然没有建立二级和三级预防疗法。在初级预防中的措施主要有:对于 HBV,HCV 感染的初级预防主要是疫苗注射,血液制品的筛选;对于酒精性肝硬化主要是戒酒。二级预防措施中对于 HBV,HCV 感染患者主要为血液监测肿瘤标记物,常见的有 AFP 等,抗病毒治疗。三级预防目前处于研究阶段。此例患者的三级预防我们的处理方案较少,主要是防治肝癌发生的内科治疗。

参考文献:

[1] Qin H, Liu B, Shi T, et al. Tumour necrosis factor-alpha polymorphisms and hepatocellular carcinoma: a meta-analysis[J]. J Int Med Res, 2010, 38:760-768.

[2] Bruix J, Qin S, Merle P, et al. Regorafenib for patients with hepatocellular carcinoma who progressed on sorafenib treatment (RESORCE): A randomised, double-blind, placebo-controlled, phase 3 trial[J]. Lancet, 2017, 389: 56-66.

[3] Abou-Alfa G K, Meyer T, Cheng A L, et al. Cabozantinib in patients with advanced and progressing hepatocellular carcinoma[J]. N. Engl. J. Med, 2018, 379: 54-63.

[4] Kudo, M. Cabozantinib as a second-line agent in advanced hepatocellular carcinoma[J]. Liver Cancer, 2018, 7: 123-133.

[5] Kudo, M. Ramucirumab as second-line systemic therapy in hepatocellular carcinoma[J]. Liver Cancer, 2018, 7: 305-311.

[6] Ishida Y, Agata Y, Shibahara K, et al. Induced expression of PD-1, a novel member of the

immunoglobulin gene superfamily, upon programmed cell death[J]. EMBO J, 1992, 11: 3 887-3 895.

[7] Iwai Y, Ishida M, Tanaka Y, et al. Involvement of PD-L1 on tumor cells in the escape from host immune system and tumor immunotherapy by PD-L1 blockade[J]. Proc. Natl. Acad. Sci. USA, 2002, 99: 12 293-12 297.

[8] Krummel, M F, Allison, J P. CD28 and CTLA-4 have opposing effects on the response of T cells to stimulation. J. Exp. Med. 1995, 182: 459-465.

[9] Leach D R, Krummel M F, Allison J P. Enhancement of antitumor immunity by CTLA-4 blockade [J]. Science, 1996, 271: 1 734-1 736.

[10] El-Khoueiry A B, Sangro B, Yau T, et al. Nivolumab in patients with advanced hepatocellular carcinoma (CheckMate 040): An open-label, non-comparative, phase 1/2 dose escalation and expansion trial[J]. Lancet, 2017, 389: 2 492-2 502.

[11] Todd S C, El-Khoueiry A B, Yau T, et al. Nivolumab (nivo) in sorafenib (sor)-naive and-experienced pts with advanced hepatocellular carcinoma (HCC): CheckMate 040 study[J]. J. Clin. Oncol, 2017, 35: 4 013.

（闫兆平）

一肝功异常并发热病例讨论

一、患者基本信息

患者程某某,女,49 岁,汉族,已婚,农民,于 2016 年 2 月 20 日住院。

二、主诉

乏力、上腹部不适 2 个月,加重伴发热半月。

三、现病史、体格检查、辅助检查

现病史:患者于 2 个月前无明显诱因出现全身乏力,食欲不振,伴腹胀,进食后明显,伴厌油、恶心,无呕吐,无鼻衄及牙龈出血,时有上腹不适,小便色略黄,未予治疗。半月前上述症状加重,伴午后发热,体温在 38℃~39℃之间波动,于当地人民医院就诊,给予对症治疗(具体药物不详),病情无缓解,遂到上一级三甲综合医院急诊科就诊。查 HBsAg 阳性,肝功:丙氨酸转氨酶(ALT)1 223 U/L,天冬氨酸转氨酶(AST)939 U/L,白蛋白 25.7 g/L,乙肝病毒 DNA 定量 8.16E+007 IU/mL;血凝六项示:凝血酶原时间(PT)17.8 s,凝血酶原活动度(PTA)51.00%,D-二聚体 540 ng/mL。上腹部 CT 示:肝左右叶比例失调及脾大,脾门周围结节,副脾。胸部 CT 平扫:右肺中叶及左肺下叶小结节,建议随访。给予保肝、抗感染及对症治疗,应用复方甘草酸苷、来立信等药物,体温恢复正常。为求进一步诊治来我院住院。患者自发病以来,睡眠不佳,大小便无异常,体重下降约 3 kg。

既往史、个人史、婚育史及家族史无特殊。

体格检查:体温 36.5℃,脉搏 71 次/分钟,呼吸 20 次/分钟,血压 87/57 mmHg。中年女性,发育正常,营养中等,神志清,精神可,自主体位,查体合作。全身皮肤黏膜无黄染及出血点,未见肝掌及蜘蛛痣,浅表淋巴结未触及肿大。头颅无畸形,眼睑无水肿,结膜无充血,睑结膜无苍白,球结膜无水肿,巩膜无黄染,双侧瞳孔等大等圆,对光反射灵敏。耳鼻无异常分泌物,双耳听力正常。口唇无发绀,咽无充血,双侧扁桃体无肿大。颈软,气管居中,双侧甲状腺无肿大。胸廓对称无畸形,双肺呼吸音清,未闻及干湿啰音。心前区无隆起,心尖冲动无弥散,心前区未及震颤,心界不大,心率 71 次/分钟,律齐,各瓣膜听诊区未闻及病理性杂音。腹部膨隆,腹肌软,全腹无压痛及反跳痛,肝脾肋下未触及,肝上界于右锁骨中线第 5 肋间叩浊,肝区叩痛阳性,莫菲氏征阴性,腹水征阴性,肠鸣音正常。肛门、直肠及外生殖器未查。脊柱四肢无畸形,关节活动自如,双下肢无水肿。双侧肱二、三头肌腱反射及跟、膝腱反射均存在,不亢进。双侧 Babinski 氏征、Kernig 氏征均阴性。

四、诊断与鉴别诊断

(一)初步诊断

1. 乙型肝炎肝硬化

2. 发热原因待查

诊断依据:①中年女性,乏力、上腹部不适 2 个月,加重伴发热半月;②查体:腹部膨隆,肝区叩痛阳性;③辅助检查:化验 HBsAg 阳性,肝功明显异常,乙肝病毒 DNA 定量 8.16E+007 IU/mL;血凝六项示:凝血酶原时间(PT)17.8 s,凝血酶原活动度(PTA)51.00%,D-二聚体 540 ng/mL。上腹部 CT 示:肝左右叶比例失调及脾大,脾门周围结节,副脾。从 CT 可以看出为慢性病变。④发热待查,患者已发热半月,未能明确病因,诊断不明原因发热。

(二)鉴别诊断

1. 乙型肝炎肝硬化鉴别

(1)酒精性肝炎:该类患者有长期大量饮酒史或者酗酒史,可有乏力、食欲不振、恶心、呕吐,肝区疼痛等症状,有时伴发热,一般为低热,常有黄疸,查体可有肝大并有触痛,查肝功异常,AST、AKP、GGT 升高较明显,AST/ALT 常大于 2,但 AST 和 ALT 数值很少大于 500 U/L,病毒学指标阴性,超声或者 CT 检查可提示脂肪肝。该患者无饮酒史可排除此病。

(2)自身免疫性肝炎:多见于女性,起病缓慢,也有急性起病者,症状轻重不一,一般表现为不适、黄疸,临床以自身抗体阳性及免疫球蛋白升高为特征,病毒学指标阴性,需行自身抗体检查以排除,确诊依赖肝活检。

(3)药物性肝损害:有使用肝损害药物的历史,潜伏期一般为 5～90 天,临床表现可同病毒性肝炎相似,可有乏力、食欲不振、恶心、呕吐、尿色深等前驱症状,生化检查 ALT、AST 明显升高,可伴有血清胆红素升高,轻型患者停药后肝功能可逐渐恢复。肝炎病毒标志物阴性。该患者可排除。

2. 发热原因鉴别

(1)感染性疾病。包括常见的各种病原体,如细菌、病毒、真菌、支原体等引起的感染性疾病,以细菌引起的感染性发热最常见,其次为病毒等。

(2)非感染性疾病。①血液病与恶性肿瘤:如白血病、恶性组织细胞病、恶性淋巴瘤、结肠癌、原发性肝细胞癌等。②变态反应疾病:如药物热、风湿热。③结缔组织病:如系统性红斑狼疮(SIE)、皮肌炎、结节性多动脉炎、混合性结缔组织病(MCTD)等。④其他:如甲状腺功能亢进症、甲状腺危象。严重失水或出血、热射病、中暑、骨折、大面积烧伤、脑出血、颅脑外伤、癫痫持续状态、心力衰竭、内脏血管梗塞、组织坏死等。

五、诊疗经过

入院后给予保肝、抗炎、降酶、营养支持及对症治疗,应用复方甘草酸苷、还原型谷胱甘肽、复方氨基酸、复合维生素等药物治疗。患者入院当天夜间出现发热，体温最高37.6℃，无畏寒、寒战，无咳嗽、咳痰，温水擦浴，体温逐渐下降。入院第2天夜间及第3天午后均出现发热，体温38℃～39℃，无寒战等伴随症状，通过物理降温体温渐下降至正常。化验：白细胞 $8.04×10^9$/L，红细胞 $3.95×10^{12}$/L，单核细胞比率14.10%，中性粒细胞比率55.60%。生化：总胆红素 26.0 μmol/L，丙氨酸转氨酶（ALT）717 U/L，天冬氨酸转氨酶（AST）364 U/L，碱性磷酸酶174 U/L，转肽酶145 U/L，白蛋白23.6 g/L，总胆固醇2.7 mmol/L，胆碱酯酶2 081 U/L。免疫组合：免疫球蛋白G 16.13 g/L，免疫球蛋白A 5.77 g/L，补体C4 0.11 mg/dL，补体C1q 243 mg/L。凝血功能：凝血酶原时间（PT）18.1 s、凝血酶原活动度（PTA）48%。2016年2月22日晨起自述皮肤瘙痒明显，查体见全身皮肤可见散在红色斑疹，后背部显著，融合成片。不除外药物过敏反应，停用可疑药物，停肌苷、核黄素，予葡萄糖酸钙静推、氯雷他定口服抗过敏。患者食欲差，有维生素缺乏风险，今给予卫美佳静滴、补充维生素、加强支持治疗。将复方甘草酸苷改为入葡萄糖液静滴。口服复方营养混悬剂加强支持治疗，临时输注白蛋白10 g纠正低蛋白血症。患者转氨酶升高，白蛋白、PTA下降提示肝细胞损伤明显，肝功能差，患者病毒复制活跃，于2016年2月22日给予恩替卡韦分散片抗病毒治疗，以抑制病毒复制，稳定肝功能，延缓病情进展。后仍出现反复发热，物理降温可降至正常，复查血分析。白细胞 $6.69×10^9$/L，红细胞 $3.81×10^{12}$/L，血红蛋白113.00 g/L，血细胞比容34.70%，血小板 $78.00×10^9$/L，单核细胞比率17.30%，单核细胞数 $1.16×10^9$/L。生化组合：总胆红素25.8 μmol/L，直接胆红素11.2 μmol/L，丙氨酸转氨酶（ALT）284 U/L，天冬氨酸转氨酶（AST）113 U/L，谷草/谷丙0.4，碱性磷酸酶155 U/L，谷氨酰胺转移酶108 U/L，总蛋白57.5 g/L，白蛋白23.1 g/L，白/球比值0.7，前白蛋白82 mg/L，总胆汁酸33 μmol/L，总胆固醇2.3 mmol/L，高密度脂蛋白胆固醇0.21 mmol/L，低密度脂蛋白胆固醇1.57 mmol/L，胆碱酯酶1 754 U/L，尿素氮1.8 mmol/L，肌酐38 μmol/L，钙1.76 mmol/L，尿酸135 μmol/L，转铁蛋白1.7 g/L，血糖正常；乙肝病毒DNA定量8.018E＋03 IU/mL；乙肝五项定量：乙肝表面抗原Ⅰ＞250.00 IU/mL，乙肝表面抗体Ⅰ0.00 mIU/mL，乙肝e抗原Ⅰ0.25 s/co，乙肝e抗体Ⅰ0.01 s/co，乙肝核心抗体Ⅰ8.51 s/co。血凝四项：凝血酶原时间17.6 s，凝血酶原活度50.0%，凝血酶原比率1.69，国际标准化比值1.69，纤维蛋白原1.85 g/L，凝血酶时间20.3 s。疟原虫快诊法阴性，疟原虫阴性。抗O19凝集价1∶40阴性，抗伤寒沙门菌O凝集价1∶40阳性，抗伤寒沙门菌H凝集价1∶40阴性，抗甲型副伤寒沙门菌凝集价1∶40阴性，抗乙型副伤寒沙门菌凝集价1∶40阴性，抗丙型副伤寒沙门菌凝集价1∶40阴性，可排除伤寒。C反应蛋白17.3 mg/L，升高，不排除细菌感染，今临时给予左氧氟沙星静滴、地塞米松5 mg静推抗感染、对症治疗，皮疹渐消退，体温正常2天后再次复升，复查血红蛋白104.00 g/L，血小板 $45.00×10^9$/L。肝功＋肾功示：直接胆红素7.8 μmol/L，丙氨酸转氨酶（ALT）59 U/L，天冬氨酸转氨酶（AST）43 U/L，碱性磷酸酶127 U/L，谷氨酰胺转移酶61 U/L，总蛋白53.3 g/L，白蛋白21.4 g/L，前白蛋白83 mg/L，总胆固醇2.2 mmol/L，尿素氮1.5 mmol/L。肝功正常，血常规明显出现红细胞及血小板进行性下降，遂出院入住青大附院血液内科，胃镜病理报告提示：（胃角、胃窦）黏膜慢性炎，固有层及黏膜肌层内见淋巴细胞弥漫增生浸润,形态较单一,异型明显,结合形态学及免疫组化结果提示为非霍奇金淋巴瘤,符合弥漫性大B细胞淋巴瘤。

综上明确诊断为:①非霍奇金淋巴瘤;②乙型肝炎肝硬化(失代偿期)。

六、诊疗体会

恶性肿瘤一般占不明原因发热(fever of unknown oirign, FUO)的20%~30%,而淋巴瘤是引起不明原因发热的最常见恶性肿瘤,占恶性肿瘤的50%~70%[1]。以FUO为首发表现的淋巴瘤的临床表现往往缺乏特征性,在本病例中,常见的伴随症状也以一般的全身症状如乏力、体重减轻和盗汗等为主。在实验室检查方面也缺乏特异的标记物,常见的异常多为不同程度的血细胞减低、红细胞沉降率增快、LDH增高和低白蛋白血症等。同时,患者无浅表淋巴结肿大。脾脏是淋巴瘤最常累及的器官,有20%~40%淋巴瘤患者都存在着不同程度的脾大。淋巴瘤病变部位及范围不同,淋巴瘤的临床表现变化多端。可有淋巴结肿大,无痛性、进行性肿大常为首发症状,尤以颈部淋巴结多见。发热、消瘦为主要全身症状,毒血症状不明显,发热热型不规则,可呈持续性高热,也可间歇性低热。抗感染治疗无效,应用糖皮质激素或解热镇痛药后,体温迅速降至正常。此病例给我们启示中年女性出现不明原因发热,需要进行全面评估,除传染性疾病外恶性肿瘤尤其是血液病引起的长期发热不容忽视。长期反复发热往往考虑感染性发热,临床医生要提高其诊断准确性,关键在于诊断思维。

据国内外大量病例资料统计分析结果可见,有关FUO的病因构成比大体相仿,即感染性疾病占40%~50%,恶性肿瘤占20%左右,结缔组织病占15%左右。感染性疾病中结核病占首位(40%~50%),恶性肿瘤以淋巴瘤占首位(50%)[2]。淋巴瘤导致的发热主要有以下途径:①肿瘤细胞和巨噬细胞产生的多种细胞因子,如白细胞介素、肿瘤坏死因子、干扰素等,作为内生致热源作用于体温调节中枢而引起体温升高[2,3];②淋巴瘤患者因免疫功能低下或肿瘤局部压迫致引流不畅而易感染各类病原微生物;③淋巴瘤细胞侵犯中枢神经系统而致体温改变[4,5]。以不明原因发热为主要表现的淋巴瘤很常见,但其临床表现往往缺乏特异性,常见的伴随症状也以一般的全身症状如乏力、体重减轻、畏寒寒战和盗汗等为主。在实验室检查方面也缺乏特异的标记物,常见的实验室异常多为不同程度的血细胞减低、红细胞沉降率增快和低白蛋白血症等。对那些浅表淋巴结无肿大,病灶在深部的恶性淋巴瘤,临床诊断尤其困难,常常延误病情。这就需要临床医生在面对不明原因发热时提高警惕,注意以下几点,有助于早期诊断以不明原因发热为唯一表现的淋巴瘤:①虽有长期发热,但毒血症的表现常不明显;②在发热时有周身不适、乏力、食欲减退,而当体温下降时即感上述症状明显减轻;③抗感染治疗无效,但应用肾上腺皮质激素或吲哚美辛等解热镇痛药,体温迅速降至正常;④退热时大汗淋漓;⑤淋巴结和脾脏的进行性肿大;⑥不同程度的血细胞减少、红细胞沉降率增快、LDH增高、ALT升高和低白蛋白血症等。当不明原因发热患者有上述特点时应注意浅表淋巴结的检查。浅表淋巴结的活检阳性率从高到低分别是滑车上、锁骨上、颈部、腋下和腹股沟淋巴结[6]。若查体未及浅表淋巴结肿大,影像学检查是及时发现深部淋巴结病变的最佳方法。CT、MRI、B超、X线淋巴造影及^{99m}Tc-Labeled Dextran淋巴闪烁显像等无疑对发现深部淋巴结及脾脏病变有重要价值。另有报道^{18}F-FDG PET显像对以长期发热为主的淋巴瘤也有很好的诊断价值。淋巴瘤,是起源于淋巴结和淋巴组织,其发生大多与免疫应答过程中淋巴细胞增殖分化产生的某种免疫细胞恶变有关,是免疫系统的恶性肿瘤。根据瘤细胞分为非霍奇金淋巴瘤(NHL)和霍奇金淋巴瘤(HL)两类。病理学特征在霍奇金淋巴瘤为瘤组织内含有淋巴细胞、嗜酸性粒细胞、浆细胞和特异性的里-斯(Reed-Steinberg)细胞,HL按照病理类型分为结节性富含淋巴细胞型和经典型,后者包括淋巴细胞为主型、结节硬化型、混合细胞型和淋巴细胞消减型。NHL发病率远高于HL,是具有很强异质性的一组独立疾病的总和,病理上主要是分化程度不同的淋巴细胞、组织细胞或网状细胞,根据NHL的自然病程,可以归为三大临床类型,即高度侵袭性、侵袭性和惰性淋巴瘤。根据不同的淋巴细胞起源,可以分为B细胞、T细胞和NK细胞淋巴瘤。

本例患者查体未见浅表淋巴结肿大,但发热和肝功异常为主要表现。胃部淋巴瘤相对少见,常常与局部炎症相混淆,注意以下几点有助于鉴别[7,8]:①局部表现虽然与感染难以鉴别,但是白细胞总数在正常范围内、偏低或呈下降的趋势;②有不规则弛张热,体温可高达或超过39℃,但全身中毒症状轻;③面颊部反应性肿胀明显,但局部充血情况较轻,无脓肿形成的征象,有时可触及质地较硬的包块;④大剂量抗生素治疗效果不佳;⑤消化道症状明显,胃镜活检治疗。由于及早活检、及时诊断,避免了病情延误,为本例患者得到早期有效治疗赢得了时间。以此病例提醒临床医师,对不明原因发热,尤其具备上述表现者,需考虑该病的可能。

弥漫大B细胞淋巴瘤(DLBCL)是非霍奇金淋巴瘤(NHL)中最常见的类型,在欧美地区占成人NHL的30%～40%,我国占35%～50%。

1. 临床表现:DLBCL中位发病年龄为50～60岁,男性略多于女性。DLBCL临床表现多样,依据原发部位和病变严重程度而不同,初起时多表现为无痛性淋巴结肿大,但淋巴结外的病变比例可达40%～60%,可以原发于任何淋巴结外组织器官。临床病程呈侵袭性,表现为迅速增大的肿物。约1/3的患者伴有B症状,半数以上患者LDH升高。约50%的患者初诊时为Ⅲ～Ⅳ期。

2. 病理诊断及分类:DLBCL的主要病理特征是体积较大的异常淋巴样细胞弥漫性生长,破坏正常淋巴结结构。DLBCL包括多种变异型和亚型。

诊断DLBCL常规免疫组织化学(IHC)标记物包括CD19、CD20、PAX5、CD3、CD5、CD79α、CyclinD1、Ki-67;通常表现为CD19(+)、CD20(+)、PAX5(+)、CD3(-)。DLBCL诊断后,为进一步探讨肿瘤细胞起源(生发中心或非生发中心),可以选择Han's分类(CD10、BCL-6、MUM-1)或Choi分类(GCET1、FOXP1、CD10、BCL-6、MUM-1),也可以增加CD30、CD138、ALK等进行鉴别诊断;建议所有DLBCL患者常规检测EBER,以鉴别EBV阳性DLBCL(非特指型)。建议所有DLBCL患者常规检测BCL-2、BCL-6、C-MYC免疫组化,如果表达强且广泛,Ki-67指数>80%阳性,尤其是生发中心细胞型,最好再增加相应的FISH检测,以鉴别伴MYC、BCL2和(或)BCL6重排的高级别B细胞淋巴瘤。如果没有条件做FISH检测,要评价MYC蛋白(40%为界值),BCL-2(>50%界值），称双表达（double express，DE）淋巴瘤，提示预后不良。另外，预后和治疗的相关指标还包括 PD-1、PD-L1 和 P53 等。

骨髓细胞学：当 DLBCL 骨髓浸润时，可见到瘤细胞胞体较大，染色质粗糙，核仁多个、但不明显，胞质灰蓝色、有少量空泡。

3. 预后指标：国际预后指数（International Prognostic Index，IPI）是目前国际上常用的 DLBCL 预后评分系统。此系统依据 5 个独立的不良预后因素，即年龄＞60 岁、Ⅲ～Ⅳ期、结外累及部位数目＞1、美国东部肿瘤协作组（Eastern Cooperative Oncology Group，ECOG）行为状态（performance status，PS）评分＝2、血清 LDH 水平＞正常上限，每一个不良预后因素为 1 分。0～1 分为低危组；2 分为低中危组；3 分为高中危组；4～5 分为高危组。对于应用利妥昔单抗治疗的患者，可以采用修正的 IPI 预后指数（revised IPI，R-IPI），此系统包含与 IPI 相同的 5 个独立不良预后因素，每一个不良预后因素为 1 分。0 分为预后非常好；1～2 分为预后好；3～5 分为预后差。对于年龄＝60 岁的患者，可以采用年龄调整的 IPI 预后指数（age adjusted IPI，aaIPI），aaIPI 有 3 个不良预后因素，包括：分期Ⅲ～Ⅳ期、血清 LDH 水平＞正常上限和 ECOG PS 评分＝2，其中 0 分为低危、1 分为中低危、2 分为中高危、3 分为高危。近年来在 IPI 基础上将年龄和 LDH 进一步分层形成的 NCCN-IPI 预后系统，更能准确预测患者预后。NCCN-IPI 也由上述 5 种不良预后因素构成。但年龄分为 3 个组：年龄＞40 岁而＝60 岁，积 1 分；年龄＞60岁而＝75 岁，积 2 分；年龄＞75 岁，积 3 分。血清 LDH 水平分两组：＞1 倍至 3 倍，积 1 分；＞3 倍，积 2 分。结外受累定义为骨髓、中枢神经系统、肝脏、消化道或肺的受累；ECOG 评分＝2 分；分期Ⅲ～Ⅳ期。最高积 8 分，NCCN-IPI 评分 0～1 分为低危组；评分 2～3 分为低中危组；评分 3～4 分为高中危组；评分＝6 分为高危组。

4. 治疗原则：DLBCL 的治疗原则是以内科治疗为主的多学科综合治疗。内科治疗包括化疗和免疫治疗。治疗策略应根据年龄、IPI 评分和分期等因素而定。对高肿瘤负荷患者，可以在正规化疗开始前给予一个小剂量的诱导治疗，药物包括泼尼松±长春新碱，以避免肿瘤溶解综合征的发生。对乙型肝炎病毒（Hepatitis B virus，HBV）携带或感染患者，应密切监测外周血 HBV-DNA 滴度，并选择适当的抗病毒治疗。

（1）Ⅰ和Ⅱ期 DLBCL 的初始治疗：对Ⅰ和Ⅱ期无大肿块患者，可以选择 R-CHOP 方案化疗 3～4 周期＋放疗，或 R-CHOP 方案化疗 6 周期±放疗。对Ⅰ和Ⅱ期有大肿块患者，可以选择 R-CHOP 方案 6～8 周期±放疗。

（2）Ⅲ和Ⅳ期患者的初始治疗：可选择参加临床试验，或进行 R-CHOP 方案化疗 6～8 个周期。可选择治疗开始前和治疗结束时进行 PET-CT 检查，根据其结果制定和调整治疗方案。化疗后未达 CR 的患者，针对残存病灶行 ISRT。初治患者化疗后疗效评价 CR 或未确认的完全缓解（uncomfirmed complete remission，CRu），放疗 30～40 Gy，部分缓解（partial response，PR）患者，放疗 40～50 Gy。

（3）年龄超过 80 岁的虚弱患者：初始治疗可以选择 R-miniCHOP 方案。左室功能不全的患者初始治疗可以选择 RCEPP 方案、RCDOP 方案、DA-EPOCH-R 方案、RCEOP 方案和 RGCVP 方案。

（4）中枢神经系统（central nervous system，CNS）预防：伴有 4～6 个 CNS 受侵的危险因素的患者（危险因素包括：年龄＞60 岁、LDH 升高、Ⅲ期或Ⅳ期、ECOG PS＞1、结外病变＞1、肾或肾上腺受累）、病变累及鼻旁窦、椎旁，HIV 相关淋巴瘤、原发睾丸和乳腺的 DLBCL，发生 CNS 受侵的风险可能会增加，应考虑中枢神经系统预防。预防的方法存在争议，可采用鞘内注射 4～8 剂的甲氨蝶呤和（或）阿糖胞苷，或全身应用 3～3.5 g/m² 甲氨蝶呤进行预防性治疗。

（5）一线巩固治疗：治疗后达到 CR 的年轻高危患者可以考虑进行 HDC/AHSCT。

（6）解救治疗：对适合 HDC/AHSCT 的患者，可采用的解救化疗方案包括：DICE 方案、DHAP 方案、ESHAP 方案、GDP 方案、ICE 方案和 MINE 方案。先用解救化疗方案±利妥昔单抗进行诱导治疗，缓解后行 HDC/AHSCT。对不适合 HDC/AHSCT 的患者，可采用的解救治疗方案包括：苯达莫司汀单药、CEPP 方案、CEOP 方案、DA-EPOCH 方案、GDP 方案、GemOx 方案；以上方案可联合利妥昔单抗。也可采用利妥昔单抗单药或姑息性放疗。部分患者仅能接受最佳支持治疗。合适的患者也可考虑行异基因造血干细胞移植治疗[9]。

七、科主任点评

本病患者表现乏力，发热及食欲不振，伴腹胀，进食后明显，伴厌油、恶心等消化道症状，化验肝功异常，乙肝表面抗原阳性，脾大，往往我们会侧重肝病的诊断及治疗，发热往往固定思维考虑感染性疾病，很难想到特殊疾病，本例在治疗中，我们通过应用抗生素效果不佳及反复发热，最终排除诊断，考虑血液系统疾病可能，患者的最终胃镜活检确诊，又给了我们一个启示，出现消化道症状时，可以考虑常规胃镜活检，有可能会发现我们未想到的疾病。此病例值得我们学习和深思，在整个诊断治疗过程中，我们做的有好的一面，肝病方面，控制病毒复制，经护肝治理，肝功正常，利于后续淋巴瘤治疗。同时也有不足，脾大只考虑肝硬化，未能将长期发热、脾大结合起来，早期考虑其他疾病，在以后临床工作中需提高警惕，及早诊断疾病。

参考文献：

[1] 秦树林，刘晓清，王爱霞，等.不明原因长期发热 110 例临床分析[J].中华内科杂志，1998，37：605-607.

[2] 林果为.提高对长期发热为主要表现恶性淋巴瘤的诊断水平[J].上海医学，2002，25：133-134.

[3] Sahogh N, Tasova Y, Midikli D, et al. Fever of unknown origin inTurkey：evaluation of 87 cases during a nine-year period of stray [J]. J Infect, 2004, 48：81-85.

[4] Kurzrock R. The role of cytokines in cancer related fatigue[J]. Cancer, 2001, 92(6Suppl)：1 684-1 688.

[5] Miyahara M, Sano M, Shibata K, et al. B-cell lymphoma-associated hemophagocytic syndrome：clinicopatholo gical characteristics[J]. Ann Hematol, 2000, 79：378-388.

[6] 李剑，沈悌，张之南.不明原因发热为首发表现的淋巴瘤 53 例临床分析[J].中华内科杂志，2006，45：665-666.

[7] 林海,甄泽年,杨浦文.鼻腔恶性淋巴瘤误诊 3 例分析[J].临床耳鼻咽喉科杂志,2006,20:89.

[8] 平宝红,刘启发,尹芳,等.原发性鼻腔恶性淋巴瘤 33 例临床分析[J].第一军医大学学报,2000,20:26.

[9] 国家卫生健康委办公厅医政医管局.淋巴瘤诊疗规范(2018 年版)[J].肿瘤综合治疗电子杂志,2019,5(4):50-71.

（王珍丽）

乙型肝炎后肝硬化一例诊疗体会

一、患者基本信息

患者王某,男,41岁,汉族,已婚,职员,于2019年8月8日入院。

二、主诉

查体发现HBsAg阳性3年,乏力、腹部不适1周。

三、现病史、体格检查、辅助检查

现病史:患者于3年前体检发现HBsAg阳性,肝功正常,腹部超声检查示"脂肪肝",无明显自觉不适,未行特殊处理。1周前患者自觉乏力,四肢懒动,休息后可缓解,伴有中上腹部不适,无恶心、呕吐,无发热,无腹痛、腹泻,无咳嗽、咳痰,小便黄,无尿频、尿急、尿痛,至青医附院就诊,化验肝功异常:丙氨酸氨基转移酶(ALT)183 U/L,天门冬氨酸氨基转移酶(AST)25 U/L,腹部超声检查示慢性弥漫性肝病,泌尿系超声检查示前列腺钙化灶。近2日患者自觉症状加重,食欲下降,胃部不适,为进一步诊疗来我院。门诊以"慢性乙型病毒性肝炎、脂肪肝"收住院。患者自发病以来,精神可,无嗳气、反酸,无心慌、心悸,无头痛、头晕,大便正常,小便黄,量可,睡眠质量差,体重较前无明显增减。

患者无肝炎患者接触史。既往吸烟史20余年,每日20余支,偶尔饮酒。

体格检查:体温36.5℃,脉搏58次/分钟,呼吸16次/分钟,血压113/62 mmHg。青年男性,发育正常,营养中等,神志清,精神可,慢肝面容。全身皮肤黏膜无黄染,可见肝掌及蜘蛛痣。浅表淋巴结未触及明显肿大。头颅无畸形,巩膜无明显黄染。双侧瞳孔等大等圆,对光反射及调节反射存在。耳鼻无异常,口唇无发绀,咽无充血,扁桃体无肿大。颈部软,无抵抗感,气管居中,甲状腺无肿大。胸廓对称,无畸形。双肺呼吸音清晰,未闻及明显干湿性啰音。心前区无异常隆起,心率58次/分钟,律齐,心音有力,各瓣膜听诊区未闻及病理性杂音。腹平软,全腹无压痛及反跳痛,肝脾肋下未触及,肝区叩痛阳性,肝上界位于右锁骨中线第6肋间,Murphy征阴性,腹水征阴性,双肾区无叩痛,肠鸣音正常。肛门、直肠、外生殖器未查。脊柱、四肢无异常,活动可,双下肢无水肿。腹壁反射、肱二、三头肌反射、膝腱反射及跟腱反射存在,双侧Babinski征、布鲁津斯基征、克氏征均阴性。

辅助检查:2019年8月5日肝功:ALT 183 U/L,AST 125 U/L,白蛋白(ALB)42.6 g/L。腹部超声:慢性弥漫性肝病。

四、入院诊断及鉴别诊断

(一)入院诊断及诊断依据

1. 入院诊断。①慢性乙型病毒性肝炎；②脂肪肝。

2. 诊断依据。①查体发现 HBsAg 阳性 3 年，腹部超声检查示"脂肪肝"3 年；乏力、腹部不适 1 周入院。②查体：体温 36.5℃，脉搏 58 次/分钟，呼吸 16 次/分钟，血压113/62 mmHg；慢性肝病面容，全身皮肤及巩膜无黄染，可见肝掌及蜘蛛痣；心肺听诊无异常，腹部平软，全腹无压痛及反跳痛，肝脾肋下未触及，肝上界于右锁骨中线第 6 肋间叩浊，肝区叩痛阳性，腹水征阴性，双下肢无水肿。③辅助检查：肝功：ALT 183 U/L，AST 125 U/L，ALB 42.6 g/L；腹部超声：慢性弥漫性肝病。

(二)鉴别诊断

1. 其他嗜肝病毒导致的肝炎：甲、丙、丁、戊、庚型肝炎病毒及 EB、巨细胞病毒等嗜肝病毒感染引起肝脏损伤，可有乏力、食欲不振、肝区不适、尿黄、恶心呕吐等症状，化验肝功异常。根据原发病的临床特点和病原学、血清学检查结果进行鉴别。可完善相关病毒学指标检查，甲、丙、丁、戊、庚型肝炎病毒及 EB、巨细胞病毒抗原抗体检查，以明确是否其他嗜肝病毒感染。

2. 药物性肝损伤：药物性肝损伤是指使用某种或者几种药物后，由药物本身或者其代谢产物而引起的程度不同的肝脏损害。患者 5～90 天内有使用损肝药物的病史，如治疗结核病药物异烟肼、利福平、吡嗪酰胺等，磺脲类降糖药物，阿托伐他汀钙类降血脂药物，非甾体类抗炎药对乙酰氨基酚，某些中草药等，可出现乏力、腹胀、食欲下降、黄疸等症状，甚至出现腹水、肝功能衰竭，根据通过生化指标计算的"R"值可分为肝细胞型、胆汁淤积型和混合型临床类型。病毒学指标阴性。该患者近期无使用损肝药物的病史，故可以排除本病。

3. 酒精性肝病：酒精性肝病是由于患者长期大量饮酒或短期内酗酒导致的中毒性肝损伤。男性日饮酒平均折合酒精量≥40 g，女性≥20 g，连续 5 年，或 2 周内每日＞80 g 的大量饮酒史即可以发病。可出现乏力、食欲不振、恶心呕吐、肝区不适、疼痛等症状，可有发热（一般为低热），常有黄疸，肝大并有触痛。严重者可并发急性肝功能衰竭。化验肝功异常，肝功异常以 AST 升高为主，AST/ALT＞2，谷氨酰转肽酶（GGT）明显升高，病毒学指标均阴性。此患者无大量饮酒史，可排除本病。

五、诊疗经过

(一)入院处理及化验检查结果

患者入院后予按肝炎护理常规，Ⅱ级护理，低脂饮食，给予心理健康指导，忌烟、酒及饮食保健等健康指导。给予复方甘草酸单铵 S、肝泰舒胶囊、水飞蓟宾葡甲胺片、硫普罗宁等药物保肝、降酶及对症支持治疗。给予每周三次免疫三氧治疗促进血红蛋白携氧能力，改善肝脏供氧，增强肝脏血液循环，清除肝脏毒素，提高肝脏抗氧化能力，修复已受损的肝细胞,改善症状,促进肝功能恢复。给予毫米波加超声组合治疗以提高免疫力,减轻乏力,改善睡眠,增进食欲。辅助抗病毒治疗:选取脐两侧、左右膝下胫骨外侧及左右胸腺区,每天毫米波及超声照射 30 min。完善相关辅助检查,三大常规、生化及免疫组合、病毒学指标、B 超、心电图、血凝六项、肝纤维化组合、肝纤维化扫描等,乙肝病毒耐药测序以指导抗病毒治疗。化验检查结果(2019-08-09):碳 13 呼气试验阴性;肝纤维化扫描:肝脂肪变受控衰减参数(CAP)192 dB/m,肝脏硬度值(E)14.8 kPa;腹部超声:肝硬化;心电图:短 PR 综合征。血分析:白细胞 4.77×10^9/L,红细胞 4.57×10^{12}/L,血红蛋白 150 g/L,平均血红蛋白量 32.8 pg,血小板 116.4×10^9/L,单核细胞比率 8.8%,中性粒细胞比率 57%,嗜酸性粒细胞比率 1.7%,淋巴细胞数 1.52×10^9/L,单核细胞数 0.42×10^9/L,中性粒细胞数 2.72×10^9/L,嗜酸性粒细胞数 0.08×10^9/L,嗜碱性粒细胞数 0.03×10^9/L;肿瘤相关物质测定 16 mAU/mL;乙肝五项定量:乙肝表面抗原(HBsAg)3 963.23 IU/mL,乙肝表面抗体(HBsAb)0.07 s/co 阴性,乙肝 e 抗原 I(HBeAg)9.57 s/co 阳性,乙肝 e 抗体 I(HBeAb)0.47 s/co 阳性,乙肝核心抗体 I(HBcAb)11.1 s/co 阳性;甲胎蛋白(AFP)18.1 ng/mL;大便常规及潜血:无异常;生化+心肌酶+免疫组合:总胆红素(TBIL)23.9 μmol/L,直接胆红素(DBIL)7.6 μmol/L,丙氨酸氨基转移酶(ALT)178 U/L↑,天门冬氨酸氨基转移酶(AST)74 U/L↑,AST/ALT 0.4↓,谷氨酰氨基转移酶(GGT)229 U/L↑,碱性磷酸酶(ALP)74 U/L↑,白蛋白(ALB)38.6 g/L,白/球 1.1↓,总胆汁酸(TBA)42 μmol/L↑,甘油三酯 0.98 mmol/L,高密度脂蛋白胆固醇 1.57 mmol/L,低密度脂蛋白胆固醇2.68 mmol/L,胆碱酯酶 7 280 U/L,葡萄糖 5.4 mmol/L,尿素氮 5.4 mmol/L,肌酐 64 μmol/L,钾 4.4 mmol/L,钠 140 mmol/L,阴离子间隙 12,钙 2.0 mmol/L↓,镁 0.69 mmol/L,磷 0.99 mmol/L,尿酸 327 μmol/L,乳酸脱氢酶 148 U/L,肌酸激酶 110 U/L,肌酸激酶同工酶 9 U/L,α-羟丁酸脱氢酶 114 U/L,免疫球蛋白 G 21.15 g/L↑,免疫球蛋白 A 21.15 g/L↑,补体 C3 0.99 mg/dL↓,C 反应蛋白 0.7 mg/L,补体 C1q 253 mg/L↑;血凝:凝血酶原时间 13.2 s↑,凝血酶原活动度(PTA)71%↓,凝血酶原比率 1.27↑,国际标准化比值(INR)1.26↑,纤维蛋白原 1.93 g/L↓,凝血酶时间 18.9 s↑,凝血功能差,肝脏合成储备能力欠佳;癌胚抗原 3.94 ng/mL↑,三碘甲状腺原氨酸 3.07 nmol/L,甲状腺素 92.03 nmol/L,促甲状腺激素 1.26 μIU/mL,游离三碘甲状腺原氨酸 5.11 pmol/L,游离甲状腺素 15.93 pmol/L;甲肝抗体 0.306,阴性;丙肝抗体 Ⅱ 0.044,阴性;糖类抗原 199:64.64 U/mL;肿瘤相关抗原 724:1.78 U/mL;铁蛋白 193.1 ng/mL;胰岛素 11.55 μU/mL;尿分析无异常;肝纤维化组合:Ⅲ型前胶原 N 端肽 53.37 ng/mL↑,Ⅳ型胶原 50.77 ng/mL↑,甘胆酸 4.93 μg/mL↑;乙肝病毒 DNA 5.393E+06 IU/mL;乙肝病毒前 C 区突变检测:G1896A;G1899A 位点未发生有临床意义突变,A1762T、G1764A 位点均发生有临床意义的突变,提示发生肝硬化和乙肝癌变遗传风险为高度风险;乙肝病毒耐药测序:P 区未见临床意义的耐药突变;丁肝抗原阴性,丁肝抗体 IgG、IgM 均为阴性;庚肝抗体 IgG 阴性;巨细胞病毒抗体 IgM 阴性;EB 病毒抗体 IgM 阴性;戊肝抗体 IgM 阴性,戊肝抗体 IgG 阴性。CAP 不高,脂肪肝不成立。

(二)修正诊断

1. 乙型肝炎后肝硬化代偿期；

2. 口角炎。

(三)修正诊断鉴别诊断

1. 原发性肝癌。原发性肝癌是指发生于肝细胞或肝内胆管细胞的癌肿，主要包括肝细胞癌(HCC)、肝内胆管癌(ICC)和 HCC-ICC 混合型 3 种不同病理学类型。原发性肝癌多起病隐匿，中晚期肝癌可有肝区疼痛、乏力、食欲减退，腹胀、恶心呕吐、腹泻、消瘦、发热等症状，可出现肝脾肿大、腹水、黄疸等体征，化验低血糖、红细胞增多、AFP 及 AFP 异质体增高等，超声显像、实时超声造影、多层螺旋 CT、磁共振成像、正电子发射计算机断层扫描、肝动脉造影可确诊。

2. 原发性胆汁性肝硬化(PBC)。原发性胆汁性肝硬化是因肝内中小胆管慢性进行性非化脓性炎症而导致的慢性胆汁淤积性疾病。90%～95%的 PBC 患者血清中可检测到线粒体抗体(AMA)，50%的 PBC 患者血清中可检测到抗核抗体(ANA)。可有乏力、瘙痒症状，体检可见皮肤黄染、搔痕、黄斑瘤、肝脾肿大，化验结合胆红素升高为主，ALP 和 γ-谷氨酰转肽酶(γ-GT)升高早于胆红素升高，超过正常 5 倍以上时对诊断有重要意义。血清免疫学检查 AMA>1：100 确定为阳性。腹部超声、CT、MRI 可辅助诊断，肝活体组织检查有助于明确诊断和疾病分期。

3. 酒精性肝硬化。长期过量饮酒，特别是饮用高度数的酒，就会使肝细胞反复发生脂肪变性、坏死和再生，最终导致酒精性肝硬化。以门静脉高压症为主要表现，可伴有其他器官慢性酒精中毒的临床表现。化验肝功异常，病毒学指标阴性，肝脏超声、CT 检查有典型表现。肝脏活组织检查可协助诊断。排除嗜肝病毒感染、药物和中毒性肝损伤、自身免疫性肝病等。此患者无大量饮酒史，可排除本病。

(四)修正诊断后诊疗方案、疗效及后期辅助检查和疗效追踪

1. 清淡易消化饮食，心理健康指导，忌烟、酒及饮食保健等健康教育指导。

2. 患者长期肝病，存在口角炎症状，给予核黄素磷酸钠治疗，加大黄利胆胶囊清利湿热、解毒退黄治疗，继续应用甘草酸制剂、硫普罗宁、环磷腺苷等药物和中医及物理疗法等保肝、抗肝纤维化等治疗。

3. 肝硬化、HBV-DNA 阳性。经与患者充分沟通后于 2019 年 8 月 13 日予富马酸替诺福韦二吡夫酯片 300 mg，每天一次抗病毒治疗。

4. 患者经治疗后病情好转，肝功能逐渐正常，HBV-DNA 逐渐降低，2 个月达到检测值低限以下，肝脏硬度值逐渐缩小，提示肝纤维化程度逐渐降低，效果良好。诊疗过程中主要化验检查结果见附表1。

六、诊疗体会

(一)患者的诊断

1. 肝硬化是各种慢性肝病进展至以肝脏弥漫性纤维化、假小叶形成、肝内外血管增

殖为特征的病理阶段,代偿期临床症状较轻,失代偿期以门静脉高压和肝功能严重损伤为特征,患者常因并发腹水、消化道出血、脓毒症、肝性脑病、肝肾综合征和癌变等导致多脏器功能衰竭而死亡[1]。乙型肝炎肝硬化的诊断应符合下列(1)和(2)(病理学诊断),或(1)和(3)(临床诊断)[2,3]。(1)目前 HBsAg 阳性,或 HBsAg 阴性、抗-HBc 阳性且有明确的慢性 HBV 感染史(既往 HBsAg 阳性>6 个月),并除外其他病因者。(2)肝脏活组织检查病理学符合肝硬化表现者。(3)符合以下 5 项中的 2 项及以上,并除外非肝硬化性门静脉高压者:①影像学检查显示肝硬化和(或)门静脉高压征象;②内镜检查显示食管胃底静脉曲张;③肝脏硬度值测定符合肝硬化;④血生物化学检查显示白蛋白水平降低(<35 g/L)和(或)PT 延长(较对照延长>3 s);⑤血常规检查显示血小板计数<100×10^9/L 等。

临床上常根据是否曾出现腹水、食管胃底静脉曲张破裂出血和肝性脑病等严重并发症,将肝硬化分为代偿期及失代偿期。(1)代偿期肝硬化:病理学或临床诊断为肝硬化,但从未出现腹水、食管胃底静脉曲张破裂出血或肝性脑病等严重并发症者,可诊断为代偿期肝硬化;其肝功能多为 Child-Pugh A 级。(2)失代偿期肝硬化:肝硬化患者一旦出现腹水、食管胃底曲张静脉破裂出血或肝性脑病等严重并发症者,即诊断为失代偿期肝硬化[4];其肝功能多属于 Child-Pugh B 级或 C 级。近年为更准确地预测肝硬化患者的疾病进展、死亡风险或治疗效果,有学者[5]建议将肝硬化分为 5 期,其中 1、2 期为代偿期肝硬化,3 期至 5 期为失代偿期肝硬化。1 期为无静脉曲张,无腹水;2 期为有静脉曲张,无出血或腹水;3 期为有腹水,无出血,伴或不伴静脉曲张;4 期为有出血,伴或不伴腹水;5 期为出现脓毒症。随着抗病毒药物的进步,许多失代偿期肝硬化患者经过治疗可以逆转为代偿期肝硬化。表现为肝细胞功能改善,如白蛋白水平较前升高,PT 较前缩短,不再出现腹水、肝性脑病等严重并发症,不需要肝移植也可长期存活。这些现象被称为肝硬化再代偿期,但目前尚无准确定义和统一的诊断标准。

瞬时弹性成像技术(transient elastography,TE)是一种重要的无创肝纤维化诊断技术,通过检测肝脏硬度值(liver stiffness measurement,LSM)来判断肝纤维化状态。在胆红素正常、ALT<5×正常值上限(ULN)的 CHB 患者中,TE 诊断肝硬化的受试者操作特征曲线下面积(area under receiver operation characteristic,AUROC)为 0.90~0.94;确定诊断建议界值 13.1~21.3 kPa,特异度 0.93~0.97、阳性似然比(positive likelihood ratio,PLR)8~19;排除诊断建议界值 8.4~11.6 kPa,灵敏度 0.90~0.98、阴性似然比(negative likelihood ratio,NLR)0.02~0.12[6-7]。诊断进展期纤维化(S3)的 AUROC 为 0.87~0.94,确定诊断建议界值 10.0~12.4 kPa,特异度 0.92~0.98、PLR 10.5~25.5;排除诊断建议界值 5.8~8.1 kPa,灵敏度 0.86~0.96、NLR 0.07~0.16。诊断显著肝纤维化的 AUROC 为 0.82~0.86,确定诊断建议界值 9.0~9.8 kPa,特异度 0.95~0.97、PLR 6.4~17.3[8]。在 ALT 正常患者中,TE 诊断 CHB 肝硬化的 AUROC 为 0.96;确定诊断建议界值 12.0 kPa,诊断特异度 0.95、PLR 12.9;排除诊断建议界值 9.0 kPa,诊断灵敏度 1.0、NLR 0;诊断进展期肝纤维化 AUROC 为 0.90,确定诊断建议界值 9.0 kPa,诊断特异度 1.0;排除诊断建议界值 6.0 kPa,诊断灵敏度 0.93、NLR 0.15。基于

CHB 患者 LSM 检测受炎症等因素影响,怀疑 LSM 假性升高患者可考虑非同日再次检测确认。核苷酸类似物抗乙型肝炎病毒(HBV)治疗 78 周后,LSM 数值的下降提示肝脏炎症程度明显改善[9-10]。因此推荐在 CHB 患者中,胆红素正常、ALT<5×ULN 的 CHB 患者 LSM≥17.0 kPa 时考虑肝硬化,LSM≥12.4 kPa(1×ULN<ALT<2×ULN 时10.6 kPa)考虑进展期肝纤维化;LSM<10.6 kPa 排除肝硬化可能;LSM≥9.4 kPa 考虑显著肝纤维化;LSM<7.4 kPa 排除进展期肝纤维化;LSM 在 7.4～9.4 kPa 的患者如无法确定临床决策,考虑肝活检;胆红素异常患者应进行动态评估(A₁)。胆红素、ALT 正常的 CHB 患者 LSM≥12.0 kPa 考虑肝硬化,LSM≥9.0 kPa 考虑进展期肝纤维化,LSM<9.0 kPa 排除肝硬化,LSM<6.0 kPa 排除进展期肝纤维化,LSM 在 6.0～9.0 kPa 者如无法决定临床决策,考虑肝活检(B₁)[11]。

本例 41 岁中年男性患者诊断依据为:患者因 HBsAg 阳性 3 年,乏力 1 周入院。查体:慢性肝病面容,全身皮肤及巩膜无黄染,口角可见红肿发炎,可见肝掌、蜘蛛痣。心肺听诊无异常,腹部平软,全腹无压痛及反跳痛,肝脾肋下未触及,肝上界于右锁骨中线第 6 肋间扣浊,肝区叩痛阳性。肝纤维化扫描:CAP 192 dB/m,E14.8 kPa;腹部 B 超:肝硬化;血小板 116.4×10⁹/L;乙肝五项定量:HBsAg 3 963.23 IU/mL,HBeAg 9.57 s/co 阳性,HBeAb 0.47 s/co 阴性,HBcAb 11.1 s/co 阳性,AFP 18.1 ng/mL。生化组合:总胆红素 23.9 μmol/L,直接胆红素 7.6 μmol/L,谷丙转氨酶 178 U/L↑,谷草转氨酶 74 U/L↑,谷氨酰基转移酶 229 U/L↑,白蛋白 38.6 g/L,白/球 1.1↓,总胆汁酸 42 μmol/L↑,免疫球蛋白 G 21.15 g/L↑,免疫球蛋白 A21.15 g/L↑,补体 C3 0.99 mg/dL↓,补体 C1q 253 mg/L↑。血凝:凝血酶原时间 13.2 s↑,凝血酶原活动度 71%↓,凝血酶原比率 1.27↑,国际标准化比值 1.26↑,纤维蛋白原 1.93 g/L↓,凝血酶时间 18.9 s↑,凝血功能差,肝脏合成储备能力欠佳。癌胚抗原 3.94 ng/mL↑。肝纤维化组合:Ⅲ型前胶原 N 端肽 53.37 ng/mL↑,Ⅳ型胶原 50.77 ng/mL↑,甘胆酸 4.93 μg/mL↑。HBV-DNA 5.393E＋06 IU/mL。乙肝病毒前 C 区突变检测示:A1762T、G1764A 位点均发生有临床意义的突变,提示发生肝硬化和乙肝癌变遗传风险为高度风险。APRI(APRI＝AST×100/血小板)＝63.5。

(二)患者的治疗

1. 对于病情已经进展至肝硬化的患者,需要长期抗病毒治疗。药物选择推荐意见:对初治患者优先推荐选用恩替卡韦(ETV)或富马酸替诺福韦二吡呋酯片(TDF)(A₁)。NAs 治疗期间患者建议检测频率为:血常规每 6 个月检测 1 次直至治疗结束;生化学指标每 3～6 个月检测 1 次直至治疗结束;HBV-DNA 每 3～6 个月检测 1 次直至治疗结束;HBsAg/抗-HBs/HBeAg/抗-HBe,每 6 个月检测 1 次直至治疗结束;AFP,每 6 个月检测 1 次直至治疗结束;肝硬度测定值(LSM),每 6 个月检测 1 次直至治疗结束;服用 TDF 或 ADV 的患者应每 3～6 个月监测肌酐和血磷[12]。

我们根据循证医学要求,按照乙型肝炎诊疗指南推荐意见,与患者充分沟通后给予患者 TDF 300 mg,每日一次抗病毒治疗。根据 2019 年慢性乙型肝炎防治指南"患者代偿期乙型肝炎肝硬化患者,推荐采用 ETV、TDF 或 TAF 进行长期抗病毒治疗,或采用

Peg-IFN-α 治疗,但需密切监测相关不良反应（A$_1$）[13]。下一步可考虑给予患者 TDF 联合 Peg-IFN-α 治疗,以期清除患者体内的病毒,达到临床治愈。

2. 其他治疗。抗 HBV 治疗可降低 HBV 相关并发症的发生率,降低 HBV 相关 HCC 的发生率,提高患者生存率,是慢性 HBV 感染者最重要的治疗措施。此外,还有抗炎、抗氧化、保肝、抗纤维化、调节免疫等治疗[13]。

3. 抗炎、抗氧化、保肝治疗。HBV 感染后导致肝细胞炎症坏死是疾病进展的重要病理生理过程。甘草酸制剂、水飞蓟素制剂、多不饱和卵磷脂制剂和双环醇等具有抗炎、抗氧化和保护肝细胞等作用,有望减轻肝脏炎症损伤。对肝组织炎症明显或 ALT 水平明显升高的患者,可以酌情使用,但不宜多种联合[13]。复方甘草酸单铵 S 注射液为复方制剂,其组分为:每 1 mL 含甘草酸单铵为 1.8～2.2 mg、L-盐酸半胱氨酸为 1.45～1.75 mg、甘氨酸为 18.0～22.0 mg。甘草酸单铵对肝脏的固醇代谢酶有较强的亲和力,从而阻碍皮质醇与醛固酮的灭活,使用后显示明显的皮质激素样效应,如抗炎作用、抗过敏及保护膜结构等作用;无明显皮质激素样副作用。本品可促进胆色素代谢,减少 ALT、AST 释放;诱生 γ-IFN 及白细胞介素Ⅱ,提高 NK 细胞活性和 OKT4/OKT8 比值和激活网状内皮系统;抑制肥大细胞释放组织胺;抑制细胞膜磷脂酶 A2（PL-A2）和前列腺素 E2（PGE2）的形成和肉芽肿性反应;抑制自由基和过氧化脂的产生和形成,降低脯氨酰羟化酶的活性;调节钙离子通道,保护溶酶体及线粒体,减轻细胞的损伤和坏死;促进上皮细胞产生黏多糖。盐酸半胱氨酸在体内可转换为蛋氨酸,是一种必需氨基酸,在人体内可合成胆碱和肌酸,胆碱是一种抗脂肪肝物质,对由砷剂、巴比妥类药物、四氯化碳等有机物质引起的中毒性肝炎,蛋氨酸有治疗和保护肝功能作用。

4. 抗纤维化治疗。多个抗纤维化中药方剂如安络化纤丸、复方鳖甲软肝片、扶正化瘀片等,在动物实验和临床研究中均显示一定的抗纤维化作用[14-18],对明显纤维化或肝硬化患者可以酌情选用。但尚需多中心随机对照研究进一步明确其疗程及长期疗效等[13]。

5. 三氧治疗。医用臭氧治疗乙型肝炎后肝硬化可以减轻肝细胞炎症,改善肝功能,抑制 HBV-DNA 复制,同时还有较好的抗纤维化作用,并能延缓病程进展[19]。毫米波（毫米波共振）疗法是依据人体不同点的共振频率,用相应频率毫米波照射,引起机体组织的共振。毫米波疗法用于人体时,虽其穿透组织的深度仅达表皮,不能达到深部组织,但其能量与人体内的一些大分子发生谐振而产生治疗作用。可促进造血细胞的生长,提高机体免疫系统功能,促进组织修复再生,促进炎症吸收、溃疡愈合,通过其振荡频率的谐振作用协调机体的生理功能。毫米波加超声组合以提高免疫力,减轻乏力,改善睡眠,增进食欲,辅助抗病毒治疗[20]。按照循证医学要求,我们为患者制定了精准的治疗方案,选用了强效低耐药的 TDF 对患者进行抗病毒治疗。同时应用复方甘草酸制剂、肝泰舒胶囊、大黄利胆胶囊、水飞蓟宾葡甲胺片、硫普罗宁等保肝、降酶、清热利湿、疏肝利胆及对症支持治疗。并给予三氧治疗每周 3 次促进血红蛋白携氧能力,改善肝脏供氧,增强肝脏血液循环,激活肝脏自由基清除,清除肝脏毒素,提高肝脏抗氧化能力,修复已受损的肝细胞,改善症状,促进肝功能恢复。经上述综合治疗后患者病情逐渐好转,自觉症状逐渐消失,肝功能 1 个月恢复正常,HBV-DNA 2 个月逐渐降低至小于 500 IU/mL,HBeAg/HBeAb 发生血清学转换,观察治疗 6 个月效果良好,未出现明显的毒副作用。取得了良好的临床疗效。

(三)该患者诊疗经验总结

1. 因为是有创操作,患者没有行肝脏活组织检查进行严格的肝脏炎症分级和肝脏纤维化分期。这是本例患者诊断的缺憾。

2. 2015 版慢性乙型肝炎防治指南(更新版)指出[12],慢性 HBV 携带状态和非活动性 HBsAg 携带状态患者的管理:慢性 HBV 携带状态因处于免疫耐受期,患者肝内无炎症活动或仅有轻微炎症,且此期患者抗病毒治疗效果欠佳,所以目前不推荐进行抗病毒治疗。但需要强调一部分免疫耐受期患者可能会进入免疫清除期而出现肝炎活动。非活动性 HBsAg 携带状态处于免疫控制期,但仍有发展成 HBeAg 阴性 CHB 的可能,且长期随访仍有发生 HCC 的风险。因此,慢性 HBV 携带状态和非活动性 HBsAg 携带状态的患者均建议每 6~12 个月进行血常规、生物化学、病毒学、AFP、腹部超声和肝纤维化无创诊断技术等检查,必要时进行肝活组织检查,若符合抗病毒治疗指征,及时启动治疗。患者 3 年前体检发现乙型肝炎表面抗原阳性,没有遵医嘱 3~6 个月进行复查,及时治疗,导致疾病进展到肝硬化才开始治疗,不仅增加了治疗难度,而且疾病进展,发生肝癌等难治性疾病的概率增加。也反映了我们日常诊疗过程中加强对乙型肝炎表面抗原阳性者进行健康管理的必要性。

3. 替诺福韦等 NAs 药物抗病毒治疗过程中的检查项目及频率。血常规每 6 个月监测 1 次直至治疗结束;生化学指标每 3~6 个月检测 1 次直至治疗结束;HBV-DNA 每 3~6 个月检测 1 次直至治疗结束;HBsAg/抗-HBs/HBeAg/抗-HBe 每 6 个月检测 1 次直至治疗结束;AFP 每 6 个月检测 1 次直至治疗结束;肝硬度测定值每 6 个月检测 1 次直至治疗结束;腹部超声每 6 个月检测 1 次直至治疗结束;服用 TDF 的患者应每 3~6 个月监测肌酐和血磷;甲状腺功能和血糖等其他检查:根据既往病情决定[12-13][21-22]。参照临床指南,我们给予了患者最长不超过 3 个月一次的诊疗随访、健康教育和指导复诊等管理措施,提高患者诊疗依从性,能够最大限度地防止病情复发,减缓疾病进展。

七、科主任点评

替诺福韦是一种新型的核苷类似物,被认为有很强的抑制乙肝病毒复制的作用,可广泛应用于慢性乙肝初始治疗及耐药挽救治疗、肝硬化、母婴传播阻断治疗等,而且耐药率低,安全性好。是目前治疗慢性乙肝病毒感染的一线药物之一[23],替诺福韦酯与恩替卡韦比较,二者在治疗慢性乙型肝炎效果相当,但长期口服药物安全性方面有优势,因此建议长期治疗慢性乙型肝炎临床运用替诺福韦酯作为首选方案[24]。替诺福韦治疗慢性乙型肝炎肝硬化临床效果显著,能够改善肝功能及肝纤维化相关指标,HBV-DNA 转阴比例较高,耐药率低,且药物安全性较强,值得临床推广[25]。针对此病例,目前诊断治疗有成熟的循证医学依据,我们通过及时全面的化验检查和病情评估,做到了快速诊断明确为乙型肝炎后肝硬化代偿期,选用了替诺福韦抗病毒治疗,复方甘草酸单铵 S 注射液、三氧、超声等药物及中医和物理治疗方法保肝、抗肝纤维化、调节免疫等治疗,选药正确,治疗及时。取得了阶段性良好的治疗效果。

慢性乙型肝炎临床治愈(功能性治愈)专家共识推荐意见:①作为慢性乙型病毒性肝炎抗病毒治疗理想的终点,临床治愈即完成有限疗程治疗后,血清 HBsAg 和 HBV-DNA 持续检测不到、HBeAg 阴转、伴或不伴 HBsAg 血清学转换,残留 cccDNA 可持续存在,肝脏生化学和组织病理学改善,终末期肝病发生率显著降低(A1 级)。②慢性乙型病毒性肝炎临床治愈可以通过恢复宿主固有和适应性免疫应答从而持久控制 HBsAg 的产生而实现(A1 级)。③NA 和 PEG-IFN 对固有和适应性免疫影响不同,且 NA 强效抑制病毒复制可协助 PEG-IFN 的免疫调节作用,为两类药物合理联用提供了理论依据(A1 级)。[26]对于进一步考虑患者的乙肝临床治愈问题,需要进行治疗观察,认真评估患者病情后,与患者充分沟通,知情同意情况下积极进行,以达到临床治愈目标。

参考文献:

[1] 中华医学会肝病学分会.肝硬化诊治指南[J].临床肝胆病杂志,2019,35(11):2 408-2 425.

[2] Wu X, Zhou J, Xie W, et al. Entecavir monotherapy versus denovo combination of lamivudine and adefovir for combination for compensated hepatitis B virus- related cirrhosis: A real-world prospective multicenter cohort study [J]. Infect Drug Resist,2019, 12:745-757.

[3] Suk K T, Baik S K, Yoon J H, et al. Revision and update on clinical practice guideline for liver cirrhosis[J]. Korean J Hepatol, 2012, 18(1):1-21.

[4] D'Amico G, Garcia-Tsao G, Pagliaro L. Natural history and prognostic indicators of survival in cirrhosis: A systematic review of 118 studies[J]. J Hepatol, 2006, 44(1):217-231.

[5] D'Amico G, Morabito A, D'Amico M, et al. New concepts on the clinical course and stratification of compensated and decompensated cirrhosis[J]. Hepatol Int,2018,12(Suppl 1):s34-s43.

[6] Jia J, Hou J, Ding H, et al. Transient elastography compared to serum markers to predict liver fibrosis in a cohort of Chinese patients with chronic hepatitis B[J]. J Gastroenterol Hepatol, 2015, 30(4): 756-762.

[7] Chen Y P, Liang X E, Dai L, et al. Improving transient elastography performance for detecting hepatitis B cirrhosis [J]. Dig Liver Dis, 2012.44(1):61-66.

[8] Chen Y P, Liang X E, Zhang G Q, et al. Larger biopsies evaluation of transient elastography for detecting advanced fibrosis in patients with compensated chronic hepatitis B[J]. J Gastroenterol Hepatol, 2012, 27(7): 1 219-1 226.

[9] Liang X, Xie Q, Tan D, et al. Interpretation of liver stiffness measurement-based approach for the monitoring of hepatitis B patients with anti-viral therapy: A 2-year prospective study[J]. J Viral Hepat, 2018,25(3):296-305.

[10] Dong X Q, Wu Z, Li J, et al. Declining in liver stiffness cannot indicate fibrosis regression in patients with chronic hepatitis B: A 78-week prospective study [J]. J Gastroenterol Hepatol,2019, 34(4):755-763.

[11] 中国肝炎防治基金会,中华医学会感染病学分会,中华医学会肝病学分会,等.瞬时弹性成像技术诊断肝纤维化专家共识(2018 年更新版)[J]. 中华肝脏病杂志,2019,27(3):182-191.

[12] 中华医学会肝病学分会,中华医学会感染病学分会. 慢性乙型肝炎防治指南(2015 年更新版)[J].

临床肝胆病杂志,2015,31(12):1 941-1 960.

[13] 中华医学会感染病学分会,中华医学会肝病学分会.慢性乙型肝炎防治指南(2019年版)[J].中华传染病杂志,2019,37(12):711-736.

[14] 蒋永芳,马静,贺波,等.阿德福韦酯联合安络化纤丸治疗慢性乙型肝炎的疗效[J].中华肝脏病杂志,2012,20(5):344-347.

[15] 王林,卢玮,高玉华,等.安络化纤丸对肝纤维化大鼠肝组织基质金属蛋白酶及其抑制物表达的影响[J].中华肝脏病杂志,2019,27(4):267-273.

[16] 苗亮,杨婉娜,董晓琴,等.安络化纤丸联合恩替卡韦治疗可显著提高慢性乙型肝炎病毒感染者肝纤维化的改善率[J].中华肝脏病杂志,2019,27(7):521-526.

[17] 杨年欢,袁国盛,周宇辰,等.恩替卡韦联合复方鳖甲软肝片治疗慢性乙型肝炎肝纤维化96周的临床疗效[J].南方医科大学学报,2016,36(6):775-779.

[18] 杨瑞华,李芹,陈玮.扶正化瘀胶囊治疗慢性乙型肝炎肝纤维化疗效的Meta分析[J].中华肝脏病杂志,2015,23(4):295-296.

[19] 汤雄,汪梦,杨高中.医用臭氧治疗乙型肝炎后肝硬化的疗效观察[J].实用临床医学,2010,11(8):39-42.

[20] 贺旭辉,肖月霞,陈勐,黄培,李玫,沈建晓,赵光辉.臭氧治疗慢性乙型肝炎肝纤维化的临床效果及对胃肠道的影响[J].结直肠肛门外科,2016,22(S2):26-27.

[21] Terrault N A, Lok Asf, Mcmahon B J, et al. Update on prevention, diagnosis, and treatment of chronic hepatitis B:AASLD 2018 hepatitis B guidance[J]. Hepatology, 2018, 67(4): 1 560-1 599.

[22] European Association for the Study of the liver. EASL 2017 clinical practice guideline on the management of hepatitis B virus infection[J]. J Hepatol, 2017, 67(2):370-398.

[23] 窦乐功.替诺福韦治疗慢性乙型肝炎病毒感染进展[J].国外医药:抗生素分册.2019,40(4):329-334.

[24] 尹丹萍,陈春明.替诺福韦酯与恩替卡韦对慢性乙型肝炎初治疗患者的疗效[J].中华消化病与影像杂志(电子版).2018,8(01):15-18.

[25] 宣王益,胡爱荣.替诺福韦治疗慢性乙型肝炎肝硬化的疗效观察[J].现代实用医学.2019,31(5):651-652,685.

[26] 中华医学会感染病学分会,中华医学会肝病学分会.慢性乙型肝炎临床治愈(功能性治愈)专家共识[J].临床肝胆病杂志,2019,35(8):1 693-1 071.

附表 1　主要的化验检查结果

化验检查项目 \ 化验检查日期	2019-08-09	2019-08-27	2019-09-08	2019-09-18	2019-10-11	2019-10-31	2019-12-03	2019-12-23	2020-02-18
TBIL(μmol/L)	23.9	14	19.4	8.3	12.3	8.2	10.2	12.2	9.3
DBIL(μmol/L)	7.6	5.8	5.8	3.2	3.8	3.7	3.2	3.6	3.5
IBIL(μmol/L)	16.3	8.2	13.6	5.1	8.5	4.5	7.0	8.6	5.8
ALT(U/L)	178	86	67	47	32	41	46	36	34

（续表）

化验检查日期 化验检查项目	2019-08-09	2019-08-27	2019-09-08	2019-09-18	2019-10-11	2019-10-31	2019-12-03	2019-12-23	2020-02-18
AST(U/L)	74	39	38	26	31	30	31	27	28
AKP(U/L)	81	83	91	91	97	95	102	99	100
GGT(U/L)	229	167	143	111	78	56	61	53	47
HBsAg(IU/mL)	3 963.23		3 326.83		>250		3 536.04		3 520
HBsAb(mIU/mL)	0.07		0.00		0.33		0.44		2.0
HBcAb(s/co)	11.1		11.47		11.16		9.99		0.008
HBeAg(s/co)	9.57		1.24		0.54		0.55		0.37
HBeAb(s/co)	0.47		0.08		0.05		0.07		0.193
HBV-DNA(IU/mL)	5.393E+06	8.037E+04	2.382E+03	6.507E+02	<5.0E+02	<5.0E+02	<5.0E+02		
TE(LSM)(kPa)	14.8				14.6		11.2		11.5

（邰述玲　王明民）

一例巨块型肝癌的诊治体会

一、患者基本信息

患者秦某某,男性,60 岁,汉族,已婚,退休工人,于 2018 年 3 月 16 日入院。

二、主诉

HBsAg 阳性 20 年,乏力、肝区疼痛 1 月。

三、现病史、体格检查、辅助检查

现病史:患者 20 年前诊断为慢性乙型病毒性肝炎,口服拉米夫定治疗 1 年后肝功能正常,遂自行停用拉米夫定。每年间断复查肝功能均未见明显异常。近 1 月无明显诱因出现乏力,肝区疼痛,且逐渐加重,体重下降 3 kg,于我院门诊完善 B 超检查提示肝硬化、胆囊结石、肝内多发混合回声团块,超声造影考虑巨块型肝癌。为进一步诊治而以"①肝硬化;②肝肿瘤"收住院。

患者偶尔饮酒,否认有乙肝接触史,否认有其他慢性疾病史。

体格检查:老年男性,神志清,慢肝面容,皮肤、黏膜无黄染,肝掌、蜘蛛痣(一),浅表淋巴结未触及肿大。心肺(一),腹壁质软,肝脏于肋下 8 cm 可触及,触压痛(+),脾脏未触及肿大,下腹部无压痛,未触及异常包块,腹水征阴性,下肢无浮肿。

辅助检查:甲胎蛋白(AFP)>1 210 ng/mL、血清总胆红素(TBIL)18.7 μmol/L、丙氨酸转氨酶(ALT)21 U/L、天冬氨酸转氨酶(AST)31 U/L、白蛋白(ALB)37.8 g/L;血清凝血酶原时间(PT)13.1 s、凝血酶原活动度(PTA)66.0%、国际标准化比率(INR)1.26,肾功、血糖均在正常范围内,心电图未见异常。乙肝五项:其中,HBsAg、HBeAb、HBcAb 阳性,高敏 HBV-DNA 定量 3.585×10^2 IU/mL。上腹部增强 CT:①肝右叶示一类圆形低密度灶,动脉期示轻度强化征象,平衡期呈相对低密度,大小约为 11 cm×16 cm,边缘欠光整,密度欠均,提示肝癌可能;②符合肝硬化、脾大;③肝囊肿(多发);④肝门区囊性低密度灶,建议随诊;⑤胆囊结石;⑥左肾囊肿;⑦肝门区多发结节影,肿大淋巴结可能,转移不排除。胸片:①右肺下野斑片状模糊影,边界欠清,近右侧膈肌处索条影,边界较清,请结合临床进一步检查;②右侧膈肌抬高、膨隆。

四、诊断与鉴别诊断

(一)诊断

患者有明确慢性乙型肝炎病史 20 年,未行规范抗病毒治疗。近 1 个月出现肝区疼痛,消瘦,肝脏明显肿大,触压痛阳性;化验乙肝病毒血清标志物阳性,HBV-DNA 阳性,AFP>1 210 ng/mL;增强 CT 提示右肝巨块型肝癌,肝硬化,脾大。因此明确诊断为:①原发性肝癌;②乙型肝炎肝硬化。

(二)鉴别诊断

1. 转移性肝癌:本病多原发于胃肠道,常为多发,特别多见于结直肠癌等病灶常可转移至肝。与原发性肝癌比较,病情发展较缓慢,症状较轻,糖类抗原 CA19-9 常可升高,AFP 检测除少数原发癌在消化道的病例可呈阳性外,一般为阴性,肝内肿瘤呈多发性,少数继发性肝癌很难与原发者鉴别,确诊的关键在于病理检查和找到肝外原发癌的证据。该患者肿瘤呈单发,巨块型,AFP 明显升高,腹部 CT 未见胃肠道肿瘤提示,可排除胃肠道转移性肝癌。

2. 肝血管肉瘤:是一种较为罕见的间质细胞来源的肝脏恶性肿瘤,其发生率约为肝脏原发恶性肿瘤 1.5%～2.0%,CT 增强扫描可见动脉期病灶中心和周边明显不均匀强化,周边强化常呈花边状,强化程度高于肝实质而低于腹主动脉。MRI 表现为边缘清晰,内可见多个分隔,呈蜂房状及液平面的肿块,增强后早期病灶内呈斑片状不均匀强化,晚期呈进行性填充式化。延迟期病灶内见不规则斑片状无强化区域。选择性肝血管造影是 PHA 最有价值的诊断手段之一,其典型表现为中央区显影少,而周围血管多显影表现为血管湖形成。

3. 肝血管瘤:本病患者常无乙肝病史,是肝脏最常见的良性肿瘤,由纤维间隙支撑和分隔的单层内皮细胞覆衬的多血管腔和血窦组成。超声下可为"筛网状"表现。CT 检查于增强扫描期可见周围向中央"棉花样"充填改变。MRI T_2 上呈高信号,随时间延长 T_2 信号更高;T_1 上呈低信号,一般动脉期周边结节状强化,与同层动脉相仿,延时向心性逐渐充填,最后与肝等信号。

4. 炎性假瘤:属肝非肿瘤性炎性占位病变,为圆形或不规则有完整包膜的实性、质韧肿块;多种慢性炎症细胞浸润和纤维基质增生为主,灶内凝固性坏死及周围纤维组织增生;超声回声为规则不均质低回声及增强;CDFI 血供少,无卫星灶,MR 呈长 T_1、中长 T_2 信号;动脉期强化不显著或边缘轻强化,门脉期边缘强化,延迟强化显著,包膜及邻近肝均强化,呈"慢进慢出"。

5. 肝腺瘤:为少见良性肿瘤,长期服避孕药的年轻女性多见。本病患者常无乙肝病史,其轮廓清楚光整;超声为高、低混杂回声不均,邻近肝组织轻度受压使周围呈低回声晕环。

6. 肝脓肿:本病患者常有寒战、高热,可为多种感染引起,单或多发,右叶多见。早期肝局部炎症伴充血、水肿和坏死,后形成脓腔;腔壁为充血带或肉芽组织或兼之,壁周常充血水肿,多房者有分隔。超声示边清、壁较厚的低度回声病变,后部较强回声及回声增强;MRI 呈较长 T_1、T_2 的类圆形信号,壁整锐利,规则或不规则,双环及"靶征";脓肿壁轻度强化,周围肝实质片状充血高灌注异常,门静脉及延迟期病灶边缘持续强化。

7. 肝局灶性结节增生:本病患者常无乙肝病史,是肝脏常见良性结节性病变,30～40 岁女性多见。该病多为单发实性无包膜、轮廓光整肿物。超声呈边界清晰的低回声病变,中心瘢痕不易见。MRI 多呈等信号肿物,呈长 T_1、中长 T_2 放射状条索影为其特点。

8. 肝囊肿:为较常见的肝脏良性疾病,多为先天性肝囊肿,生长缓慢,小的囊肿不引起任何症状,CT 可见边缘清晰的低密度病灶,无动脉期增强及静脉期和延迟期快速退出现象。

五、诊疗经过

患者明确诊断为肝癌,夜间肝区疼痛明显,应用美施康定镇痛治疗,同时其 HBV-DNA 阳性,且既往曾有拉米夫定应用史,故给予应用替诺福韦抗 HBV 治疗。患者虽有乙型肝炎肝硬化,但其肝功能为 Child-Pugh 分级 A 级,无肝外脏器功能不全,经肝胆外科会诊后,有手术切除指征,遂行肝肿瘤切除术,手术后恢复顺利,未再应用镇痛药物,AFP 从手术治疗前的大于 1 210 ng/mL 渐降至 139 ng/mL。术后病理证实为肝细胞癌。手术后 1 月胸部 CT 提示转移瘤,其肝功能于术后短暂异常升高后已恢复至 Child-Pugh 评分 A 级,予以索拉非尼抗肿瘤靶向治疗,治疗过程中出现患者可耐受的手足综合征。但于手术后 3 个月时复查 AFP 再次升高至 521 ng/mL,CT 提示肝左叶肝癌复发,停用索拉非尼,给予经股动脉介入栓塞化疗(TACE)2 次,并口服瑞戈非尼继续抗肿瘤治疗,期间肺内肿瘤病灶无进展,AFP 下降至 172 ng/mL。TACE 治疗后 3 个月(手术切除术后 9 个月)后复查 CT 示肝内肿瘤无进展,但肺内转移瘤较前增多、增大,AFP 明显升高,达 694 ng/mL,伴有干咳,表明肿瘤病情进展,停用瑞戈非尼,但患者无憋气、心悸,肝功能 Child-Pugh 评分仍为 A 级,经患者及家属知情同意后采用 FOLFOX4 方案进行化疗 2 疗程,具体为:亚叶酸钙标准剂量 400 mg/m²,计算用量 796 mg,实际用量 800 mg,第 1 天应用;奥沙利铂标准剂量 85 mg/m²,计算用量 169 mg,实际用量 150 mg,第 1 天应用;氟尿嘧啶标准剂量 400 mg/m²,计算用量 796 mg,实际用量 800 mg,第 1 天应用;氟尿嘧啶标准剂量 2 400 mg/m²,计算用量 4 776 mg,实际用量 4 500 mg,第 1～2 天应用。但化疗 2 疗程后病情仍继续恶化,AFP 升至 2 148 ng/mL,后因肝内再次复发肿瘤进展至胆管阻塞出现重度黄疸而停止化疗并进行对症舒缓治疗,最终因肝癌并肝衰竭、肺转移癌死亡。外科手术后的总生存期为 12 个月。

六、诊疗体会

肝癌即肝脏恶性肿瘤,分为原发性和继发性两大类。原发性肝恶性肿瘤起源于肝脏的上皮或间叶组织,前者称为原发性肝癌,后者称为肉瘤,相对少见。继发性肝癌或称转移性肝癌系指全身其他器官起源的恶性肿瘤侵犯至肝脏,多见于胃、胆道、胰腺、结直肠、卵巢、子宫、肺、乳腺等器官恶性肿瘤的肝转移。原发性肝癌(primary liver cancer, PLC)是常见的恶性肿瘤之一,根据肿瘤细胞来源的不同,可分为肝细胞性肝癌(hepatocellular carcinoma, HCC)、胆管细胞性肝癌及混合性肝癌,其中肝细胞性肝癌最为常见,在世界范围内的发病率和死亡率均存在明显的地域差异[1,2]。由于中国的人口基数大,且慢性 HBV 感染人群仍较多,所以中国的肝癌患者数约占全球的 50%。在国内,原发性肝癌的发病率东南地区高于西北、华北和西南地区,沿海高于内陆地区[3]。原发性肝癌可发生在任何年龄,多发年龄为 40～49 岁,近年来发病年龄有向后推移趋势,可能与居民生活水平提高及人口老龄化有关[4,5]。在世界大多数地区,男性的发病率和死亡率均高于女性 2～3 倍;因此,就全球病例而言,肝癌排名第五,男性死亡排名第二。转型国家中男性的发病率高出 2 倍,但发生率最高的人群主要是在较低的人类发展指数(HDI)环境中。目前我国 2018 年统计的年龄标准化肝癌发病率(18.36/10 万)、死亡率(15.86/10 万)都高于世界平均水平,而年龄标准化 5 年净生存率却处于世界低水平,只有 14.1%。据 2018 全球癌症统计数据显示,全球每年约有 841 000 例肝癌新发病例和 782 000 例肝癌死亡病例,发病率为 4.7%,死亡率为 8.2%[6,7],肝癌将成为全球第六大常见癌症,癌症死亡的第四大原因。

肝癌的主要危险因素是乙型肝炎病毒(HBV)或丙型肝炎病毒(HCV)的慢性感染、受黄曲霉毒素污染的食品、大量饮酒、肥胖、吸烟和Ⅱ型糖尿病。但主要风险因素因地区而异。对于亚洲国家,肝癌的发生与 HBV 感染、HCV 感染、过量饮酒,食用霉变的玉米、稻谷等有关,其中病毒感染是主要原因。而欧美国家肝癌常见危险因素是过量饮酒引起的肝硬化、HCV 感染、肥胖、2 型糖尿病、非酒精性脂肪肝病和吸烟等[8-10]。在我国,肝癌发生的主要成因为肝炎引起的肝硬化,一般肝炎肝硬化自然病程发展 10～20 年转变成为原发性肝癌。除此之外还有很多潜在肝癌危险因素,研究证实最为常见的 2 个因素即为吸烟和饮酒,烟草中的多环芳烃及酒精的代谢产物乙醛均为致癌物质,长期吸烟及酗酒不仅导致致癌物质大量摄入及蓄积易引起基因突变的发生,还可造成肝脏解毒能力下降,进一步诱发癌症的发生。

肝癌早期缺乏典型临床表现,一旦出现症状和体征,疾病多已进入中、晚期。常见的临床表现为:①肝区疼痛,多为持续性钝痛、刺痛或胀痛,主要是由于肿瘤迅速生长,使肝包膜张力增加所致。右半肝顶部的癌肿累及横隔,疼痛可牵扯至右肩背部。癌肿坏死、破裂,引起腹腔内出血时,表现为突发的右上腹剧痛,有腹膜刺激征等急腹症表现。②全身及消化道症状,无特异性,常不易引起注意。主要表现为乏力、消瘦、食欲减退、腹胀等。部分患者可伴有恶心、呕吐、发热、腹泻等症状。晚期则出现贫血、黄疸、腹水及恶病质等。③肝大,肝脏增大呈进行性,质地坚硬,边缘不规则,表面凹凸不平呈大小不等的结节或肿块。发生肺、骨、脑等脏器转移者,可产生相应症状。少数患者可有低血糖症、红细胞增多症、高钙血症和高胆固醇血症等特殊表现。

根据中国原发性肝癌诊疗规范(2017 年版)[11]:肝癌的临床诊断应结合肝癌发生的高危因素、影像学特征以及血清学分子标记物进行诊断。其诊断标准如下。①对于有乙肝或丙肝病史者,或者各种原因的肝硬化患者,应每 6 个月进行超声及 AFP 筛查,根据肝内结节直径分为两种情况:如果肝内结节直径≤2 cm,则需要四项检查(动态增强 MRI、动态增强 CT、超声造影及普美显动态增强 MRI)中至少有两项显示有"快进快出"的典型表现,方可做出肝癌的临床诊断;如果肝内直径结节>2 cm,则只需要上述一项有典型肝癌表现,即可做出临床诊断。②对于有慢性病毒性肝炎病史或肝硬化患者,如果肝内结节直径≤2 cm,而上述四项检查中只有一项检查或均无典型的肝癌表现,则需要肝穿刺活检或每 2～3 个月进行影像学随访;如果结节直径>2 cm,且影像学检查无典型肝癌表现,则需肝穿刺活检来明确是否为肝癌。③对于有慢性病毒性肝炎病史或肝硬化患者,如果血清 AFP 升高,尤其是持续增高的患者,应该进行上述影像学检查以确定是否肝癌,如果影像学检查未见结节,应在除外妊娠、活动性肝病、生殖系统及消化道肿瘤的基础上,每 2~3 个月进行 AFP 水平及影像学密切随访。

欧美国家肝癌诊断标准与国内稍有差异。2018 年 AASLD 的 HCC 诊治指南[12]建议,对于超声发现肝内结节>1 cm 或者伴有 AFP>20 ng/mL 即应按流程进行 HCC 的诊断。对于肝癌高危人群,多相 CT 或 MRI 中具有典型"快进快出"肝癌表现的直径≥1 cm 的结节即可诊断为肝癌。但对于非肝硬化的患者,即使具有"快进快出"表现的患者也需肝活检以明确诊断。2018 年 EASL 的 HCC 诊治指南[13]中在诊断 HCC 标准中对于肝内结节直径≥1 cm,如果符合影像学肝癌典型表现即可诊断,要求非肝硬化患者肝癌影像学检查的特异性低于肝硬化患者,需要肝脏病理学证明方可诊断肝癌。但由于欧洲与中国肝癌患者的病因有明显的差异,AFP 的特异性和敏感性较低,而未再强调 AFP 在 HCC 筛查中的作用。

本例患者为老年男性,有明确慢性乙型肝炎和肝硬化病史,病程中未进行规范抗 HBV 治疗,AFP 升高至>1 210 ng/mL,CT 检查示肝内巨块型结节,增强扫描表现为动脉期增强,静脉期和延迟期快速退出等肝癌的影像学表现,术后病理证实为肝细胞癌,因此其诊断为原发性肝癌是明确的。

肝癌的治疗是根据分期进行选择的,肝癌的分期依据包括患者的全身状况、肝功能 Child-Pugh 分级、有无肝外转移及大血管侵犯、肿瘤结节数目及大小等[11-13]。该患者肝功能为 Child-Pugh 分级 A 级,为单发巨块型肝癌,因此进行了外科手术切除肿瘤,后期因出现肺转移瘤和肝内肿瘤复发而先后应用靶向药物治疗、TACE 及化疗等。虽然在进行多学科综合治疗后,其预期生存时间有所延长,手术切除肿瘤后不再需要镇痛治疗,早期肝功能维持在 Child-Pugh 分级 A 级,生活质量提高,但晚期肝癌的总体预后仍然很差,例如索拉非尼、仑伐替尼、瑞格非尼等靶向药物对晚期肝癌生存期的延长均只在 3 个月左右。所以肝癌的早预防、早发现、早治疗对于疾病的预后具有重要的意义。

目前对于肝癌预防的主要措施是进行病因的预防,如乙肝疫苗接种,慢性 HBV、HCV 感染的抗病毒治疗,戒酒,预防非酒精性脂肪性肝病等。自 1982 年以来,通过针对 HBV 的疫苗可以对大多数肝癌病例进行一级预防,并且随着时间的延长,HBV 疫苗接种的收益将逐渐增加。世界卫生组织建议将其纳入常规婴儿免疫规划,到 2016 年底,有 186 个国家已将 HBV 疫苗纳入其国家免疫计划,其中 56 个国家中,建议的全部剂量覆盖率超过 80%。东亚高风险国家中首次引入了年轻人大规模疫苗接种,已经显著降低了 HBV 感染的流行率和 HCC 的发生率[14]。但是,目前尚无疫苗可预防 HCV 感染。尽管在资源丰富的国家中 HCV 传播已大幅下降,但继续使用受污染的针头和不安全的输血导致多个低收入国家 HCV 传播[15,16]。HBV 和 HCV 治疗的最新进展表明,尽管目前费用昂贵,但可以避免大量肝癌病例。

该患者虽然发现慢性 HBV 感染 20 年,但未进行系统的抗 HBV 治疗,所以要加强慢性乙型肝炎抗病毒治疗重要性的宣传和教育。在 HBV 感染者中,高危人群的规范筛查是早期发现肝癌的重要措施。目前多个研究团队发现 HBV 相关肝癌的高危因素主要包括：男性、高龄、高 HBV-DNA 载量、肝硬化、大量饮酒、黄曲霉毒素暴露、肝癌家族史，以及近期在抗 HBV 治疗后日益重视的肝纤维化弹性检测和 HBsAg 定量等[17,18]。对于具有肝癌高危因素的人群应进行规范的随访和筛查，随访间期一般为 6 个月。由于随访的依从性、肿瘤生长周期、筛查过程中"假阳性"结果的不良影响等因素，目前尚无证据证明每 3 个月进行 1 次肝癌筛查策略的合理性（注意此处不同于抗病毒治疗的随访间期）。

肝癌治疗领域的特点是多种治疗方法、多个学科共存，而以治疗手段的分科诊疗体制与实现有序规范的肝癌治疗之间存在一定的矛盾。因此，肝癌诊疗须加强重视多学科诊疗团队的模式，特别是对疑难复杂病例的诊治，从而避免单科治疗的局限性，促进学科交流。肝癌治疗方法包括肝切除术、肝移植术、局部消融治疗、TACE、放射治疗、全身治疗等多种手段，合理治疗方法的选择需要有高级别循证医学证据的支持，但也需要同时考虑地区经济水平的差异。

肝癌的外科治疗是肝癌患者获得长期生存最重要的手段，主要包括肝切除术和肝移植术。肝切除术的基本原则是完整切除肿瘤，切缘无残留肿瘤，保留足够体积且有功能的肝组织（具有良好血供以及良好的血液和胆汁回流）以保证术后肝功能代偿，减少手术并发症、降低手术死亡率。在术前应对患者全身情况及肝脏储备功能进行全面评价，常采用 Child-Pugh 评分、吲哚菁绿（ICG）清除实验或瞬时弹性成像测定肝脏硬度评价肝脏储备功能情况[19-24]。肝癌手术切除术后 5 年肿瘤复发转移率高达 40%～70%，这与术前可能已存在微小播散灶或多中心发生有关，故所有患者术后需要接受密切随访。一旦发现肿瘤复发，根据复发肿瘤的特征，可以选择再次手术切除、局部消融、TACE、放射治疗或全身治疗等，延长患者生存期。

经动脉化疗栓塞术（TACE）目前被公认为是肝癌非手术治疗的最常用方法之一[25-30]。TACE 适用于：①中国肝癌分期（China liver cancer staging，CNLC）Ⅱb、Ⅲa 和部分Ⅲb 期肝癌患者，肝功能 Child-Pugh A/B 级，PS 评分 0～2；②可以手术切除，但由于其他原因（如高龄、严重肝硬化等）不能或不愿接受手术治疗的 CNLC Ⅰb、Ⅱa 期肝癌患者；③门静脉主干未完全阻塞，或虽完全阻塞但门静脉代偿性侧支血管丰富或通过门静脉支架植入可以复通门静脉血流的肝癌患者；④肝动脉—门静脉分流造成门静脉高压出血的肝癌患者；⑤肝癌切除术后，DSA 可以早期发现残癌或复发灶，并给予 TACE 治疗。

对于晚期肝癌患者，有效的系统治疗可以减轻肿瘤负荷，改善肿瘤相关症状，提高生活质量，延长生存时间。目前一线的系统治疗方法包括靶向药物治疗和系统化疗。一线的靶向药物有索拉非尼和仑伐替尼。多项临床研究表明，索拉非尼对于不同国家地区、不同肝病背景的晚期肝癌患者都具有一定的生存获益[31,32]。相对于肝功能 Child-Pugh B 级，Child-Pugh A 级的患者生存获益更明显[33]。仑伐替尼适用于不可切除的 CNLC Ⅱb、Ⅲa、Ⅲb 期的肝功能 Child-Pugh A 级肝癌患者，其一线治疗效果不劣于索拉非尼，HBV 相关肝癌具有较好的生存获益[34]。FOLFOX4 方案在我国被批准用于治疗不适合手术切除或局部治疗的局部晚期和转移性肝癌[35,36]。多项Ⅲ期研究报告含奥沙利铂的系统化疗联合索拉非尼可使客观缓解率有所提高，无进展生存期和总生存期均有延长，且安全性良好[37]。

七、科主任点评

目前肝癌仍是威胁我国人群健康的重要肿瘤之一。肝癌的预防是肝癌防治过程中的重要环节,包括加强公众宣传教育,进行乙肝疫苗接种,慢性乙肝或丙肝进行抗病毒治疗,戒酒,合理的生活方式等,都是肝癌预防的重要措施。肝癌高危人群的随访和筛查是早期发现肝癌的重要手段。肝癌的治疗需要多学科合作,根据其肿瘤分期和肝功能情况合理选择治疗方案,以改善肝癌的预后和生存质量。

参考文献:

[1] Nautsch F, Ludwig J M, Xing M, et al. Racial Disparities and Sociodemographic Differences in Incidence and Survival Among Pediatric Patients in the United States With Primary Liver Cancer[J]. Journal of clinical gastroenterology, 2018, 52(3): 262-267.

[2] 鲍腾,胡庆刚,叶珺,等. HBsAg 水平在慢性 HBV 感染者疾病进展中的动态监测价值[J]. 临床肝胆病杂志,2017,33(8): 1 475-1 478.

[3] 靳文剑. 原发性肝癌预后相关的免疫病理学和临床因素分析[D]. 南昌大学,2017.

[4] 李世鹏,朱焕娣,徐振虎,等. 零缺陷护理在原发性肝癌患者肝脏切除术后的护理效果评价[J]. 齐齐哈尔医学院学报,2017,38(06): 711-713.

[5] 卢志勇.100 例 35 岁以下原发性肝癌临床分析[D]. 广西中医药大学,2016.

[6] Allemani C, Matsuda T, Di Carlo V, et al. Global surveillance of trends in cancer survival 2000-14 (CONCORD-3): analysis of individual records for 37 513 025 patients diagnosed with one of 18 cancers from 322 population-based registries in 71 countries[J]. The Lancet, 2018, 391(10125): 1 023-1 075.

[7] Bray F, Ferlay J, Soerjomataram I, et al. Global cancer statistics 2018: GLOBOCAN estimates of incidence and mortality worldwide for 36 cancers in 185 countries[J]. CA: a cancer journal for clinicians, 2018, 68(6): 394-424.

[8] Torre L A, Bray F, Siegel R L, et al. Global cancer statistics, 2012[J]. CA: a cancer journal for clinicians, 2015, 65(2): 87-108.

[9] Mittal S, El-Serag H B. Epidemiology of hepatocellular carcinoma: consider the population[J]. Journal of clinical gastroenterology, 2013, 47: S2-6.

[10] El-serag H B. Hepatocellular carcinoma[J]. N Engl Med, 2011,365(12):1 118-1 127.

[11] 中华人民共和国国家卫生和计划生育委员会. 原发性肝癌诊疗规范(2017 年版)[J]. 临床肝胆病杂志, 2017, 33(8): 1 419-1 431.

[12] Marrero J A, Kulik L M, Sirlin C B, et al. Diagnosis, staging, and management of hepatocellular carcinoma: 2018 practice guidance by the American Association for the Study of Liver Diseases[J]. Hepatology, 2018, 68(2): 723-750.

[13] European Association For The Study Of The Liver. EASL clinical practice guidelines: management of hepatocellular carcinoma[J]. Journal of hepatology, 2018, 69(1): 182-236.

[14] Chang M H, Chen C J, Lai M S, et al. Universal hepatitis B vaccination in Taiwan and the incidence of hepatocellular carcinoma in children[J]. New England Journal of Medicine, 1997, 336

(26): 1 855-1 859.

[15] Thursz M, Fontanet A. HCV transmission in industrialized countries and resource-constrained areas[J]. Nature reviews Gastroenterology & hepatology, 2014, 11(1): 28-35.

[16] London W T, Petrick J L, McGlynn K A. Liver cancer. In: Thun MJ, Linet MS, Cerhan JR, Haiman C A, Schottenfeld D, et al. Cancer Epidemiology and Prevention[M]. 4th ed. New York: Oxford University Press, 2018:635-660.

[17] Lee H W, Ahn S H. Prediction models of hepatocellular carcinoma development in chronic hepatitis B patients[J]. World journal of gastroenterology, 2016, 22(37): 8 314-8 321.

[18] Papatheodoridis G V, Chan H L Y, Hansen B E, et al. Risk of hepatocellular carcinoma in chronic hepatitis B: assessment and modification with current antiviral therapy[J]. Journal of hepatology, 2015, 62(4): 956-967.

[19] Imamura H, Seyama Y, Kokudo N, et al. One thousand fifty-six hepatectomies without mortality in 8 years[J]. Archives of Surgery, 2003, 138(11): 1 198-1 206.

[20] Kubota K, Makuuchi M, Kusaka K, et al. Measurement of liver volume and hepatic functional reserve as a guide to decision-making in resectional surgery for hepatic tumors[J]. Hepatology, 1997, 26(5): 1 176-1 181.

[21] Bruix J, Castells A, Bosch J, et al. Surgical resection of hepatocellular carcinoma in cirrhotic patients: prognostic value of preoperative portal pressure[J]. Gastroenterology, 1996, 111(4): 1 018-1 022.

[22] Cescon M, Colecchia A, Cucchetti A, et al. Value of transient elastography measured with FibroScan in predicting the outcome of hepatic resection for hepatocellular carcinoma[J]. Annals of surgery, 2012, 256(5): 706-713.

[23] Shen Y, Zhou C, Zhu G, et al. Liver stiffness assessed by shear wave elastography predicts postoperative liver failure in patients with hepatocellular carcinoma[J]. Journal of Gastrointestinal Surgery, 2017, 21(9): 1 471-1 479.

[24] Rajakannu M, Cherqui D, Ciacio O, et al. Liver stiffness measurement by transient elastography predicts late posthepatectomy outcomes in patients undergoing resection for hepatocellular carcinoma[J]. Surgery, 2017, 162(4): 766-774.

[25] Lencioni R, de Baere T, Soulen M C, et al. Lipiodol transarterial chemoembolization for hepatocellular carcinoma: a systematic review of efficacy and safety data[J]. Hepatology, 2016, 64(1): 106-116.

[26] Pelletier G, Ducreux M, Gay F, et al. Treatment of unresectable hepatocellular carcinoma with lipiodol chemoembolization: a multicenter randomized trial[J]. Journal of hepatology, 1998, 29(1): 129-134.

[27] Lo C M, Ngan H, Tso W K, et al. Randomized controlled trial of transarterial lipiodol chemoembolization for unresectable hepatocellular carcinoma[J]. Hepatology, 2002, 35(5): 1 164-1 171.

[28] Llovet J M, Real M I, Montaña X, et al. Arterial embolisation or chemoembolisation versus symptomatic treatment in patients with unresectable hepatocellular carcinoma: a randomised controlled trial[J]. The Lancet, 2002, 359(9319): 1 734-1 739.

[29] Camma C, Schepis F, Orlando A, et al. Transarterial chemoembolization for unresectable

hepatocellular carcinoma：meta-analysis of randomized controlled trials[J]. Radiology，2002，224(1)：47-54.

[30] Llovet J M，Bruix J. Systematic review of randomized trials for unresectable hepatocellular carcinoma：chemoembolization improves survival[J]. Hepatology，2003，37(2)：429-442.

[31] Llovet J M，Ricci S，Mazzaferro V，et al. Sorafenib in advanced hepatocellular carcinoma[J]. New England Journal of Medicine，2008，359(4)：378-390.

[32] Cheng A L，Kang Y K，Chen Z，et al. Efficacy and safety of sorafenib in patients in the Asia-Pacific region with advanced hepatocellular carcinoma：a phase Ⅲ randomised，double-blind，placebo-controlled trial[J]. The Lancet Oncology，2009，10(1)：25-34.

[33] Pressiani T，Boni C，Rimassa L，et al. Sorafenib in patients with Child-Pugh class A and B advanced hepatocellular carcinoma：a prospective feasibility analysis[J]. Annals of Oncology，2013，24(2)：406-411.

[34] Kudo M，Finn R S，Qin S，et al. Lenvatinib versus sorafenib in first-line treatment of patients with unresectable hepatocellular carcinoma：a randomised phase 3 non-inferiority trial[J]. The Lancet，2018，391(10126)：1 163-1 173.

[35] Qin S，Bai Y，Lim H Y，et al. Randomized，multicenter，open-label study of oxaliplatin plus fluorouracil/leucovorin versus doxorubicin as palliative chemotherapy in patients with advanced hepatocellular carcinoma from Asia[J]. J Clin Oncol，2013，31(28)：3 501-3 508.

[36] Qin S，Cheng Y，Liang J，et al. Efficacy and safety of the FOLFOX4 regimen versus doxorubicin in Chinese patients with advanced hepatocellular carcinoma：a subgroup analysis of the EACH study[J]. The Oncologist，2014，19(11)：1 169-1 178.

[37] Assenat E，Pageaux G P，Thézenas S，et al. Sorafenib alone vs. sorafenib plus GEMOX as 1 st-line treatment for advanced HCC：the phase Ⅱ randomised PRODIGE 10 trial[J]. British Journal of Cancer，2019，120(9)：896-902.

（于　耀　李广浩　柳富会）